基本を学ぶ 看護シリーズ 2

からだの仕組みと働きを知る

草間朋子・脊山洋右 監修
髙野海哉・川岸久太郎・草間朋子 著

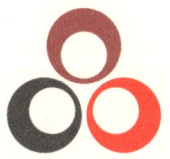

東京化学同人

"基本を学ぶ 看護シリーズ"の刊行にあたって

チーム医療が不可欠な時代を迎えております．

患者さんの最も身近な存在としてかかわってきた看護職は，"チーム医療のキーパーソン"として活躍することが期待されております．

チーム医療のキーパーソンであるためには，対象者を"ヒト"，"人"，"人間"として的確に観察・評価し，スタッフ間のコミュニケーションをとりながら，対象者の多様なニーズに的確に対応できる能力が求められます．

チーム医療における看護職の役割は，患者さんたちのQOL（生活の質）を高めるための"症状マネジメント"であると考えております．個々の患者さんと向き合うたびに，五感を活用して患者さんの状態を的確に観察・評価（フィジカルアセスメント）し，最適な対応が何であるかを判断できなければなりません．まず，生物学的な"ヒト"としての構造および機能を把握し，さらに，疾病などに関する知識を活用し，それぞれの"人"の身体のなかで何が起こっているかを的確に推測できる能力が必要とされます．社会生活を送る人（人間）に対し看護職として必要なサポートを的確にできる能力も必要とされます．

症状マネジメントに不可欠であるフィジカルアセスメントの能力を習得し，常に活用できる状態にしておくために，医学・生物学の知識を段階的，系統的に理解し，しっかり身につけることができるようにと考え，このたび，東京化学同人のご協力を得て，'1. 自然科学の基礎知識を知る'，'2. からだの仕組みと働きを知る'，'3. 病気の成り立ちを知る'，'4. くすりと検査の基礎を知る'，'5. 健康を維持する仕組みを知る'からなる"基本を学ぶ 看護シリーズ"を刊行することにしました．

'1. 自然科学の基礎知識を知る'では，生物学，化学，物理学の幅広い知識のなかで看護に必要とされるエッセンスを選択し，生物学的な"ヒト"を理解するうえで必要とされる基礎的な知識を解説することにしました．

'2. からだの仕組みと働きを知る'では，"身体の構造と機能（解剖／生理）"の基礎的な知識をまとめ，さらに看護職に必要とされる"フィジカルアセスメント"との関連性も理解できるようにしたつもりです．

'3. 病気の成り立ちを知る'では，看護職が臨床現場で遭遇する可能性の高い疾病を取上げ，フィジカルアセスメント，臨床推論に必要とされる基礎的な知識をまとめることにしました．

'4. くすりと検査の基礎を知る'では，薬剤，薬理など薬物に関することと，日常的に行われている検査（血液検査，尿検査，心電図検査など）に関する基礎的な知識など看護職として活動する際に不可欠とされる知識をまとめることにしました．

'5. 健康を維持する仕組みを知る'では，"健康寿命の延伸"に向けて看護師として

対象者自身の自助努力を支援する方策や健康増進の共助，公助の仕組みについての基礎的な知識について紹介することにしました．

　チーム医療を円滑に進めていくための第一条件は，患者さんに関する情報をチーム医療を担う医療職間で共有することです．患者さんの最も身近で，四六時中患者さんとかかわっている看護職は，患者さんに関する情報を最も多くもっております．本"看護シリーズ"を活用して，患者さんに関する情報を的確に"つかみ"，"つたえ"，"つかって"いくスキルを，常に磨いていってほしいと思います．

　本"看護シリーズ"は，看護の基礎教育にかかわっている教員が中心となって執筆し，各巻とも，コラム欄をできるだけ数多く設け，基礎的な知識と看護の実践が結びつくように工夫してみました．

　人である以上，忘れることは当たり前です．そんなときに，知識を再確認する手段のひとつとしても本"看護シリーズ"を活用していただければと思っております．

　本"看護シリーズ"の刊行にあたりましては，編集者としての素晴らしい才能をおもちの東京化学同人の住田六連さん，福富美保さんをはじめ関係者みなさまの多大なご協力をいただきました．

　2016年4月

監修者を代表して
草　間　朋　子

まえがき

　看護師には，対象となる人を看て身体のなかで起きていることを知り，これから起こることを予測して判断できる能力が求められます．その際，身体の異常に気づく力，異常を知る力が必要です．身体の異常に気づくには身体の正常な状態を知っている必要があり，身体の異常に関する知識を得るには正常な身体に関する知識をもっている必要があります．解剖生理学は，正常な身体の仕組みと働きについて学ぶ科目であり，身体の異常に気づき，異常を知るための基本となる科目です．得てして疾病や病態生理など身体の異常な状態ばかりに興味をもって学んでしまいがちですが，正常な身体の仕組みや働きが損なわれたことで疾病をもち，負傷した状態になることを念頭に置いて，まずは解剖生理学に向き合って，正常な身体の仕組みと働きをしっかりと学んでいただきたく思います．また，解剖生理学で学ぶことは皆さん自身の身体のなかにも備わっていることです．自分自身の身体を知るという興味とともに学んでいただけると理解も深まると思います．

　解剖生理学は基本的な科目ですが，決して内容はやさしくありません．すべてを記憶することは困難を極め，なかなか理解できない内容もあると思います．学年が進み，専門分野の学習や臨地実習の際に疑問に思ったこと，確認したいことがあれば本書の関連するページを開いて読み返してください．本書は，なるべく内容を絞って文章を簡潔にし，適宜図表を用いてコンパクトにまとめる努力をしましたが，文章による説明を重視しています．初学のころは難解でも，専門科目を履修し，臨地実習の経験が加わったころ，卒業して医療の現場で活躍するようになったころ，スッと理解できることがあります．機会があるたびに繰返し読み解くことをお勧めします．そして，さらに深く専門知識を学ぶためのステップとして本書を活用していただけることを願っております．

　共著者の川岸久太郎先生には医学生や看護学生，救急救命士への解剖学教育と臨床医としての経験から，内容についての助言や実際の臨床場面で必要となる内容を執筆していただきました．草間朋子先生と脊山洋右先生には内容の過不足などを指摘していただき，より良いものになりました．東京化学同人編集部の住田六連さんと福富美保さんには私の稚拙な文章を理解しやすい文章になるようアドバイスをいただき，図表の選定や作成にもご尽力いただきました．この場を借りて，厚く御礼申し上げます．

　2016 年 4 月　東京 五反田にて

執筆者を代表して

髙 野 海 哉

イラスト:小 堀 文 彦

目　　次

第1章　人体の基本構造 …………………………………………………………………… 1
- 1・1　人体構造の特徴 ……………………… 1
- 1・2　人体を構成する細胞・組織・器官（臓器）系 …………………… 6
- 1・3　上皮組織 ……………………………… 7
- 1・4　支持組織 ……………………………… 11
- 1・5　筋組織：収縮して運動を起こすための組織 ……………………… 16
- 1・6　神経組織：刺激を受取り，興奮し，刺激を伝える組織 ………… 18

第2章　皮膚と粘膜 ………………………………………………………………………… 23
- 2・1　皮膚：体表を覆う構造 ……………… 23
- 2・2　粘　膜 ………………………………… 29

第3章　血液・免疫系 ……………………………………………………………………… 31
- 3・1　血　液 ………………………………… 31
- 3・2　免　疫 ………………………………… 40
- 3・3　血液型 ………………………………… 44

第4章　循環器系 …………………………………………………………………………… 47
- 4・1　血液循環 ……………………………… 47
- 4・2　心　臓 ………………………………… 48
- 4・3　胎児および新生児の心臓 …………… 56
- 4・4　血　管 ………………………………… 56
- 4・5　リンパ循環 …………………………… 64
- 4・6　血　圧 ………………………………… 66
- 4・7　循環の調節 …………………………… 67

第5章　呼吸器系 …………………………………………………………………………… 69
- 5・1　気　道 ………………………………… 69
- 5・2　肺胞におけるガス交換 ……………… 75
- 5・3　呼吸運動 ……………………………… 78
- 5・4　呼吸の調節の仕組み ………………… 83

第6章　消化器系 …………………………………………………………………………… 85
- 6・1　消化器系の概略 ……………………… 85
- 6・2　口腔の構造と機能 …………………… 88
- 6・3　咽頭の構造と機能 …………………… 93
- 6・4　食道の構造と機能 …………………… 95
- 6・5　胃の構造と機能 ……………………… 96
- 6・6　小腸の構造と機能 …………………… 99
- 6・7　胆嚢と胆汁 …………………………… 103
- 6・8　膵臓と膵液 …………………………… 104
- 6・9　大腸の構造と機能 …………………… 104
- 6・10　肝臓の構造と機能 ………………… 109

第7章 腎・泌尿器系 ……………………………………………………………… 115

- 7・1 腎臓の位置 …………………… 115
- 7・2 腎臓の血管系 ………………… 115
- 7・3 腎臓の構造 …………………… 116
- 7・4 尿生成の仕組み ……………… 116
- 7・5 尿の成分 ……………………… 120
- 7・6 腎臓による血圧調節 ………… 121
- 7・7 尿路 …………………………… 122
- 7・8 蓄尿と排尿の仕組み ………… 125
- 7・9 排尿 …………………………… 127
- 7・10 尿量 …………………………… 127
- 7・11 尿の臨床検査 ………………… 128

第8章 骨格・筋系 ……………………………………………………………… 131

- 8・1 骨の特徴 ……………………… 131
- 8・2 骨の発生と成長 ……………… 133
- 8・3 関節 …………………………… 134
- 8・4 骨格筋の特徴 ………………… 135
- 8・5 関節に対する筋の作用 ……… 141
- 8・6 体幹の骨格と筋 ……………… 142
- 8・7 上肢帯と上肢 ………………… 150
- 8・8 下肢帯と下肢 ………………… 156

第9章 神経系 …………………………………………………………………… 165

- 9・1 神経系の区分 ………………… 165
- 9・2 中枢神経系 …………………… 166
- 9・3 大脳 …………………………… 167
- 9・4 間脳 …………………………… 174
- 9・5 小脳 …………………………… 175
- 9・6 脳幹 …………………………… 176
- 9・7 中枢神経系を保護する構造 … 178
- 9・8 脳の血管系 …………………… 180
- 9・9 脳に出入りする末梢神経 …… 183
- 9・10 脊髄と脊髄神経 ……………… 189

第10章 感覚器系 ………………………………………………………………… 195

- 10・1 視覚器 ………………………… 195
- 10・2 聴覚器と平衡感覚器 ………… 202

第11章 恒常性の維持 …………………………………………………………… 209

- 11・1 自律神経系 …………………… 209
- 11・2 内分泌系 ……………………… 212
- 11・3 体液の恒常性 ………………… 227

第12章 生殖器系 ………………………………………………………………… 231

- 12・1 女性生殖器 …………………… 231
- 12・2 男性生殖器 …………………… 240
- 12・3 受精と妊娠 …………………… 245
- 12・4 胎児の発育 …………………… 247
- 12・5 乳腺と乳房 …………………… 251

索引 ……………………………………………………………………………… 253

1 人体の基本構造

1・1 人体構造の特徴
1・1・1 解剖学的正位

人体は，幹部を形成する体幹部に，上へ頭部（頭），両側へ左右1対の**上肢**（腕），下へ左右1対の**下肢**（脚）が付着している．

体幹と頭部の接合部分は**頸部**，体幹と上肢の結合部分は**上肢帯**，体幹と下肢の結合部分は**下肢帯**という．

人体における位置関係や方向を正しく把握するために，姿勢は**解剖学的正位**を基準に表現される（⇨コラム **1**）．解剖学的正位は，図1・1のように，頭部は正面を向き，上肢は手掌（手のひら）を前に向けた状態で自然に垂らし，下肢はつま先を前に向けた姿勢である．

> **コラム 1　解剖学的正位**
>
> 解剖学的正位とは，一般にいわれる"良い姿勢"，"楽な姿勢"とは異なる．上肢の手掌を前に向ける位置は決して良い姿勢，楽な姿勢ではない．下肢も，つま先をまっすぐ前に向けるよりも踵をつけてつま先は軽く開いたほうが良い姿勢に見える．安定した姿勢，楽な姿勢をしたときの上肢・下肢の位置を"良肢位"という．

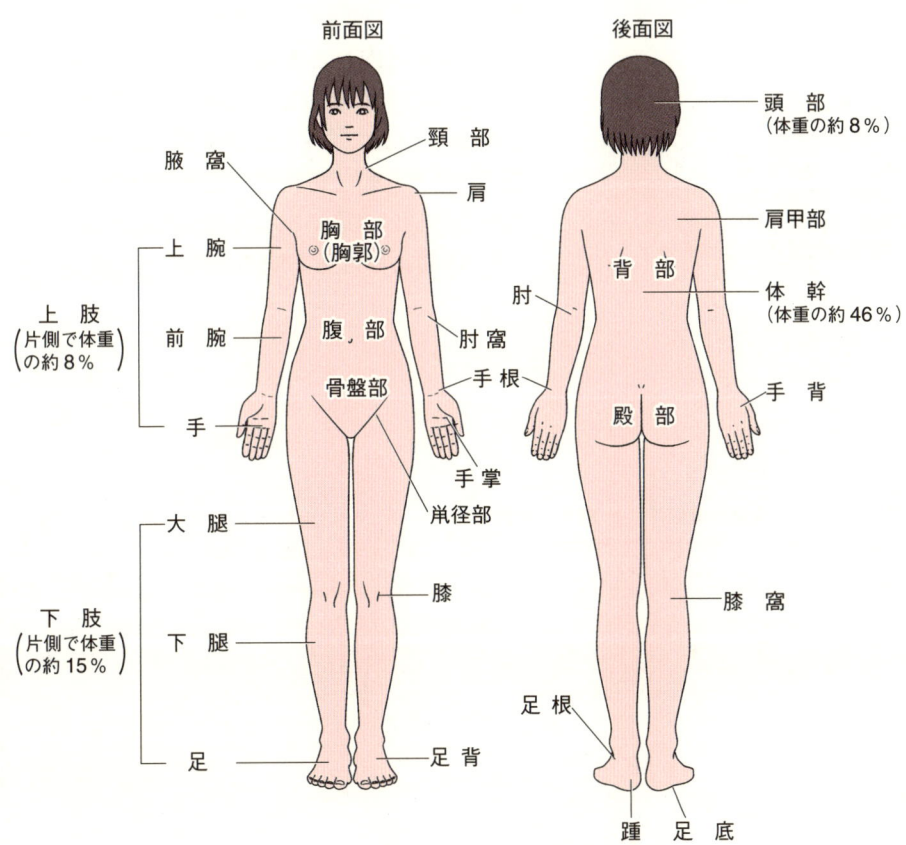

図1・1　人体各部の名称と解剖学的正位

1・1・2 人体の方向の表現

a. 上 下（図1・2） 頭部に向かう方向を**上・上方**，下肢へ向かう方向を**下・下方**と表現する．

人体で二つの部分の位置関係を指すときに，頭側にある（上方にある）ものを**頭側**，下肢側にある（下方にある）ものを**尾側**と表現することもある．

b. 左 右 人体表現で用いる左右は，診られる（看られる）側からみた左右である．診ている自分ではなく，診られている相手の左右を基準に表現する．患者の観察の際に頻繁に使用される方向表現であるが，誤って使われることも多いので注意が必要である．

c. 前 後（図1・3） 解剖学的正位において，顔が向いている方を**前側**もしくは**腹側**，背中が向いている方を**後側**もしくは**背側**と表現する（⇨ コラム❷）．

d. 内側と外側（図1・4） 人体を正面から見たとき，ちょうど左右対称となる真中の面を**正中（面）**という．正中に近い側を**内側**，正中より遠い側を**外側**と表現する．たとえば，膝関節にある半月板には，外側の外側半月と内側の内側半月がある．

e. 深層（内）と浅層（外） 体表のより深い位置にある場合を**深層**もしくは**内**，体表に近い位置にある場合を**浅層**もしくは**外**と表現する．たとえば，腹部の骨格筋である腹筋群には，体表に近い浅層にある外腹斜筋と体表から遠い深層にある内腹斜筋がある（⇨ コラム❸）．

f. 四肢における方向の表現 四肢は自由に動くの

コラム❷ 脳における方向の表現

脳における方向の表現では，四足動物の脳との対比で混乱が起こらないように，前下方を"腹側"，上方を"背側"と表現する．

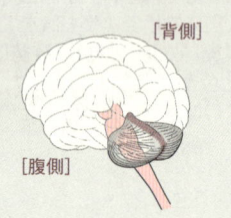

コラム❸ 皮質と髄質

脳や腎臓のように，構成する細胞が詰まっている臓器（実質臓器）では，臓器の表面に近い部分を**皮質**，臓器の表面よりも深い部分を**髄質**と表現することがある．

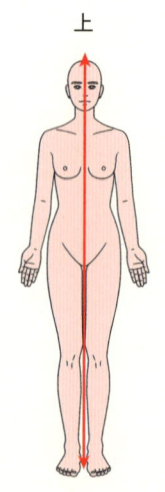
図1・2 上下

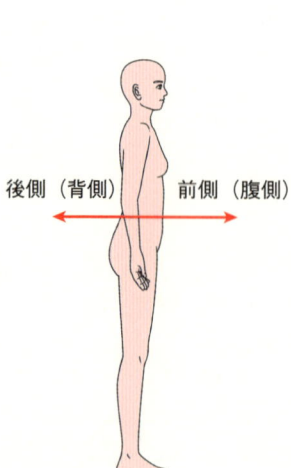
図1・3 前後

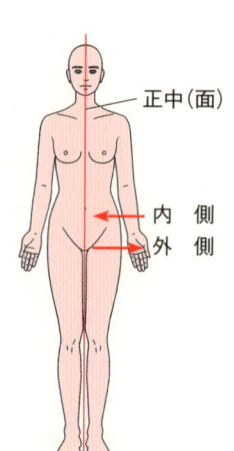
図1・4 内側と外側

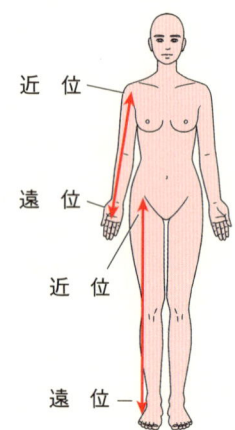
図1・5 近位と遠位

で方向の表現が複雑になり（把握しにくくなり），混乱することがあるので注意が必要である．

[近位と遠位（図1・5）]

体幹に近い方を**近位**，体幹から遠い方を**遠位**と表現する．たとえば，上腕骨において，上腕骨の近位端は肩関節を形成し，遠位端は肘関節を形成する．

[橈側と尺側（図1・6）]

上肢では，前腕の橈骨に近い側を**橈側**，前腕の尺骨に近い側を**尺側**と表現する．解剖学的正位における前腕では，橈骨と尺骨が平行に並ぶ（図1・6a）が，自然な状態の前腕では橈骨と尺骨はねじれた位置関係となる（図1・6b）ので，注意が必要である．

[手と足の方向]

手では，手のひら側を**掌側**，手の甲（手背）側を**手背側**と表現する．足では，足底側を**底側**，足の甲（足背）側を**足背側**と表現する．

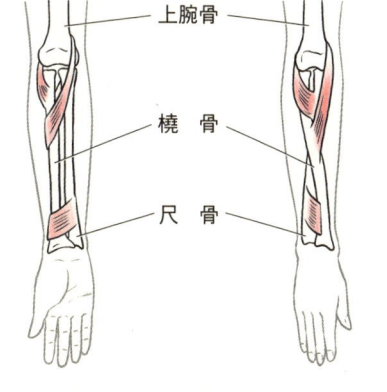

図1・6　前腕の肢位

1・1・3　人体の断面の表現

X線コンピューター断層撮影（CT），核磁気共鳴画像（MRI）などの画像診断装置により，人体の内部を詳細に観察できる．画像診断装置で撮影された二次元の画像は断面となる．したがって，得られた断面がどのような位置や方向であるか把握する必要がある．

人体の断面の表現には，**水平面，前頭面，矢状面（正中面）**がある（図1・7）．

a. 水平面　ヒトが直立した状態であるとして，地面と水平（平行）な面における断面を水平面という．画像診断では，仰臥位の状態で撮影されることも多く，仰臥位もしくは腹臥位の状態では，水平面は地面と垂直な面における断面となる（⇨**コラム4**）．

b. 前頭面　**前額面**ともいう．人体を前側（腹側）と後側（背側）に分けるような断面である．四足動物では頭部と体幹の方向が人体と異なるため，**冠状面**ともいう．

c. 矢状面　人体を左右に分けるような断面を矢状面という．矢状面のうち，正中を通る面を正中面という．

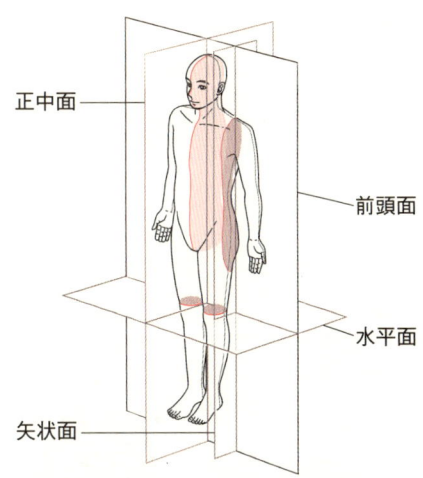

図1・7　人体の断面の表現

コラム4　医用画像における水平面

CTやMRIで人体を水平面で見た画像は，上下・左右の混乱を防ぐために断面の下から見た像となるように決まっている．教科書などの解剖図で人体の水平断面図が示される場合，四足動物との比較ができるように椎骨が上になるように（腹臥位の状態で）示されていることが多い．一方，臨床的な水平断面像では椎骨が下となるように（仰臥位の状態で）示されていることが多い．

1・1・4　四肢の特徴

ヒトは下肢で体重を支えて直立姿勢を保ち，歩いたり

走ったりすることができる．上肢と下肢を比較すると，下肢のほうが体重を支えなければならないので骨格や骨格筋が大型になっている．また，下肢と体幹をつなぐ関節も骨格や骨格筋は大型であり，可動範囲を犠牲にしてでも強い力を生み出し体重を支えられるようになっている．

2本の下肢によって直立姿勢で体重を支えることができるため，上肢は体重を支えることから解放され，物をつかんだりできるようになった．上肢の骨格や骨格筋は下肢よりも細かく小型であるが，特に前腕や手は細やかな運動を行うことができるようになっていて，物をつかむことにも適している．上肢と体幹をつなぐ肩や肩甲部の骨格や筋も下肢の骨盤部・殿部と比較すると小型であり，強い力を生み出して支えるというよりも可動範囲を広げるような構造になっている．

1・1・5 体　腔

頭部と体幹部には臓器を収めるためのスペースが確保されている．臓器を収めるためのスペースを**体腔**という．頭部と体幹の体腔を図1・8に示す．

頭部には頭蓋骨で囲まれた**頭蓋腔**がある．

胸部の体腔を**胸腔**といい，胸骨・肋骨と肋軟骨・胸椎によって囲まれている．胸腔下部に存在する呼吸筋である横隔膜によって腹腔と仕切られている．胸腔には呼吸器系の要である肺と循環器系の要である心臓がある．

腹部の体腔は**腹腔**という．上部は横隔膜によって胸腔と仕切られている．腹腔の前側（腹側）を**前腹壁**といい，骨格がなく，骨格筋（腹筋群）により構成されている．腹腔の後側（背側）には脊柱（腰椎の部分）があり，その左右には背筋群が存在し，**後腹壁**という．腹腔内には消化器系臓器のほとんどが収められている．

骨盤の部分にある体腔を**骨盤腔**という．腹腔との境界をなす構造物はなく，腹側の恥骨と背側の第5腰椎と仙骨との間を結んだ線（図1・8の赤い破線）から下部を骨盤腔としている．骨盤腔には膀胱や直腸といった排泄に関わる器官と，卵巣をはじめとする女性生殖器，前立腺などの男性内生殖器がある．

体幹部には背側（後側）に脊椎が連結した脊柱という骨格があり，脊柱の内部には脊髄を収めるために**脊柱管**という，骨格で囲まれた腔所がある．

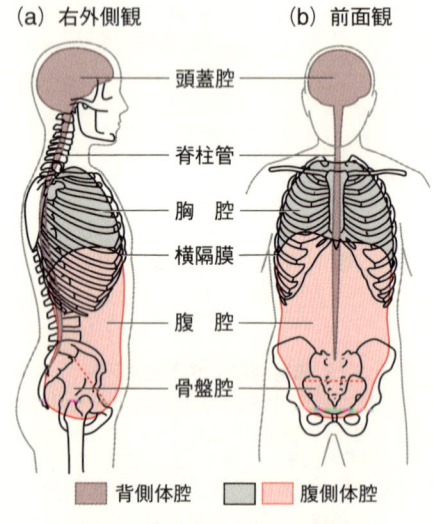

図1・8 体　腔　胸腔と腹腔は横隔膜によって隔てられている．

表 1・1 体腔各部の特徴

部 位	名 称	特　　徴	収められているおもな臓器
頭 部	頭蓋腔	頭蓋骨に囲まれる.	脳（大脳，小脳，脳幹）
胸 部	胸 腔	胸郭に囲まれる.	心臓，上行大動脈，大動脈弓，胸大動脈，肺，気管，気管支，食道，胸腺
腹 部	腹 腔	腹腔前側の上部は胸郭に保護される．腹腔前側の下部は筋（腹筋群）により保護される．腹腔の後側は脊柱と背筋群によって保護される．腹腔の上部と胸郭は横隔膜（筋）で仕切られている.	〔腹膜腔内臓器〕 胃，空腸，回腸，横行結腸，S状結腸，肝臓 〔後腹膜臓器〕 膵臓，十二指腸，上行結腸，下行結腸，腎臓
骨盤部	骨盤腔	骨盤に囲まれる.	直腸，膀胱，卵巣，卵管，子宮，膣
背 部	脊柱管	繋がった脊椎（骨）の中にできる管状の腔所.	脊 髄

　それぞれの体腔内に収められているおもな臓器・器官を表1・1に示す.
　体腔の内表面には，臓器を包み保護するための膜による裏打ちがある．頭蓋腔と脊柱管の内表面は**髄膜**，胸腔の内表面は**胸膜**や**心膜**，腹腔は**腹膜**によって裏打ちされている．腹膜は骨盤腔まで広がっており，骨盤腔の上部は腹膜によって裏打ちされている.

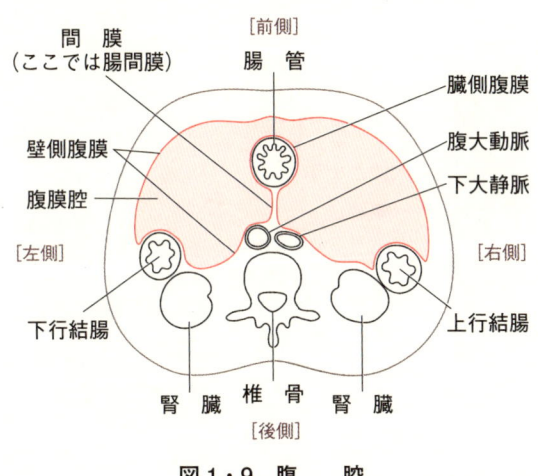

図1・9　腹　腔

　腹腔内の臓器は，腹腔内で腹膜によって包まれて存在する**腹膜腔内臓器**と，腹膜よりも背側に存在する**後腹膜臓器**に分けられる（図1・9）．胃や肝臓，空腸や回腸，横行結腸やS状結腸は腹膜腔内臓器で，十二指腸や上

> **コラム 5　腹膜よりも後方にある臓器・器官**
>
> 　膵臓，十二指腸，上行結腸，下行結腸，腎臓のように，位置としては腹腔にあるが腹膜よりも後側にある臓器を後腹膜臓器という．後腹膜臓器には，発生の初期の段階から後腹膜に存在する臓器・器官（大動脈，下大静脈，腎臓，副腎，尿管）と，発生の段階で腹腔内での位置を固定させるために後腹膜に癒着して後腹膜臓器となる臓器・器官（十二指腸と膵臓，上行結腸と下行結腸を含む場合もある）がある．

行結腸，下行結腸，膵臓や腎臓などは後腹膜臓器である．後腹膜臓器は腹膜よりも背側に位置することで後腹壁に張り付くように固定されている．また，骨盤腔内の臓器・器官もすべて腹膜よりも後下方に存在するため，一部が後腹膜臓器に分類される場合もある（⇨**コラム 5**）．

1・2　人体を構成する細胞・組織・器官（臓器）系

　人体は，究極まで細分化し突き詰めると，分子（化合物），さらには分子を構成する原子によってできている．原子や分子（化合物）は互いに寄り集まって**細胞**を構成する．ヒトを構成する細胞の数や種類は非常に多く，細胞によって形や働きが大きく異なっている．

　同じ働き，同じ形状の細胞が集まり，**組織**を形成する．組織は，表面を覆う**上皮組織**（p.7），組織と組織，器官と器官をつなぐ**支持組織**（p.11），運動のための**筋組織**（p.16），外界から受け取った情報を処理し，人体のさまざまな機能を制御・統合する**神経組織**（p.18）の 4 種類に分類される．

　さまざまな働きを営み，さまざまな形状をもった組織が寄り集まり，人体においてある目的を果たすために**器**

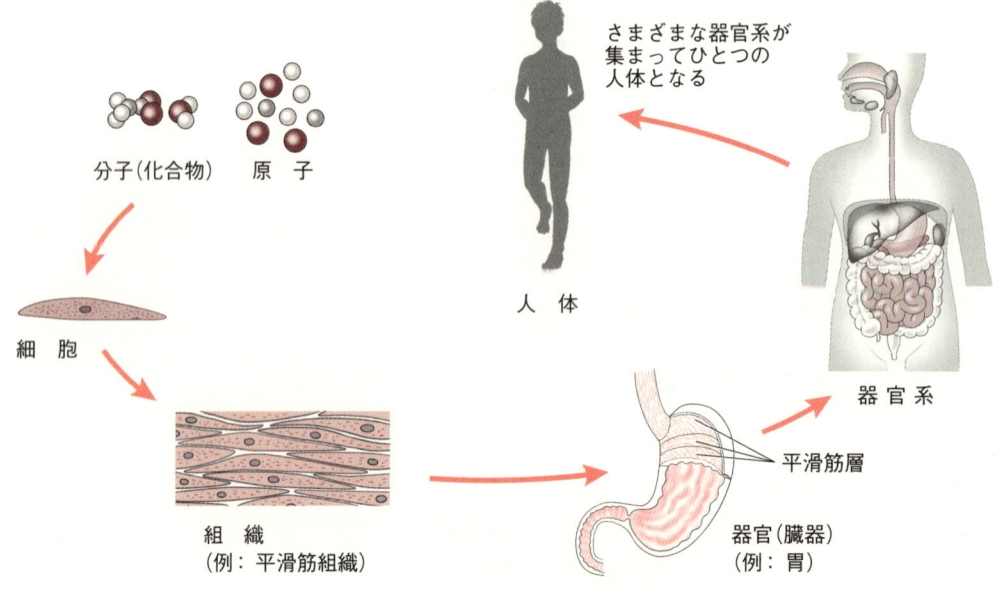

図 1・10　人体の階層状構造

官や臓器を形成する．

器官・臓器は，生命活動の営みにおいてある目的を果たすために組合わさり，**器官系**を形成する．たとえば，外気中の酸素を体内に取込み，体内で生じた二酸化炭素を外気中へ排出するために，気管・気管支・肺といった器官・臓器が組合わさって"呼吸器系"を形成している．

それぞれの器官系は，おもに自律神経系やホルモンによって調節を受けて一個体内でバランスをとって機能することができる．人体における階層状の構造を図1・10に示す．

1・3 上皮組織
1・3・1 上皮組織の特徴

上皮組織は，体表を覆う表皮だけでなく，体内の臓器の表面や体腔や管腔の内面を覆う組織も含む．覆う部位によって多様に分化している．上皮組織を構成する細胞は**上皮細胞**であり，上皮細胞が連なって表面を覆う構造となっている．

上皮組織は表面を覆うためにダメージを受けやすい．ダメージによって機能できなくなった上皮細胞は隣接する上皮細胞が体細胞分裂し新たな上皮細胞と置換することで再生する（⇒コラム6）．上皮細胞によって構成される上皮組織の基本構造を図1・11に示す．

多くの場合，上皮組織は器官・臓器の表面や腔所の内面を覆っている．上皮細胞の空間に面する細胞膜を**自由表面**もしくは**頂上領域**といい，多くの上皮細胞の自由表面には**微絨毛**という細胞質が絨毯の毛足のように突出した構造をもっている．微絨毛内には**アクチンとミオシン**のフィラメントがあり，運動することができる．

上皮表面にある液体や粒子を上皮表面に沿って移動させるために**線毛**をもつ上皮細胞もある．線毛は運動性のタンパク質で構成された**微小管**によって，微絨毛よりも大きく力強く運動することができる．

上皮細胞どうしは細胞の側面でつながっている．上皮細胞の側面を**外側領域**という．外側領域には，隣接する上皮細胞の外側領域とつながるために細胞間接着因子でできた細胞間の**接着複合体**がある．接着複合体には，上皮細胞どうしを物理的に結合する**接着帯**やデスモソー

コラム 6　上皮細胞の増殖
体表を覆う上皮組織を構成する上皮細胞は，常に細胞分裂・増殖をして新しい細胞と置き換わっている．このため，細胞分裂を阻害する抗がん剤による副作用で，毛髪（皮膚の表皮が特殊化したもの）の脱落や消化管内面を覆う粘膜の異常による消化管症状が生じる．

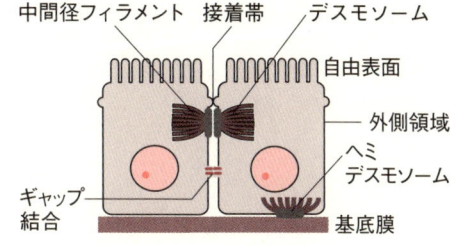

図1・11　上皮細胞の構造

コラム 7 悪性腫瘍

悪性腫瘍とは体細胞分裂を制御する仕組みが異常をきたしたために異常に増殖してしまう細胞によって形成される組織である．上皮組織を構成する上皮細胞に発生する悪性腫瘍を**癌腫**（カルチノーマ: carcinoma）といい，上皮組織以外に発生する悪性腫瘍を**肉腫**（サルコーマ: sarcoma）という．癌腫と肉腫を含めて**がん**（cancer）という．

悪性腫瘍細胞は細胞間結合の構造も異常をきたしていることが多く，発生した組織からはがれ，血液やリンパ液によって他の組織や器官・臓器へ，もしくは物理的に隣接している組織や器官・臓器の表面に付着してそこで増殖していく．この現象を**転移**という．

コラム 8 漿膜と漿液

体腔や臓器表面を覆う単層扁平上皮のうち，上皮組織内の組織液が表面から浸出して表面を湿らせている上皮組織を**漿膜**といい，漿膜の表面から浸出する液体を**漿液**という．漿膜の具体例として，心臓の周囲を覆う心膜，肺の表面と胸腔の内面を覆う胸膜，腹腔内の臓器と腹腔の内面を覆う腹膜がある．漿液には臓器どうしや臓器と他の組織との間の摩擦をなくす役割がある．

ム，隣接する上皮細胞どうしで細胞質内の電解質などをやり取りできる**ギャップ結合**という構造がある（図1・11 参照）．

上皮細胞の，自由表面と対極に位置する面を**基底面**という．上皮細胞の基底面には，上皮組織の下層にある結合組織との境界をなす基底膜と接着するための**ヘミデスモソーム**という構造がある（⇨ **コラム 7**）．

血管・毛細血管やリンパ管は上皮組織内には存在せず，基底膜よりも下層の結合組織内に存在している．結合組織内の毛細血管で生じた組織液（間質液）が上皮組織内にも循環して必要な物質を上皮組織に供給する．不要になった組織液は結合組織内の毛細血管やリンパ管で回収される．

1・3・2　上皮組織のおもな種類（図1・12）

a. 単層上皮　　上皮細胞が1層並んで形成された上皮組織を**単層上皮**という（図1・12a〜c）．

[単層扁平上皮]

扁平な形態の上皮細胞が1層並んでできた上皮組織である．体腔の内面や臓器の表面，血管の内面を覆う上皮組織にみられる（⇨ **コラム 8**）．

[単層立方上皮]

単層扁平上皮を構成する上皮細胞よりも厚みのある上皮細胞で構成される．核は細胞のほぼ中央にある．腎臓の尿細管や，胆汁が通る胆管や膵液が通る膵管など導管の内面を覆う上皮組織にみられる．

[単層円柱上皮]

円柱形の丈が長い上皮細胞で構成された上皮組織である．核は基底面に並んでおり，体細胞分裂する上皮細胞は基底面で分裂する．分裂後，成熟するにしたがって基底面が基底膜に結合したまま細胞は自由表面へ伸びていく．

粘膜を構成する上皮組織では，自由表面側の細胞質に分泌される粘液をたくさん蓄えた細胞となるなど，自由表面側の細胞膜や細胞質は上皮組織の働きによってさまざまな特徴が現れる．胃・小腸・大腸や胆嚢の内面を覆う粘膜などにみられる．

b. 多列上皮（図1・12d）　　**多列上皮**では，すべての上皮細胞の基底面は基底膜に接しているが，自由表面が表面に達している細胞と達していない細胞がある．

1・3 上 皮 組 織   9

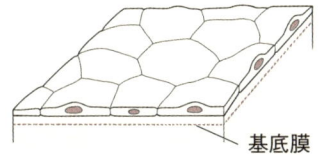
(a) 単層扁平上皮

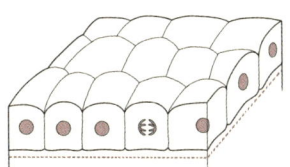
(b) 単層立方上皮

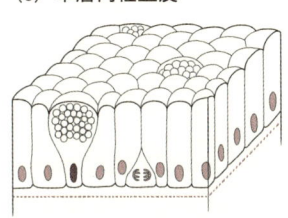
(c) 単層円柱上皮

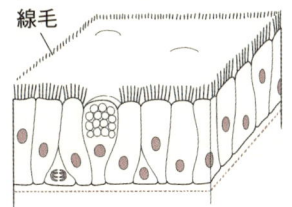
(d) 多列線毛上皮

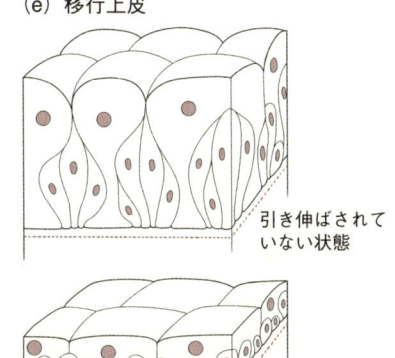
(e) 移行上皮

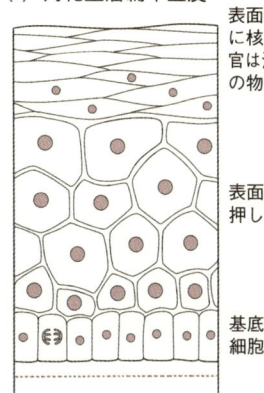
(f) 角化重層扁平上皮

図1・12　上皮組織の種類

すべての上皮細胞が基底膜に接している点では単層上皮であるが，顕微鏡を用いて観察すると丈の高い細胞と低い細胞が混在するので多列としてみられる．気管・気管支の内面を覆う気道粘膜などにある．

c. 移行上皮（図1・12e）　多列上皮の一種で，すべての上皮細胞の基底面は基底膜と結合している．

組織に力が加わっていないと上皮細胞はほぼ円柱形や立方形の細胞として存在しているが，外側面方向に引っ張る力が加わると細胞は引き伸ばされて拡張する．

腎臓の腎盂（腎盤）から尿管，膀胱までの内面を覆う粘膜にみられる．

d. 重層上皮：重層扁平上皮（図1・12f）　扁平な上皮細胞が何層にも重なっている上皮組織で，物理的に丈夫にする必要がある皮膚の表皮，食道や腟の内面を覆う粘膜にみられる．最も下層に位置する上皮細胞のみが基底膜と接している．基底膜に接している層の上皮細胞が細胞分裂して増殖する．

分裂して生じた娘細胞は隣接する細胞を押し上げるので，基底層から離れて表面側へ押し上げられて最終的には表面から剝がれ落ちる．表面に到達する前に上皮細胞

はアポトーシスによる細胞死を起こし,細胞間結合などの構造も壊れるので表面から容易に脱落する.

皮膚の表皮では,上皮細胞は体表面に近づくにつれて細胞質内の水分や成分が減少して核などの細胞小器官も消失して最終的に一部のタンパク質しか残らない状態になる.この現象を**角化**という.角化により皮膚は機械的刺激に対して強い構造となる.ヒトの食道や腟を覆う重層扁平上皮は角化しない.

1・3・3 分泌細胞と分泌腺

上皮組織は体表や臓器の表面,体腔や管腔の内面に接しており,これらの部位に液体を分泌する上皮細胞(**分泌細胞**,図 1・13)が存在する場合がある.

気道の粘膜上皮組織には表面に分泌物を放出する分泌細胞が散在している(図 1・13a).

分泌物に含まれる成分で,タンパク質などの有機物は血液中のアミノ酸やタンパク質を材料として産生される.このため,多くの成分を含む分泌液を効率よく産生するには,分泌細胞のみが集合して血液供給や自律神経

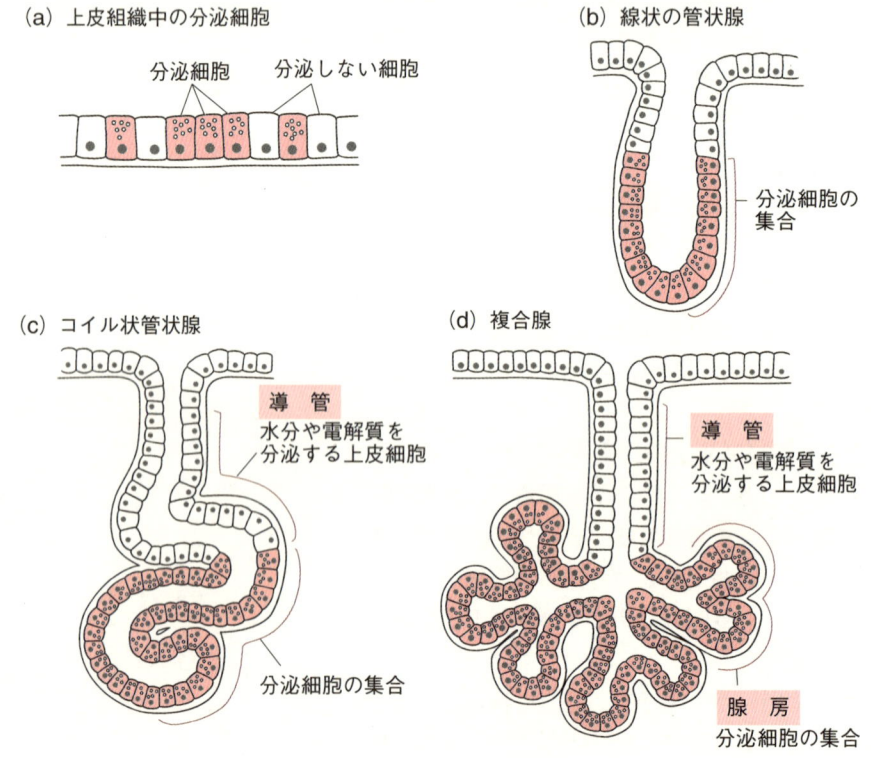

図 1・13 分 泌 細 胞

による調節を集中的に行う必要があり，分泌細胞が集まって構成された組織を**腺組織**という．

　最も単純な腺組織は，分泌細胞の集合が上皮組織の下層へ大きくくぼんで管状となった**線状の管状腺**（図1・13b）である．消化管内に粘液や消化液を分泌する腸腺にみられる構造である．

　管状腺では，腺組織から分泌物が表面に出る開口部までの間に水分や電解質などを分泌する細胞が並び，**導管**を形成する．導管が発達した管状腺を**コイル状管状腺**（図1・13c）という．導管があるために腺組織は上皮組織よりも下層の結合組織まで達する．皮膚内に存在する汗腺にみられる．

　管状腺の導管が分岐し，それぞれに腺組織が位置しているような構造を**複合腺**（図1・13d）という．導管の分岐の先端に形成された分泌細胞の集まりを**腺房**という．腺房の分泌細胞で分泌液中のタンパク質などを産生し，導管を構成する上皮細胞で水分や電解質を分泌液中に放出する点は管状腺と同様である．導管の一部や腺房は上皮組織よりも下層の結合組織層に達する．

　分岐腺が多数集合して分泌物を産生・放出する器官を形成したものがある．涙腺や唾液腺，膵臓などである．

1・4　支持組織

　人体内で，さまざまな組織や器官・臓器どうしをつなぐための組織を総称して**支持組織**という．

　支持組織は，表面を覆い物質を分泌する上皮組織の上皮細胞，収縮力を生み出す筋組織の筋細胞，さまざまな情報処理を行う神経組織の神経細胞のように，臓器・器官などの機能を担う細胞とは異なり，機能を担う細胞を固定・保護するサポート的な役目を果たす組織である．

　支持組織を構成する細胞は，上皮細胞や筋細胞のように細胞どうしは密着せず，離れた位置にあることが多い．支持組織を構成する細胞はタンパク質をはじめとするさまざまな物質を細胞の周囲に放出し，細胞の周囲を埋めている．細胞の周囲に存在する支持細胞から放出された物質によって満たされる空間を**細胞外基質**（**細胞外マトリックス**）といい，細胞外基質を構成する物質を多様に変化させることで，さまざまな機能を果たす組織や器官・臓器にマッチした支持組織を生み出している．

　支持組織は**結合組織**と**骨組織**に大別される．

1・4・1 結合組織

皮膚と骨格筋や骨をつなぐ**皮下組織**，骨と筋をつなぐ**腱**，骨と骨をつなぐ**靭帯**など，構造と構造とをつなぐ部分に存在する．また，体表や臓器周囲に多く存在する脂肪細胞で構成される**脂肪組織**など，構造と構造の間を埋める部分に存在する組織である．

a. 結合組織を構成する細胞

[線維芽細胞]

細胞外基質（細胞外マトリックス）を産生する主要な細胞を**線維芽細胞**という．線維芽細胞は，張力に耐える**コラーゲン線維（膠原線維）**，張力によって伸展し弾性力をもつ**エラスチン線維（弾性線維）**を産生し，これらが細胞外基質の主要なタンパク質になっている．必要に応じて線維芽細胞は細胞分裂で増殖する（⇨コラム**9**）．

[脂肪細胞]

多くの結合組織内に単独，もしくは集合体で存在する．集合体で存在する場合には**脂肪組織**ともよばれる．

血糖を取込んで脂肪酸を合成し，最終的に**中性脂肪（トリグリセリド）**として細胞質内に蓄える．脂肪を合成して蓄えこんだ脂肪細胞は，細胞質内の脂肪滴によって核やミトコンドリアなどの**細胞小器官**が圧迫されて，ほとんど代謝を行わなくなる．このような脂肪細胞（組織）は肉眼的に白色～黄色に見えることから**白色脂肪細胞（組織）**という．

脂肪細胞のなかには，細胞質内の脂肪滴が発達せずに小胞となっており，ミトコンドリアを豊富にもち，蓄えた脂肪でエネルギー代謝を行うものもある．このような脂肪細胞（組織）は，新生児に最も多く存在し，**褐色脂肪細胞（組織）**とよばれる．エネルギー代謝の際に生じる熱は体温となり，体温が奪われやすい新生児において体温を盛んに産生する組織である（⇨コラム**10**）．

[血球やリンパ系細胞]

赤血球，白血球，血小板といった血球，マクロファージなどのリンパ系細胞は，結合組織由来の細胞から発生するため，結合組織を構成する細胞のひとつである（§3・1・3～§3・1・5にて詳述）．

b. 結合組織の種類

線維芽細胞が産生する細胞外基質によって結合組織の特徴が決まる．

コラム 9 線維芽細胞の特徴

線維芽細胞はさまざまな組織内にも紛れ込んでいる細胞で，組織内で細胞や組織の形態を保つために役立っている．心筋細胞で構成される心筋組織内にも散在する．心筋梗塞で壊死した心筋細胞は再生しないため欠損してしまう．心筋組織内に存在する線維芽細胞が分裂，増殖して欠損した心筋組織を埋める．

コラム 10 体内の脂肪組織の分布

皮膚と筋・骨格の間の皮下組織にみられる脂肪組織を**皮下脂肪**という．脂肪として栄養素を貯蔵するほかに，体温を保持する役割もある．

臓器の周囲や臓器を包む漿膜の間，臓器の内部にみられる脂肪組織を**内臓脂肪**という．栄養素の貯蔵のほかに，臓器の保護や保温をする役目がある．

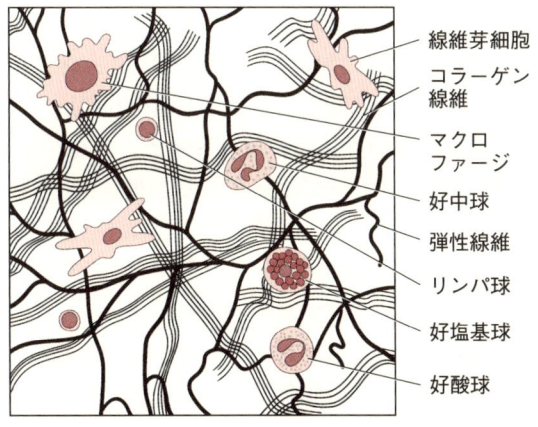

図1・14 疎性結合組織

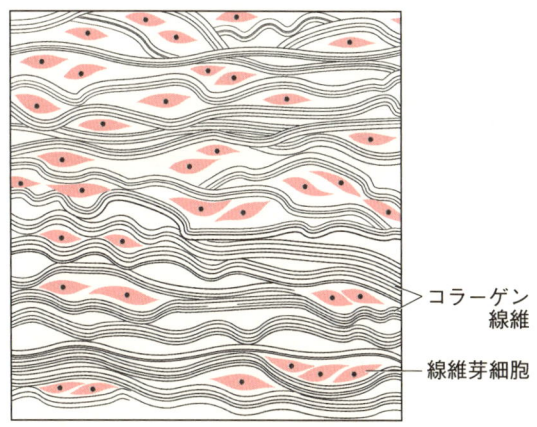

図1・15 密性結合組織

[疎性結合組織（図1・14）]

線維芽細胞が産生するコラーゲン線維や弾性線維がまばらに存在し，その間隙に若干の脂肪細胞やマクロファージや白血球などが存在する結合組織である．全身の各部位で最もよくみられる結合組織で，**皮下組織**，**神経や血管を保持する組織**，消化管の粘膜の下層にある**粘膜下組織**などが代表例である．

[密性結合組織（図1・15）]

密なコラーゲン線維をもつ細胞外基質で構成される結合組織である．コラーゲン線維以外の細胞成分は少なく，若干の線維芽細胞が含まれている．

豊富なコラーゲン線維のために強靱な結合組織となり，骨どうしを結びつける**靱帯**，骨の外側を覆う**骨膜**，筋を包む**筋膜**，筋と骨格筋を結合する**腱**，皮膚の**真皮**などに存在する．

1・4・2 骨 組 織

全身の骨格については"第8章 骨格・筋系"で詳述する．ここでは，骨組織や骨組織を構成する細胞について述べる（図1・16）．

a. 骨組織の特徴　骨組織を形成する部分を**骨質**（**骨基質**）という．骨質の重量の約50％は無機質で，骨質を硬くする**炭酸カルシウム**と**リン酸カルシウム**が主成分である．約25％は有機物で，タンパク質の**コラーゲン**が主成分で，外力を吸収して骨組織が折れたり砕けたりしにくくする．残りの約25％は水分であり，コラーゲンなどに結合した状態で存在する（⇨**コラム 11**）．

コラム 11　小児の骨質と骨折

小児の骨質には成人と比べて有機物と水分が多く含まれているので柔らかい．小児の骨が折れるとき，ちょうど若木の枝を折るときのように，"ポキッ"ではなく"グニャッ"と折れ曲がるような感じで骨折する"若木骨折"となることがある．

> **コラム 12　骨折と内出血**
> 骨折すると骨内部の血管が損傷し出血する．骨周囲の組織からの出血もあると，骨折した部位は内出血（青あざ）となる．

骨組織は，円柱状の構造単位である**オステオン**（**骨単位**もしくは**ハバース系**）が集合した構造である．オステオンの中心には**ハバース管**という管状の空洞があり，ハバース管を中心に薄い板状の組織（**骨層板，介在層板**）が同心円状に配置され，ベニヤ板のように薄い層板を張り合わせた頑丈な構造になっている．

オステオンの中心にあるハバース管と，隣接するハバース管をつなぐ**フォルクマン管**の中を，血管やリンパ管，感覚神経や交感神経が通っている（⇨**コラム 12**）．

　b．骨組織を構成する細胞　骨には骨組織を構成する細胞が存在する．

　・**骨原細胞（骨前駆細胞）**：将来分化して骨芽細胞になる細胞
　・**骨芽細胞**：血液中のCa^{2+}を取込んで盛んに骨質を形成する細胞．骨質を形成する働きを**骨形成**とい

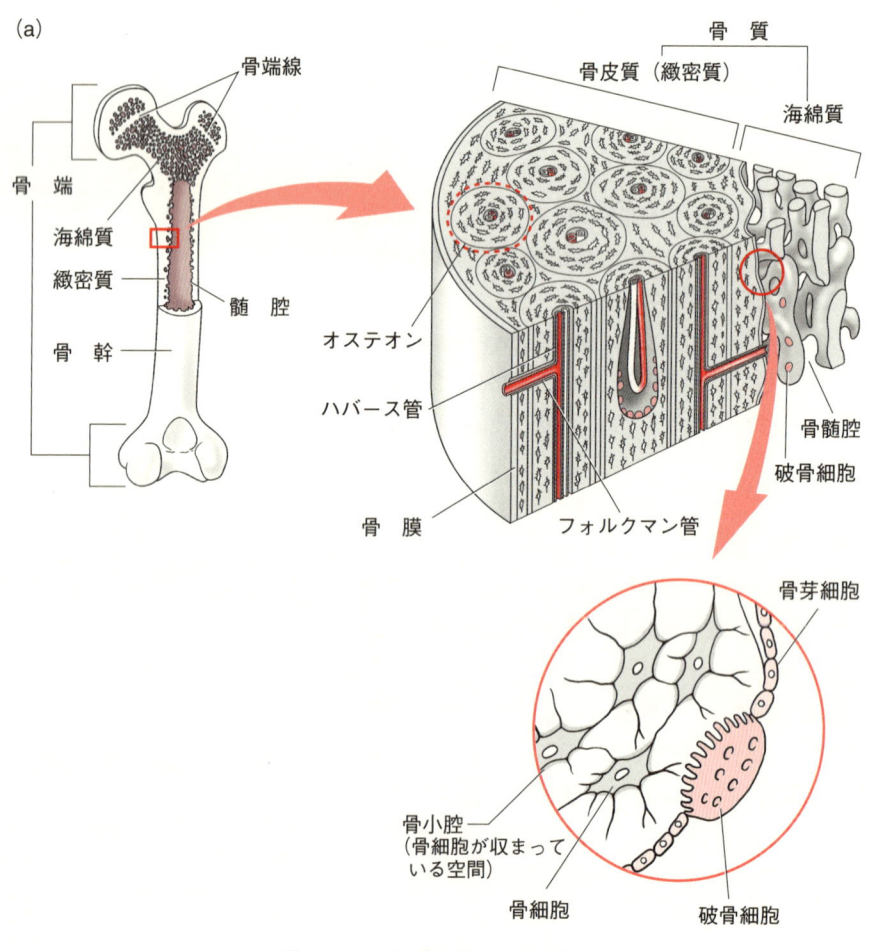

図 1・16　骨組織の細胞

う．
　骨表面を覆う骨膜や髄腔の表面を覆う骨内膜の裏側に多く存在し，骨質を厚くして骨を太くする成長を起こす．骨折で損傷した骨組織を修復するためにも必要な細胞である．

・**骨細胞**: 骨芽細胞が産生した骨質に囲まれると**骨細胞**となる．ホルモンの作用によって細胞周囲の骨質からCa^{2+}を溶かして血液に動員させたり，血液中のCa^{2+}を骨質に沈着させるなど，血中Ca^{2+}濃度の調節に関わる．

・**破骨細胞**: 古くなった骨質を新しい骨質に置き換える（リモデリング）ために，塩酸を分泌して無機塩類を溶かし，タンパク質分解酵素の作用でコラーゲンなどタンパク質を消化することで骨質を溶かす．骨質を壊す（溶かす）作用を**骨吸収**という．骨折などで損傷された骨質も壊す．

c. 軟骨組織（図1・17）　軟骨組織は，軟骨を構成する**軟骨細胞**と，軟骨細胞がつくり出した細胞外基質である**軟骨基質**で構成される．軟骨基質には通常カルシウムは沈着しておらず，**コラーゲン**などのタンパク質や，水分子と結合しやすく（親水性）細胞外基質を柔軟に安定させる物質である**ヒアルロン酸**や**コンドロイチン硫酸**などが多く含まれている．

・**硝子軟骨**: ガラス軟骨ともいう．圧縮に耐えうる軟骨で，関節面を覆う関節軟骨や喉頭や気管，気管支の気管軟骨を形成している．

(a) 硝子軟骨　　　(b) 弾性軟骨　　　(c) 線維軟骨

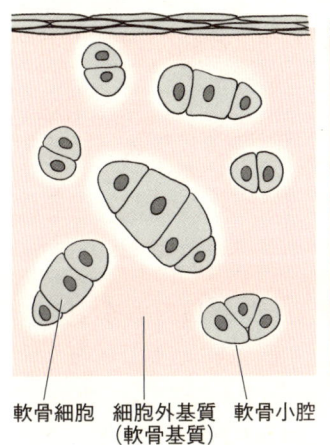
軟骨細胞　細胞外基質　軟骨小腔
　　　　　（軟骨基質）

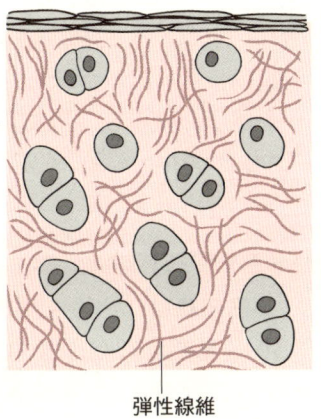
弾性線維

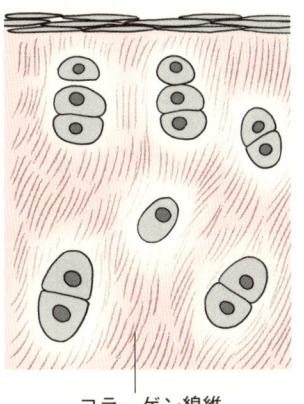
コラーゲン線維

図1・17　軟骨組織

- **弾性軟骨**：組織に柔軟性を与える．耳介や外耳道，鼻の軟骨組織を形成している．
- **線維軟骨**：荷重による変形を防ぐ頑丈な軟骨組織で，椎間板や恥骨結合，膝関節の半月板などを形成する．

1・5　筋組織：収縮して運動を起こすための組織

体や器官・臓器を動かすために特殊化した細胞が**筋細胞**である．筋細胞はタンパク質の**アクチン**と**ミオシン**を多量に含み，これらのタンパク質の相互作用により収縮する．筋組織は，働きや構成の特徴から骨格筋組織，心筋組織，平滑筋組織の3種類に分類される（図1・18）．

1・5・1　骨格筋組織

骨格と接合し，体の運動（関節運動）のための筋組織は**骨格筋組織**（図1・18a）である．

骨格筋細胞は，多数の筋芽細胞が融合して細長くなった細胞で，**筋線維**ともよばれる．細胞質内にはアクチンとミオシンがフィラメント状に並び，光学顕微鏡で観察すると縞模様に見える横紋をもつ．アクチンとミオシンが整然と並ぶことで2種のタンパク質の相互作用により収縮の方向が同じ向きとなり，素早く収縮が起こり収縮力は強力になる．

骨格筋組織の収縮の指令は脳や脊髄から出る運動神経の興奮によって伝達される．

骨格筋を支配する運動神経の終末より放出される神経伝達物質である**アセチルコリン**によって骨格筋細胞は興奮し，収縮する．運動神経の終末は骨格筋細胞の表面で神経筋接合部という**シナプス**を形成する．

骨格筋の構造や，骨格筋収縮の仕組みに関する詳細は"第8章 骨格・筋系"で述べる．

1・5・2　心筋組織

心筋組織は，心臓を構成する筋組織である（図1・18b）．骨格筋細胞と同様に，細胞質内にはアクチンとミオシンが整列した横紋構造がみられ，収縮力は強くなるが，骨格筋細胞とは違って個々の細胞は細胞膜で区切られて独立しており，ひとつの心筋細胞にはひとつの核

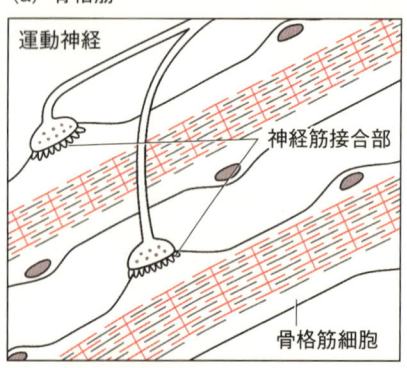

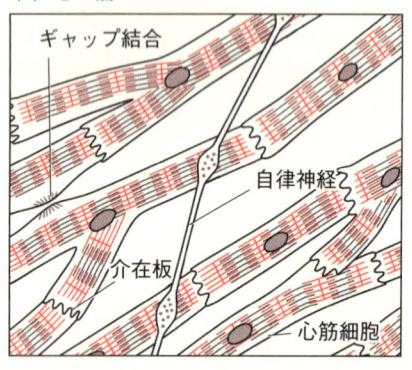

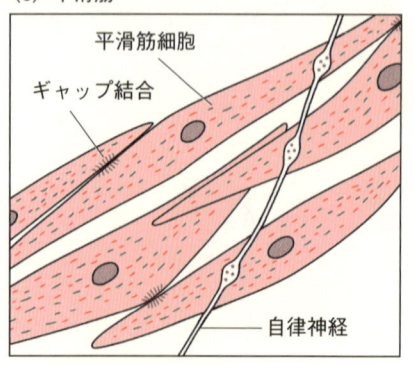

図1・18　筋組織の模式図

がある．

心筋細胞には**自動性**という，意思とは無関係に自ら興奮を発生し，収縮，弛緩を繰返す性質がある．心筋細胞の収縮の刺激は心筋細胞自身で生み出している．

心臓には自律神経が分布しているが，心筋細胞を直接刺激して心臓を収縮・弛緩させるためではない．交感神経から放出される**アドレナリン**は心筋細胞の興奮の頻度と収縮力を高め，副交感神経から放出される**アセチルコリン**は心筋細胞の興奮の頻度と収縮力を下げる働きがある．

心筋細胞どうしが結合している細胞膜の部分を**介在板**という．ここでは，隣接する心筋細胞内の物質が相互にやり取りできるような構造があり，心筋細胞の興奮が心筋組織全体に広がる．このため，個々の心筋細胞は無秩序に収縮・弛緩を繰返すのではなく，周囲の心筋細胞と同調することで心筋組織全体として収縮・弛緩できるようになっている（⇨コラム 13）．

> **コラム 13　心筋の特徴**
> 心筋細胞は，心臓の収縮を主として担う**固有心筋**と，固有心筋を収縮させる電気刺激を発生・伝導する**特殊心筋**（刺激伝導系）に分類される．
> 一般の骨格筋には外套細胞という幹細胞が存在し，筋を損傷すると骨格筋線維の再生が起こるが，心筋には外套細胞のような幹細胞は存在せず，損傷されると再生しない．心筋梗塞で障害された心筋組織は再生せず，代わりに線維芽細胞で構成される結合組織で補充される．特殊心筋（刺激伝導系）が障害されると心筋の興奮が同調せず，不整脈の原因となる．

1・5・3　平滑筋組織

消化管の筋組織や，気管や気管の径を調節する筋など，心臓以外の臓器を構成する筋組織は**平滑筋組織**であり，平滑筋細胞によって構成される（図1・18c）．

平滑筋細胞は細長い形態をしており，細胞質内のアクチンとミオシンが相互作用を起こすと，細長い細胞質を丸くするような動きが生じて収縮する．平滑筋細胞のアクチンとミオシンは，骨格筋細胞や心筋細胞のように明確なフィラメント状構造になっていないので，骨格筋組織や心筋組織よりも収縮力が弱く，収縮の速さも遅い．

平滑筋細胞の収縮を調節するのは，**自律神経**の終末から放出される神経伝達物質やホルモンである．平滑筋細胞の細胞膜表面には神経伝達物質やホルモンに対する受容体がある．神経伝達物質やホルモンが平滑筋細胞膜表面の受容体に結合すると，収縮または弛緩が起こる．

自律神経の終末と平滑筋細胞膜との間には神経筋接合部のようなシナプス構造（§1・6・2参照）は存在せず，放出された神経伝達物質が平滑筋組織内に行き渡ることで平滑筋細胞が反応を示す．

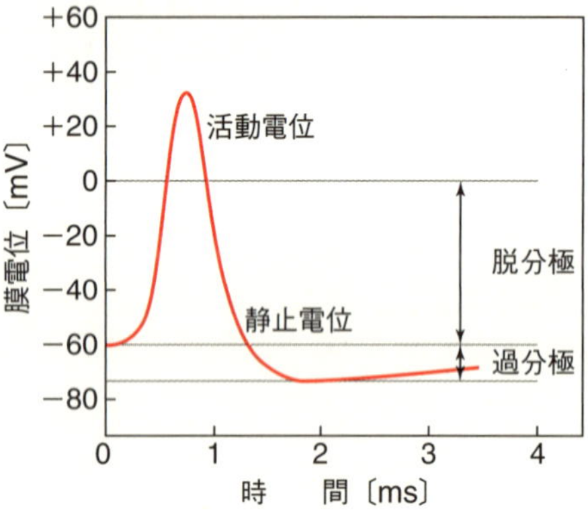

1・6 神経組織：刺激を受取り，興奮し，刺激を伝える組織

神経組織は，情報の伝達に関わる**神経細胞**と，神経細胞の働きを支える**神経膠細胞**（グリア細胞）から構成される．

1・6・1 神経細胞（ニューロン）

a. 神経細胞の興奮 神経の興奮は，神経細胞の細胞膜を介して，細胞内と細胞外の電解質の濃度差により生じる弱い電気で起こる．

神経細胞の細胞膜上には電解質の出入り口である**チャネル**とよばれる構造があり，Na^+が細胞膜を通るためのNa^+チャネルとK^+が細胞膜を通るためのK^+チャネルが存在する．

また，ATP の分解によって生じたエネルギーで細胞外の電解質を細胞内に取込んで，細胞内の電解質を細胞外にくみ出すポンプの働きもある．細胞外からK^+を細胞質内に取込んで細胞内のNa^+を細胞外にくみ出す**Na^+-K^+ ATP アーゼ**（ナトリウムポンプ）も存在する．

神経細胞は，Na^+-K^+ ATP アーゼによって常に細胞内から細胞外へ三つのNa^+をくみ出し，細胞外から細胞内へ二つのK^+を取込む．この働きにより，細胞内の電位は細胞外よりも低い状態が維持されている．このように，神経細胞は刺激を受けなくても細胞膜の内外で電位差が生じており，神経細胞が興奮していないときの負の電位を**静止電位**という（図1・19）．

神経細胞の細胞膜が閾値以上の刺激（電流を流す：電気的な刺激，圧迫や緊張：物理的な刺激，刺激性のある水溶液を接触させる：化学的な刺激）を受けると，細胞膜上のNa^+チャネルが開き，K^+チャネルは閉じた状態になる．この状態を**脱分極**という．

脱分極のために細胞膜は弱い刺激でも反応しやすくなり（閾値が下がる），細胞内に大量のNa^+が流入するので細胞内の電位が高くなる（静止電位とは電位が逆になる）．これを**活動電位**という．

神経細胞に与える刺激がなくなると，細胞膜は速やかにもとの静止電位の状態に戻る．刺激を受けて興奮する前の膜電位に戻ることを**再分極**という．

b. 神経細胞の構成 典型的な神経細胞の形態の模式図を図1・20に示す．

図1・19 静止電位と活動電位

1・6 神経組織　19

　神経細胞で，核がある部分を**神経細胞体（細胞体）**という．細胞体で神経終末部から放出する神経伝達物質を合成するためにリボソームや粗面小胞体が発達している．

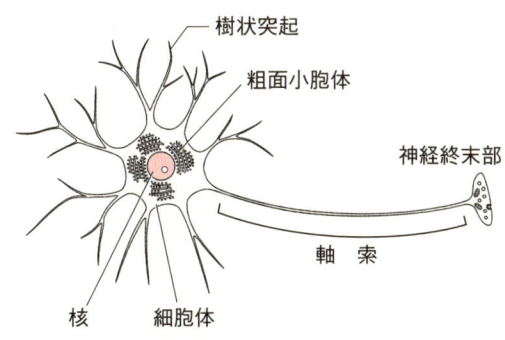

図1・20　神経細胞

　神経細胞は，静止電位を起こすために ATP を多く消費する．ATP を産生するためにミトコンドリアが細胞体内に多数存在している．
　成熟した神経細胞の細胞体には，古くなった細胞小器官がリソソームによって分解された際に生じた残余物質が蓄積した**リポフスチン顆粒**が存在する．
　神経細胞体から複数出ている**樹状突起**は，他の神経細胞からの興奮を受け取る．
　神経細胞体から**軸索**という長い突起が，通常は 1 本だけ伸びている．軸索の終末部を**神経終末部**といい，枝分かれしていることも多い．軸索内の細胞質には，細胞体から神経終末へ，もしくは神経終末から細胞体へ物質を移動させる仕組みがあり，軸索は細胞体と神経終末の間の輸送路として働いている．
　神経終末部は，隣接する神経細胞や筋細胞，分泌細胞などの細胞へ興奮を伝えるために**神経伝達物質**とよばれる物質を細胞外に放出する仕組みになっている（⇨コラム14）．神経伝達物質を放出するために ATP が必要であるため，神経終末部にもミトコンドリアが存在している．

1・6・2　シナプスにおける情報の伝達

　神経終末部が神経伝達物質を放出し，隣接する神経細胞などの細胞に存在する受容体に結合することで興奮を起こす構造を**シナプス**という．神経伝達物質を合成して

コラム 14　神経伝達物質
　神経伝達物質には，**ノルアドレナリン**，**ドパミン**，**GABA**（γ-アミノ酪酸），**アセチルコリン**，**セロトニン**などがある．神経細胞によってどの神経伝達物質を産生するのか，また，どの神経伝達物質に対する受容体をもつのかが決まっている．
・セロトニンはトリプトファンというアミノ酸から合成される．
・ドパミンはチロシンというアミノ酸から合成される．ドパミンはさらに酵素の作用でノルアドレナリンやアドレナリンとなる．ドパミン，ノルアドレナリン，アドレナリンを総称して**カテコールアミン**という．

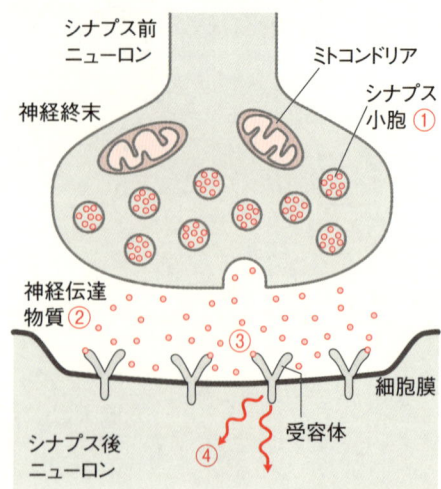

図1・21 シナプスにおける情報の伝達

放出する神経細胞を**シナプス前ニューロン**，神経伝達物質を受け取って興奮を起こす神経細胞を**シナプス後ニューロン**という．シナプスにおける情報伝達の過程を図1・21に示す．

神経伝達物質は神経細胞体の核にある遺伝情報に基づいて合成され，軸索によって神経終末部まで輸送され，神経終末部のシナプス小胞に蓄えられる（図1・21①）．

シナプス前ニューロンの活動電位が神経終末部に伝わると，神経終末部にあるシナプス小胞からシナプス間隙に神経伝達物質が放出される（図1・21②）．

神経伝達物質はシナプス後ニューロンの細胞膜上に存在する受容体に結合する（図1・21③）．するとシナプス後ニューロンに活動電位が生じる（図1・21④，⇨ コラム15）．

シナプス間隙に放出された神経伝達物質は，速やかに不活性化酵素で分解され，次の興奮伝達に備える．神経細胞によっては，放出された神経伝達物質を再びシナプス小胞に回収して再利用する**再取込み**（re-uptake）を行うものもある．

神経細胞の樹状突起や細胞体，軸索の細胞膜上では電気的な興奮は細胞膜の両方向に伝わる．同一の神経細胞の細胞膜において興奮が伝わっていくことを**伝導**という．神経終末部では神経細胞の興奮はシナプスによりシナプス前ニューロンからシナプス後ニューロンへ一方向しか伝わることができない．

シナプスによって隣接する神経細胞などを興奮させることを**伝達**という．神経細胞どうしのネットワーク（図1・22）では，情報の流れを一方向にすることで情報の整理を行っている．

コラム15　興奮性シナプスと抑制性シナプス

受容体に神経伝達物質が結合すると，活動電位を起こして興奮する場合（**興奮性シナプス**）と，興奮が抑制される場合（**抑制性シナプス**）がある．興奮性シナプスの伝達物質にはグルタミン酸，抑制性シナプスの伝達物質にはGABAなどが知られている．

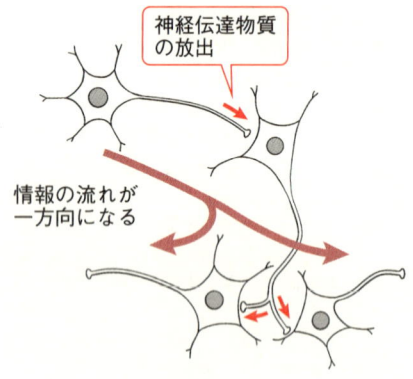

図1・22　神経細胞ネットワーク

1・6・3　神経線維と神経（図1・23）

ヒトの場合，多くの神経細胞の軸索は，神経膠細胞で形成される**髄鞘**（ミエリン，ミエリン鞘）という"カバー"で覆われている．中枢神経系では**希突起膠細胞**，末梢神経系では**シュワン細胞**の薄く平たくなった細胞質が軸索の周囲に巻き付いて髄鞘を形成している．

活動電位は，髄鞘と髄鞘の間の"途切れ目"の部分（**ランビエ絞輪**，図1・24）を伝って伝導される．髄鞘があるために，軸索を保護し，軸索での伝導速度を速くすることができる．これを**跳躍伝導**という．

1・6 神経組織　21

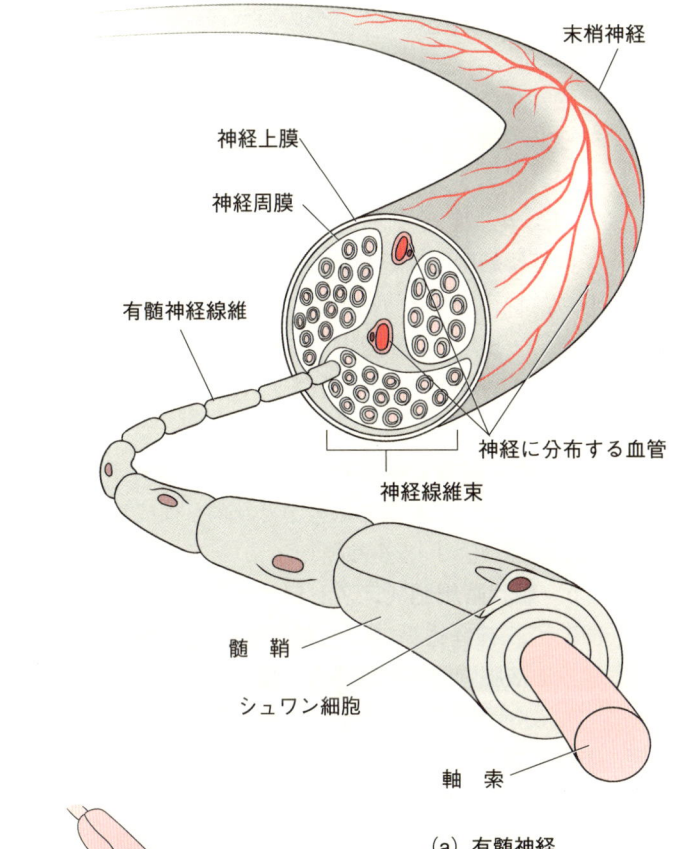

図1・23 神経線維

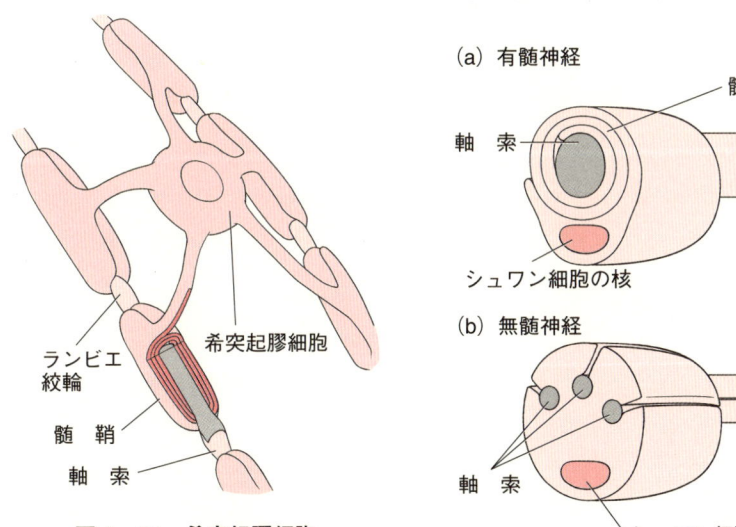

図1・24 希突起膠細胞

図1・25 シュワン細胞
(a) 有髄神経は1個のシュワン細胞で1本の軸索を取巻いている．
(b) 無髄神経は1個のシュワン細胞で数本の軸索を囲んでいる．

　髄鞘がある神経線維を**有髄神経線維**という（図1・25a）．ヒトではほとんどの神経線維が有髄神経線維である（⇨コラム16）．髄鞘が形成されない神経線維を**無髄神経線維**というが，ヒトをはじめとする哺乳類の場合，1個のシュワン細胞が複数の軸索を覆う髄鞘が不完全な神経線維となっている（図1・25b）．無髄神経線

コラム16　有髄神経線維の利点
　有髄神経線維の興奮の伝導は速いので足のつま先に感覚を受けたのと同時に脳でその感覚が判断できる．また，脳で指令された足の骨格筋の運動指令も素早く足の骨格筋に伝わる．（身体が大型化しても）感覚を受容して素早く反応・行動を起こすことができる．

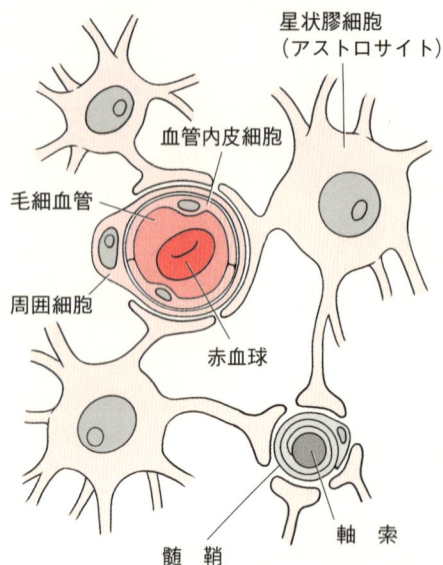

図1・26 血液脳関門を形成する星状膠細胞 星状膠細胞の突起が毛細血管と髄鞘に終わり，血液脳関門を形成する．毛細血管は星状膠細胞の突起の末端に囲まれる．毛細血管の周囲は周囲細胞という扁平な細胞が取巻いている．周囲細胞は血液脳関門を維持する働きがあると考えられている．

維は，ヒトでは末梢神経系の自律神経線維の一部に存在する．

　軸索全体を神経線維といい，神経線維が集まって束となり，"神経"を形成する．

1・6・4　神経膠細胞（グリア細胞）

　神経膠細胞は神経細胞の働きを補助する役目を担っており，神経細胞よりも多数（約10倍）存在する．

　a．シュワン細胞　末梢神経系において，軸索を取巻いて髄鞘を形成するグリア細胞である（図1・25参照）．

　b．希突起膠細胞（オリゴデンドロサイト）　中枢神経系において軸索を取巻いて髄鞘を構成するグリア細胞である（図1・24参照）．

　c．星状膠細胞（アストロサイト）　中枢神経系において，神経組織内の毛細血管と神経細胞との間にあり，血液脳関門を形成する（図1・26）．

　血液脳関門では，血液から神経細胞へ酸素とグルコースは通過できるが，それ以外の物質の多くは通過が調節・制限される．

　d．小膠細胞（ミクログリア）　中枢神経系において，神経組織内でマクロファージとして働くグリア細胞である．

2 皮膚と粘膜

2・1 皮膚: 体表を覆う構造

皮膚（図2・1）は外界と接する人体の表面を覆っており，成人では体重の6〜7％を占める．皮膚全体の面積は，成人男性では約1.6 m²である（⇨コラム❶）．

表面を覆うだけでなく，部位によって頭髪のように特殊に変化している部分がある．また，発汗や体温調節などさまざまな機能をもち，皮膚をひとつの器官系としてとらえることができる．

2・1・1 表　皮

表皮は皮膚の最外層で，身体の部位により厚さが異なる（図2・2）．

・厚い部位: 手掌や足底など
・薄い部位: 耳介や眼瞼など
・表皮は薄いが真皮が厚い部位: 背部の皮膚

表皮はケラチン細胞（ケラチノサイト）という細胞が何層も重なった重層扁平上皮を構成する．表皮には血管は分布しておらず，感覚神経も少ない．表皮と真皮の境界である基底層に並んだケラチン細胞が盛んに分裂し，分裂して増えた細胞は表皮層を表面に向かって押し上げられる．

押し上げられて皮膚表面に近づくにつれて，ケラチン細胞は酸素や栄養分を受け取れなくなるために死滅し，

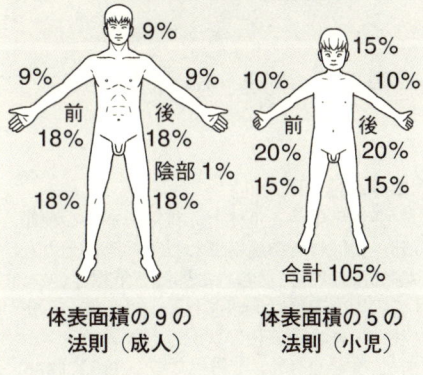

コラム❶ 皮膚の熱傷などの広がり（範囲）を把握する目安

皮膚の熱傷（いわゆる火傷）で応急処置を判断する際のアセスメントでは，熱傷の深度（Ⅰ〜Ⅲ度），熱傷の部位，広がり（範囲）などを把握する必要がある．熱傷の範囲を把握するために，身体各部位の体表面の全体表面積に占める割合が目安として使われる．

● 成人: 体表を"9の倍数"に分けて計算する（**体表面積の9の法則**）．
● 小児: 体表を"5の倍数"に分けて計算する（**体表面積の5の法則**）．

体表面積の9の法則（成人）　　体表面積の5の法則（小児）

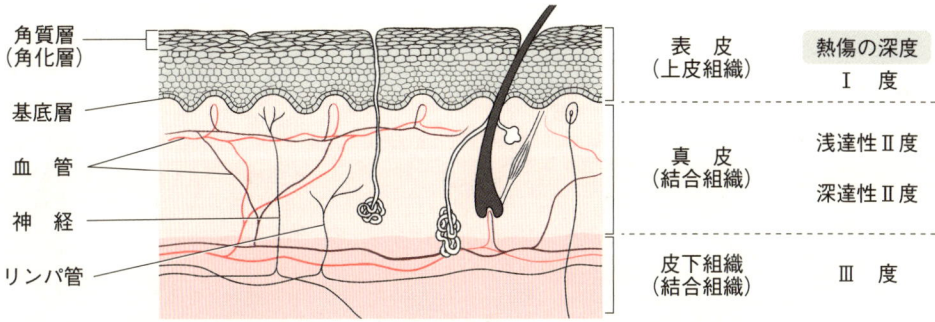

図2・1 皮膚の構造と熱傷の深度　皮膚は，表面から表皮・真皮・皮下組織と層状に区別される．それに合わせて，熱傷の深度も区別されている．

第2章 皮膚と粘膜

(a) 表皮の組織構造

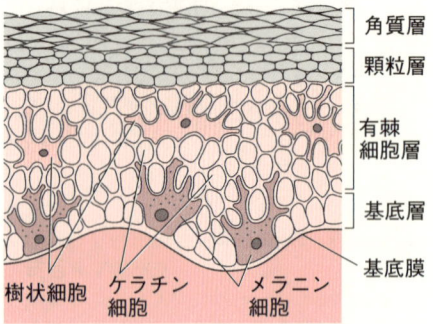

(b) メラニン細胞とケラチン細胞

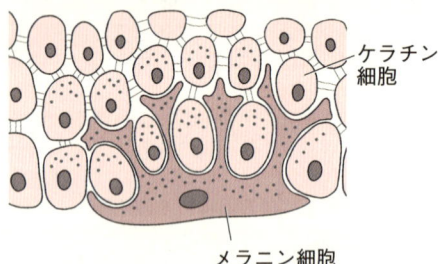

図2・2 表皮 黒い点はメラニン色素を示す.

コラム2 爪

外から見える**爪体**と, **後爪郭**および**側爪郭**とよばれる皮膚に覆われている部分からなる. 後爪郭に覆われた部位を**爪根**といい, この部分で爪は形成される. 爪の伸び, 形状, 爪体の圧迫後の状況などはアセスメント上重要である. 1日当たり0.1〜1.1 mm 遠位に向かって伸びる.

コラム3 毛細血管再充填時間の測定

爪床を5秒間圧迫する. 圧迫解除後, 赤色調に戻るまでの時間（毛細血管再充填時間, CRT）が2秒を超える場合には, 末梢の血液循環の不全が疑われる.

細胞質内はケラチン細胞が合成したケラチンというタンパク質だけが残り, 水分なども徐々に減少していく. 表皮を構成する細胞から水分が抜けて細胞質内のタンパク質のみになってしまう現象を**角化**といい, 角化したケラチン細胞で構成される皮膚表面を覆う層を**角質層**という.

基底層には, メラニン色素を産生する**メラニン細胞**（**色素細胞, メラノサイト**, 図2・2b）がある. メラニンは褐色の色素であり, 紫外線を吸収する. メラニン細胞でアミノ酸のチロシンから産生されたメラニンは, 周囲のケラチン細胞に渡される.

表皮のケラチン細胞の間に, 免疫系におけるマクロファージと同様に抗原提示を行う樹状細胞が存在する.

表皮の上皮細胞が特殊に変化し, **爪**を形成する（図2・3）. 爪根には特殊に分化したケラチン細胞が並び, 細胞が盛んに分裂・増殖して爪となる.（⇨**コラム2, 3**）

毛髪など体表に生じる**体毛**も, ケラチン細胞が特殊に変化した細胞である（図2・4）. 体毛を生じる部位を**毛包**といい, 毛包の毛乳頭細胞（特殊に変化したケラチン細胞）が盛んに分裂・増殖して体毛を生じる. 体毛の色は, 毛乳頭細胞が取込んだメラニン色素の量によって決まる. 体毛には頭髪のように自然に伸ばした場合に10 mm以上長くなる**長毛**と, それ以上伸びない**短毛**がある（⇨**コラム4**）. 短毛には, 思春期を過ぎても変化しない非性的短毛, 思春期以降男性ホルモンの影響を受けて目立つようになる両性共通の短毛（脇毛, 陰毛の下半分）および男性特有の短毛（胸毛, 陰毛の下半分）がある. 体毛は, 手掌, 足底, 口唇, 性器の亀頭・包皮内板・陰核には存在しない.

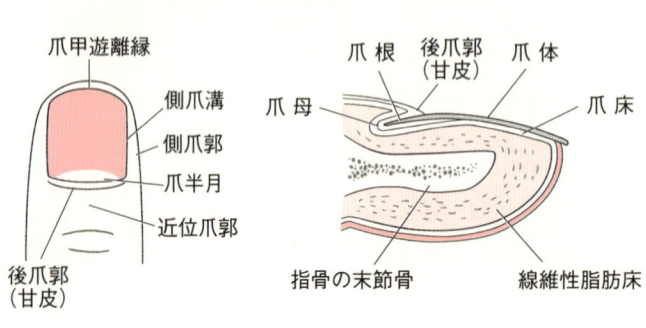

図2・3 爪の構造

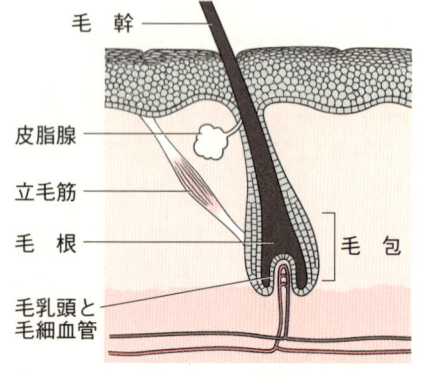

図2・4 体毛

2・1・2 真 皮

真皮には血管やリンパ管，感覚神経が分布する．線維芽細胞があり，線維状のタンパク質（**コラーゲン**，**エラスチン**）を産生して細胞外に分泌し真皮を構成する．コラーゲンは張力に耐えるタンパク質で，合成にはビタミンCが必要である．エラスチンは弾性をもつタンパク質である．真皮を構成するタンパク質の線維が引っ張られても切れない頑丈さと弾力を生み出す．

> **コラム❹ 毛髪と毛髪の成長**
> 毛髪の皮膚表面から出ている部分を**毛幹**，皮内のある部分を**毛根**という．毛根は毛包に包まれている．毛包は，成長期（2～5年）と休止期（3～4カ月）が交互に訪れる．成長期には毛乳頭細胞が分裂し，毛髪は1日当たり約 0.3～0.5 mm 伸び続けるが，休止期に抜け落ちる．成長期の毛髪の毛包の先端は膨らんで毛球になっているが，休止期は棒状である．

2・1・3 皮膚の分泌腺

a. 汗 腺 真皮内には汗を分泌する腺である**汗腺**が存在する（図2・5）．汗の成分は大部分（99％程度）が水分である．NaClや尿素など，尿と同じ成分も含む．ただし，NaClの濃度は尿の1/2～1/3，尿素の濃度は1/20程度である．

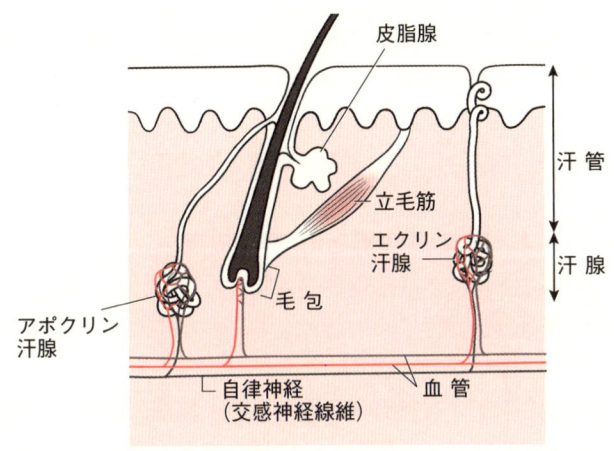

図2・5 汗 腺

汗腺は神経伝達物質としてアセチルコリンを放出する交感神経節後線維によって支配されている．汗腺を支配する交感神経節後線維の終末から放出されるアセチルコリンによって発汗が促進される．汗腺は副交感神経の支配は受けない〔第11章 コラム❹（p.212）参照〕．

汗腺は，分泌される目的や分泌される汗の性質から**エクリン汗腺**と**アポクリン汗腺**の2種類に分類される．

エクリン汗腺からは水分の多い薄い汗が分泌される．水分を多く含む汗は，蒸発するときに皮膚表面から気化熱を奪うことで皮膚表面の温度を下げる効果があり，体

温調節に働く．エクリン汗腺は手掌や足底に多く分布する．

アポクリン汗腺からは脂肪分やタンパク質に富んだ汗が分泌される．アポクリン汗腺は腋窩(えきか)や陰部，外耳道に多く存在する．

発汗は**温熱性発汗**と**精神性発汗**に分類される．

温熱性発汗は体温調節中枢で"暑い"と判断されたときに体温を下げる目的で，エクリン汗腺より水分の多い汗が分泌される．発汗が多い場所は，順に額・頭・四肢・体幹である．

精神性発汗は交感神経の興奮による発汗である．温熱性発汗のように体温を下げるための発汗ではない．発汗が多い場所は，順に手掌・足底・腋窩である．

b. 皮脂腺 皮脂という脂肪性の分泌物を分泌する腺を**皮脂腺**という．皮脂腺は体毛の毛根内に開口しており，皮脂により体毛のケラチンに潤いを与え，しなやかで丈夫にする．皮脂が適切に皮膚表面に分泌されることで，外部からの物質（特に水溶液となった物質）の侵入や体内（皮膚組織）からの水分の蒸散を防ぐことができる．また，皮脂が分解した際に生じる脂肪酸により皮膚表面を弱酸性にして細菌の繁殖を抑える目的もある．

2・1・4 感覚受容器としての皮膚

皮膚はさまざまな感覚を受容するために，さまざまな種類の刺激を受容する構造とその刺激を中枢へ伝達する感覚神経線維が存在している．

皮膚に存在する感覚受容器として，接触，圧迫，振動など機械的な刺激を受容する**機械受容器**，温かい・冷たいという温度の刺激を受け取る**温度受容器**，皮膚が傷害された刺激を痛みとして受容する**侵害受容器**がある（図2・6，表2・1）．

a. 機械受容器 おもに真皮内に存在するメルケル触覚盤，マイスネル小体，ルフィニ小体，クラウゼ小体が接触や圧迫という機械的刺激を受容する．

メルケル触覚盤は真皮の最も浅く，表皮に近い位置に存在する．感覚神経の終末がメルケル細胞と接した構造をした受容器で，メルケル細胞が変形すると感覚神経が刺激されて触覚・圧覚として受容される．受容できる範囲が狭く，局所的な触覚・圧覚を感じる．指先など知覚の鋭い皮膚に多く存在する．

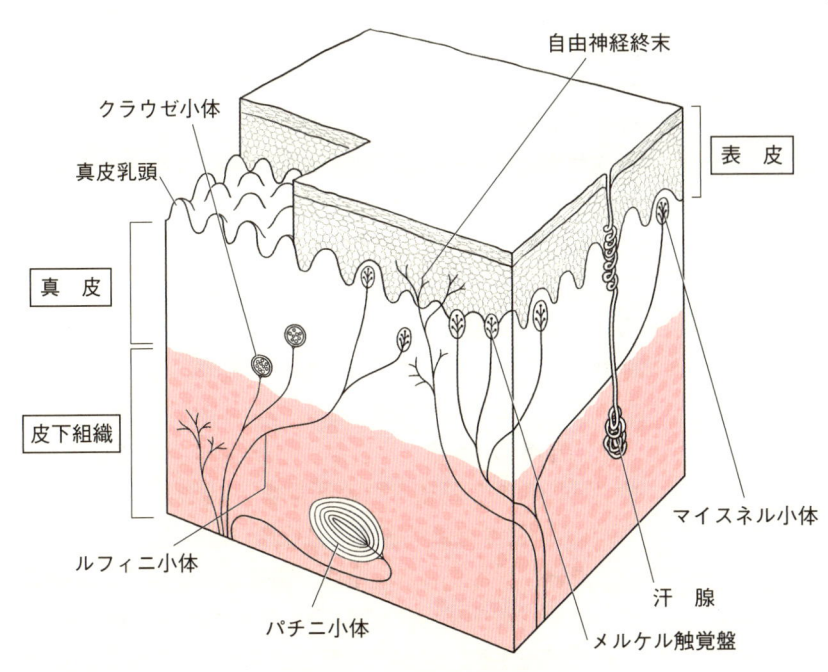

図2・6 皮膚の感覚受容器

表2・1 皮膚組織内のおもな感覚受容器

	受容器	興奮させる刺激（適刺激）
機械受容器	メルケル触覚盤	接触，圧迫
	マイスネル小体	接触，圧迫，振動
	ルフィニ小体	接触，圧迫
	パチニ小体	接触，圧迫，振動
	クラウゼ小体	接触，圧迫，温度（約10～35℃）
温度受容器	自由神経終末（温線維）	温度（約30～45℃）
	自由神経終末（冷線維）	温度（約10～35℃）
	クラウゼ小体	温度（約10～35℃）
侵害受容器	自由神経終末	機械的な損傷，化学的な刺激

　マイスネル小体は表皮基底層の直下の真皮の浅い層に存在し，感覚神経の終末が円盤状に変形したシュワン細胞に包まれた構造をしている．口唇や手掌・足底の皮膚に多く分布する．
　ルフィニ小体，**パチニ小体**は感覚神経終末が結合組織性の膜で囲まれた構造をしており，特にパチニ小体は何重にも被膜で囲まれている．ともに真皮の最も深い層から皮下組織内に存在し，皮膚に外力が加えられ変形すると受容器周囲のコラーゲン線維によって引っ張られて興

奮を起こす．ルフィニ小体，パチニ小体はメルケル触覚盤よりもまばらに存在し，刺激を受容する範囲は広くなっている．

クラウゼ小体も感覚神経終末が被膜に包まれた構造をもち，真皮内に存在する．ルフィニ小体やパチニ小体と同様に触覚・圧覚を受容し，低めの温度（約10～35℃の範囲）で興奮をする温度受容器（冷受容器）でもある（⇨コラム5）．

触覚・圧覚を受容する点（触点・圧点）は顔面と指で最も多く，大腿部では最も少ない（⇨コラム6）．

b. 温度受容器 温度受容器は自由神経終末で，約10～35℃で興奮する**冷受容器**（**冷線維**）と約30～45℃で興奮する**温受容器**（**温線維**）がある．

冷線維が受容する点を**冷点**，温線維が受容する点を**温点**という．皮膚では冷点のほうが温点よりも約4～10倍多く存在する．温点は顔面および手掌の皮膚に多く存在し，冷点は鼻や胸部の皮膚に多く存在する（⇨コラム7）．

c. 侵害受容器 皮膚組織を傷害する，もしくは傷害する危険性のある刺激は，感覚神経線維の自由神経終末である侵害受容器で受容されて脳で痛覚として認識される．痛覚を感じる点を**痛点**という．痛点は触点・圧点や温点，冷点よりも多く皮膚に分布している．

下腿部など骨が体表に触れる部分で殴打すると，はじめに鋭く激しい痛みを感じ，続いてジーンと鈍い痛みを持続的に感じることがあるが，痛覚の刺激が伝達速度の速い感覚神経を伝わることで激しい痛みを感じ，続いて伝達速度の遅い感覚神経を伝わることで持続する痛みとなる（⇨コラム8）．

2・1・5 皮膚の傷が治る過程（図2・7）

表皮から真皮まで傷がついた状態では，まず，**凝血塊**（かさぶた）によって傷口が塞がる（図2・7①）．凝血塊には赤血球，白血球やリンパ球，血小板が含まれている．白血球やリンパ球が傷に付着した病原体などを処理する．また，凝血塊に含まれる血小板からは真皮にある線維芽細胞の増殖を促進する因子や血管造成を促進する因子が放出される．

凝血塊に含まれる成長因子の作用で，真皮の線維芽細胞は増殖する．コラーゲンなどの細胞外基質の産生も促

コラム5 ルフィニ小体とクラウゼ小体

ルフィニ小体とクラウゼ小体はこれまで温度受容器とされ，ルフィニ小体は高めの温度で興奮する温点，クラウゼ小体は低めの温度で興奮する冷点を構成するとされていた．

生理学的な研究より，ルフィニ小体は機械的な刺激で興奮する機械受容器とする説が，また，クラウゼ小体も温度受容器だけでなく機械受容器として機能する説が有力である．

コラム6 触覚・圧覚の閾値

顔面に分布する機械受容器の触覚・圧覚の閾値は低く，鋭敏に触覚・圧覚を受容する．下肢に分布する機械受容器の触覚・圧覚の閾値は高く，顔面に比べると触覚・圧覚を感じにくくなっている．

コラム7 冷覚や温覚を起こす化学物質

ハッカ（ミント）に含まれているメントールは冷線維を興奮させ冷覚を起こす．実際に皮膚温が低下しているわけではない．唐辛子などの辛さの原因となるカプサイシンは温線維を興奮させるので温覚を起こす．さらにカプサイシンは痛覚を受容する神経線維も興奮させるので痛みも感じさせる．

コラム8 痛覚の感覚神経と脊髄神経節

痛覚を伝達する感覚神経の細胞体は脊髄神経節にある．脊髄神経節から伸びた神経線維は後根から脊髄に入り，シナプスによって次の神経細胞に伝達される．このシナプスで放出される神経伝達物質にグルタミン酸とサブスタンスPがある．グルタミン酸は再取込みや分解ですぐに除去されるが，サブスタンスPは分解されにくく，脊髄後角で周囲の神経細胞を興奮させてしまう．このため，痛覚を感じる範囲は広く，痛みが持続することが多い．

2・2 粘　　膜

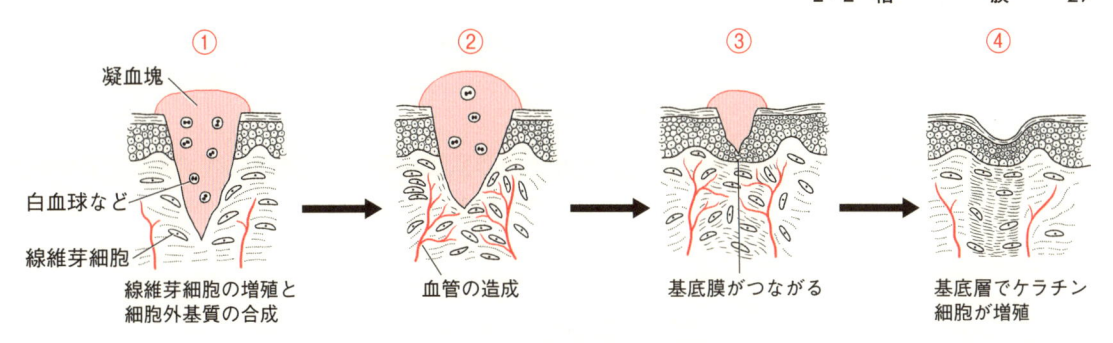

図2・7　皮膚の傷が治る過程

① 線維芽細胞の増殖と細胞外基質の合成
② 血管の造成
③ 基底膜がつながる
④ 基底層でケラチン細胞が増殖

進されて真皮の傷が塞がる．血管造成を促進する因子の作用で創部周辺の毛細血管の形成が促進される．このために傷口の周辺組織は赤みを帯びたようにみられる（図2・7②）．

真皮層の傷が塞がると，分断されていた表皮の最深層である基底層がつながり（図2・7③），基底層に並んだケラチン細胞が増殖を開始する．

増殖が促進されたケラチン細胞により表皮層の傷が塞がる（図2・7④，⇨コラム❾）．

コラム❾　創傷の治癒過程を遅延させる要因

・**創部の感染**：創部に感染があると，白血球やリンパ球による処理のためにこの過程が長引いてしまうことがある．
・**創部の大きさ**：創部が大きいと，真皮の線維芽細胞の増殖や細胞外基質の合成に時間がかかり，治癒過程が遅くなることがある．
・**凝血塊の除去**：基底膜がつながる前に凝血塊を取除いてしまうと，基底膜が途切れて表皮の基底層にある細胞が増殖できず，治癒過程が停滞してしまう．

手術は無菌状態で行うので細菌が付着せず，また，傷を縫合するために治癒過程の時間が短縮される．

2・2　粘　　膜

体外とつながっている管腔である，気道，消化管，尿路や生殖器の内面は**粘膜組織**で覆われている．各部位の粘膜組織の詳細について，気道は§5・1・1（p.69），消化管は§6・5・3（p.97），尿路は§7・7・3a（p.124），生殖器については第12章 生殖器系の各項目内で詳述しているが，ここでは粘膜の一般的な特徴について述べる（図2・8）．

図2・8　粘膜の構造

2・2・1　粘膜の特徴

粘膜組織は，上皮細胞の自由表面側から分泌された**粘**

液**によって表面が覆われ，基底面側は**基底膜**という結合組織性の膜構造に繋ぎ止められている．粘液によって自由表面側が覆われた上皮組織を**粘膜上皮**という．

粘膜上皮の基底膜のさらに下層には結合組織で構成される**粘膜下組織（粘膜下層）**がある．粘膜下組織には粘液を分泌する細胞に血液を供給するために細血管や毛細血管およびリンパ管が多く分布している．このため，粘膜組織は一般的に血液で赤みを帯びている．

消化管の粘膜組織は発達しており，粘膜上皮の基底膜の下層には発達した結合組織層である**粘膜固有層**があり，その下層を薄い平滑筋層である**粘膜筋板**が囲んでいる．さらにその下層に結合組織の粘膜下組織がある．粘膜固有層と粘膜下組織には，粘膜上皮の粘液分泌や粘膜筋板の働きを調節する自律神経や血管，リンパ管が多く分布している．

粘膜固有層や粘膜下組織は，線維芽細胞と線維芽細胞が産生したコラーゲン線維を主成分とする細胞外基質で構成されている．この結合組織内に，毛細血管から遊走したマクロファージや白血球，リンパ球が存在する．

2・2・2 粘膜の働き

粘膜は管腔内表面を粘性のある粘液で覆うために，管腔内の物質移動はスムーズに行われる．口腔の粘膜は咀嚼する際に食物が口腔内に付着するのを防ぎ，咽頭や食道の粘膜は嚥下の際に食物が管腔内に引っかかるのを防いでいる．気道の粘膜は吸気中の異物を粘液でとらえる．尿路においては，尿路内を尿が通過しないときは，管腔内の粘膜どうしが粘液によって密着して内腔を塞ぎ，外尿道口から皮膚表面の細菌を含んだ尿が尿道を逆流して膀胱や尿管まで逆行的に感染をするのを防ぐ．生殖器は，卵管の粘膜は受精した卵子を子宮へ輸送する意義があり，子宮腔内面を覆う子宮内膜は受精卵が着床して胎盤を形成するために重要な組織である．

粘膜組織には体外から侵入する病原微生物などの異物が直接触れる．さらに，粘膜は体内にあるので温かく，粘液の水分によって湿度も高い状態なので細菌など病原微生物が増殖しやすい環境にある．粘膜固有層や粘膜下組織にはマクロファージや白血球，リンパ球のような生体防御に関わる細胞を常に存在させて異物を処理できるようにしている．

3 血液・免疫系

3・1 血液

血液は，液体成分と細胞成分（血球）からなり，成人で体重の約8％（1/13，約5L）を占めている（図3・1）．

3・1・1 血液の液体成分

a. 血漿 約90％が水分であり，タンパク質（約7％），脂質（約1％），グルコース（ブドウ糖；約0.1％）などの栄養素，さまざまな電解質・無機塩類（Na^+, K^+, Ca^{2+}, Mg^{2+}, Cl^-, HCO_3^- など；0.9％），ホルモンなどが含まれている．

血漿中のおもなタンパク質（血漿タンパク質）とその働きを表3・1に示す．

血漿中のグルコースを**血糖**という．健常人の血糖値は70 mg/dL（空腹時）から140 mg/dL（食後）まで変動する．

b. 血清 試験管（抗凝固剤を含まない）の中で血液をそのまま放置すると，フィブリンの線維に血球が絡みついた凝血塊（血餅）が底に沈殿し，淡黄色の上澄みの液体が生じる．この上澄み液を**血清**という．血清は，血漿からフィブリノーゲン，プロトロンビンなどの血液凝固に必要な因子を除いた液体成分である（⇨コラム❶）．

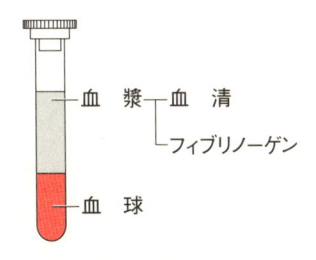

図3・1 血液の成分 抗凝固剤を加えて遠心分離したもの．

コラム❶ 血漿と血清
血清は，生化学的臨床検査によく用いられる．血漿は，抗凝固剤としてEDTA-2Naやクエン酸ナトリウムを血液に加えたのち，遠心分離して得られた液体部分で，血液凝固因子，アルブミンなどを含み，輸血やアルブミン，γグロブリンなどの製造に用いられる．

コラム❷ アルブミンと肝疾患
アルブミンは血液の浸透圧を維持するために重要な血漿タンパク質であり，肝臓で産生される．肝疾患などで肝不全の状態になると，血漿中のアルブミンが不足した低アルブミン血症の状態となり，血液中の水分が血管外に漏出し，浮腫や腹水の原因となる．

表3・1 血漿タンパク質の種類とおもな働き

名 称	濃 度	産生部位	おもな働き
アルブミン	約4.5 g/dL	肝 臓	・組織液を毛細血管内に引き込むための膠質浸透圧の維持（⇨コラム❷） ・さまざまな物質と結合し，臓器・組織へ運搬
グロブリン	約2.5 g/dL	おもに肝臓 一部はリンパ球	・α，β，γグロブリンの3種類 ・**γグロブリン**は免疫グロブリンともいい，リンパ球が産生する抗体の構成要素
フィブリノーゲン	約0.3 g/dL	肝 臓	・血液凝固に必要なタンパク質で，他の血液凝固因子（酵素トロンビン）によって分解され，不溶性で線維状のフィブリンとなり，血球を絡めて"血餅"を形成

32　第3章　血液・免疫系

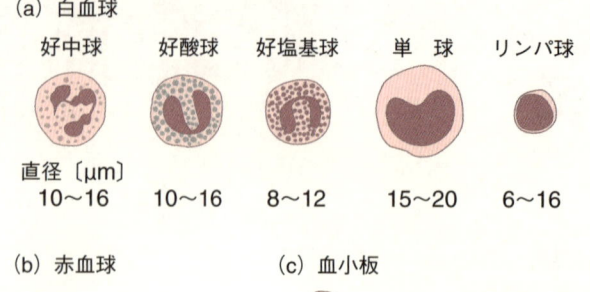

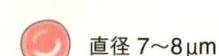

(a) 白血球

好中球	好酸球	好塩基球	単球	リンパ球
直径〔μm〕 10〜16	10〜16	8〜12	15〜20	6〜16

(b) 赤血球　　直径 7〜8 μm

(c) 血小板　　直径 2〜5 μm

	赤血球	白血球	血小板
平常値〔個/μL〕	男性 410〜530万 女性 380〜480万	4000〜8000	15〜40万

図3・2　血球の種類　単球とリンパ球も併せて白血球としている場合もある．

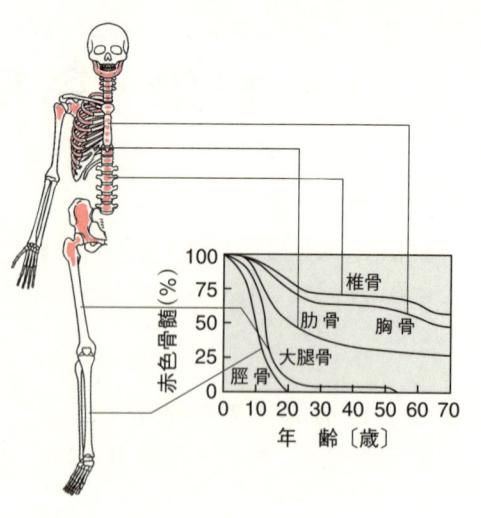

図3・3　骨髄中の赤色骨髄の分布　成人の造血部位をピンク色で示す．

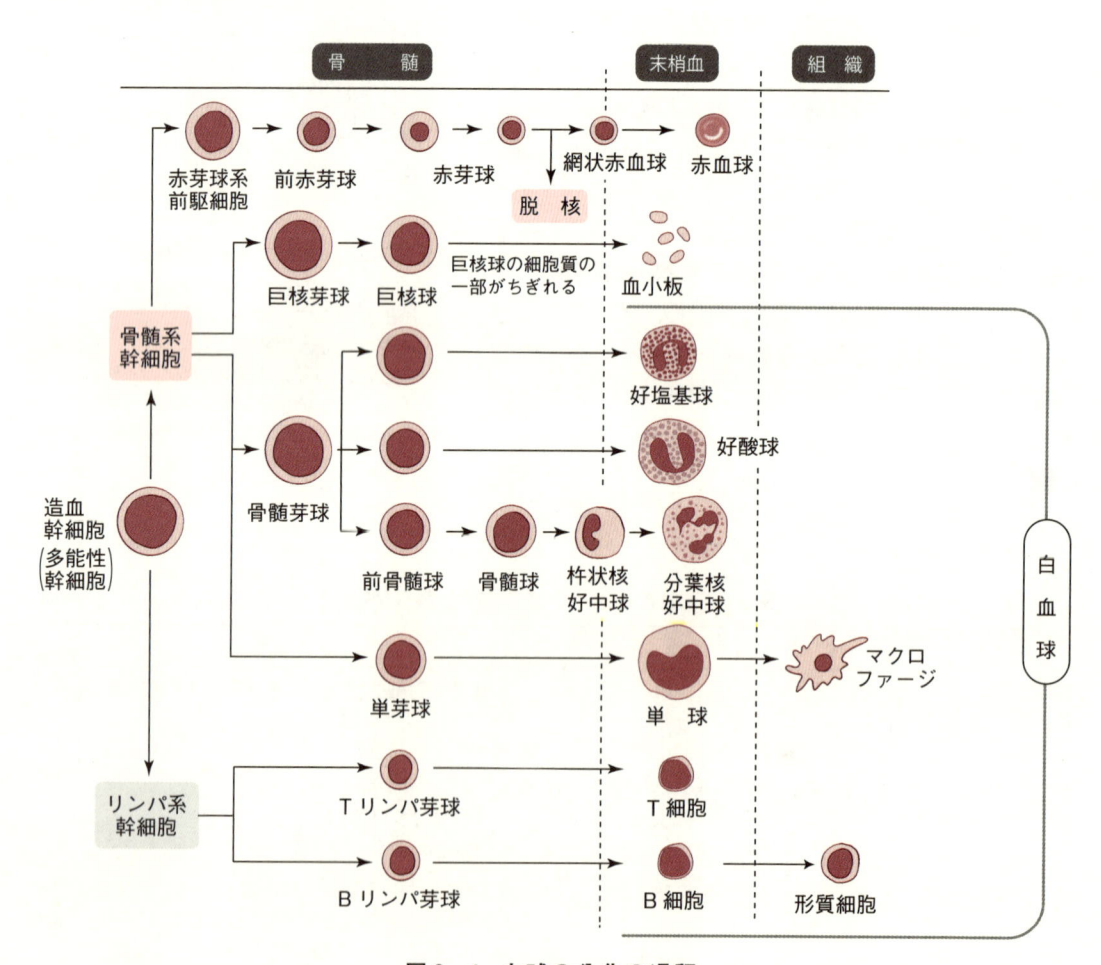

図3・4　血球の分化の過程

コラム❸ 赤色骨髄

● 骨髄穿刺
　血液疾患が疑われる際に行われる骨髄検査のための骨髄穿刺では赤色骨髄を採取する必要があり，おもに胸骨または腸骨で行われる．これは目的とする赤色骨髄を患者の負担が少ない状況で採取することができるためである．

● 放射線からの防護
　放射線診断の際，医療従事者は放射線から自身の被曝を防護するために，鉛の入った"防護エプロン"を装着する．体幹部に存在する赤色骨髄や消化管粘膜，精巣など，細胞分裂が盛んな細胞で構成される臓器・組織は放射線に対して感受性が高い．そこで，防護エプロンは，体幹を覆うことができるようにエプロン型になっている．防護エプロンには鉛が入っているので大変重く，看護師らの負担が大きい．負担をできるだけ少なくし，赤色骨髄や生殖腺が存在する体幹部を遮蔽するためには全身を覆う割烹着型ではなくエプロン型で目的を達成することができる．

● 小児の骨髄と放射線診断
　小児は四肢を含めてすべての骨髄に赤色骨髄が存在する．したがって，放射線診断の際には，診断に必要とされる部位だけに照射野を制限する必要がある．

3・1・2 血　球

a. 血球の種類　血球は，赤血球，白血球，血小板からなる．末梢血中の血球成分の平常値（成人）と併せて図3・2に示す．

b. 造血能と血球への分化　骨髄では，**造血幹細胞**（多能性幹細胞）という血球のもとになる幹細胞が生涯にわたって細胞分裂を繰返し，常に新しい血球を生産している．骨髄で血球を産生する能力を**造血能**という．骨髄のなかで造血幹細胞を多く含み，造血能を保っている骨髄を**赤色骨髄**という（⇨コラム❸）．加齢とともに赤色骨髄は脂肪細胞に変化し，造血能を失い，**黄色骨髄**となる．加齢に伴う骨髄中の赤色骨髄の分布の変化を図3・3に示す．造血幹細胞は，図3・4に示す分裂と**分化**（それぞれの血球ごとに決まった変化をする過程）を経て各血球へと成熟し，末梢血液中へ出ていく（⇨コラム❹）．

　造血幹細胞は分裂して，まず，赤血球およびリンパ球を除く白血球に成熟する骨髄系幹細胞とリンパ球に成熟するリンパ系幹細胞に分化する．その後，図3・4に示す分裂，分化の過程を経て成熟した血球になる．

3・1・3 赤血球

a. 赤血球の産生　赤血球は他の血球やリンパ球と共通の幹細胞である造血幹細胞から，骨髄系幹細胞，前赤芽球を経て赤血球へと成熟していく（図3・5）．赤芽球系前駆細胞は，腎臓で産生・分泌されるエリスロポエチンにより細胞分裂を盛んに繰返しながら

コラム❹ 未成熟な血球の出現

　末梢血には，本来は，分化して成熟した血球が存在している．末梢血の検査で，未成熟の血球が出現している場合には，白血病などの血液疾患が疑われる．

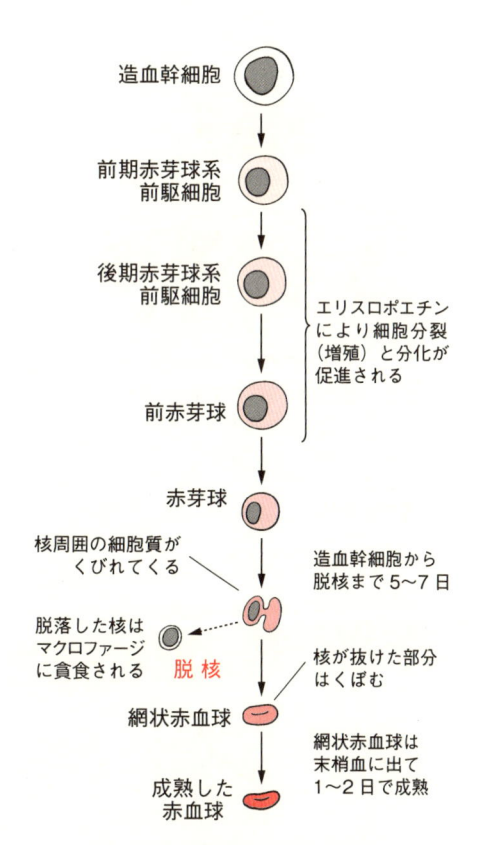

図3・5　赤血球の分化の過程

> **コラム5　貧血と"立ちくらみ"**
>
> 　貧血とは，末梢血液中のヘモグロビン濃度が減少した状態（成人男子 13 g/dL, 成人女性 11 g/dL 以下）であり，貧血の程度が大きくなると皮膚蒼白，頻脈，労作時の息切れなどの症状が出現する．
> 　学校の式典などで長時間起立していて，意識を失いそうになる感覚（立ちくらみ）が生じた場合に"貧血を起こした"などといわれているが，これは，医学的視点からの"貧血"ではない．立ちくらみは，迷走神経反射，起立性低血圧，心因性の原因などによって脳幹への血流不全が生じた場合に起こる．

前赤芽球へと分化・成熟していく〔第7章 コラム3（p.119）参照〕．

　赤芽球系前駆細胞や前赤芽球，赤芽球が盛んに細胞分裂を繰返すことにより，十分な数の赤血球が産生される．細胞分裂を行うために，赤芽球系前駆細胞から赤芽球までの間は核内での DNA 合成が盛んに行われる．DNA 合成には，補酵素としての**ビタミン B$_{12}$**（シアノコバラミンに代表されるコバラミン類）と**葉酸**が不可欠である．これらのビタミン類は食事から摂取される．

　赤芽球以降の細胞では，**ヘモグロビン**合成が盛んになる．ヘモグロビンのグロビン部分はタンパク質であり，DNA の遺伝情報に従って合成される．鉄（Fe^{3+}）が十分に供給されないとヘム部分が合成されないのでヘモグロビンも産生されない．ヘモグロビンは赤血球の細胞質内で飽和に達するまで合成される．

　全身の各臓器・器官の隅々まで酸素を送り届けるためには，赤血球は組織内に張り巡らされた毛細血管内を自由に通り抜けなければならない．このため，体積を減少させて小型化し，細胞の形をある程度自由に変形させることができるように，赤芽球は成熟すると核を細胞質外に捨ててしまう（**脱核**）．脱核により赤血球は全体に平べったく，中央がくぼんだ形になる．このことにより，表面積が広くなって肺胞における酸素の授受が効率よく行われる（⇨コラム5，6）．また，赤血球の細胞膜には柔軟性があり，毛細血管の太さや形に合わせて変形して毛細血管内を通過しやすくなっている（図3・6）．

　脱核後，細胞質内にミトコンドリアが残る**網状赤血球**となる．ミトコンドリアは ATP を産生するために酸素を消費するので，酸素を運搬している赤血球の細胞質内に"同居"していると運搬している酸素を消費してしまう．そこで，網状赤血球中のミトコンドリアが消失し，酸素運搬能力をもった成熟した**赤血球**となる．

　成熟した赤血球にはミトコンドリアは存在しないが，細胞質内の解糖系は働いており，血漿中に含まれる血糖（グルコース）を取込んで細胞質内で解糖系によって ATP を産生し，細胞膜の維持など細胞としての機能を果たしている．

　このように，赤血球は核やミトコンドリアをなくして小型化することで，効率よく全身の臓器・組織の隅々に酸素を送り届けて二酸化炭素を受け取ることができる．

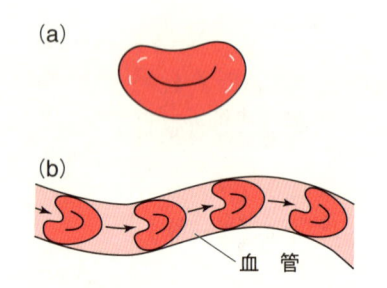

図3・6　赤血球の形　(a)は赤血球の形を示す．核がないので中央が凹んだ円盤状になる．(b)は毛細血管内を流れる赤血球を示す．赤血球は柔軟性があり，毛細血管の太さや血流によって変形し，毛細血管内を滞りなく通過することができる．

コラム6　貧血

貧血には，赤血球の量が減少した場合と，赤血球の質，すなわち酸素を結合するヘモグロビンの量が減少した場合がある．前者の指標となる臨床検査の代表がヘマトクリット値（Ht），後者のそれはヘモグロビン量（Hb）である．

ヘマトクリット値（Ht: %）は，血液中で血球成分が占める体積の割合を表す指標である．
　　成人男性：40〜48 %
　　成人女性：36〜42 %
血球成分の大部分を赤血球が占めているので，"全血球の体積の割合"と"赤血球の体積の割合"はほぼ等しい．

ヘモグロビン量（Hb: g）は，血液 1 dL に含まれるヘモグロビン量（g）を表す指標である．
　　成人男性：14〜18 g/dL
　　成人女性：12〜16 g/dL
貧血の種類を推測するために，赤血球数，Ht 値と Hb 量から，下表に示す MCV，MCH，MCHC が算出される．

ヘモグロビンを構成する鉄の不足による貧血を**鉄欠乏性貧血**という．何らかの原因で溶血が異常に亢進して赤血球が減少した貧血を**溶血性貧血**という．溶血性貧血を推測するために，血液検査でのビリルビン値，尿検査でのウロビリノーゲン値が有効な情報である．

貧血の原因を赤血球の増殖・分化の過程から理解すると，貧血に対する治療の意義が理解できる．

表　平均赤血球指数（貧血の種類を推測する）

平均赤血球指数	指数の意味	算出法[†1]	基準値[†2]	貧血の種類
MCV（平均赤血球容積）	赤血球ひとつの容積の平均値	Ht×10/RBC	80〜100 fL	大球性，正球性，小球性
MCH（平均赤血球ヘモグロビン量）	赤血球ひとつに含まれるヘモグロビン量の平均値	Hb×10/RBC	28〜35 pg	高色素性，低色素性
MCHC（平均赤血球ヘモグロビン濃度）	一定容積の赤血球中のヘモグロビンの量	Hb×100/Ht	33〜36 %	正色素性，低色素性

[†1]　RBC: 赤血球数（$10^6/\mu L$），Ht: ヘマトクリット値（%），Hb: ヘモグロビン量（g/dL）
[†2]　fL: フェムトリットル（10^{-15} L）

b. 赤血球の働き　赤血球は細胞質内に飽和状態で含まれているヘモグロビンに，肺（肺胞）から血液中に取込んだ酸素を結合させて，全身の臓器・組織を構成する細胞に運搬する働きを担う．また，全身の臓器・組織を構成する細胞から排出される二酸化炭素を肺へ運ぶ働きを担っている（§5・2・3，§5・2・4参照）．

c. 赤血球の寿命　赤血球には核がないため，細胞分裂をして増殖することはできない．また，ヘモグロビンが劣化しても再合成することはできない．このため，赤血球には寿命（約 120 日）がある（⇨コラム7）．

脾臓と肝臓には寿命となった赤血球を食作用により処理するマクロファージが多数存在する．老化した赤血球は形態を維持できず，平べったく中央がへこんだ形から球形になっていく．このため，毛細血管の径や形状に合わせるための変形能が低下し，脾臓や肝臓の毛細血管を通り抜けることができなくなってしまう．脾臓や肝臓

コラム7　高血糖状態とヘモグロビン

高血糖の状態では血漿中のグルコースとヘモグロビンが結合してしまう．この結合は可逆的なので，血糖値が低下すればグルコースはヘモグロビンから離れるが，高血糖状態が 1〜2 カ月続くとグルコースとヘモグロビンの結合が強固になって離れなくなってしまう．グルコースが結合したヘモグロビンを**糖化ヘモグロビン**（グリコヘモグロビン，HbA1c）といい，酸素の運搬能力が低下してしまう．強固にグルコースが結合した HbA1c は，赤血球（ヘモグロビン）の寿命である約 120 日間血液中に存在し続ける．このような性質から，HbA1c は，長期の血糖の状態を評価する目的で臨床検査などで利用される．

コラム⑧ 白血球百分率

臨床検査で行われる"白血球百分率"の検査は，末梢血液中の白血球の種類を分類し，各種白血球の数が全白血球数に占める割合(%)を表す．細菌感染症では好中球が，アレルギー性疾患では好酸球の割合が増加する．ウイルス感染症ではリンパ球の割合が増加し，好中球の割合が相対的に減少する．白血球百分率の正常範囲を下表に示す．

表 白血球百分率（平常値）

白血球の種類	平常値（%）	備考
好中球	50～70	増加：感染症が疑われる．
好酸球	2～5	増加：寄生虫症，アレルギー性疾患が疑われる．
好塩基球	1以下	増加：アレルギー性疾患が疑われる．
リンパ球	20～40	
単球	3～6	

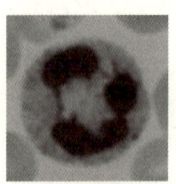

好中球
成熟した正常な好中球では分葉核構造（分葉核，桿状核）がはっきりしている

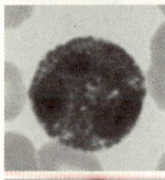

好酸球
好中球よりも分葉核構造がはっきりしている．細胞質中には顆粒が多い

好塩基球
細胞質中の顆粒は好酸球よりも密に存在する

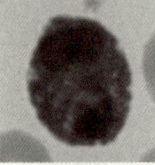

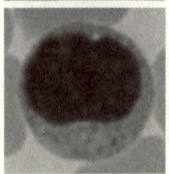

単球
白血球，リンパ球のなかでは最も大きい．核が大きく，細胞質中には顆粒が少ない

図3・7 白血球の形態的特徴

を経由する古い赤血球は，マクロファージの食作用で処理され，ヘモグロビンも分解される．

赤血球が破壊されることを**溶血**という．溶血によって，ヘモグロビンのグロビン部分はアミノ酸へと分解される．ヘム部分のうち鉄イオンは再利用され，再利用されなかったヘムはビリルビンとなり，肝臓で胆汁中に排泄される〔§6・10・4d（p.113）に詳述〕．

3・1・4 白血球

白血球は，体内に侵入した細菌やウイルスなどの異物の処理や免疫作用に関わる血球である．

a. 白血球の産生 図3・4（p.32）に示すように，造血幹細胞から分化した骨髄系幹細胞は好中球・好酸球・好塩基球および単球へ，リンパ系幹細胞はリンパ球へと分化する（⇨コラム⑧）．

b. 骨髄系幹細胞から分化する白血球

[白血球の種類と特徴]

骨髄系幹細胞から分化した末梢血液中の好中球，好酸球，好塩基球，単球の形態的な特徴を図3・7に示す．

好中球と**好酸球**は，核がくびれて数個に分かれた**分葉核**あるいは**桿状核**をもった細胞である．

・**好中球**

白血球のなかで最も数が多い．好中球は，毛細血管の血管内皮細胞の隙間から組織内に出て（**遊走**という，図3・8），体内に侵入した細菌などの異物を細胞質内に取込み，細胞質内の酵素で消化して処理する**食作用**をもっている．

・**好酸球**

酸性のエオジン染色液で赤橙色に染色される顆粒を含み，気道，消化管，生殖器系の粘膜組織内に多く存在する．好酸球中の顆粒に存在しているタンパク質が，アレルギー反応に関与したり，寄生虫の感染の防御に関連する．

・**好塩基球**

塩基性の染色液により染色される顆粒を多く含んでいる．好塩基球の細胞表面には，免疫グロブリンE（IgE）の受容体があり，IgEが結合している．

・単　球

　毛細血管の血管内皮細胞の隙間から組織内に**遊走**（図3・8参照）し，組織内で分化して**マクロファージ**（貪食細胞，大食細胞）となり**食作用**を担う．マクロファージは，皮膚の表皮内では**樹状細胞**となる〔図2・2a（p.24）参照〕．

［白血球の食作用］

　好中球や単球に取込まれた細菌などの異物は，細胞質内にある消化酵素によって消化されて処理される（図3・9）．食作用をもつ白血球は，おもにマクロファージ（樹状細胞）と好中球である．好中球は，食作用後は死滅してしまう．死滅した白血球などが集まったものが"膿"である．一方，マクロファージは，食作用後も死滅せず，抗原提示を行い，免疫機能を担う．

［白血球数の増加の仕組み］

　白血球が病原体などの異物を処理すると，白血球の産生を促進する物質（サイトカイン類）が放出される（図3・10）．サイトカイン類は骨髄に作用し，骨髄内で待機している白血球を末梢血中に動員する．体内で炎症反応が起こると，約1日で末梢血液中の白血球数（おもに好中球）が増加する．

c. リンパ系幹細胞から分化する細胞　　リンパ系幹細胞は，免疫機能を担う**リンパ球**へと分化する（図3・11）．

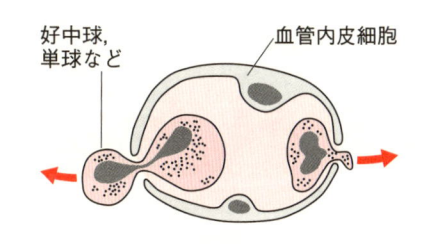

図3・8　好中球，単球の血管外への遊走
好中球や単球などはアメーバのように血管内皮細胞の隙間から血管外に出る．

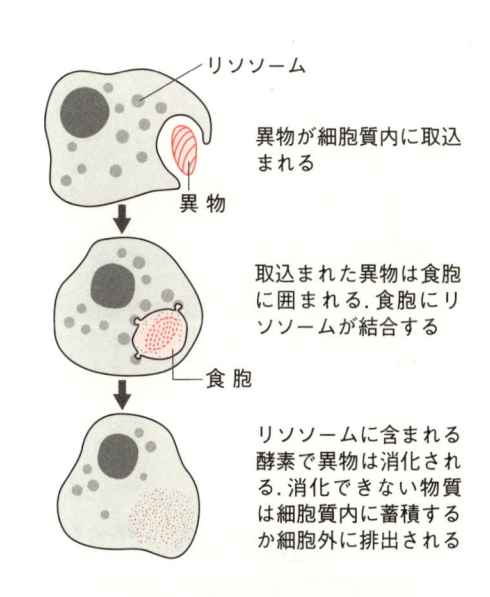

図3・9　白血球の食作用

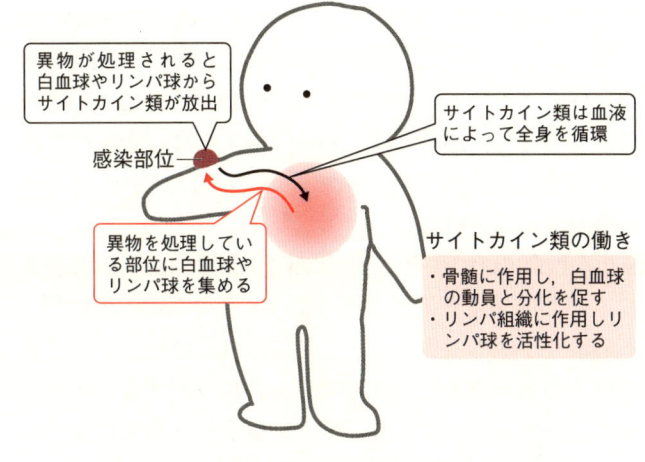

図3・10　体内に侵入した異物と白血球の活動

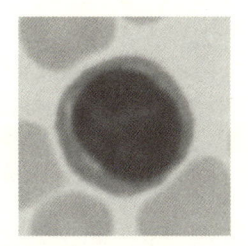

図3・11　リンパ球　分葉核構造をもたない円形の核で細胞内のほとんどが満たされる．

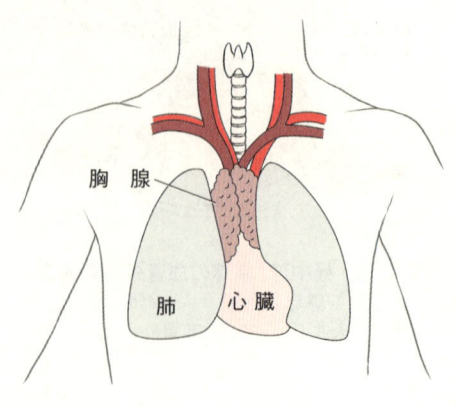

図 3・12 胸腺

コラム⑨　リンパ組織
炎症などによりリンパ節が腫脹した場合には，体外から触診することができる．がん細胞がリンパ節に転移した状況を**リンパ節転移**といい，リンパ液の流れに沿って，たとえば乳がんでは腋窩リンパ節や鎖骨上窩リンパ節への転移が多い．虫垂の粘膜組織内にあるリンパ小節に炎症が起こったものが**虫垂炎**である．

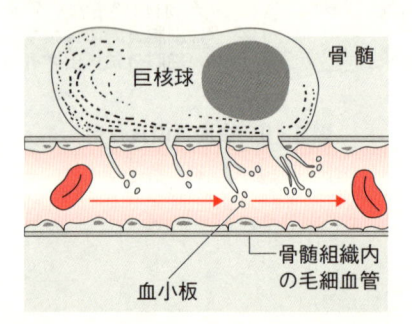

図 3・13　血小板の産生　巨核球の細胞質の一部がちぎれるようにして産生された血小板は，骨髄内の毛細血管より血流に入る．

[リンパ球の種類]
　リンパ球には，**B 細胞**，**T 細胞**，**ナチュラルキラー（NK）細胞**などがある．B 細胞は骨髄内で分化すると考えられている．T 細胞の分化には胸腺が関連する．
[T 細胞の分化と胸腺]
　未分化なリンパ球は，血液循環により**胸腺**に入り，T 細胞へ分化する．胸腺は図 3・12 に示すように胸腔の縦隔内の心臓の前側・胸骨の裏側にある器官である．胸腺は小児期には T 細胞へ分化させる働きが活発だが，成人期以降は徐々に機能が低下し，老年期になると結合組織に置き換わってしまう．
[リンパ球とリンパ組織]
　リンパ球が常在している組織を**リンパ組織**という．リンパ組織は，全身の各所にある**リンパ節**や，口腔，咽頭にある**扁桃**（扁桃腺），消化管粘膜内にある**リンパ小節**などである．虫垂は，盲腸の先端にある結腸の一部で，粘膜内にリンパ小節が発達している（⇨コラム⑨）．

3・1・5　血　小　板

a. 血小板の産生　血小板は，造血幹細胞から分化した巨核球の細胞質の一部がちぎれて産生される（図 3・13）．おもに肝臓から分泌されるトロンボポエチンにより血小板の産生が促進される．

b. 血小板の働き　血小板のおもな働きは，**止血作用**（血管の損傷による出血を，凝血塊をつくり局所的に封じ込めること）である．血小板には，セロトニンやトロンボキサンなど血小板の凝集や血管壁を収縮させる物質，血液凝固に関わるさまざまな物質（血液凝固因子），血管壁を構成する線維芽細胞や血管内皮細胞の増殖を促進する物質（血小板由来成長因子）など，血栓形成，血液凝固，血管修復に必要なさまざまな物質が含まれている．血小板の寿命は 8～11 日で，赤血球と同様に脾臓で破壊される．

c. 止血の仕組み　止血には，血漿や血小板に含まれている血液凝固にかかわる数多くの物質が作用する．おもに血小板の凝集によって形成される血栓による応急的な止血を**一次止血**，血液中のタンパク質が凝固することによる確固とした血液凝固による止血を**二次止血**という．

[一次止血]

　血管の損傷などにより傷ついた血管内皮細胞から放出されたコラーゲン線維に血小板が粘着・凝集する．コラーゲン線維に粘着・凝集した血小板は塊を形成し，応急的な血液凝固を行う（**一次止血**）．この血小板の塊を**血栓**という（図3・14, ⇨コラム 10）．

　一次止血は，出血後2～3分で完了する．一次止血で形成された血栓（一次血栓）はもろく破壊されやすく，血液凝固の作用が弱い．

[二次止血]

　血管の損傷部位に血小板が凝集し粘着して形成された血栓をさらに**フィブリン**で覆い，血栓を完成させる仕組みが**二次止血**である．

　一次血栓を形成した血小板は，血小板内に含まれる血管収縮因子や血液凝固因子を血液中に放出する．血管収縮因子によって血管損傷部位の血流を減少させ，さらに，血液凝固因子によって血管損傷部位で血液を凝固させて二次止血となる．二次止血は，7～8分で完了する（⇨コラム 11）．

　二次止血は，血管，血管内皮細胞，血小板，凝固系，線溶系，凝固や線溶を阻害するさまざまな因子がかかわり，止血機構と血栓溶解機構がバランスを保ったうえで行われ，最終的に非水溶性（血漿に溶解しない）線維状のタンパク質であるフィブリンが赤血球や白血球，血小板を絡めて，強固な血液凝固凝血塊すなわち**二次血栓**（フィブリン血栓）が形成される．

　二次止血までの止血の過程には，フィブリノーゲン，プロトロンビンや Ca^{2+} など12種類の凝固因子が関係しており，これらの因子は血小板や血漿中に含まれている．血液凝固因子はおもに肝臓で産生される．血液凝固物質の産生の際には補酵素として**ビタミンK**を必要とするものもある．

　血漿中に含まれている Ca^{2+} は，フィブリノーゲンを**フィブリン**にする際に必要とされる酵素トロンビンを活性化するために不可欠な電解質である（⇨コラム 12）．

　d. 線溶　損傷した血管内皮細胞の修復が完了した場合や，血液凝固を起こす必要のない部分で形成された血栓は，**プラスミン**という酵素によりフィブリンの線維を分解する働きによって消失する．この作用を**線溶**という．

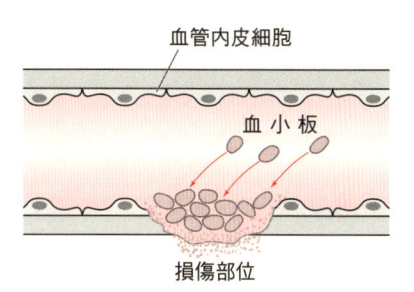

図3・14 **血栓の形成**　損傷した血管内皮細胞に血小板が集まり，血栓を形成する．

コラム 10　血栓の形成と脳梗塞，心筋梗塞

　血管壁に傷がなくても，血液の粘性が高く流れにくくなっていたり，心臓や静脈にある弁の付近で血液の流れが滞ったり乱れたりする部分では血小板が凝集し血栓を形成してしまうことがある．このようにして形成された血栓が脳や心臓に移行して血液の循環を止めてしまい，脳梗塞，心筋梗塞の原因となる．

コラム 11　血友病

　血友病は，血液凝固因子の一部が先天的に欠損して血液凝固の異常が起こる疾患である．X染色体上の遺伝子異常が原因で発症するため，X染色体を一つしかもたない男性に多い．また，頻度も1万人に1人と高くなっている．

　血友病は，血液凝固異常のために皮下の出血や関節内での出血をひき起こす．治療として，欠損している血液凝固因子を体内に補う**因子補充療法**が行われる．

コラム 12　抗凝固剤

　採血した血液を凝固させずに検査に供するために用いられるEDTA-2Naやクエン酸ナトリウムは，血漿中の Ca^{2+} と結合して血漿から除去することで血液凝固を阻害する．点滴ルート内の血液凝固防止などに用いられているヘパリンは，血漿中の血液凝固を阻害する酵素（アンチトロンビン）を活性化することで血液凝固を抑制する作用がある．

3・2 免　疫
3・2・1 免疫とは

免疫とは，"疫病"から"免れる"と記述されるように，一度罹患した疾病すなわち感染症には罹患しない（しにくい）という現象である．一度攻撃を受けた細菌やウイルスなどの人体にとっての異物（**非自己**）を記憶しており，再び同じ異物が身体に侵入してきたときには，効率的に攻撃することができる仕組みを備えている．

自身の組織・細胞，すなわち"自己"なのか，それとも自己の細胞・組織とは異質な組織・細胞である"非自己"なのか見極め，"非自己"を攻撃・排除する仕組みが免疫である．

3・2・2 免疫の仕組み

a. マクロファージによる抗原提示（図3・15）　マクロファージや**樹状細胞**は異物を取込み食作用で処理をしたときに，処理した異物を**抗原**と認識する．抗原とは，マクロファージや樹状細胞が，免疫作用によって処理すべきであると認識した特定の異物である．

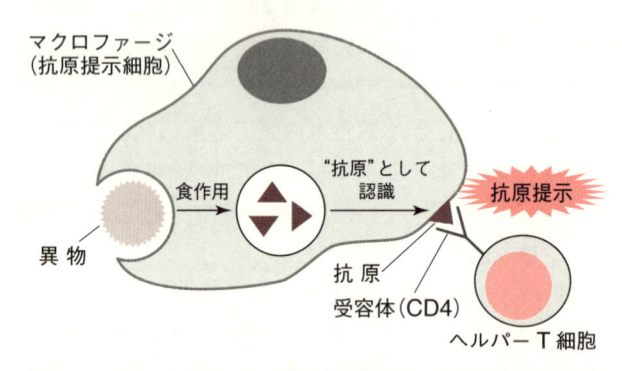

図3・15　マクロファージの抗原提示　CD4: 抗原提示細胞と結合するための受容体

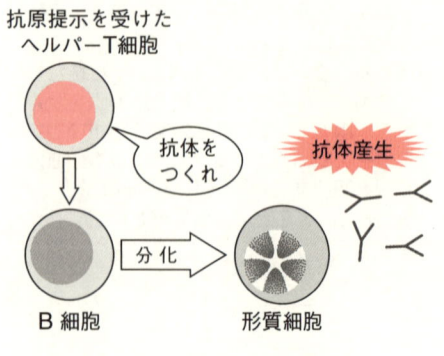

図3・16　抗原提示と抗体産生

マクロファージや樹状細胞は，リンパ液により，リンパ節や消化管粘膜内に存在するリンパ小節などのリンパ組織へ移送される．リンパ組織内にはヘルパーT細胞やB細胞など各種のリンパ球が存在する．マクロファージや樹状細胞は，リンパ組織内でヘルパーT細胞に抗原に関する情報を伝達する**抗原提示**を行う．抗原提示を受けたヘルパーT細胞は，他のさまざまな種類のリンパ球に働きかけて免疫を行う．免疫の仕組みは，抗体による**体液性免疫（液性免疫）**とリンパ球による**細胞性免疫**に

b. (体)液性免疫の仕組み　抗原提示を受けた**ヘルパーT細胞**は，B細胞に働きかけて，特定の抗原を攻撃するための**抗体（免疫グロブリン）**の産生を促す（図3・16）.

B細胞は，抗体を合成・分泌する機能をもつ**形質細胞（プラズマ細胞）**に分化し，免疫作用を発揮する．形質細胞によって産生され，血液（体液）によって循環する抗体により抗原を攻撃する免疫作用を体液性免疫（液性免疫）という．

抗体は，抗原と結合，すなわち，**抗原抗体反応**により抗原を攻撃する．抗原と抗体が結合した物質を**抗原抗体複合体（免疫複合体）**という．

ウイルスや毒素（抗原）などは，細胞膜表面にある糖タンパク質やホルモンの受容体などに結合することで正常な細胞に対して悪影響を及ぼす．

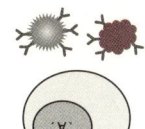

抗体が結合したウイルスや毒素（抗原）は細胞に結合できなくなる．また，抗体が結合した抗原は増殖能や毒性が低下する．これを抗原の**中和**という（図3・17）.

抗体の本体は，B細胞から分化した形質細胞が合成するγ（ガンマ）グロブリン（免疫グロブリン）である．γグロブリンは分子構造や役割の違いにより，IgG, IgM, IgA, IgD, IgE の5種類に分類される．

[IgG と IgM]
IgGは最も多く含まれる抗体であり，抗原を認識する能力や抗原と結合する能力ともに優れている．また，分子の大きさが最も小さく，胎盤を通過することができる（⇨コラム13）.

抗原提示を受けてからIgGの産生までには，図3・18に示すように時間差がある．まず，IgMが産生されるが，IgGに比べて抗原結合能力が劣る．IgGが産生されるまでには数週間（約4週間）かかる．

[IgA]
粘液や唾液・涙液・乳汁（母乳）に分泌され，**分泌型抗体**ともいう．呼吸器系や消化器系，生殖器系の体腔表面を覆う粘膜から分泌される粘液にはIgA抗体が含まれており，粘膜表面に付着した病原の繁殖や活動を抑える（⇨コラム14）.

[IgD]
Bリンパ球の細胞膜表面に結合しており、抗原の結合

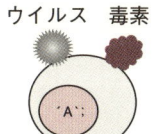

図3・17　抗原の中和

コラム13　新生児の免疫機能（抗体産生能力）
新生児の体内のBリンパ球が抗体を産生することができるようになるまでは，出生後2〜3カ月ほどかかる．その間の免疫は，胎児期に母体から胎盤経由で受け取ったIgGによって行われる．

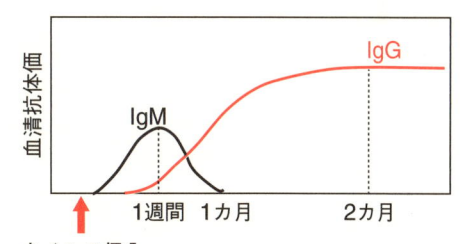

図3・18　抗体が産生されるまでの時間

コラム14　母乳栄養児の免疫機能
母乳中に含まれているIgAは，児の消化管粘膜に結合して免疫作用を発揮する．

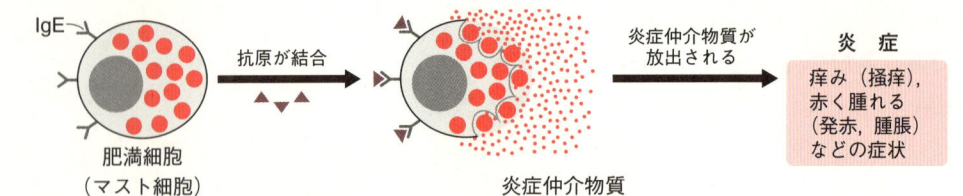

図3・19 抗原による炎症反応

コラム 15　アレルギーとアナフィラキシーショック

アレルギーとは免疫反応が過剰に起こることをいう．アレルギー反応をひき起こす抗原を**アレルゲン**という．B細胞で産生されたIgEが関与するアレルギーをⅠ型アレルギーといい，好塩基球の細胞表面にあるIgEに抗原が結合すると好塩基球からヒスタミン，ヘパリンなどが放出され，食物アレルギーや花粉症，じん麻疹などのさまざまな不快な症状を発症する．特に重症化し命に関わるような激しいアレルギー反応を**アナフィラキシーショック**という．

によって抗体の産生を促すといわれているが，機能についてはっきりと解明されていない．

[IgE]

血漿中にはごく微量しか存在しない．肥満細胞（マスト細胞）を活性化させる（炎症仲介物質を放出させる）働きがある．

抗原が肥満細胞膜上に結合しているIgEと抗原抗体反応を起こすと，肥満細胞から炎症仲介物質が放出され炎症反応が起こる（図3・19，⇨コラム 15）．

血漿中に含まれる**補体**というタンパク質が，抗原と抗体が結合した免疫複合体にさらに結合すると，ウイルスに感染した細胞や腫瘍細胞の細胞膜に"孔をあける"などの傷害を与えて攻撃する（図3・20）．

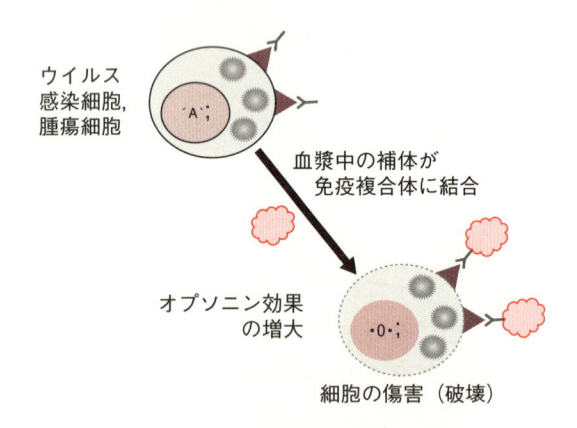

図3・20 補体による細胞の傷害

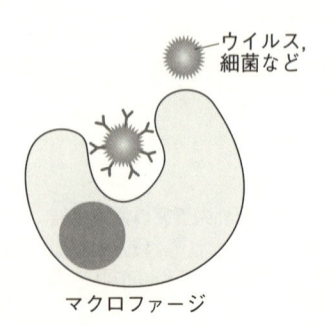

図3・21 オプソニン効果　抗体が結合した異物に対する食作用が促進される．

マクロファージによる食作用の効果は，抗体が結合したウイルスや細菌などの抗原のほうが大きい．抗体が結合して食作用が促進される効果を**オプソニン効果**という（図3・21）．抗原に結合した抗体に，さらに補体が結合することでマクロファージによる食作用がさらに促進され，オプソニン効果が増大する．

(a) T細胞

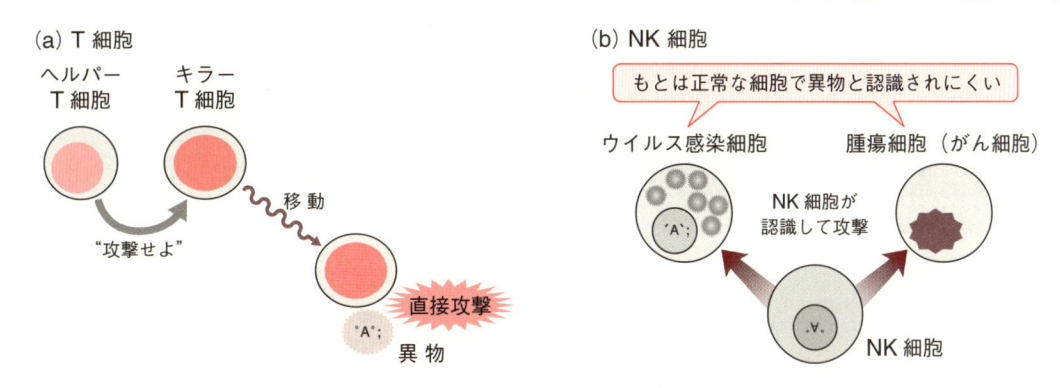

図3・22 細胞性免疫

c. 細胞性免疫の仕組み　抗原提示を受けた**ヘルパーT細胞**は，**キラーT細胞（細胞傷害性T細胞）**に働きかける．抗原に対する情報を受け取ったキラーT細胞は，抗原を直接攻撃して処理する（図3・22a）．

キラーT細胞が抗原に対し，直接攻撃して機能を発揮する免疫作用を**細胞性免疫**という．

d. ナチュラルキラー（NK）細胞　NK細胞は，特定の抗原に対してではなく，ウイルスに感染した細胞や腫瘍化（がん化）した細胞を認識して細胞傷害活性により処理をするリンパ球である（図3・22b）．

NK細胞は，他のリンパ球と同様に骨髄の造血幹細胞から分化するが，どの時点で分化するのかは不明である．

3・2・3 免疫の記憶（獲得）

抗原によって活性化されたリンパ球の一部は，活動を休止させ，リンパ組織に常在する（図3・23）．

抗体を産生する形質細胞の一部は，抗体産生を休止して**メモリーB細胞**となる．ヘルパーT細胞やキラーT細胞の一部も休止状態の**メモリーT細胞**となる．

再度（2回目）同じ抗原が侵入した場合，休止状態のリンパ球（メモリーB細胞やメモリーT細胞）が活性化される．また，再度侵入した抗原は，その抗原に反応するキラーT細胞や形質細胞を直接刺激する．免疫の反応（**免疫応答**）は，初回の抗原侵入時よりも早くなる．

抗原が侵入し，それに対する細胞性免疫・液性免疫が働いて免疫の記憶が成立した状態を**免疫の獲得**という．

a. 能動免疫　自己の免疫系により獲得した免疫を**能動免疫**という．

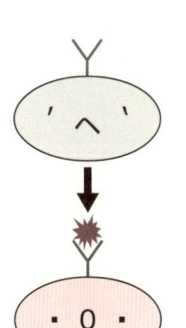

メモリーB細胞やメモリーT細胞は細胞膜上に抗体（IgD）をもつことで抗原に対する受容体としている

細胞膜上の抗体（IgD）に抗原が結合すると活性化される

図3・23　メモリーB細胞とメモリーT細胞の活性化

> **コラム 16　ワクチン**
>
> ● ワクチン接種と免疫の獲得
> 　ワクチンを投与した後，免疫機能を獲得するまでには時間がかかる．免疫能力の獲得には個人差がある．血清中に含まれる抗体の量を示す値を**抗体価**という．抗体価が高いほど免疫機能が高いことを示す．
>
> ● ワクチンの種類
> 　1) **生ワクチン**：ウイルスや細菌の毒性や発病力を弱めて作成したワクチン．風疹や麻疹に対するワクチン，BCG接種，ポリオウイルスに対するワクチンで予防接種で用いられる．
>
> 　2) **不活性化ワクチン**：ウイルスや細菌をホルマリンや紫外線などで処理をすることで感染力や発病力をなくしたもの，もしくは処理された病原体の成分で作成したワクチン．
> 　日本脳炎，インフルエンザ，B型肝炎，肺炎双球菌などに対するワクチンで予防接種に用いられている．
> 　3) **トキソイド**：細菌が産生する毒素を抽出し，毒性をなくして抗原としての性質のみを残すよう処理されたもの．不活性化ワクチンの一種に分類される．
> 　ジフテリアや破傷風菌に対する予防接種で用いられる．

［能動免疫の例］
・一度風邪をひくと，その後風邪をひきにくくなる．
・働きを弱くした抗原（病原体），すなわち**ワクチン**を投与して，免疫作用を獲得させる（⇨コラム 16）．
　b. 受動免疫　他の個体が産生した抗体を受け取って獲得した免疫を**受動免疫**という．

［受動免疫の例］
・母体から，胎盤を介してIgGが移行して胎児が獲得した免疫作用．
・母乳中に含まれているIgAは新生児の消化管に入り，消化管粘膜に存在し，免疫作用を発揮する．
・抗血清投与：他の生物が産生した抗体を投与（注射）して免疫作用を獲得する．その抗体の作用で中和・解毒する（⇨コラム 17）．

> **コラム 17　抗血清投与**
> 　ハブやマムシの毒素に対する抗体をウマ（馬）でつくり，ウマの血液から抗体を含む血清を精製したものを用いる．ウマは体が大きいので，少量の毒素では命に別状なく抗体を作成することができる．
> 　ヒトにウマの免疫グロブリンを投与することになるので，投与後にアレルギー反応を起こしやすいことが欠点である．

> **コラム 18　血液型の表記**
> 　ABO式の血液型分類は，東欧・ロシア圏の国ではⅠ，Ⅱ，Ⅲ，Ⅳで表記される．O型はⅠ，A型はⅡ，B型はⅢ，AB型はⅣという対応である．

3・3　血液型
　血液型は多数の分類法が存在するが，特に輸血の際に重要でよく用いられるのが**ABO式**と**Rh式**である（⇨コラム 18，19）．

3・3・1　ABO式血液型
　赤血球の細胞膜表面には，タンパク質を主体とした表面抗原が発現している（図3・24）．
　ABO式血液型を決定する表面抗原は，**A抗原**（表面抗原A）と**B抗原**（表面抗原B）であり，第9番染色体（常染色体）上にある遺伝子によって規定される．

> **コラム 19　日本人のABO型の分布**
> 　ABO型の血液型の分布は，国によって異なる．日本人のABO型の大まかな分布は，A型40％，B型20％，AB型10％，O型30％である．
> 　世界全体でみるとO型の割合が最も高い．

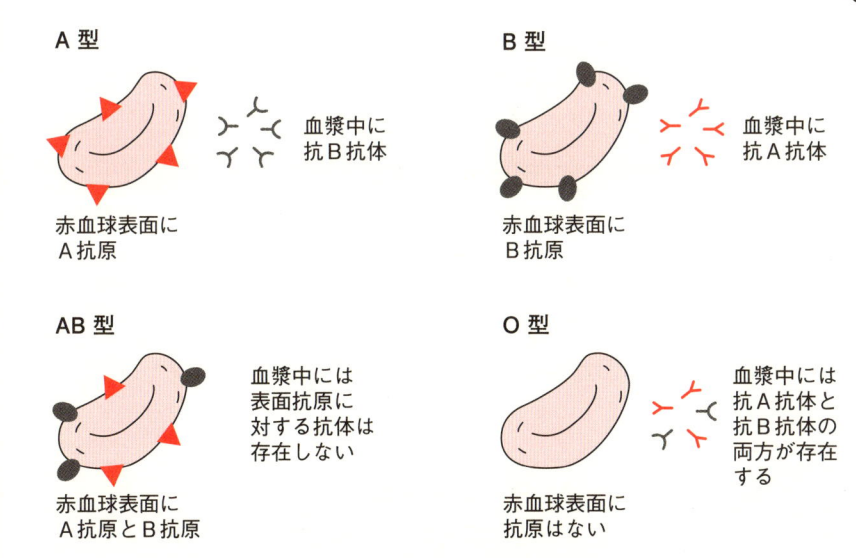

図 3・24 血液型と抗原，抗体

- A 型のヒトの赤血球には A 抗原が発現
- B 型のヒトの赤血球には B 抗原が発現
- AB 型のヒトの赤血球には A 抗原と B 抗原の両方発現
- O 型のヒトの赤血球には A 抗原も B 抗原も発現しない．

A 抗原と B 抗原を規定する遺伝子の発現は，生後しばらくは弱く，2〜4 歳で成人と同じレベルになるといわれる．

血漿中には，赤血球の表面抗原に対する抗体が存在している．A 抗原（表面抗原 A）に対する抗体は**抗 A 抗体**，B 抗原（表面抗原 B）に対する抗体は**抗 B 抗体**という．

A 型のヒトの血漿中には抗 B 抗体，B 型のヒトには抗 A 抗体が存在し，AB 型のヒトには抗 A 抗体も抗 B 抗体も存在せず，O 型のヒトには抗 A 抗体と抗 B 抗体の両方が存在する．

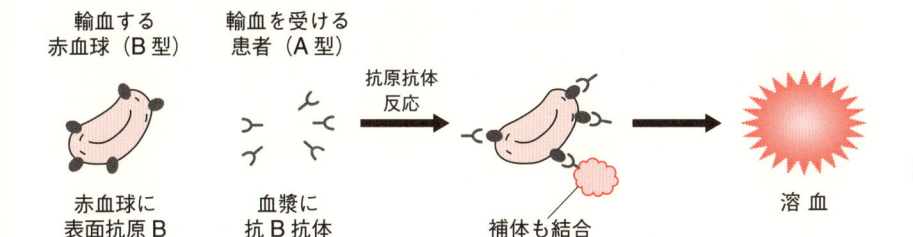

図 3・25 異種の赤血球の輸血に伴う抗原抗体反応の例

抗A抗体，抗B抗体は，出生直後は存在しない．生後2～3カ月で検出され徐々に増加する．

異種の血液型が混じると，表面抗原と凝集素（抗体）によって抗原抗体反応を起こし赤血球は破壊（溶血）される（図3・25）．

表面抗原に対する抗体の本体は**IgM**であり，一般的な抗体であるIgGとは異なり胎盤は通過できない．したがって，B型の母がA型の児を子宮に宿しても，母体の血漿中の抗A抗体がA型の胎児を攻撃することはない．

3・3・2 Rh式血液型

赤血球の細胞膜表面上に存在する**Rh因子**により決定される血液型である．

Rh因子をもつヒトをRh(＋)，もたないヒトをRh(－)と表現する．日本人の場合，Rh(＋)が大部分を占め，Rh(－)は200人に1人程度である．Rh因子に対する抗体の本体はIgGであり，胎盤を通過する（⇨コラム20）．

コラム20　血液型不適合妊娠

Rh(－)のヒトにRh(＋)の赤血球が入ると，Rh(－)のヒトの体内（血液中）にRh因子に対する抗体が産生されてしまう．Rh(－)の母がRh(＋)の胎児を宿した場合，もし何らかの原因で胎児のRh(＋)の赤血球が母体内に侵入すると，母体ではRh因子に対するIgGを産生してしまい，胎盤を介して母のRh因子に対する抗体が胎児に入り，胎児の赤血球が抗原抗体反応により溶血を起こしてしまう．出生後ただちに交換輸血を行い，新生児中のRh因子に対する抗体を除く処置が必要となる．

4 循環器系

循環器系は血液およびリンパ液を全身に循環させる仕組みで，血液循環とリンパ循環とがある．

血液循環すなわち血液の流れは心臓のポンプ作用によって生み出される．心臓から送り出された血液は全身をめぐり，再び心臓に戻ってくる．動脈によって全身に送り出された血液は，毛細血管により末梢の組織内に分布する．

毛細血管から浸出した液体成分は組織液（間質液）となって組織内のリンパ管に入り，最終的に静脈に合流する．リンパ管内の体液を**リンパ液**といい，リンパ液の循環を**リンパ循環**という．

4・1 血液循環
4・1・1 体循環と肺循環

血液循環は，心臓を中心に**体循環**と**肺循環**で構成される（図4・1）．

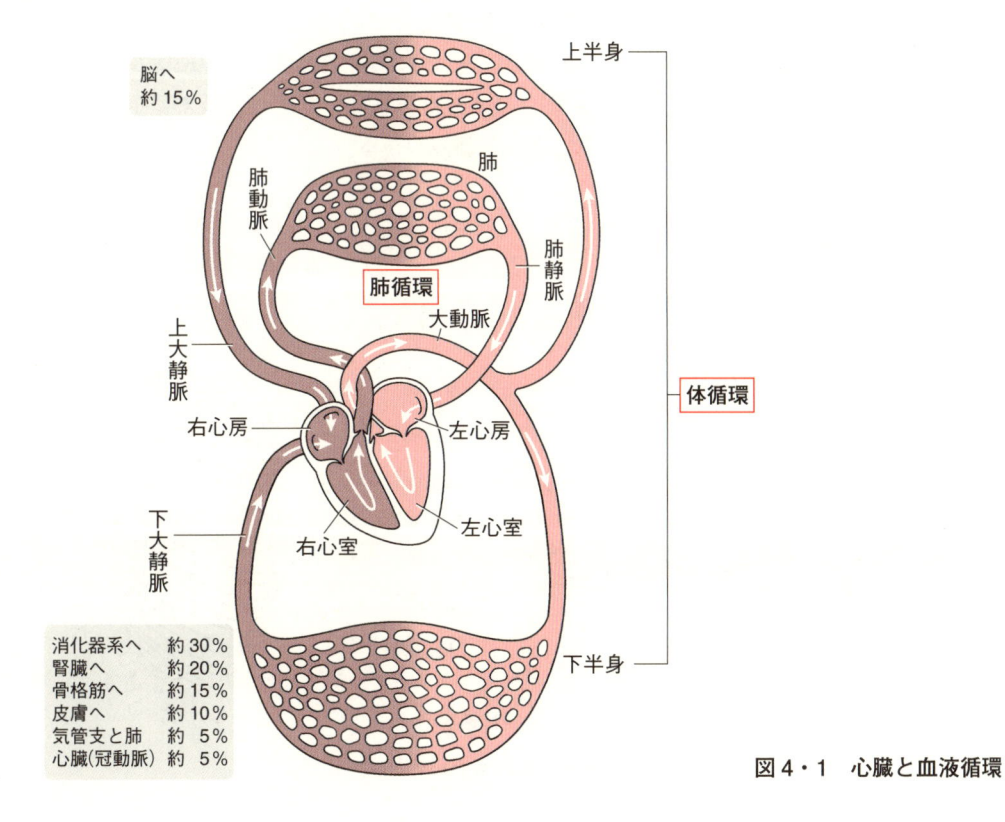

図4・1 心臓と血液循環

4・1・2 動脈血と静脈血

血管を流れる血液は，肺でガス交換が行われ酸素に富む**動脈血**と，臓器・組織で生じた代謝産物を含む酸素の少ない**静脈血**に大別される．

体循環では，動脈を動脈血，静脈を静脈血が流れているが，肺循環では，肺動脈（右心室から出て行く血管）を流れる血液が静脈血であり，肺静脈（左心房へ入る血管）を流れる血液は動脈血である．

4・2 心　臓
4・2・1 心臓の位置

心臓は胸腔のほぼ中央，胸骨と胸椎の間に位置している（図4・2）．胸腔の中央部分，左右の肺と胸骨・胸椎に囲まれた部分を**縦隔**といい，心臓のほかに，心臓に出入りする大血管，気管・気管支，食道などが存在している．

心臓はイチゴのような形態をしており，イチゴのヘタの部分にあたる心臓の上部を**心底**（**心基底部**），イチゴのとがった部分にあたる心臓の下部を**心尖**とよぶ．心底部は大血管が出入りする部分で，第2肋間から第3肋骨にあたる高さに位置し，心尖部は胸骨左側の第5肋間（第5肋骨と第6肋骨の間）に位置する．

心臓の大部分は胸骨の裏側，心尖部は左鎖骨中線（左鎖骨の中央を通る垂線）と同じ位置まで張り出している（⇨コラム❶）．

> **コラム❶　胸骨圧迫法**
> 心肺蘇生法で行う胸骨圧迫は，胸骨の下半分を圧迫することで胸骨の裏側に位置する心臓を圧迫することになり，心臓から血液を送り出す効果を得るものである．

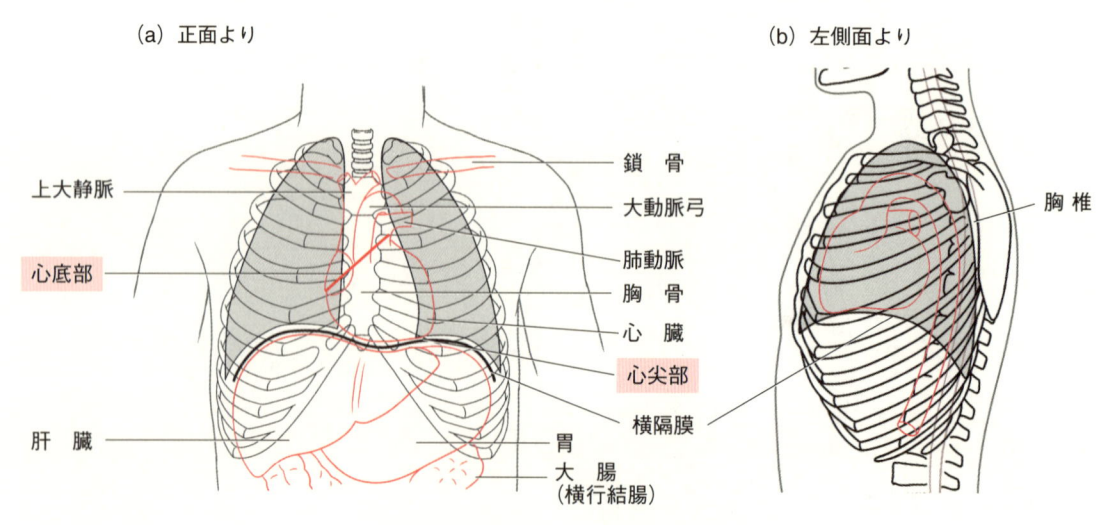

(a) 正面より　　(b) 左側面より

上大静脈／心底部／肝臓／鎖骨／大動脈弓／肺動脈／胸骨／心臓／心尖部／横隔膜／胃／大腸（横行結腸）／胸椎

図4・2　胸郭における心臓の位置

心臓を包む膜構造である心囊（§4・2・3b参照）が横隔膜の腱（腱中心）と癒合しており，心臓は横隔膜の上に乗っている状態である．このため，呼吸運動による横隔膜の動きに合わせ，吸気時は心臓は下へ引っ張られ，呼気時は上へ持ち上げられる状態になる．

4・2・2 心臓の構造

心臓は，左右の**心房**，**心室**からなる四つの"部屋"で構成されている．心臓から血液を送り出す下の"部屋"を**心室**とよび，心臓（心室）から出ていく血管を**動脈**という．心臓に血液が戻ってくる上の"部屋"を**心房**とよび，心房に入る血管を**静脈**という．

心臓の四つの部屋の働きを，右側（右心房と右心室）と左側（左心房と左心室）で分けると次のようになる．

- 右側（**右心房**と**右心室**）は，酸素が少ない血液（静脈血）を全身から受取り肺へ送るためのポンプで**右心系**という．
- 左側（**左心房**と**左心室**）は，酸素を多く含む血液（動脈血）を肺から受取り全身へ送るためのポンプで**左心系**という．

右心房と左心房は同時に収縮し，血液は右心室と左心室へ同時に送られる．右心室と左心室は同時に収縮し，血液は肺へ向かう肺動脈と全身へ向かう大動脈に同時に送られる．右心系と左心系の2系統のポンプ機能が同時に働いている．

4・2・3 心臓壁

a. 心筋　心臓の壁は，心筋細胞と心筋細胞を保持するための結合組織で構成されている．

心房が下部に隣接する心室へ血液を送り出すのに対して心室は心臓の外へ血液を送り出さなければならず，強い収縮力が必要とされる．そのため，心房壁よりも心室壁のほうが心筋細胞数が多く，心筋壁は厚い．

さらに，右心室が隣接する肺へ血液を送るのに対して左心室は全身に血液を送らなければならず，心拍出時に強い収縮力が必要とされる．そのため，右心室壁よりも左心室壁のほうが2～3倍ほど厚くなっている．

血液が触れる心房や心室の内面は**心内膜**という膜で覆われている．

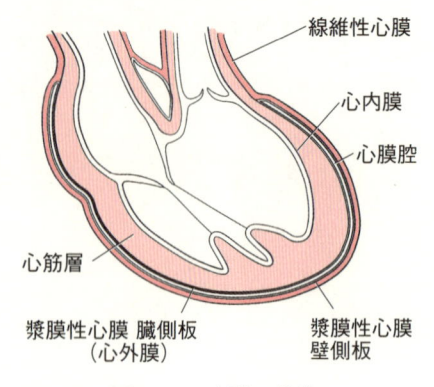

図4・3 心膜の構造

b. 心 膜 心臓を包む膜を**心膜**という（図4・3）. 心膜は，**漿膜性心膜**と**線維性心膜**に分類される. 心臓は常に収縮・拡張を続けているので，縦郭に存在する臓器と直接接触して損傷しないように，心臓の表面は**漿膜**〔第1章 コラム **8**（p.8）参照〕に包まれている. これを**漿膜性心膜臓側板**，あるいは単に**心外膜**という. 心外膜は，心臓に出入りする大血管の"付け根"の部分で折返して心外膜のさらに外側を包む**漿膜性心膜壁側板**になる.

心外膜と漿膜性心膜壁側板の間を**心膜腔**といい，心膜から分泌された液体（**心嚢液**）によって満たされている. 心嚢液はやや粘性のある液体で，心膜どうしが接触して摩擦を起こすことを防いでいる. 漿膜性心膜壁側板のさらに外側に，心臓に出入りする大血管の外側を包む丈夫な膜が重なっている. この心膜を**線維性心膜**という. 線維性心膜は下部で横隔膜の腱と結合している. 漿膜性心膜と線維性心膜の両方を合わせた，心臓を包んでいる膜構造全体を**心嚢**という.

4・2・4 心臓の弁

心房と心室，心室と動脈の間には結合組織でできた薄い膜状の弁膜が存在し，これが開閉し，血液の逆流を防いでいる.

a. 房室弁 心房と心室の間に存在する弁を**房室弁**といい，**三尖弁**と**僧帽弁**がある.

- **三尖弁**（右房室弁）：右心房と右心室の間の弁で右心室から右心房への血液の逆流を防ぐ.
- **僧帽弁**（左房室弁，二尖弁）：左心房と左心室の間の弁で，左心室から左心房への血液の逆流を防ぐ.

心房が収縮（心室は弛緩）し心房内の圧力が心室内の圧力より高くなると，心房内の血液が房室弁を押し広げて血液が心室内に流入する（図4・4）. 心室が収縮し，心室内の圧力が心房内の圧力よりも高くなると房室弁が閉じる. 心房へ逆流しようとする血液が弁膜を心房側へ押し広げることで，弁膜どうしがぴったりと合わさって弁が閉鎖する. 心室の心筋が心室内に張り出した乳頭筋の先端に**腱索**という腱があり，房室弁の弁膜に接合している. 心室が収縮すると乳頭筋も収縮し，腱索が房室弁膜を引っ張り，心房側に反り返らないように支えている.

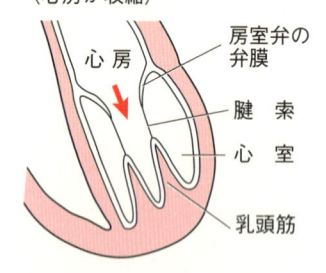

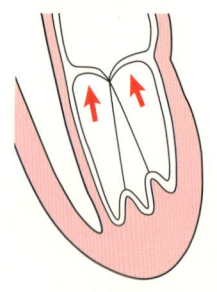

図4・4 房室弁の仕組み
(a) 房室弁が開いたところ（心房が収縮）
(b) 房室弁が閉じたところ（心室が収縮）

三尖弁の弁膜は3枚で構成されており，大きく開くことができる．僧帽弁の弁膜は2枚で構成されており，合わせ面が1箇所だけなので，弁膜が密着しやすく確実に弁を閉じることができる．左心室のほうが収縮力が強く，心室収縮時に左心房へ逆流しようとする血液の勢いも強いので，しっかりと弁膜が密着できるように弁膜が2枚の二尖弁となっている．

　b. 動脈弁　心室と動脈との間にある弁を**動脈弁**（肺動脈弁と大動脈弁）という．3枚の弁膜で構成され，それぞれの弁膜が半月形なので**半月弁**ともよばれる（図4・5）．

- **肺動脈弁**: 右心室と肺動脈の間の弁で，右心室が弛緩したときに肺動脈から右心室へ血液が逆流するのを防ぐ．
- **大動脈弁**: 左心室と上行大動脈の間の弁で，左心室が弛緩したときに上行大動脈から左心室へ血液が逆流するのを防ぐ．

　心室が収縮したとき，動脈へ流れる血液の勢いで動脈弁の弁膜が開く．心室が弛緩し，心室内の圧が肺動脈や上行大動脈の圧よりも低くなると，心室に逆流しようとする肺動脈や上行大動脈内の血液により，動脈弁を構成する3枚の弁膜が広がり，互いに密着することで動脈弁が閉じる（⇨コラム❷）．

　心臓の弁は心筋組織ではなく結合組織で構成されている．心臓が血液のポンプ機能を発揮するためには，心房と心室は交互に収縮・弛緩をし，同時に収縮してはならない．心房が収縮したときに心室が収縮しないようにするためには，心房と心室の心筋組織を隔てておく必要がある．そこで，心臓弁を構成する結合組織が心房と心室の間の心筋層に入り込んで，心房と心室の心筋組織を隔てている．この構造を**線維輪**という．線維輪によって心房の心筋組織の電気刺激は房室結節以外には心室の心筋組織に伝わらないようになっている．

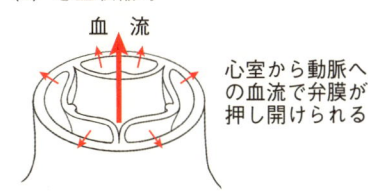

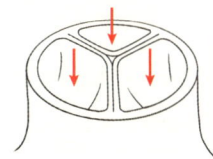

(a) 心室収縮時
　心室から動脈への血流で弁膜が押し開けられる

(b) 心室弛緩時
　動脈から心室へ逆流する血液がポケット状の弁膜を広げて弁が閉じる

図4・5　動脈弁の仕組み

コラム❷　弁疾患
　心臓弁を構成する結合組織が石灰化して硬化すると，弁の開閉がうまくできなくなり，閉鎖不全や狭窄が起こってしまう（僧帽弁閉鎖不全症，僧帽弁狭窄症）．また，大動脈弁では弁を構成する線維輪が拡張してしまい，弁膜が広がっても密着せず閉鎖不全となる（大動脈弁閉鎖不全症）．

4・2・5　心臓のポンプ機能と心音

　房室弁や動脈弁が閉鎖して弁膜が密着するときに"ドックン…ドックン…"と聴取される音を発する．この音を**心音**という．心臓のポンプ作用の働き，心臓弁の閉鎖状況を把握するうえで，心音の聴取は重要である．
　健常者を聴診すると，**第1心音**および**第2心音**が聴

52　第4章 循環器系

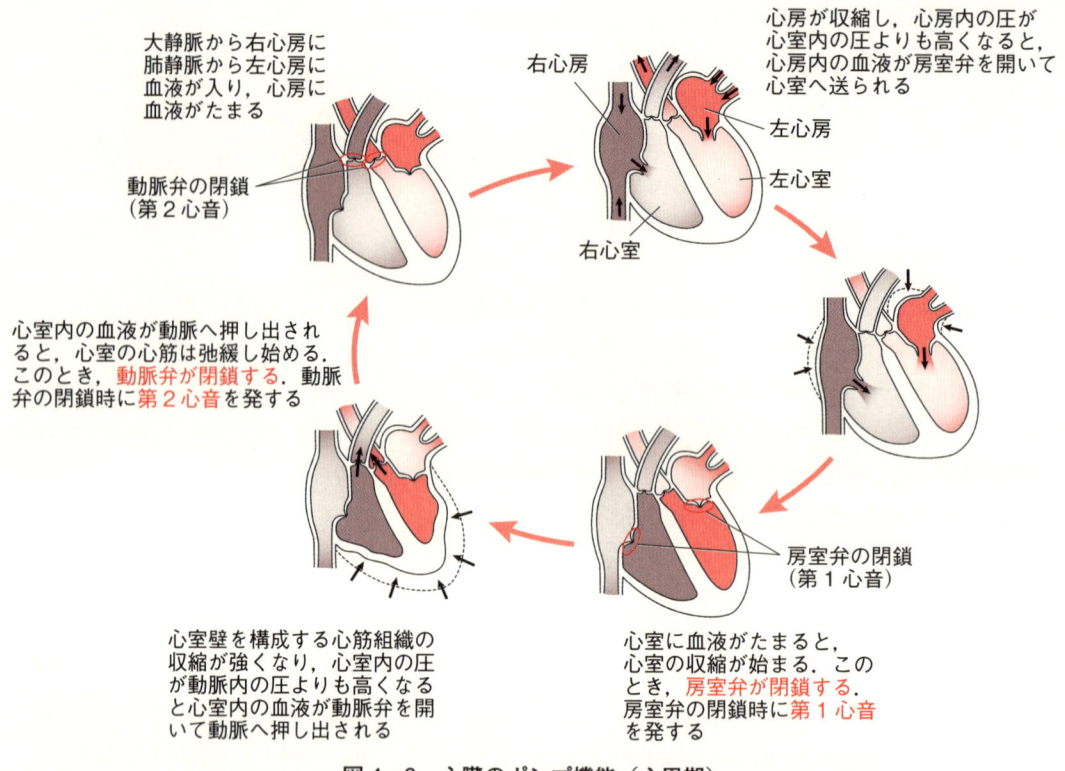

図4・6　心臓のポンプ機能（心周期）

大静脈から右心房に肺静脈から左心房に血液が入り，心房に血液がたまる

動脈弁の閉鎖（第2心音）

右心房
左心房
右心室
左心室

心房が収縮し，心房内の圧が心室内の圧よりも高くなると，心房内の血液が房室弁を開いて心室へ送られる

心室内の血液が動脈へ押し出されると，心室の心筋は弛緩し始める．このとき，動脈弁が閉鎖する．動脈弁の閉鎖時に第2心音を発する

心室壁を構成する心筋組織の収縮が強くなり，心室内の圧が動脈内の圧よりも高くなると心室内の血液が動脈弁を開いて動脈へ押し出される

房室弁の閉鎖（第1心音）

心室に血液がたまると，心室の収縮が始まる．このとき，房室弁が閉鎖する．房室弁の閉鎖時に第1心音を発する

取できる．病的状態の場合は，さまざまな過剰心音が聴取される（図4・6）．

- **第1心音**：房室弁（僧房弁，三尖弁）が閉鎖するときに生じる心音で"ドックン"という音のうち"ドッ"に当たる音．
- **第2心音**：動脈弁（大動脈弁，肺動脈弁）が閉鎖するときに生じる心音で，"ドックン"という音のうち"クン"に当たる音．

心音の聴診部位を図4・7に示す（⇨コラム③）．

> **コラム③　エルブ（Erb）領域**
> 第3肋間胸骨左縁の部位は，大動脈弁領域と肺動脈弁領域が重なる部分であり，心臓の四つの弁による心音がすべて聴取できる．この領域を**エルブ領域**という．

大動脈弁領域（大動脈弁および大動脈の血流音）〔第2肋間胸骨右縁〕

肺動脈弁領域（肺動脈弁および肺動脈の血流音）〔第2肋間胸骨左縁〕

エルブ領域〔第3肋間胸骨左縁〕

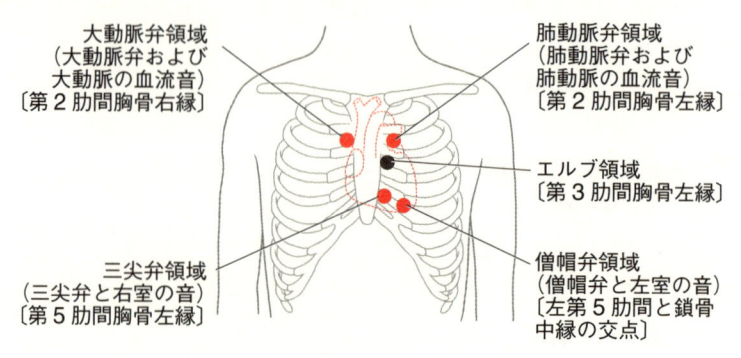

三尖弁領域（三尖弁と右室の音）〔第5肋間胸骨左縁〕

僧帽弁領域（僧帽弁と左室の音）〔左第5肋間と鎖骨中縁の交点〕

図4・7　心臓の位置と心音聴診部

健常な心臓では，心房で受け取った血液の分だけ心室から送り出される．循環血液量が増加して心房で受け取る血液量が増加すると，心室から送り出される血液量も増加する．これを**フランク・スターリングの法則**という．

心臓がポンプ作用を発揮することにより心臓には常に負荷がかかっている．心臓が受け止めた血液による心臓への負荷を**前負荷**という．心臓（心室）に入る血液量が増加した場合には，増加した分の血液を送り出さなければならないために前負荷は増大する．

心臓（心室）が動脈（肺動脈と上行大動脈）へ血液を送り出すときにかかる心臓への負荷を**後負荷**という．心臓が動脈へ血液を送り出しにくくなる状態，動脈壁が硬くなった場合（動脈硬化），動脈が収縮して細くなった場合，血液の粘性が上昇した（血液がドロドロになった）場合などに後負荷は増大する．

4・2・7 心臓の刺激伝導系

心筋細胞は，自発的に収縮と弛緩を繰返す性質がある（心筋の**自動性**，または**自動能**）．個々の心筋細胞はそれぞれ自動能をもっているため，心房や心室を構成する心筋細胞が協調して周期的に収縮・弛緩を起こすためには，心房や心室を構成する心筋細胞に"統制された収縮の刺激"を与える仕組みが必要である．

"統制された収縮の刺激"を生み出し，心房や心室に伝える仕組みは，特殊化した心筋細胞で構成された心筋組織により行われている．心筋組織を興奮させる電気刺激を生み出し，心臓全体に伝える特殊心筋組織で構成された系を**刺激伝導系**という（図4・8，⇨コラム❹）．

心筋組織を興奮させる電気刺激は，**洞房結節**で生じ，**房室結節**，**ヒス束**，**右脚・左脚**，**プルキンエ線維**へと伝えられ（伝導），1回の心臓収縮が起こる．

① **洞房結節（洞結節）**：右心房壁に存在し，心房壁を構成する心筋組織を収縮させる電気刺激を発生する．洞房結節で生じた心筋収縮の電気刺激は右心房・左心房ともに心房全体に広がり，心房全体が収縮することにより心周期が開始する．洞房結節は，"ペースメーカー"として機能している．

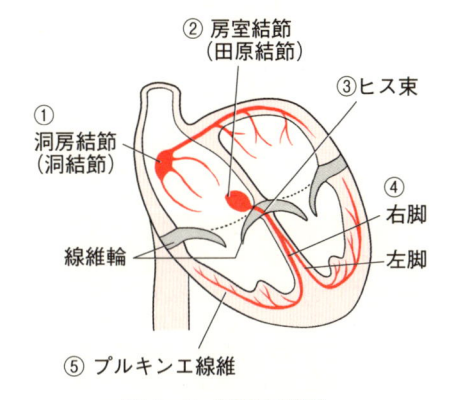

図4・8 刺激伝導系

① 洞房結節（洞結節）
② 房室結節（田原結節）
③ ヒス束
④ 右脚／左脚
⑤ プルキンエ線維
線維輪

コラム❹ ブロック
刺激伝導系の途中で，興奮が次に伝わらなくなったり，興奮の伝わり方が遅くなった場合を**ブロック**といい，心電図の波形の異常として現れる．ブロックが生じる部位によって，洞房ブロック，房室ブロック，脚ブロックなどがある．

コラム5　心電図の誘導法

電極を体表に装着する際，電極の数や位置で得られる心電図に特徴がある．最も心臓の状態を把握できる心電図が得られるのは標準12誘導心電図であり，両手首と両足首の4箇所（四肢誘導）と胸壁に6箇所（胸部誘導）に装着した合計10箇所の電極により，心臓における12方向からの電気の流れを記録する．

標準12誘導心電図よりも電極の数が少なく簡便な誘導法として，胸部に3箇所の電極を装着して記録するモニター心電図がある．

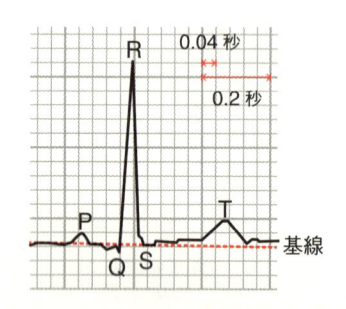

図4・9　基本的な心電図の波形

コラム6　整脈と不整脈

心電図により，1) RR間隔が一定であるか，2) QRS波の前にP波があるか，3) QRS波の幅が広すぎないか狭すぎないか（0.06〜0.10秒：心電図の3マス分以下），4) PP間隔とRR間隔が同じか，を確認する．RR間隔の数が正常の心拍数の範囲（60〜100回/分）であれば**整脈**といえる．これ以外を**不整脈**という．

不整脈には，心拍数が上昇する**頻脈性不整脈**（100回/分以上）と低下する**徐脈性不整脈**（60回/分未満）がある．頻脈性不整脈には，本来の周期的な心臓を収縮させる刺激よりも早く刺激が出てしまうことによる**期外収縮**とまったく不規則に刺激が生じ拍動も不規則になる**細動**がある．また，不整脈が生じる心臓の部位によって，**心房性不整脈**（心房から発生した不整脈）と**心室性不整脈**（心室から発生した不整脈）がある．QRS波の幅が狭くP波の形が異常な場合は心房性不整脈，QRS波の幅が0.10秒以上でP波がない場合は心室性不整脈が疑われる．

② **房室結節**（田原結節）：心筋収縮の電気刺激は，右心房の下方，心室中隔の近傍に存在する房室結節に伝達される．洞房結節が機能不全に陥ったときには，洞房結節の代わりにペースメーカーとして働く．房室結節の刺激伝導は遅いので，心房と心室の収縮するタイミングをずらすことができる．

③ **ヒス（Hiss）束**：心房と心室を隔てる線維輪を貫く特殊心筋の束であり，心筋収縮の電気刺激を心室に伝導する．

④ **右脚と左脚**：心室中隔内ではヒス束がさらに細くなり，右心室側と左心室側に分かれた特殊な心筋線維（右脚と左脚）が心底部から心尖部に向かって伸びている．

心房とは異なり，心筋収縮の電気刺激が右脚と左脚を伝わっている間は，周囲の心筋組織は興奮・収縮しない．

⑤ **プルキンエ線維**：心尖部に伝えられた心筋収縮の電気刺激によって，心尖から心底へ向かって心室の心筋組織が興奮・収縮する．

4・2・8　心電図

心筋が興奮・収縮する際に生じる微弱な電気を体表（前胸壁）に貼付した電極で検出（⇨コラム5）し，画像化したものを**心電図**という（図4・9，表4・1）．心臓の刺激伝導系と心電図は，次のように対応している（⇨コラム6，7）．

表4・1　正常な心電図

	時　間	心電図のマス目 (小さな1マス: 0.04秒 大きな1マス: 0.2秒)
P波	0.06〜0.10秒以下 （高さ2.5 mm以下）	
PQ間隔	0.12〜0.20秒	小さなマス目 3〜5マス
QRS群	0.06〜0.10秒	小さなマス目 3マス未満
QT時間	0.36〜0.44秒	
RR間隔	0.6〜1秒	大きなマス目 3〜5マス

- P 波: 心房の心筋組織の興奮・収縮を示す.
- PQ 間隔 (PQ 時間): 心房の興奮が心室に伝わっている間隔 (時間) を示す.
- QRS 波: 心室の心筋組織の興奮を示す.
- ST 部分: 心室の心筋組織の収縮を示す.
- T 波: 心室の心筋組織の弛緩を示す.

> **コラム 7　心電図と緊急事態の判断**
>
> 心電図波形が次のような場合には直ちに心肺蘇生が必要である.
>
> 1) 心電図の波がフラット (心停止),
> 2) QRS 波がみられない (心室細動),
> 3) QRS 波の幅が 3 マス以上 (無脈性心室頻拍)
>
> 心房細動の場合は P 波がない. 心筋梗塞の場合は, ST が基線よりも上方に偏位 (ST 上昇) し, 狭心症の場合は, 基線よりも下方に偏位 (ST 低下) する.

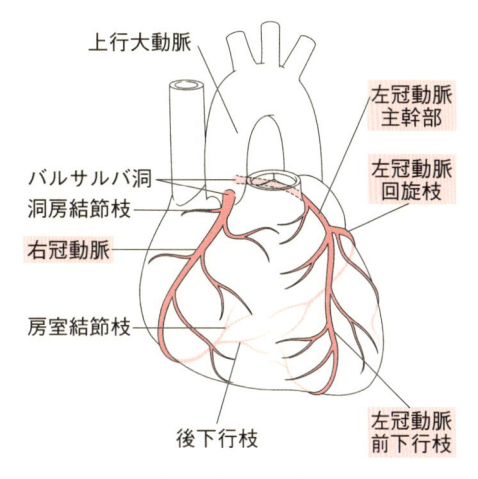

4・2・9 冠動脈と冠静脈

心筋細胞は収縮のためのエネルギーを確保するために ATP を常に産生しなければならず, 酸素や栄養素を多く必要とする細胞である. 心筋組織のエネルギー代謝のための血液を供給する血管系を**冠動脈** (冠状動脈), 心筋組織で生じた代謝産物を運び去る血管系を**冠静脈**という.

a. 冠動脈　心筋組織に酸素を多く含む血液 (動脈血) を供給する動脈を**冠 (状) 動脈**という (図 4・10). 左心室から大動脈弁を出た直後, 上行大動脈の基部 (根元) である大動脈洞 (バルサルバ洞) から 2 本の冠動脈が分岐する.

- **右冠動脈**: おもに右心房や右心室に分布する冠動脈
- **左冠動脈**: おもに左心房や左心室に分布する冠動脈

左冠動脈は, 大動脈洞から分岐後, 左心室の前側を下降する前下行枝 (前室間枝) と, 心臓の左側の後側まで回り込む回旋枝に分岐する. 左心室壁の心筋組織に動脈血を供給する左冠動脈は, 分布範囲が広いために分岐が多い. 分岐した動脈は徐々に細くなる. したがって, 分岐が多い左心側の冠動脈のほうが細い動脈が多くなる.

冠動脈に動脈血が流れ込むのは, 主として左心室が弛緩して大動脈弁が閉じたときである (図 4・11). 左心室収縮時は, 血流の勢いが強いことと, 左心室壁が収縮していて冠動脈が圧迫されていることにより冠動脈へはほとんど血液は入らない. 左心室が弛緩すると, 上行大動脈から左心室へ逆流しようとする血液が大動脈弁を閉鎖させる. 大動脈弁の閉鎖によって行き場を失った上行大動脈内の血液が, 心筋組織の弛緩によって圧迫されず, 血液が流れやすい状態になった冠動脈に流入してくる.

b. 冠静脈　冠動脈に並行して**冠静脈**が分布している. 最終的に冠状静脈洞に合流し右心房に流入する.

図 4・10　冠動脈

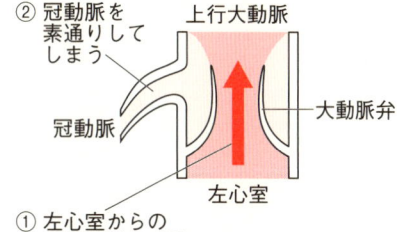

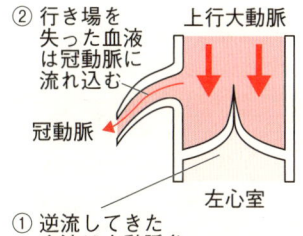

図 4・11　冠動脈の血流

4・3 胎児および新生児の心臓

胎児は必要な酸素や栄養分を，胎盤を介して母体から供給されており，胎盤から胎児に流れ込む血管が胎児にとって酸素や栄養分を最も多く含む血管である．

一方，出生後，新生児が自力で呼吸し肺から酸素を取込むことができるようになると，新生児の体内で酸素を最も多く含む血管は肺静脈となる．このように，出生時に血液循環が大きく変化し，心臓の構造にも変化が起こる．

胎児期の心臓や血液循環の特徴と新生児における心臓や血液循環の変化については，§12・4・3 (p. 248) に詳述する．

4・4 血　管

血管は，心臓から出ていく血液が流れる**動脈**，血液によって運ばれてきた酸素や必要な物質を末梢組織へ供給し，末梢組織で生じた二酸化炭素などの不要な物質を血液内に回収する役割を担う**毛細血管**，心臓に戻る血液が流れる**静脈**に分けられる．

4・4・1　血管壁の構造

動脈と静脈の血管壁の厚さは異なるが，基本的な構造は同じであり，**外膜**，**中膜**，**内膜**の3層からなる（図4・12）．

- **外 膜**：血管の最も外側を構成する結合組織の層．
- **中 膜**：弾性線維と平滑筋で構成される層．動脈は中膜が発達し血管壁は厚い．
- **内 膜**：血液が触れる側で，1層の血管内皮細胞（扁平上皮細胞）が基底膜に沿って並んだ層．

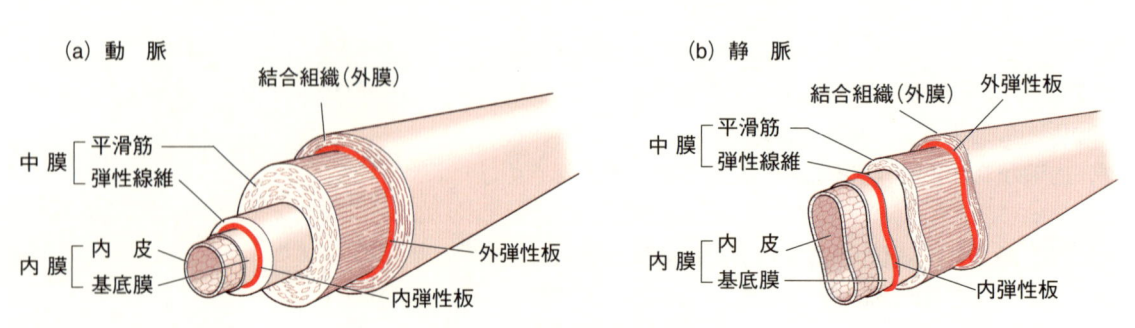

図4・12　血管の構造

また，内膜と中膜の間に**内弾性板**，中膜と外膜の間に**外弾性板**が存在する．

4・4・2 動　脈

a. 動脈の分類　　分布する部位や目的によって動脈の血管壁の構造には相違点があり，特徴が異なっている（図4・13）．

- **弾性動脈**：心室から送り出された血液は，高い圧に耐えられる動脈を通って末梢へ送られる．上行大動脈，大動脈弓，胸大動脈，腹大動脈のように左心室からの高い圧の血液に耐えられるよう，中膜や外膜に結合組織や弾性線維が豊富に存在し丈夫な血管壁となっている．
- **筋性動脈**：上肢や下肢，各臓器へ血液を供給する動脈で，供給する血液量を調節するために中膜の平滑筋が発達している．
- **細動脈**：臓器や器官の組織内に分布する細い動脈で，組織へ供給する血液の量を調節するために中膜の平滑筋が発達している．

b. 動脈の拡張と弛緩　　心室が収縮して血液が動脈に流入すると，動脈は拡張する（図4・14a）．動脈には，心臓から勢いよく押し出されてくる血液の圧を和らげる働きがある．このとき動脈にかかっている圧を**収縮期血圧**という．

心室が弛緩すると，拡張した動脈は中膜の弾性線維の弾性力によりもとの太さに戻る（図4・14b）．このため，心室の収縮期だけでなく拡張期にも，動脈内の血液には末梢へ向かう流れが生じる．このとき動脈にかかっ

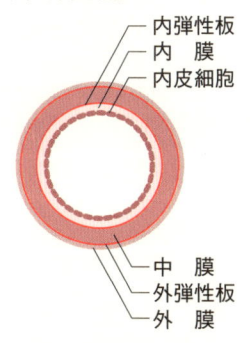

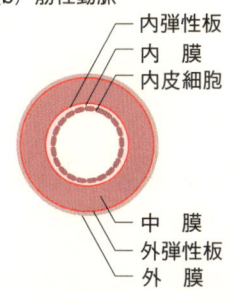

図4・13　弾性動脈（a）と筋性動脈（b）

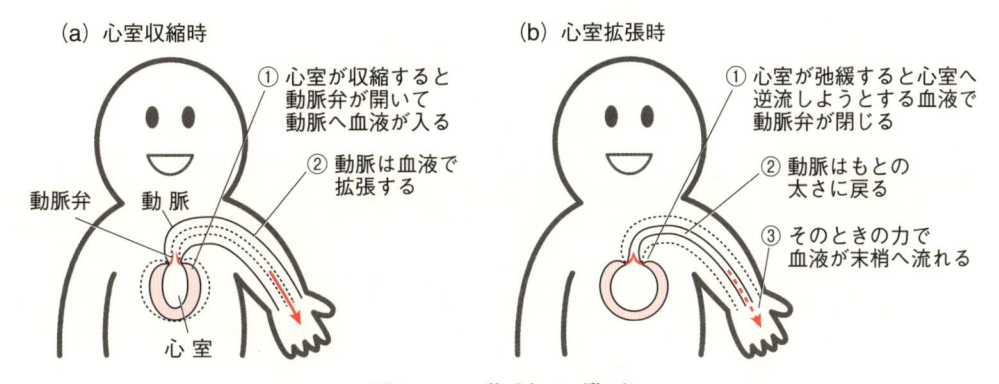

図4・14　動脈の働き

58　第4章　循環器系

コラム❽　脈拍の意義
　左心室から動脈へ送り出される血液が十分だと，動脈は拡張して脈拍をふれることになる．逆に，脈拍をふれないということは左心室から動脈に十分に血液が送り出されていないことを示している．

コラム❾　脈　診
　患者の動脈に指を当てて触診する．脈拍数，リズム，脈の大きさ，脈の左右差などを観察する．動脈が体表面近くを走行している橈骨動脈，頸動脈，腕頭動脈で触診される．

コラム❿　心 拍 数
　安静時の正常の心拍数（脈拍）は，60～100/分である．
　徐脈：心拍数が60/分未満
　頻脈：心拍数が100/分以上

ている圧を**拡張期血圧**という．動脈は心臓と共働して動脈内の血液を滞りなく末梢へ送る働きを担っている．
　心室の収縮・弛緩に合わせて動脈も拡張・縮小し，この動き（拍動）を**脈拍**という（⇨コラム❽～❿）．
　c．動脈の分布　動脈は，基本的に身体の深部を走行するが，頸部や腋窩，鼡径部や四肢の関節部などでは体表の近くを通る．体表の近くを通る部位では動脈の拍動（脈拍）を触知しやすい．
　［体幹の動脈の分布（図4・15）］
　左心室から出た大動脈は，全身に分布する動脈の本幹である．左心室を出ると，**上行大動脈，大動脈弓，胸大動脈，腹大動脈**と続き，さらに左右の下肢に向かう**総腸骨動脈**に分岐する．
　上行大動脈からは，心臓壁の心筋組織に分布する冠動脈が分岐する．
　大動脈弓は，右上方へ向かう上行大動脈から左側，さらに下方へカーブする部分である．大動脈弓からは頭部と上肢へ向かう動脈が分岐する．右側の上肢と頭部へ腕頭動脈，左側の頭部へ左総頸動脈，左側の上肢へ左鎖骨

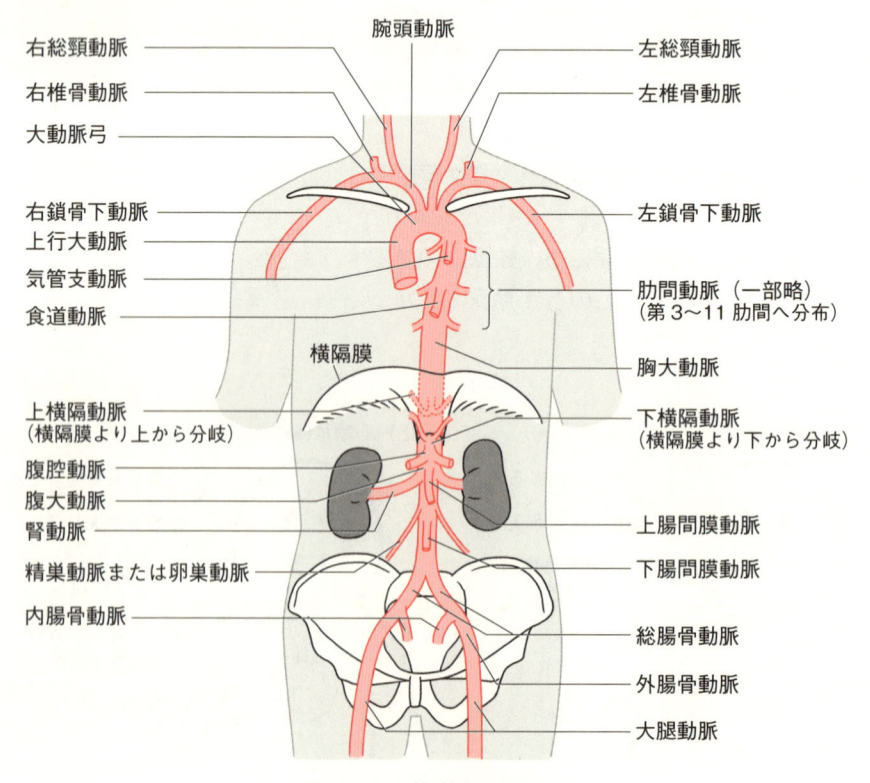

図4・15　体幹の動脈

下動脈が順に分岐している．

　胸大動脈は脊柱（胸椎）よりもやや左側を下行する．肋骨の下縁に沿って，肋間筋や胸壁，腹筋，背筋に分布する肋間動脈を分岐する．胸大動脈は横隔膜にある**大動脈裂孔**を通過して腹腔に入り，腹大動脈となる．

　腹大動脈からは，上腹部に存在する胃，十二指腸，肝臓，膵臓，脾臓などに血液を送る腹腔動脈，小腸から横行結腸までの腸管に血液を送る上腸間膜動脈，横行結腸から直腸の上部までの腸管に血液を送る下腸間膜動脈を分岐する．また，腎臓へ血液を送る腎動脈や卵巣や精巣へ血液を送る動脈が分岐している．腹大動脈は，第4～5腰椎の高さで，左右の総腸骨動脈に分岐する．

　総腸骨動脈は，骨盤を構成する腸骨の前壁を下行しながら**内腸骨動脈**と**外腸骨動脈**に分岐する．内腸骨動脈は骨盤内の臓器や器官へ血液を送る動脈である．妊娠時，胎児を養う子宮へは内腸骨動脈から分岐する子宮動脈が血液を送る．外腸骨動脈は下肢へ向かう動脈となる．

［頭部・四肢に分布する動脈］

　大動脈弓からは，右側の頭部と上肢へ向かう**腕頭動脈**，左側の頭部に向かう**左総頸動脈**，左上肢へ向かう**左鎖骨下動脈**が分岐する．

　1）頭部の動脈：§9・8（p.180）参照．

　総頸動脈から分岐する**外頸動脈**は，頭部の皮膚や筋，脳を包む髄膜に血液を供給する．総頸動脈から分岐する**内頸動脈**と，鎖骨下動脈から分岐する**椎骨動脈**が脳へ血液を供給する．内頸動脈からは眼球に血液を供給する**眼動脈**も分岐している．

　2）上肢の動脈の分布（図4・16）

　鎖骨下動脈は，鎖骨の下をくぐると腋窩部を通過する**腋窩動脈**と名を変え，腋窩部を通過すると上腕へ向かう**上腕動脈**となる．上腕動脈は，上腕骨に沿って前腕へ向かう．前腕で上腕動脈は，**尺骨動脈**（尺骨（小指側）に沿って走行）と**橈骨動脈**〔橈骨（親指側）に沿って走行〕に分岐する．上腕動脈が肘関節をまたぐ部分，橈骨動脈や尺骨動脈が手関節（手首）をまたぐ部分は，関節の屈側（曲がる方）を走行する．

　3）下肢の動脈（図4・17）

　左右の総腸骨動脈から分岐した外腸骨動脈は，鼡径靱帯より先は**大腿動脈**となり，大腿骨内側に沿って下腿へ向かい後面に抜け，膝関節部の屈曲側を，**膝窩動脈**が下

図4・16 上肢の動脈

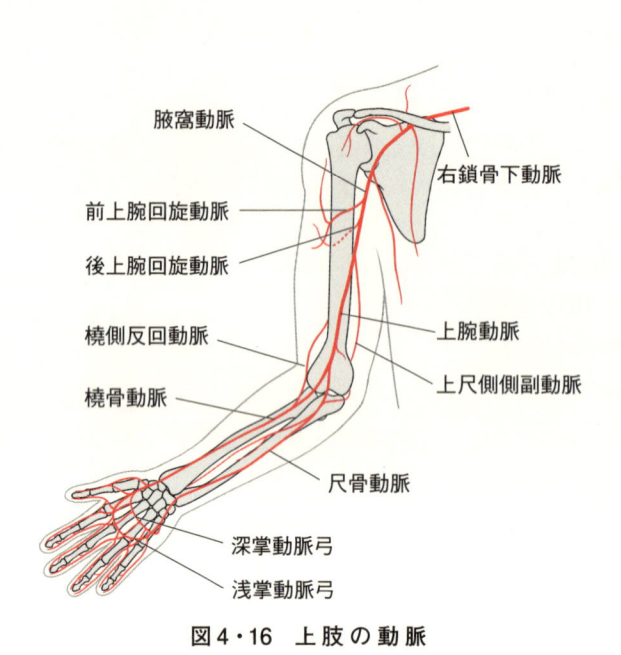

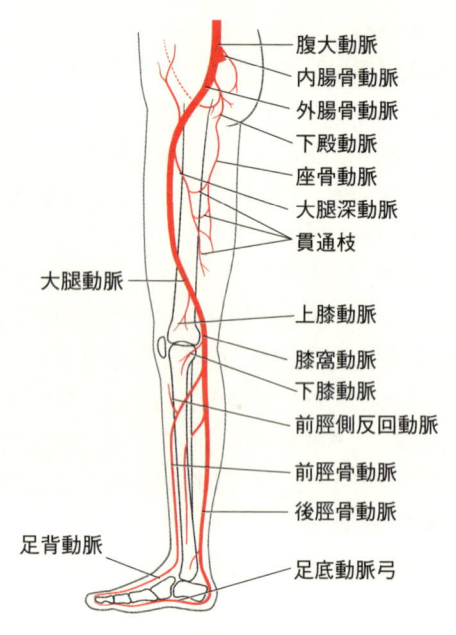

図4・17 下肢の動脈（右脚の内側から）

行する．膝関節で，脛骨を挟んで**前脛骨動脈**と**後脛骨動脈**に分岐する．上肢と同様，下肢においても動脈が関節をまたぐ部分では関節の屈側を走行する．

d. 動脈の吻合と終動脈

[動脈の吻合（図4・18）]

分岐した動脈が詰まる（閉塞する）とその先の組織に血液が供給できなくなる．分岐した動脈の間にはつながり（**吻合**）があり，分岐した一部の動脈が閉塞しても，その周囲に分岐している動脈から血液が供給される．

多くの臓器・組織に分布する動脈は吻合をもち，安定して血液が供給できるようになっている．小腸や大腸の一部を包む腸間膜の血管には吻合が多い．脳の動脈も，左右の内頸動脈と左右の椎骨動脈が合流した脳底動脈との間で吻合して脳底動脈輪（ウイリス動脈輪）を形成する．心臓の心筋組織における動脈も吻合をもつが，心筋組織が必要とする酸素の量は他の臓器に比べ多く，心筋組織内の動脈に閉塞が起こると吻合だけでは動脈血が賄いきれない．

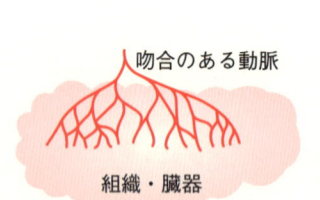

図4・18 動脈の吻合

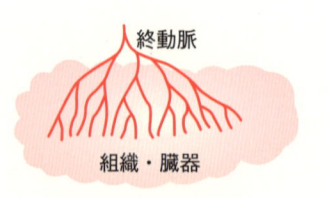

図4・19 終動脈

[終動脈（図4・19）]

分岐した動脈が吻合を形成せずに臓器・組織に分布し，臓器・組織への酸素や栄養素の供給を行う分布様式を**終動脈**という．終動脈の存在により動脈血は臓器・組

織にいち早く流れ着く．動脈血を多く必要とする脳は脳底動脈輪から前・中・後大脳動脈になると終動脈となる代表的な臓器である．心筋組織に分布する動脈は吻合を形成するが，吻合では必要な動脈血が供給しきれないことから機能的終動脈といわれる．

4・4・3 静　脈

a. 静脈の働き　毛細血管を循環した後の血液が流れる静脈は，血流の力はかなり弱まっており，血管の圧（血圧）はほとんどなくなる．

血液が流れる力が強い動脈では血液は留まることなく流れ続けるのに対し，静脈では血液が流れる力が弱いために血液が留まってしまう部分も生じる．また，静脈壁は動脈壁よりも薄いので，血液が留まることによって拡張しやすい性質もある．

静脈壁にも平滑筋があり，自律神経（交感神経）やホルモンの支配を受けている．平滑筋の収縮・弛緩により静脈の径を変えることで，静脈に留まる血液量を変えて心臓へ戻る血液の量（還流血液量）を調節している．静脈壁の平滑筋が収縮すると静脈が細くなり，心臓に戻る

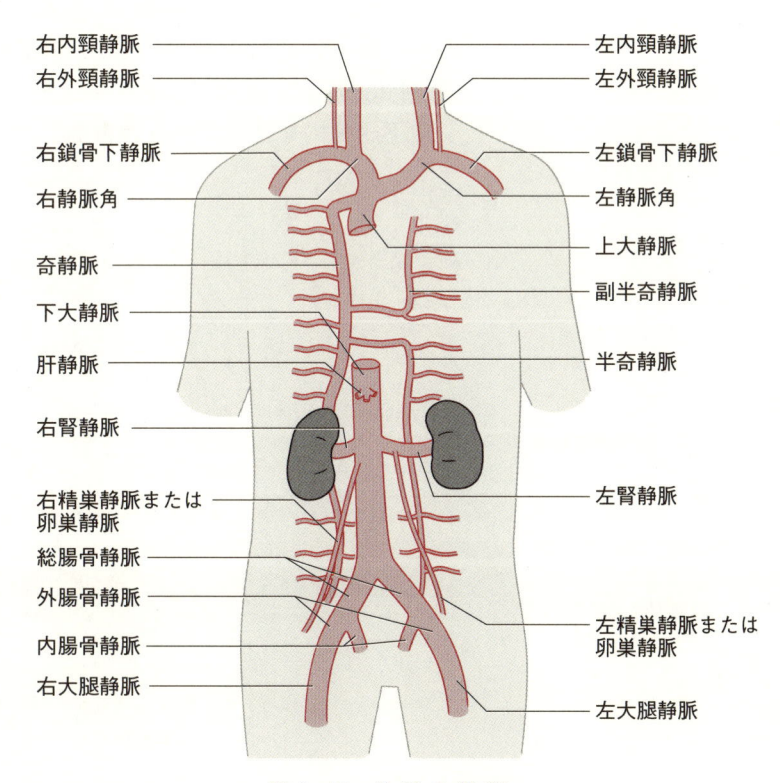

図 4・20　体幹の静脈

血液量が増加する．静脈壁の平滑筋が弛緩すると，静脈は拡張し静脈内に血液が留まりやすくなり，心臓に戻る血液量は減少する．

このように静脈は血液を心臓へ戻す働きだけでなく，静脈内に血液を留めておくことで心臓に戻す血液量を調節して循環血液量を調節するという役割も担っている．

b. 静脈の分布

[体幹の静脈系（図4・20）]

上半身（横隔膜から上）の静脈は**上大静脈**に合流し，下半身（横隔膜から下）の静脈は**下大静脈**に合流し，心臓の右心房に静脈血を送る．上大静脈と下大静脈を合わせて**中心静脈**という．下大静脈は腹大動脈の右側を通る．

肋間筋や胸壁，腹壁，背部，気管・気管支からの静脈は，大静脈とは別に，右半身は奇静脈，左半身は半奇静脈に合流し，上大静脈に合流する．

[四肢の静脈]

動脈と並行（伴行）して深部を走行する静脈を**深部静脈**または**伴行静脈**という（図4・21）．静脈では血流に勢いがなく，静脈内の血液は滞り逆流する可能性がある．静脈を動脈と伴行させて動脈の拍動を静脈に伝えて血流を生じさせている．静脈内の血液の逆流を防ぎ，血流を心臓へ戻る方向に向けるために**静脈弁**が存在している．特に，下肢の静脈には静脈弁が多い．

皮下組織内を通る静脈を**皮静脈**という（図4・22，

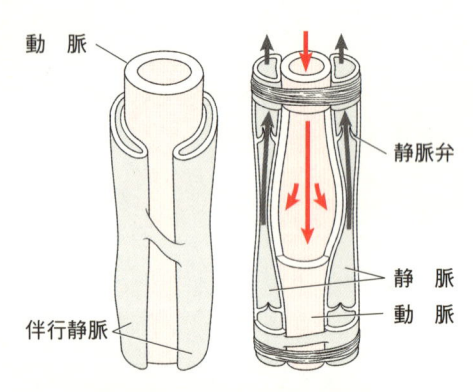

図4・21　伴行静脈と静脈弁

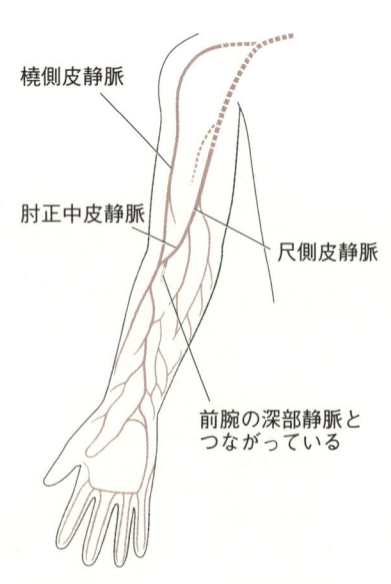

図4・22　上肢の皮静脈

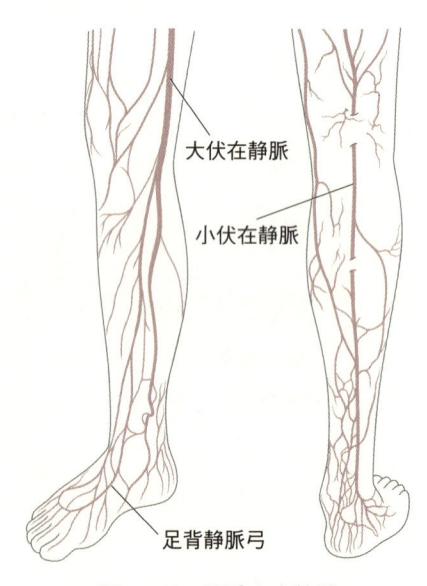

図4・23　下肢の皮静脈

図 4・23)．皮静脈には伴行する動脈や神経が存在しないので，薬物などの静脈内投与や採血をする際に利用される．皮静脈は，四肢のみでなく前腹壁の皮下組織にも存在する．

皮静脈は体温の調整に関わっている．環境温が低いと皮静脈は収縮し血液の多くが深部静脈を流れるようになるので，皮静脈を流れる血液からの体温喪失を防ぐことができる．深部静脈は動脈と伴行するので，動脈内の血液の熱が静脈内の血液に伝わって体幹へ戻る静脈内の血液を加温するので，体幹温の喪失も防ぐ効果がある．

環境温が高いと皮静脈の平滑筋は弛緩して拡張し，皮静脈の血流量が増加し，体表面から熱の放散を促す効果がある．

四肢の静脈には筋肉の間を通っている部分もある．筋肉の収縮・弛緩によって静脈を圧迫し，静脈内の血液に流れが生じる作用がある．これを**筋ポンプ作用**という（図 4・24）．

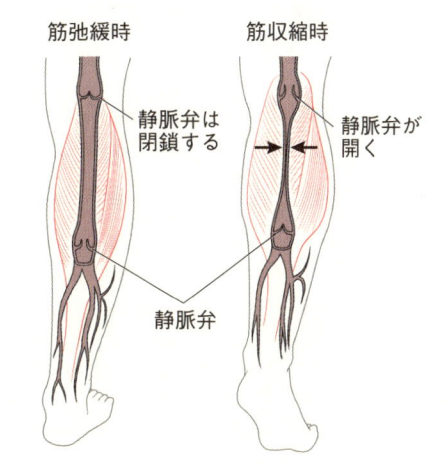

図 4・24 筋ポンプ作用

4・4・4 毛細血管

動脈によって臓器・組織まで運ばれてきた酸素や栄養素は，**毛細血管**（図 4・25）で組織の細胞に渡される．

毛細血管は 1 層の血管内皮細胞によって構成されている．内皮細胞や内皮細胞の隙間から，血漿のうち水分や電解質，タンパク質以外のグルコースやアミノ酸などの栄養素などが毛細血管外の組織へ出ていく（濾過，図 4・26b）．毛細血管から組織中へ出た液体を**組織液（間質液）**という．赤血球のヘモグロビンに結合していた酸素は，毛細血管でヘモグロビンから離れて組織液に溶解した状態で組織へ出ていく．

毛細血管から血液を濾過し組織液を産生するためには，動脈側の毛細血管は濾過できるだけの圧（血圧）が必要である．毛細血管の圧が低くなると，血管から血漿が濾過されないので組織液は産生されなくなる．

組織液中の酸素や栄養分など必要な物質は細胞に取込まれ，代わりに細胞のエネルギー代謝により生じた二酸化炭素や老廃物は組織液に渡される．

物質交換を終えて古くなった組織液は，再び毛細血管に戻るか，組織内に分布するリンパ管に入ってリンパ液として回収される．

組織液を毛細血管に回収するためには，血液（血漿）

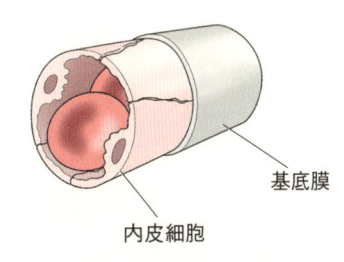

図 4・25 毛細血管

(a) 微小循環系の構造

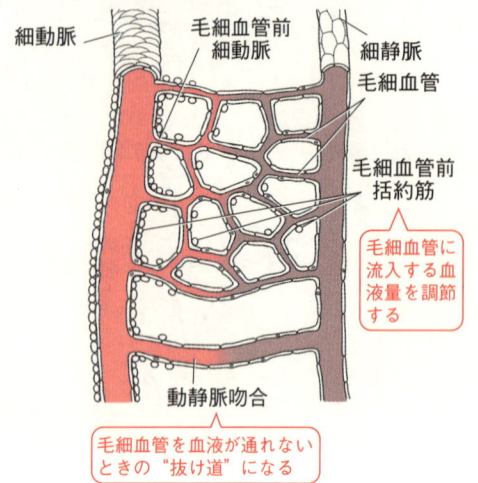

細動脈 / 毛細血管前細動脈 / 細静脈 / 毛細血管 / 毛細血管前括約筋 / 毛細血管に流入する血液量を調節する / 動静脈吻合 / 毛細血管を血液が通れないときの"抜け道"になる

(b) 微小循環系の働き

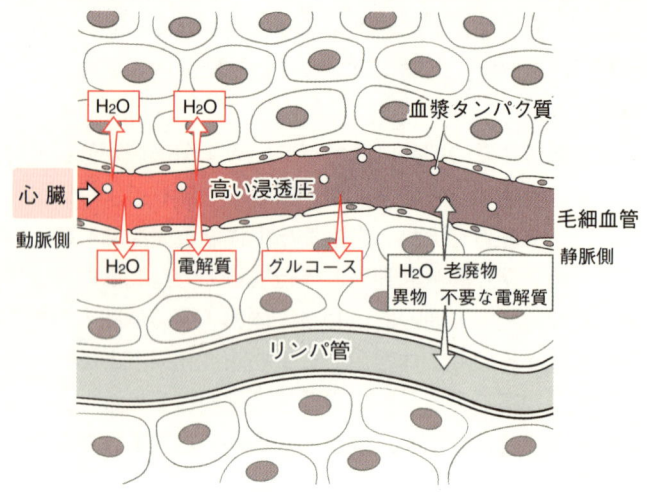

H_2O / H_2O / 血漿タンパク質 / 心臓 / 高い浸透圧 / 毛細血管 / 動脈側 / H_2O / 電解質 / グルコース / H_2O 老廃物 異物 不要な電解質 / 静脈側 / リンパ管

図 4・26　微 小 循 環 系

図 4・27　組織内のリンパ管と組織液の回収　毛細リンパ管は内皮細胞で構成され，細胞の間に隙間があるため，組織液に含まれる大きな分子の物質や細菌類，リンパ球などがリンパ管に入り込みやすくなっている．

組織液 / 毛細リンパ管の内皮細胞 / 組織液 / 毛細リンパ管 / 組織液 / リンパ液の流れ / 毛細血管 / リンパ管の弁

の浸透圧が不可欠である．血漿の浸透圧の多くは血漿に含まれているタンパク質によって維持されている．血漿タンパク質による浸透圧を**血漿膠質浸透圧**という．正常な毛細血管では，血漿タンパク質は濾過されずに血漿中にとどまり，血漿膠質浸透圧が維持されている．血漿中の電解質（イオン類）も浸透圧の維持に働いている．電解質による浸透圧を**電解質浸透圧**という．

　静脈側の毛細血管では血圧は低下するので，毛細血管から組織液が濾過される力よりも，血漿の浸透圧が組織液を毛細血管内に引き込む力のほうが強くなる．この作用により古くなった組織液は毛細血管に回収される．ただし，毛細血管は血管内皮細胞で囲まれているために，組織液に入ってしまった分子の大きな物質（細胞が壊れた際に流出したタンパク質など）や組織内に感染した細菌類などでは毛細血管壁を透過できないものもある．毛細血管に入れない組織液は，リンパ管に入ってリンパ液として回収される（図 4・26b）．

4・5　リンパ循環
4・5・1　リ ン パ 管

　毛細血管に回収しきれなかった組織液，毛細血管を透過することができない物質を含んだ組織液は，組織内に分布する微小な毛細リンパ管に入り，組織から回収される（図 4・27）．

　毛細リンパ管の内皮細胞は，毛細血管の内皮細胞より

もつながり方が緩く隙間があるので，毛細血管を透過できない大きな分子も透過できる（透過性が高い）性質をもっている．さらに，毛細リンパ管は毛細血管のように完全に閉鎖されておらず，ところどころ開放している（動脈側の毛細血管と静脈側の毛細血管は連結しており，開放されていない）．したがって，壊れた細胞から漏出したタンパク質や，消化管で吸収された脂肪などの分子の大きな物質や，ウイルス・細菌などの病原体，病原微生物から放出された毒素などを含んでいる組織液は毛細リンパ管に入りやすい．

リンパ管に回収された組織液を**リンパ液**という．リンパ系には心臓のようにリンパ液に流れを生じさせる臓器・器官は存在しない．このため，皮膚や骨格筋内に分布しているリンパ液の流れは，体の運動によりリンパ管に圧迫や伸展などの力を受けて生じる．リンパ管内には随所に弁があり，リンパ液が末梢から中枢へ（静脈と同じ流れ）流れるようにしている．

4・5・2 リンパ管の分布（図4・28a）
a. 右上半身からのリンパ液　右上半身（図4・28

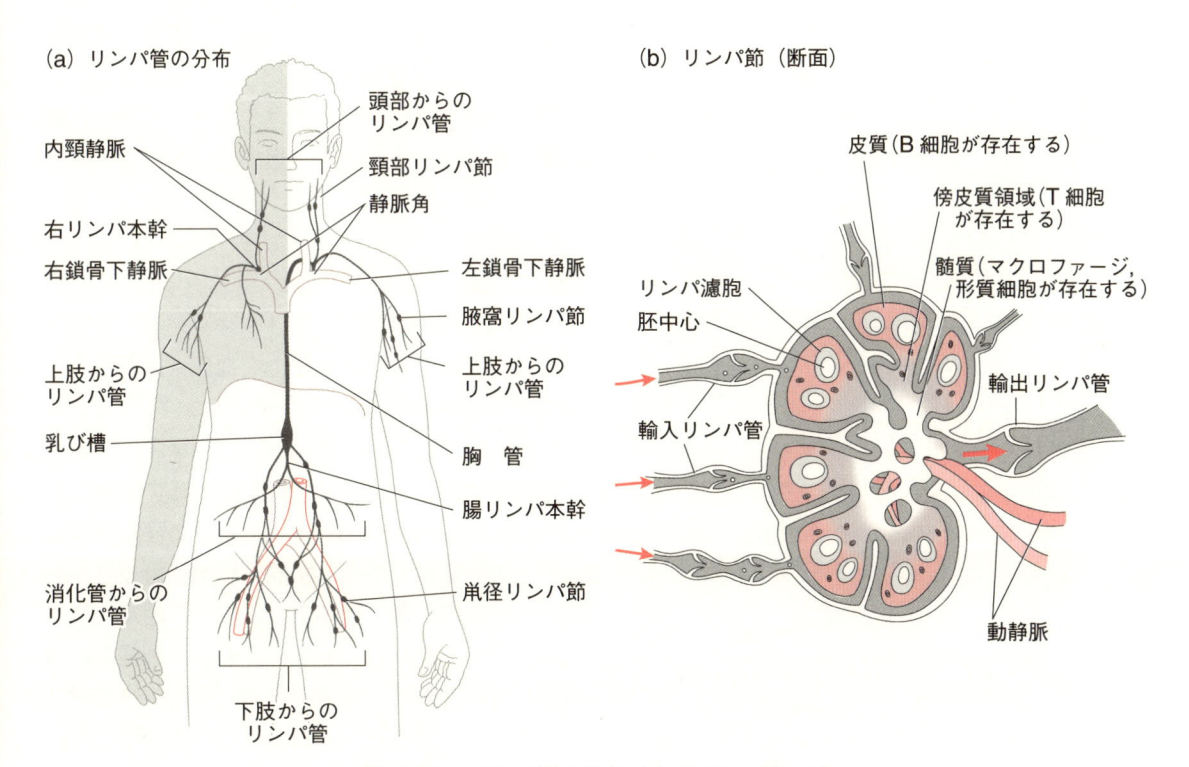

図4・28　リンパ管の分布 (a) とリンパ節 (b)

a において, 灰色で示した領域) からのリンパ管は右リンパ本幹に合流し, 右鎖骨下静脈と右内頸静脈が合流する部分である右静脈角で血液 (静脈血) に注ぐ.

b. 両側の下半身と左上半身からのリンパ液　両側の下肢と骨盤腔および腹腔内の臓器からのリンパ管は, 腹腔の後壁にある**乳び槽**に合流し, 腰椎と胸椎の椎体の前面に位置する**胸管**となって上行する.

胸管が左鎖骨付近を走行する部位で, 頭部の左側と左上肢, 左側の胸壁からのリンパ管が合流する. 胸管は左内頸静脈と左鎖骨下静脈が合流する左静脈角で静脈と合流し, 血液 (静脈血) に注ぐ.

4・5・3　リンパ節

リンパ節は, 免疫に関わるリンパ球やマクロファージなどが常在する組織 (リンパ組織) である〔図4・28b, §3・1・4 (p.36) 参照〕. リンパ管が集合する部分にあり, 特に頭頸部や四肢と体幹とが接合する部分, 骨盤腔や腹腔, 胸腔の臓器の周囲に多い.

組織から流れてくるリンパ液には, 組織に入り込んだ病原体などの異物も含まれている. リンパ液内の異物は, **輸入リンパ管**からリンパ節内に入って, リンパ節内に常在するマクロファージやリンパ球による食作用を受けて処理されたり, 免疫系を活性化したりする.

リンパ節で異物が除去され浄化されたリンパ液は, **輸出リンパ管**からリンパ節を出て, 最終的に静脈角で静脈の血液に合流する.

4・6　血　　圧
4・6・1　血圧とは

通常は, 動脈内の血液による圧力を**血圧 (動脈圧)** といい, 静脈の圧は**静脈圧**という. 血圧は, 通常 mmHg (ミリメートルエッチジー) もしくは Torr (トリチェリー) で表示される. 血圧には"血液を流す作用"と"血管を押し広げる作用"があり, 血液が血管内を流れるために不可欠な要素である. 臓器・組織に分布する動脈は, 動脈の周囲に"覆いかぶさっている"組織によって, 常に押し潰す力がかかっている. 動脈が周囲の組織に押し潰されず血液が流れるスペース (腔所) を確保するために, 血圧により血管を押し広げる作用が不可欠になる. おもな動脈と静脈の血圧を図4・29に示す.

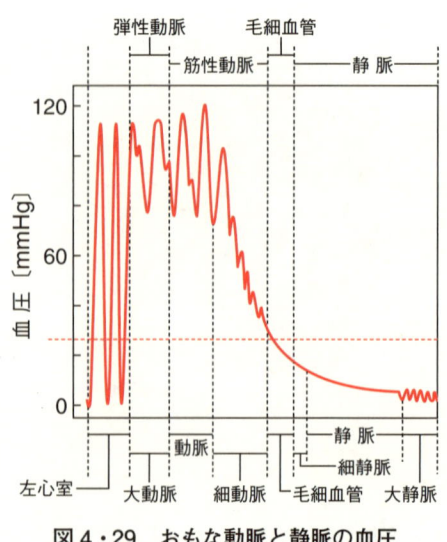

図4・29　おもな動脈と静脈の血圧

心室が収縮したとき血圧は最高となり，**収縮期血圧**（**最高血圧**）という．心室が弛緩したとき血圧は最低となり，**拡張期血圧**（**最低血圧**）という（⇨ コラム 11）．

4・6・2 血圧を決定する要因

血圧は**心拍出量**と**末梢血管**の**抵抗**によって決まる．

心拍出量は，心臓から1分間に拍出される血液の量で，通常の心臓では心拍数が増加すると心拍出量も増加する（⇨ コラム 12）．

末梢血管抵抗は，末梢の血管（動脈）における血液の"流れにくさ"を示す．動脈が収縮したときや，動脈内の血液の粘性が高いとき（いわゆる"ドロドロ血"）は，血液は流れにくくなる．動脈壁の平滑筋が弛緩して動脈が拡大したときや，動脈内の血液の粘性が低いとき（いわゆる"サラサラ血"）は，血液が流れやすくなる．

4・7 循環の調節

4・7・1 循環を調節する中枢

血圧は，左心室を出た血液が通る大動脈弓と，頭部（脳）へ向かう動脈の部分である頸動脈洞（内頸動脈と外頸動脈の分岐部）の血管壁にある**圧受容器**によって受容され，循環中枢がある**延髄**に伝達される．延髄の呼吸中枢で判断された循環調節の指令は，自律神経系（交感神経系，副交感神経系）を介して，あるいはホルモンによって，おもに心臓と血管系を調節することで行われる．

心臓と血管に対する自律神経系の作用を表4・2に示す．

4・7・2 自律神経系の血圧調節に対する作用

a. 交感神経の刺激で血圧が上昇する仕組み

[心臓に対する作用]

交感神経は，心臓の洞房結節・房室結節に作用して心拍数を増加させる．また，心筋組織に作用し心筋収縮力（心拍出力）を増加させる．心拍数の増加と，心拍出力の増加で心拍出量が増加し，結果として血圧は上昇する．

[血管に対する作用]

交感神経は，動脈，静脈ともに血管平滑筋を収縮させる．動脈が収縮すると，末梢血管抵抗が増加して血圧は

コラム 11 血圧測定

心臓から出た血液の血圧を正確に測定するために，測定する部分（動脈）を心臓と同じ高さにする必要がある．

心臓より高い部位では，血液が重力の影響で下に落ちようとする力が働き，血管を押し広げる圧は小さくなってしまうので，実際の血圧よりも低くなってしまう．また，心臓より低い位置では，重力のために血液が下に溜まってしまい，血管を押し広げる力が大きくなってしまうので，実際の血圧よりも高くなってしまう．

通常，血圧を測定する部位は上腕動脈である．上腕動脈では，座位でも仰臥位でも心臓と同じ高さになり，上腕動脈圧は大動脈圧を反映するためである．

左右の上腕動脈圧を測定し，左右差のないことを確認する必要がある．高血圧症の既往があり，両上腕動脈圧に 20 mmHg 以上の差がある場合には，動脈硬化や大動脈炎による血管狭窄が疑われる．

コラム 12 心拍出量

1分間に心臓から拍出される血液量で 1 回の拍出量（70 kg の男性で約 80 mL）に心拍数を乗じた値となる．成人男性の心拍出量は約 5 L/分で，女性はこれより約 15 % 少ない．

表 4・2 心臓および血管に対する自律神経の作用

	交感神経 （ノルアド レナリン）	副交感神経 （アセチル コリン）
心拍数	増 加	減 少
心筋収縮力	強くなる	弱くなる
血管平滑筋 （血管の径）	収 縮 （縮小）	弛 緩 （拡張）

> **コラム 13 交感神経の興奮と
> アドレナリン**
> 交感神経系の刺激は神経が興奮しているときのみ作用するが，アドレナリンは血液中に分泌されるホルモンで血液中にアドレナリンが残留しているかぎり作用が持続する．したがって，アドレナリン分泌による血圧上昇作用は持続的である．

上昇する．静脈が収縮すると，心臓（右心房）に戻る血液の量（還流血液量）が増加し，フランク・スターリングの心臓法則により心拍出量が増加するので，血圧は上昇する．

交感神経の興奮により，副腎髄質からの**アドレナリン**分泌が増加する．アドレナリンは，交感神経の終末から放出される神経伝達物質（ノルアドレナリン）と同じ作用をもつので，交感神経が興奮したときと同様の仕組みで血圧が上昇する（⇨コラム 13）．

b. 副交感神経の刺激で血圧が低下する仕組み

［心臓に対する作用］

副交感神経は，心臓の洞房結節・房室結節に作用して心拍数を減少させる．また，心筋組織に作用し心筋収縮力（心拍出力）を減少させる．心拍数が減少すると，心拍出量は低下し，結果として血圧は低下する．

［血管に対する作用］

副交感神経は血管平滑筋には分布していないので，血管を積極的に弛緩させる作用はもたない．血管平滑筋に対する交感神経の作用が"解ける"ことで，動脈や静脈の血管平滑筋が弛緩し，血液の流れによって血管は拡張する．

動脈が拡張すると，末梢血管抵抗は減少して血圧は低下する．

静脈が拡張すると，心臓（右心房）に戻る血液の量（還流血液量）が減少してフランク・スターリングの心臓法則により心拍出量が減少するので，血圧は低下する．

5 呼吸器系

呼吸器は，生体内のエネルギー代謝に必要な酸素と，代謝の結果生じた二酸化炭素とのガス交換を行う器官である（図5・1）．

外鼻孔から吸い込んだ空気が肺胞に達するまでの"空気の通り道"を気道という．鼻腔から喉頭（声門）までを上気道，声門から気管・気管支を経て終末細気管支までを下気道とよぶ．

肺胞では空気（吸気）中の酸素を血液に取込み，血液によって全身から運ばれた二酸化炭素を呼気中に排出する．この働きをガス交換という．

5・1 気 道

5・1・1 気道粘膜の特徴

気道の内面を覆う上皮組織を気道粘膜という（図5・2）．

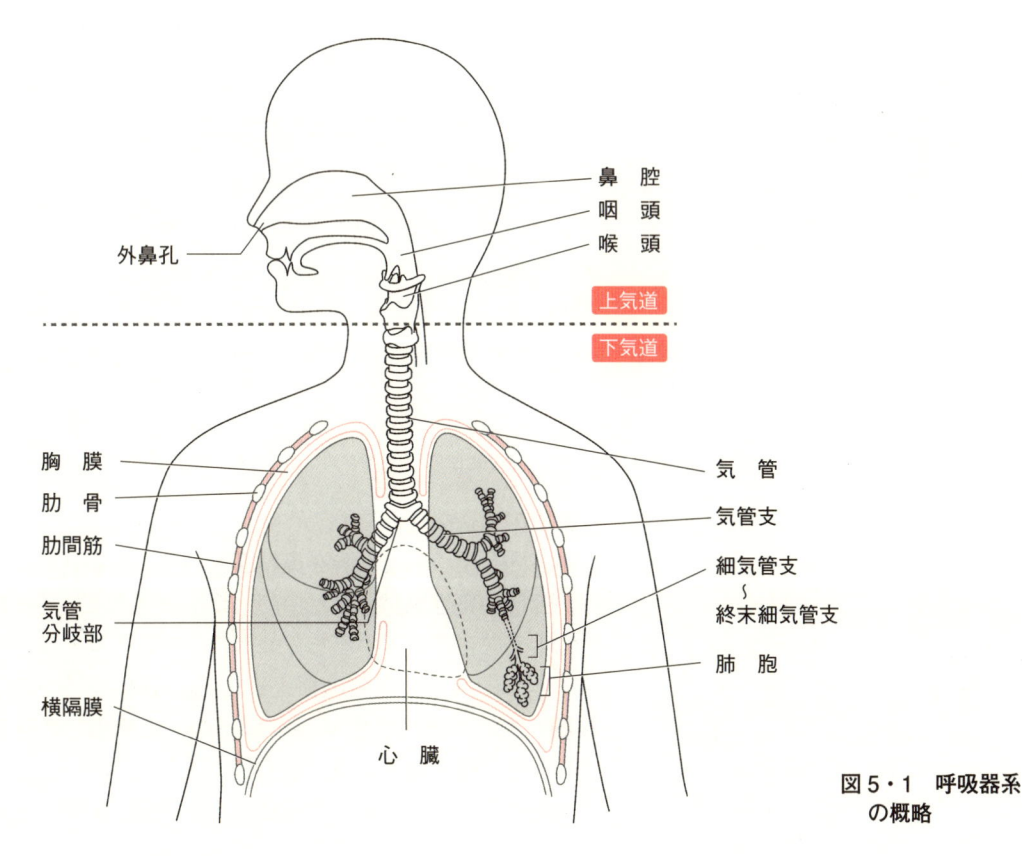

図5・1 呼吸器系の概略

コラム❶ 気道の炎症

気道粘膜に炎症が生じると，炎症によって分泌されるサイトカイン類によって粘液分泌が促進され，痰となる．サイトカイン類は気管支腺や杯細胞のほかに気管平滑筋にも作用し平滑筋を収縮させる．その結果，気道が狭くなる．

気道に炎症がない場合は，気道粘膜の粘液分泌は増加しないので喀痰として排出されず，線毛運動で咽頭まで移動した粘液は咽頭から食道へ流れる．

気道粘膜の上皮組織には細胞の頂部に線毛をもつ**線毛上皮細胞**と，線毛上皮細胞の間に点在する**杯細胞**がある．気道粘膜の粘膜下組織にある**気管支腺**からは粘液と漿液が導管を通して気道粘膜表面に分泌され，杯細胞が分泌する粘液とともに気道粘膜表面を覆う．気管支腺が気道粘膜の粘液と漿液のほとんどを分泌している．線毛上皮細胞は線毛を一定方向（咽頭側）へ動かして古くなった粘液や付着した異物を移動させている（⇨コラム❶）．

表5・1 気道粘膜と粘液の働き

吸気の加湿	粘液には水分が多く含まれている．粘膜から分泌される粘液によって吸気が加湿される．
吸気の加温	粘膜は粘液を盛んに分泌するため，血管が豊富に分布している．血液の温度で吸気が加温される．
吸気の浄化	粘液は粘性のある液体で吸気中のちりやほこりを吸着する．さらに，粘液には細菌の細胞壁に傷害を与える酵素（リゾチーム）や，病原体と結合してその働きを抑える抗体などのタンパク質が含まれており，病原体の増殖や働きを抑制する．

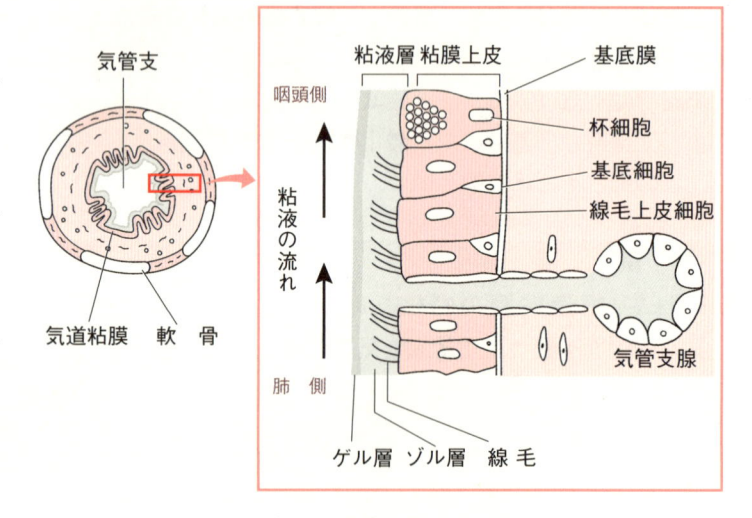

図5・2 気道粘膜の模式図

気道粘膜と粘液の働きを表5・1に示す．粘液の分泌は自律神経によって調節されている．
・副交感神経の刺激（アセチルコリン）：粘液の分泌促進
・交感神経の刺激（ノルアドレナリン）：粘液の分泌抑制

5・1・2 鼻 腔

鼻腔の構造を図5・3に示す．

鼻腔内を覆う気道粘膜を**鼻粘膜**という．外鼻孔に最も近い部位の鼻腔を**鼻前庭**といい，鼻毛が生えている．鼻毛は吸気に含まれているちりやほこりを除去するフィルターとして働く．鼻腔の最上部にある鼻粘膜（⇨コラム❷）は，嗅覚を感受する神経細胞（**嗅細胞**）が存在する部位で**嗅上皮**という．

外鼻孔から吸い込まれた空気は，鼻の形（鼻背）と**鼻**

コラム❷ 鼻出血（鼻血）

鼻粘膜は粘液を分泌し，さらに吸気を加温する働きがあるため，細い血管が密に分布している．鼻中隔の粘膜に血液を供給するために血管が特に集まっている部位を**キーゼルバッハ部位**とよぶ．鼻出血はこの部位からの出血であることが多い．

甲介に沿って鼻腔の最上部に流れ，嗅上皮に効率よく触れるようになっている．吸気に含まれるにおいのもととなる化学物質は，嗅上皮の粘液に溶解して嗅上皮内の嗅細胞を刺激する．

鼻腔は**鼻中隔**によって左右に隔てられる（⇨コラム❸）．左右それぞれの鼻腔内には，鼻腔の外側の壁から**上鼻甲介**，**中鼻甲介**，**下鼻甲介**が張り出している．鼻甲介と鼻中隔によって鼻腔内は狭くなるが鼻腔を通る吸気が鼻粘膜と広い面積で触れることができ，効率よく加温・加湿・浄化できる．また，吸気を嗅上皮に十分触れさせることで嗅覚を確実に受容できるようにしている．

> **コラム❸　鼻づまり，喉風邪**
> 鼻中隔は完全な正中の位置に真っ直ぐにあるのではなく，左右どちらかに曲がっていることが多い．鼻中隔の弯曲が大きすぎると鼻づまりや鼻炎の原因となることがある．鼻づまりや鼻炎などで口呼吸になると，加温・加湿・浄化が不十分なまま吸気が咽頭を通ることになり，それがきっかけで**上気道感染症**（いわゆる喉風邪）を発症しやすくなる．

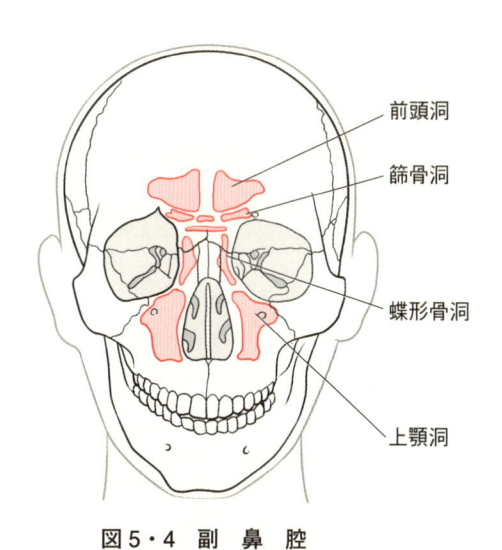

図5・3　鼻　腔（矢状断）

図5・4　副 鼻 腔

5・1・3　副　鼻　腔

鼻腔を取囲む前頭骨，篩骨，蝶形骨，上顎骨の内部にある空洞を**副鼻腔**という（図5・4）．空洞がどの骨体の内部にあるかによって，**前頭洞**，**篩骨洞**，**蝶形骨洞**，**上顎洞**に区別する．

鼻腔と副鼻腔はつながっており，副鼻腔の内面は鼻腔と同じように鼻粘膜で覆われている（⇨コラム❹）．吸気の一部は副鼻腔に入り，体温まで加温された副鼻腔内の空気と入れ替わる．副鼻腔も鼻腔と同様に吸気の加温・加湿・浄化に役立っている．また，頭蓋骨内に副鼻腔という空洞があることで，頭蓋骨の軽量化にもなっている．

> **コラム❹　副鼻腔炎**
> 上顎洞内の鼻粘膜に炎症が起こり浸出液が生じると，蓄積しやすく，炎症が悪化しやすい．副鼻腔の鼻粘膜に生じる炎症を**副鼻腔炎**という．薬剤が到達しにくい部分もあるので慢性化しやすい．

5・1・4 咽　　頭

　鼻腔の奥と口腔の奥はつながっている．鼻腔からの空気と口腔からの食物が共通して通る部分を**咽頭**という（図5・5）．

　咽頭の粘膜には**扁桃**というリンパ組織が発達している．咽頭の上部には**咽頭扁桃**，耳管（p.204参照）が咽頭に開口している部分には**耳管扁桃**，口腔と咽頭の境界には**口蓋扁桃**と**舌扁桃**など，咽頭を取囲むように扁桃が配置されており，吸気や飲食によって侵入した異物を排除している．この構造を**ワルダイエル扁桃輪（リンパ咽頭輪）**という．

5・1・5 喉　　頭

　喉頭は甲状軟骨と輪状軟骨で囲まれた筒状器官（図5・5）で，内面は粘膜で覆われている．"喉仏"とよばれる部分は**喉頭隆起**といい，甲状軟骨の隆起が顕著な部分である．

　食物を飲み込む（嚥下）際に，食物が気管に入らないように喉頭の入り口をふさぐ蓋があり**喉頭蓋**とよばれる．喉頭蓋は喉頭蓋軟骨で構成されており，表面は粘膜

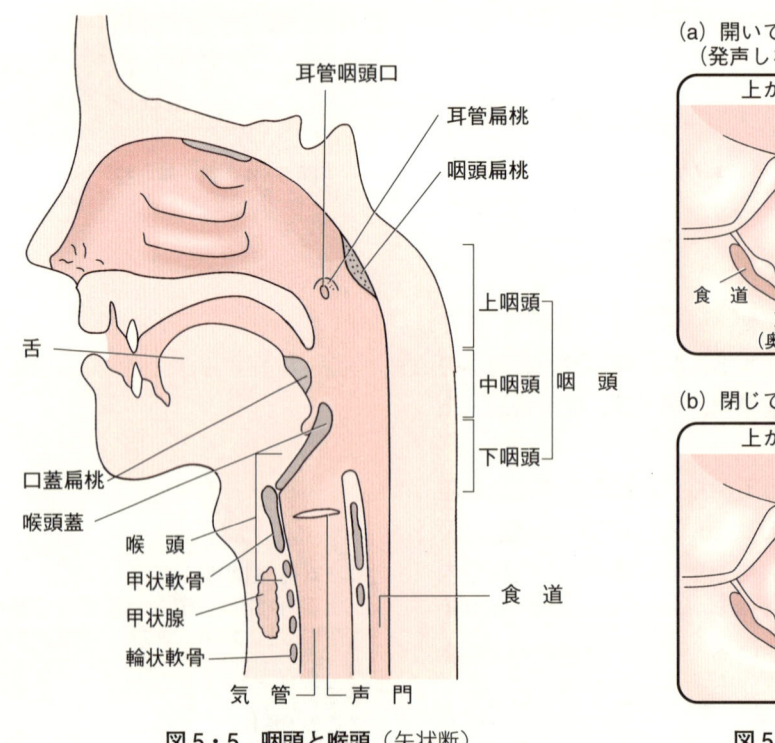

図5・5　咽頭と喉頭（矢状断）

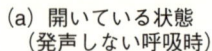

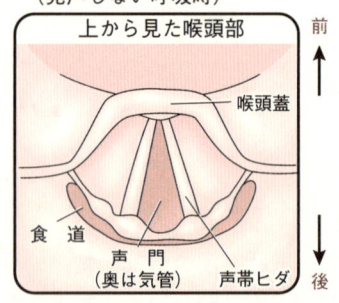

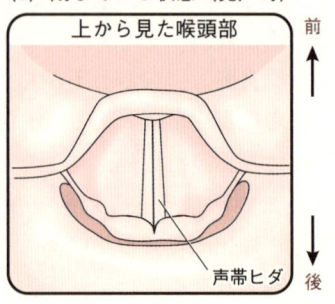

図5・6　声　帯

で覆われている．

甲状軟骨にある喉頭隆起のなかには，結合組織で構成された**声帯ヒダ**というヒダ状の構造がある（図5・6）．呼気が声帯ヒダに当たり声帯ヒダを震わせることで発声が起こる．発声は，喉頭を構成する骨格筋の動きにより，声帯ヒダの長さ・開き具合・張り具合を調節して行う．男児では，思春期になり分泌が増加する男性ホルモンの作用で声帯ヒダが長くなる．また，年齢とともに喉頭隆起が隆起し，発声する声も低い音となる．

声帯ヒダによってできる"隙間"を**声門**という．声帯ヒダと声門を合わせて**声帯**とよぶ．声門は，発声を伴わない呼吸時には開いている（⇨コラム5）．

5・1・6 気　管

気管は喉頭の輪状軟骨の直下から始まり，長さ10〜13 cm，太さ約2 cmの管状の器官である（図5・7）．気管および主気管支の前面は，"C字形"の**気管軟骨**で覆われている（⇨コラム6）．気管の後面には食道がある．気管後面には気管軟骨は存在せず，平滑筋で構成される．軟骨組織の弾力により気管の形を保ち，押しつぶされるのを防いで気道を確保している．

肺は左右にひとつずつあるので，**気管分岐部**で気管は左右の気管支に分岐する．気管分岐部は，胸骨角の高さ

> **コラム5　小児の声帯ヒダと声門**
> 小児の声帯ヒダは短く，声門も狭いために誤って喉頭へ入ってしまった物体（たとえばピーナッツなど）が狭い声門にちょうどはまり込んで喉頭をふさいでしまうことがある．

> **コラム6　気道の確保**
> 他の気管軟骨よりも隙間が広い甲状軟骨と輪状軟骨の間に針を刺すことで，緊急に気道を確保することができる．通常の気管切開はもう少し下位で行われる．

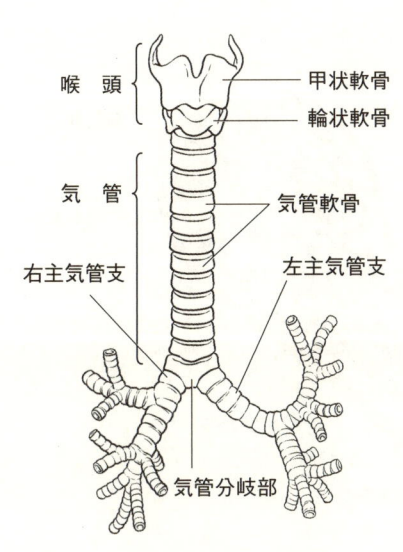

図5・7　気管と気管支（前方より）

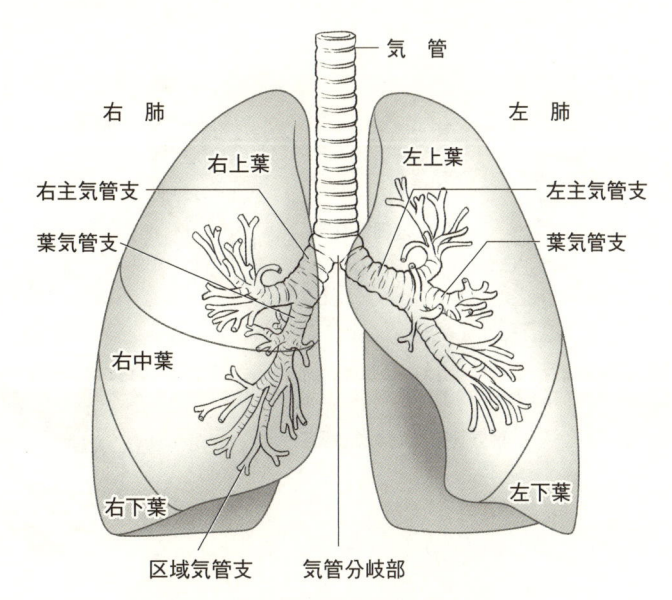

図5・8　肺の形態と気管支（前方より）

> **コラム 7　胸骨角**
> 胸骨柄と胸骨体が接合する部分にできる小さな突起．体表から触れることができ，立位で第4～5胸椎の位置に相当する．

> **コラム 8　誤嚥性肺炎の発症**
> 右気管支のほうが左気管支に比べて傾斜が急であることと，太く吸気時に流れる空気の量も多いことから，誤嚥されたものは，右気管支に入り右肺（特に右肺の下葉）に達して肺炎の原因となることが多い．このため，誤嚥性肺炎は右肺に発症しやすい．

> **コラム 9　無気肺**
> 気管支炎や肺炎で気管支内の分泌物が増加し，葉気管支や区域気管支に分泌液が貯留して閉塞すると，分泌物で閉塞した部位よりも末梢へ吸気は入らない．この結果，吸気が到達しない肺葉や肺区域が生じた状態を**無気肺**という．無気肺が生じると，ガス交換ができない肺胞から酸素化されない血液が肺静脈に入ってきてしまうために，動脈血酸素分圧が低下する．

に位置する（⇨コラム 7）．

5・1・7　肺と気管支

　肺の形態と気管支の概要を図5・8に示す．心臓は胸腔の中央（胸骨の部分）よりも左側に突出しているため，左の肺は右の肺よりも小さい．右の肺は**上葉**，**中葉**，**下葉**の三つの肺葉，左の肺は**上葉**，**下葉**の二つの肺葉で構成される．肺の上部を**肺尖**，肺の下部，横隔膜と接している部分を**肺底**という．

　気管分岐部で分岐した気管支は，左右それぞれの肺に分布する**主気管支**となり，肺門から肺に入る．右の肺のほうが左の肺に比べて若干大きいため，右主気管支のほうが若干太い．胸腔のやや左側に突出している心尖部を避けるため，左主気管支は右気管支に比べて傾斜がやや緩やかで長い（⇨コラム 8）．

　主気管支は，肺門部より肺の中に入ると各肺葉に分布する**葉気管支**に分岐する（図5・9）．葉気管支は，肺葉のさらに細かい区分である肺区域に分布する**区域気管支**に分岐する．肺の中で分岐する気管支は，分岐するたびに細くなっていく（⇨コラム 9）．

　気管を取囲む**気管軟骨**は区域気管支まで存在し，軟骨組織の弾力で気管支の形を保ち，気管支の周囲にある膨らんだ肺胞で気管支が押しつぶされてしまうのを防ぎ，気道を確保している．

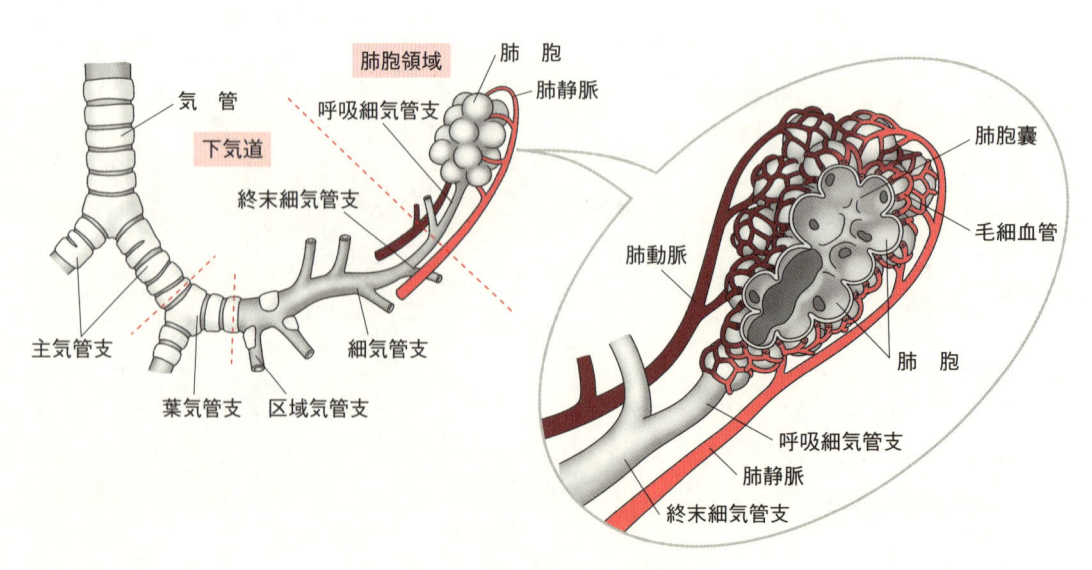

図5・9　気管支の分岐

5・2 肺胞におけるガス交換　75

細気管支より先の気管支には気管軟骨はない．軟骨がない気管支は，吸気で膨らんだ肺胞で押しつぶされ，肺胞が吸気で膨らみ過ぎて破裂するのを防ぐ働きがある．

ガス交換は肺胞の手前の呼吸細気管支の部分から肺胞で行われる．気体分子の移動を妨げないようにするため，呼吸細気管支より先の気管支や肺胞には気道粘膜は存在しない．呼吸細気管支に達するまでの間に，吸気の加温・加湿は完了している必要がある（⇨ コラム 10）．

5・1・8 気管・気管支の調節

気管と気管支には気管平滑筋（気管筋）が存在し，自律神経やホルモンによって収縮・弛緩が制御され，気管や気管支を通る空気の量を調節している．気道粘膜からの粘液の分泌量も自律神経系やホルモンによって調節されている．

自律神経による気管・気管支の調節を図5・10に示す．

コラム 10　呼吸音の聴取と正常からの逸脱（ラ音）

呼吸音は，聴取部位により，肺胞音，気管支肺胞音，気管支音，気管音に分類される．音の強弱（気胸，胸水貯留など）や，異なる部位での音の聴取などにより胸郭内の異常を判断する．

異常呼吸音として聴取される雑音として"ラ音"（ラッセル音の略）がある．

1) **断続的ラ音**: 末梢気道や肺胞に液体が存在し，その部分を気泡が通過することにより生じる雑音，おもに吸気で聴取される．間質性肺炎，肺線維症，肺水腫，気管支閉塞など．
2) **高音の連続ラ音**: 気管支の狭窄により生じる雑音，おもに吸気のときに聴取される．気管支喘息，気管支炎，慢性閉塞性肺疾患（COPD）など．
3) **低音の連続ラ音**: 気管内分泌量が多いことにより生じる雑音．気管支拡張症など．

5・2 肺胞におけるガス交換
5・2・1 肺胞の構造

気管支が枝分かれした先端の呼吸細気管支，肺胞嚢には袋状の**肺胞**がある（図5・9参照）．ひとつの肺胞嚢には平均20個程度の肺胞がある．肺動脈を経て流入した静脈血は，肺胞での**ガス交換**によって動脈血になる．

肺胞は**肺胞細胞**という上皮細胞で構成される．**Ⅰ型肺胞細胞**は肺胞を構成する薄い細胞で，**Ⅱ型肺胞細胞**は肺胞内面を覆う**サーファクタント**（⇨次ページのコラム 11）を分泌する細胞である．

呼吸細気管支の平滑筋が，肺胞内に入る空気量を調節している．肺胞の周囲を**エラスチン**という弾力性のあるタンパク質でできた弾性線維が取巻いており，肺胞が膨らみすぎて破裂するのを防いでいる．また，吸気で膨らんだ肺胞は弾性力によって自然にしぼむことができる．

肺胞の周囲を肺胞周囲毛細血管が取巻いており，肺胞と血液との間のガス交換を行っている．肺胞周囲毛細血管からは組織液（間質液）が濾過されており，肺胞や肺胞周囲の組織液を回収するためのリンパ管も多く分布している．肺胞に侵入した細菌や細かい塵埃などの異物は，肺胞マクロファージによって処理される．

(a) 副交感神経（アセチルコリン）の作用

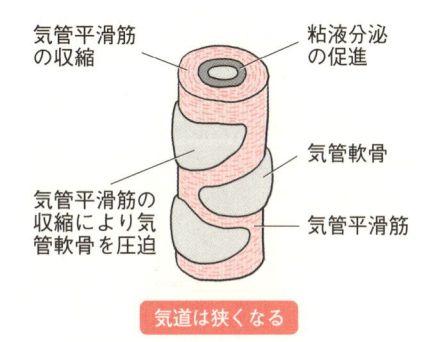

気管平滑筋の収縮／粘液分泌の促進／気管軟骨／気管平滑筋／気管平滑筋の収縮により気管軟骨を圧迫

気道は狭くなる

(b) 交感神経（ノルアドレナリン，アドレナリン）の作用

気管平滑筋の弛緩／粘液分泌の抑制／気管軟骨は気管平滑筋の弾性力でもとに戻る

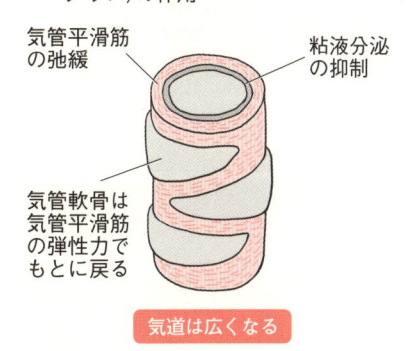

気道は広くなる

図5・10　自律神経による気管・気管支の調節

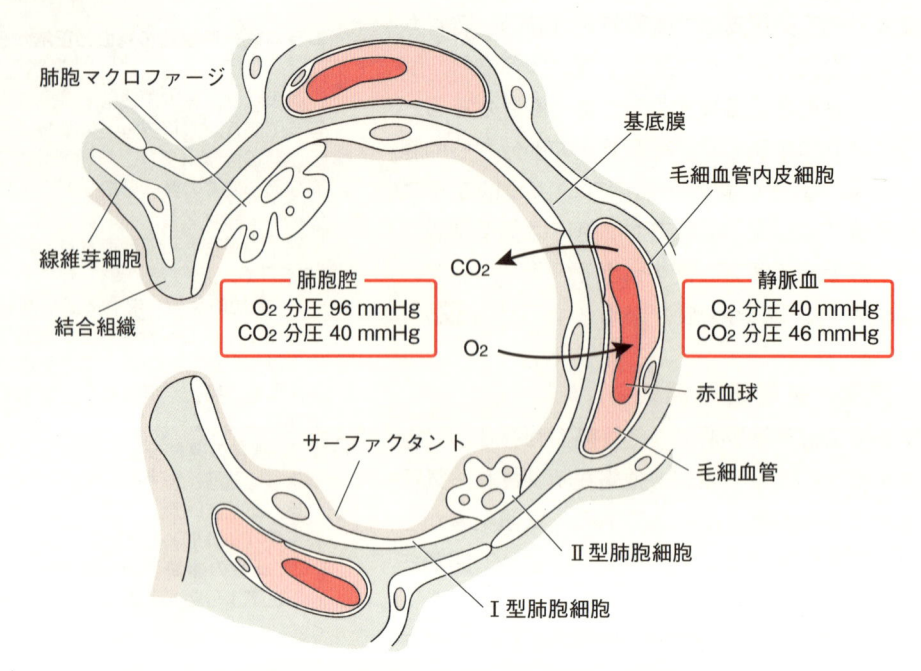

図 5・11 肺胞における拡散によるガス交換

コラム 11　サーファクタント

肺胞内面は肺胞周囲毛細血管から出てきた組織液（大部分は水分）で湿っている．肺胞内の水分どうしには引き合う力が働いており，水分子どうしを離れにくくしてしまう．組織液に含まれる水分子どうしが引き合う力によって肺胞は膨らみにくい状態になる．

そこで，II型肺胞細胞から分泌されるサーファクタントが，水分子どうしの引き合う力を低下させて，肺胞を膨らませやすくしている．サーファクタントが存在しないと，水分子どうしの引き合う力が強く，肺胞は膨らみにくくなる（膨らまない）．

新生児で肺の未成熟によってサーファクタントが欠乏すると，肺が十分に膨らまない新生児呼吸窮迫症候群が発症する．

肺胞の構造を図 5・11 に示す．肺胞壁は，肺胞上皮細胞，毛細血管内皮細胞，その間の基底膜（基底板），II型肺胞細胞から分泌されたサーファクタントにより構成されており，厚さは 1.0〜1.5 μm である．これらの構造を酸素分子や二酸化炭素分子が通り抜けてガス交換が行われている．

5・2・2　肺胞でのガス交換の仕組み

肺胞におけるガス交換は，気体分子が濃度（分圧）の高いほうから低いほうへ移動する拡散作用により行われている．図 5・11 に肺胞におけるガス交換の仕組みを示す．

二酸化炭素（CO_2）分圧は，静脈血で 46 mmHg，肺胞腔で 40 mmHg なので，静脈血から肺胞腔へ拡散する．

酸素（O_2）分圧は，静脈血で 40 mmHg，肺胞腔で 96 mmHg なので，酸素は肺胞腔から静脈血へ拡散する．この結果，肺静脈中の血液は酸素を多く含んだ動脈血となる．

肺胞における気体分子の拡散は，ガス分圧の差によって行われる現象であり，エネルギーの消費を伴わない．

5・2・3 ヘモグロビンによる酸素の運搬

酸素は，肺胞周囲毛細血管中の赤血球の**ヘモグロビン**と結合して運搬される．ヘモグロビンは"グロビン"というタンパク質の部分と"ヘム"という鉄（Fe^{2+}）を含む部分で構成されている．酸素はヘムの部分に結合する（⇨ コラム 12）．

酸素が結合したヘモグロビンを**酸化（酸素化）ヘモグロビン（オキシヘモグロビン）**といい，鮮紅色を呈する．酸素が結合していないヘモグロビンを**還元（脱酸素化）ヘモグロビン**といい，暗赤色である（⇨ コラム 13，14）．

ヘモグロビンは，酸素分圧によって立体構造が変化する性質がある．酸素分圧が高い肺胞周囲毛細血管内では，ヘムの部分に酸素が結合しやすくなるように立体構造が変化し，酸素を受け取りやすくなる．一方，酸素分圧が低い臓器や組織などでは，ヘムの部分に酸素が結合しにくくなるように立体構造が変化し，結合している酸素を放しやすくなる．

酸素が結合したヘモグロビンの割合を**酸素飽和度**（%）という．酸素分圧が高い肺胞内では，酸素飽和度は100% 近くまでになる．しかし，酸素分圧の低い臓器や組織における酸素飽和度は 70% 程度である．組織内ではすべてのヘモグロビンが酸素を放すわけではなく，70% 程度のヘモグロビンは酸素と結合したままである．

肺胞における酸素飽和度と組織における酸素飽和度との差が，組織で放出される酸素ということになる．

コラム 12　一酸化炭素中毒
ヘモグロビンは酸素よりも一酸化炭素（CO）との結合力が 200 倍以上も強く，一酸化炭素は酸素のヘムとの結合を阻害することになる．一酸化炭素と結合したヘモグロビンの割合が 10% を超えると一酸化炭素中毒の症状（頭痛，嘔気など）が出現し，60～70% になると死に至る．

コラム 13　動脈血と静脈血
末梢臓器や組織などに酸素を渡す前の，酸化ヘモグロビンを多く含む血液を**動脈血**という．一方，末梢臓器・組織に酸素を渡した後の，還元ヘモグロビンを多く含む血液を**静脈血**という．

心臓から排出される血管を動脈，心臓に戻る血管を静脈という．ガス交換は肺で行われるので，肺動脈を流れる血液は静脈血，肺静脈を流れる血液は動脈血であり，体循環と異なる〔§4・1・2（p.48）参照〕．

コラム 14　チアノーゼ
口唇，爪床，眼瞼結膜などの皮膚や粘膜が青紫色もしくは暗い赤紫色の色調になる徴候のことである．血液中の**還元（脱酸素化）ヘモグロビン**の量によって出現する．還元ヘモグロビンの量は通常 2.5 g/dL くらいであるが，心臓や肺の障害，末梢血管の血流阻害などで 5 g/dL を超えるとチアノーゼとなる．

貧血の場合チアノーゼが出現しやすいと考えがちだが，極端な貧血では血液中のヘモグロビン量が少なく，チアノーゼが出現するために必要な還元ヘモグロビンの絶対量も少なくなるので，チアノーゼは出現しにくい．逆に血液中のヘモグロビン量が多すぎる場合は，血液の酸素濃度が十分であっても還元ヘモグロビンの絶対量も多くなるためにチアノーゼが出現しやすい．

5・2・4 二酸化炭素の運搬

細胞における代謝の過程で発生した二酸化炭素（CO_2）は，血漿や赤血球内の水分に溶解し，炭酸（H_2CO_3）となる（約 9%）．この反応は非常に遅く，赤血球の細胞質に含まれている**炭酸デヒドラターゼ**によって反応が促進される．

CO_2 が水分に溶解して生成された H_2CO_3 は不安定な物質で，水素イオン（H^+）と炭酸水素イオン（HCO_3^-）に分解し，血中を移動し，肺に運ばれる．肺胞周囲毛細血管で，H^+ と HCO_3^- から炭酸を生じ，さらに肺胞内の空気へ CO_2 として拡散する（図 5・12）．

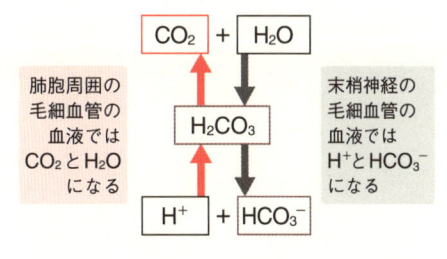

図 5・12　血液による二酸化炭素の運搬

コラム 15　胸郭と呼吸の特徴

胸椎は後側（背側）へ弯曲している（胸部後弯）ため，胸椎と関節を形成している肋骨は，少し"下向き"に接合している．肋骨が胸椎に対して"下向き"に接合することで，肋骨が拳上しやすくなる．

新生児では胸椎の後弯（胸部後弯）が完成していないため，肋骨が接合する向きがほぼ水平となり，胸郭の運動は小さい．したがって，新生児では横隔膜により胸郭を拡大させる呼吸運動（腹式呼吸）が主となる．

5・3　呼吸運動

肺は自力では膨らむことはできず，肺が収められている胸郭を骨格筋で動かし，胸郭によって囲まれる胸腔を拡大させることで，肺を膨らませて空気を取込んでいる（⇨コラム 15）．

5・3・1　呼吸筋

呼吸のために働く骨格筋を総称して**呼吸筋**という．代表的な呼吸筋として横隔膜，肋間筋がある（図5・13a）．

a. 横隔膜　横隔膜は胸腔と腹腔を隔てる位置にある骨格筋で，弛緩すると肺の弾性力により肺は収縮し，それに合わせて胸腔側に盛り上がった位置になる．横隔膜が収縮すると腹腔側へ下がり，肺は拡張する．

横隔膜の運動は呼吸運動において主要な役割を担っており，1回の呼吸量のうち，60～70％は横隔膜の運動によるものである．

横隔膜の収縮を支配する神経は，おもに第4頸神経の運動神経線維で構成される（一部に第3・第5頸神経の線維も含む）**横隔神経**である．

b. 肋間筋　肋間筋は肋骨と肋骨の間（肋間）に存在する骨格筋で，外側を**外肋間筋**，内側を**内肋間筋**と**最内肋間筋**という．外肋間筋が収縮すると肋骨が持ち上がり（拳上）し，内肋間筋と最内肋間筋が収縮すると肋骨が下がる（下制する）．

肋間筋の収縮を支配するのは，12対の胸神経の運動神経線維で構成される**肋間神経**である．

(a) 安静な吸気

胸郭は上方と外側に動く

肋間筋　肺　横隔膜

(b) 強制的な吸気

胸鎖乳突筋　斜角筋　小胸筋　前鋸筋　外肋間筋

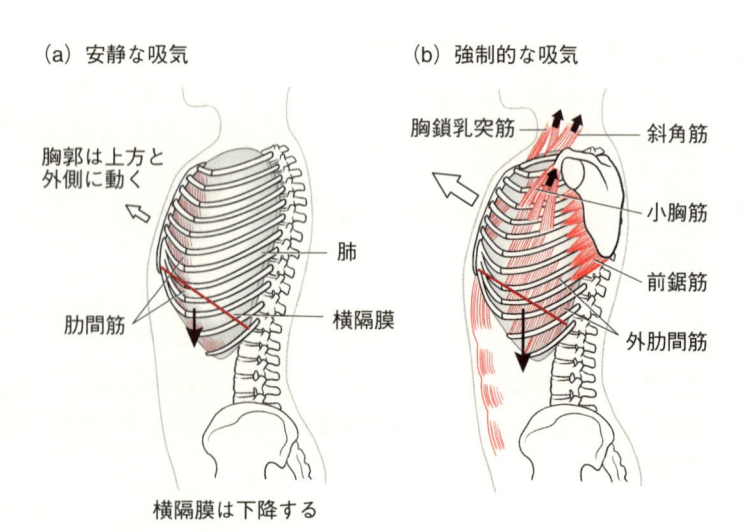

横隔膜は下降する

図5・13　安静な吸気（a）と強制的な吸気（b）

5・3・2 吸気（息を吸う）時の呼吸筋の働き

安静時の吸気では，外肋間筋が収縮して肋骨が挙上し，横隔膜が収縮して腹腔側へ下降する．これにより，胸腔が拡大して肺を膨らませることができる．深呼吸をするときや，せき込んだり，大声を出す場合のように，安静時よりも多くの空気を吸うとき（強制的な吸気時）は，横隔膜が強く収縮して胸腔を大きく拡大させる．外肋間筋も安静時より強く収縮し，肋骨を大きく挙上させる．

強制的な吸気時には，横隔膜や外肋間筋以外の筋（図5・13b）も胸郭の拡大のために働く．肋骨に付着している胸部の**小胸筋**や側腹部の**前鋸筋**にも肋骨を挙上する作用があり，外肋間筋の働きを助ける．また，頸部の筋で，通常は首を支える働きをする**胸鎖乳突筋**が強く収縮することで，胸骨と，胸骨に連結している鎖骨を持ち上げる運動で胸郭を拡大させる．

横隔膜や肋間筋のほかに，特に強制的な吸気や呼気の際に働く骨格筋を**補助呼吸筋**という．

5・3・3 呼気（息を吐く）時の呼吸筋の働き

吸気時に膨らんでいた肺胞は弾性線維の弾性力で"自然に"しぼみ，肺も縮む．

安静時には，呼気に関わる呼吸筋を（ほとんど）使わずに，肺胞を取巻く弾性線維の弾性力で呼気を行っている．内肋間筋を軽く収縮させて肋骨を下制し，肺と胸膜を介して密着した横隔膜が弛緩して上昇することで，胸郭はもとの位置（吸気をする前の状態）に戻る（図5・14a）．

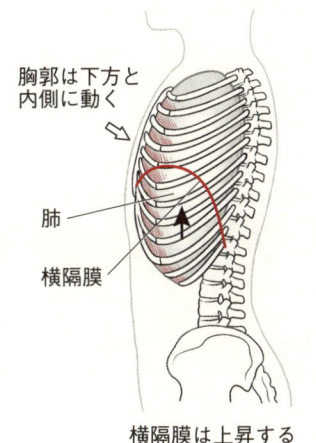

(a) 安静な呼気

胸郭は下方と内側に動く
肺
横隔膜
横隔膜は上昇する

(b) 強制的な呼気

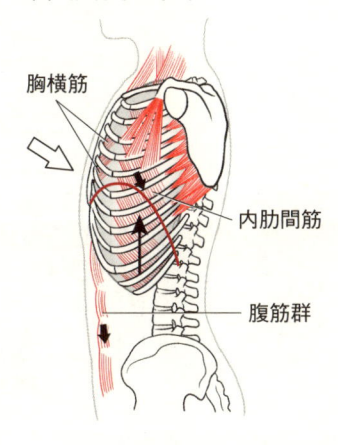

胸横筋
内肋間筋
腹筋群

図5・14　安静な呼気（a）と強制的な呼気（b）

> **コラム 16　脊髄損傷と呼吸筋の障害**
>
> 　脊髄が第2～4頸髄よりも上位（上位頸髄）で損傷された場合，障害部位よりも下位の脊髄と脊髄神経も障害されるため，第3～5頸髄からの脊髄神経に支配される横隔膜，第1～12胸髄の脊髄神経に支配される肋間筋は筋力低下や麻痺が生じ，自力で呼吸することは難しくなってしまう．
> 　第5頸髄よりも下位（下位頸髄）で損傷された場合は，横隔膜の機能は保たれるので自力での呼吸は可能である．しかし，肋間筋や第7頸髄～第1腰髄の脊髄神経に支配される補助呼吸筋として重要な腹筋群の筋力低下や麻痺が生じ，また，胸郭運動に関わる筋の機能低下で胸郭の運動が妨げられて肺が十分に拡大と縮小ができなくなることで，呼吸機能は低下する．特に吸気よりも呼気の勢いが弱くなるので，気道内の異物を吐き出す咳嗽やくしゃみが効果的にできなくなり，口腔や咽頭の常在菌でも肺炎を起こしやすくなってしまう．

　咳やくしゃみ，発声時など，激しく呼気をしなければならないとき（強制的な呼気時）は，肺（肺胞）の弾性力だけでは不十分である．呼気に関わる呼吸筋を用いて強制的な呼気を行う．
　強制的な呼気時に働く筋として，**内肋間筋**，**胸横筋**，背面部の**背筋群**，腹部の**腹筋群**などがある（図5・14b）．これらの筋群が強く収縮することで肋骨を急激かつ強力に下げて胸郭を縮小させる．また，腹筋群の収縮によって腹圧を高め横隔膜を胸腔側へ押し上げることで，胸郭を急激に縮小させて，呼気を多くかつ勢いのあるものにする（⇨コラム 16）．

5・3・4　呼吸運動のための胸郭の動き（図5・15）

　上位（頸に近い側）の胸郭は前後に拡張しやすい．下部（腹部に近い側）の胸郭は，前後および左右にも拡張する．重力の影響で血液は肺底に集まるので，腹部に近い下位の胸郭を大きく動かしたほうが呼吸の効率がよい（⇨コラム 17）．

5・3・5　胸郭内面と肺を包む膜: 胸膜

　胸郭内（胸腔内）の表面と肺表面を覆う漿膜（**胸膜**，

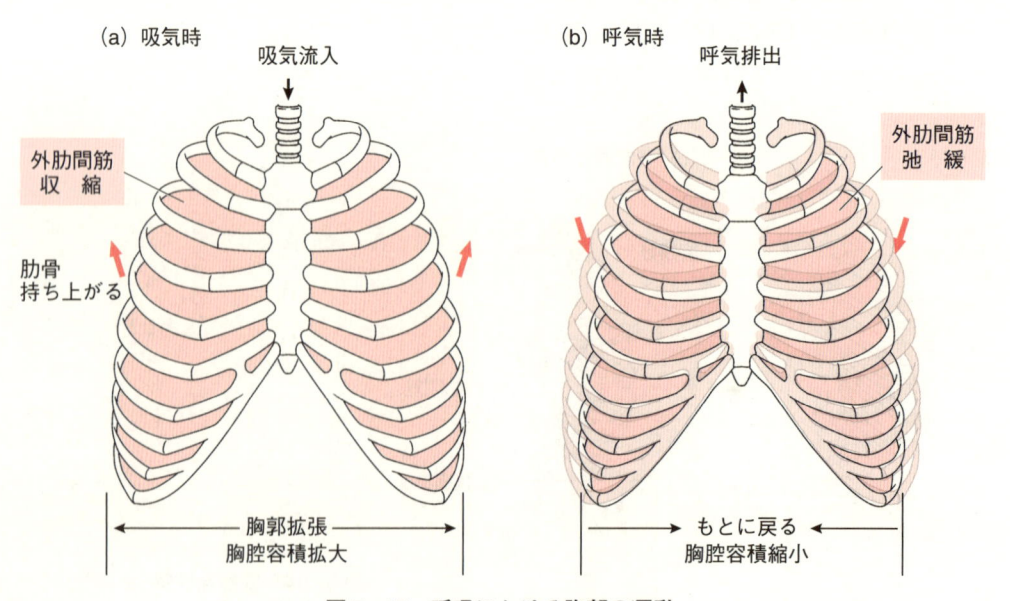

図5・15　呼吸における胸郭の運動

5・3 呼吸運動　　81

図5・16）が，胸腔の拡大・縮小に関わる．肺を直接包む胸膜を**臓側胸膜**，胸腔の内側を覆う膜を**壁側胸膜**といい，これらは肺門部でつながる一続きの膜である．

　これらの膜は表面が滑らかで，互いに触れ合ってもほとんど摩擦が生じない．胸膜の表面から少量の液体（漿液）が分泌されており，表面を潤している．

　臓側胸膜と壁側胸膜の間を**胸膜腔**といい，空気は入っておらず，空気がある胸郭外や肺胞内と比べると気圧が低い状態（陰圧）になっている．胸膜腔の陰圧のために臓側胸膜と壁側胸膜は互いに吸盤のように"張り付く"，"くっつきあう"状態となり，離れない（⇨コラム18）．

5・3・6　呼吸器系における空気の容量

　肺胞でガス交換を行うためには，肺に外気を吸入して呼出しなければならない．

　身体を安静にしているときと激しい運動をしているときでは，激しい運動をしているときのほうが身体が必要とする酸素量が増加するので，外気を吸入する量は増加するであろう．また，安静にしているときでも意図的に深呼吸を行えば肺に取込む空気量は増加する．呼吸によって出入りする空気量は身体の状態によって変化する．

a．肺気量　呼吸のときに呼吸器系に出入りする空気量を**肺気量**という．肺気量は，**1回換気量**，**予備吸気量**，**予備呼気量**と**残気量**で表される（図5・17a）．

- **1回換気量**：安静時の呼吸の際に，1回の呼吸運動（吸気と呼気）で肺に出入りする空気量を示す．健康な成人男性で約500 mL，体重1 kgにつき6〜8 mLという算出法もある．
- **予備吸気量**：安静時の呼吸で吸気を行い，さらに最大限まで吸気をした際の吸気量を予備吸気量という．正常な成人男性で3000 mL くらいである．
- **予備呼気量**：安静時の呼吸で呼気を行い，さらに最大限まで呼気をした際の呼気量を予備呼気量という．正常な成人男性で1000 mL くらいである．
- **残気量**：予備呼気量まで最大限に呼気を行っても，肺および気道には呼出しきれない空気が残ってしまう．これを残気量といい，正常な呼吸でも必ず生じてしまう空気量である．

コラム17　胸式呼吸と腹式呼吸

　一般的に，胸郭を動かして行う呼吸を**胸式呼吸**，胸郭を動かさずに横隔膜を動かして行う呼吸を**腹式呼吸**というが，実際の呼吸運動では胸郭運動も横隔膜による運動も生じており，胸式呼吸と腹式呼吸を厳密に区分することは難しい．

　胸式呼吸と腹式呼吸をあえて比較すると，肺底部を大きく拡大させる腹式呼吸のほうが有効な呼吸運動といえる．

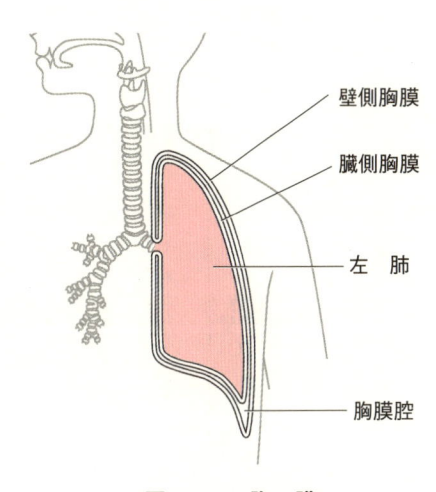

図5・16　胸　膜

コラム18　気　胸

　吸気，呼気は気道の中に存在しているが，気道以外の胸腔内に空気が貯留し，胸腔内の外圧と内圧が等しくなってしまうと呼吸筋が働いても呼吸ができなくなってしまい肺の虚脱を起こす．この病態を**気胸**とよび，
1) 自然気胸
2) 外傷性気胸
3) 人工気胸（過去に結核に侵された肺領域をしぼませて結核の進行と結核菌の排出を抑制するという治療に使われた）
4) 医原性気胸（中心静脈カテーテルの誤刺入による胸膜の損傷など）

がある．自然気胸は痩せ型の若年男性の発症率が高い．

(a) ゆっくり息を吐いたとき

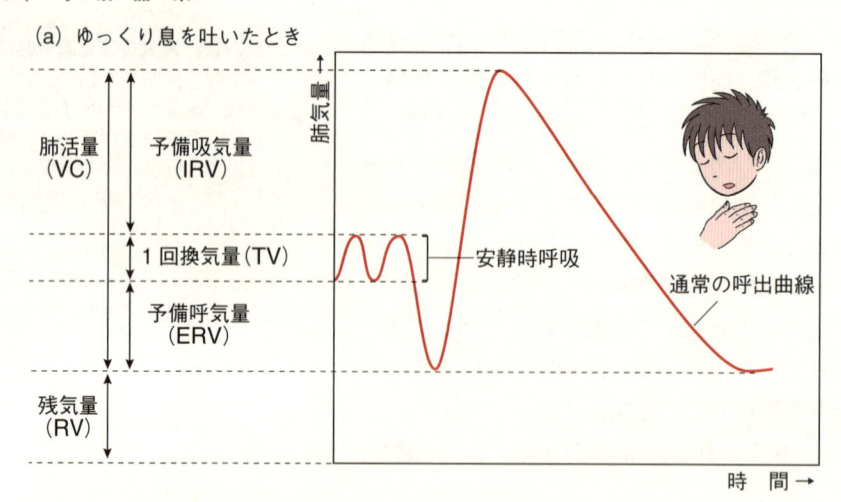

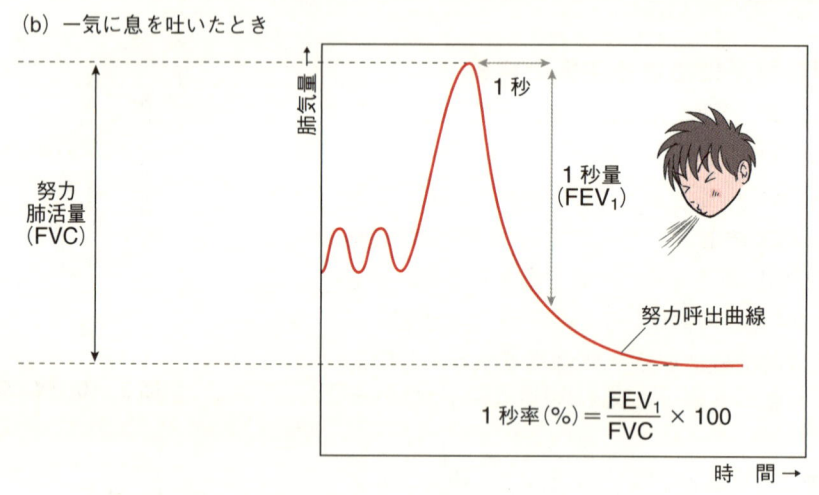

図 5・17 呼吸曲線

・**機能的残気量**：安静時の呼気で，呼気後に肺および気道に残ってしまった空気量を表す．

b. 肺の容量　肺胞に入った空気がガス交換にあずかる空気となる．したがって，肺の中にどのくらい空気を入れることができるかがその人のガス交換の基本的な能力と関わってくる．

前述の1回換気量と予備呼気量，予備吸気量を足した量，測定としては最大まで空気を吸入して最大まで呼気をしたときの空気量を**肺活量**という（⇨コラム 19）．

身長，性別，年齢を当てはめる予測式を用いて算出される肺活量を**予測肺活量**という．肺機能を測定する際，肺活量の基準値となる．

実測された肺活量が予測肺活量の何％であったかを求

> **コラム 19　肺活量**
> 肺活量は英語で vital capacity（VC）という．vital は"生きていること，生命の"，capacity は"収容力・受け入れる力"という意味があるので，まさに肺に空気を入れる量は，生きること，生命に直結することである．

めた値が**％肺活量**である．80％以上を正常とする（⇨コラム**20**）．

c．呼気のしやすさ　膨らんだ肺胞は，肺胞周囲の弾性線維がもつ弾性力によりしぼむ力が働き，空気を呼出しやすくなっている．

予備吸気量まで最大限に吸気をした状態から，なるべく早く空気を最大呼気量まで呼出した際（**努力肺活量**），呼出を開始してから1秒間に呼出できた空気量を**1秒量**，努力肺活量に対する1秒量が何％であったかの値を**1秒率**という（図5・17b）．

1秒間のうちにどれだけ空気を呼出できるかを表す測定値であり，呼気の勢いを表している（⇨コラム**21**）．

d．死　腔　気道や肺胞でガス交換を行えない部分のことを**死腔**という．成人では約150 mLである．1回換気量のうち，死腔内に入っている空気はガス交換にあずからないので，ガス交換に有効な空気量（肺胞換気量）は1回換気量から死腔の分を引いた量である（⇨コラム**22**）．

5・4　呼吸の調節の仕組み
5・4・1　神経性調節

呼吸に関する中枢は脳幹の延髄や橋にある．"生きるために必要な呼吸"は睡眠中であっても休むことなく繰返されており，おもに脳幹の呼吸中枢によって無意識的（不随意的）に調節されている．

"話す"，"泣く（鳴く）"，"笑う"は，生命維持に不可欠ではなく，"行動"や"感情の表出"として行われるものである．これらは大脳皮質や大脳辺縁系からの指令により，生命維持に必要な呼吸を一時中断して"割り込む"形で行われる．

気道内に異物があるときは，気道から異物を排除するように呼吸中枢（延髄）が特殊な呼吸（くしゃみ，咳など）を反射的に起こす．

くしゃみは，鼻粘膜に異物が触れたり，刺激されたりすると起こる．咳（**咳嗽**）は，喉頭，気管，気管支の気道粘膜に異物が触れたり，刺激をされたりすると起こる．

肺（気管支にある気管平滑筋）には伸展受容器があり，延髄に情報が送られると吸気・呼気の反射を起こす．

コラム 20　予測肺活量

同性，同年齢では身長が高いほうが予測肺活量は大きくなる．これは，身長が高いほど胸郭の体積が大きくなるので，肺の体積も大きくなるためである．また，同年齢・同身長の男女では男性のほうが予測肺活量は大きくなり，同性・同身長では年齢が高いほど予測肺活量は小さくなる．運動選手など，呼吸機能が鍛錬されていると，実測した肺活量が予測肺活量を上回り，％肺活量が100％以上になる．

コラム 21　1秒量，1秒率の意義

肺は，正常でも加齢とともに肺胞周囲の弾性線維が劣化するためにしぼむ力は弱くなってしまう．また，胸郭の運動も，肋軟骨の硬化や呼吸筋の筋力低下によって小さくなってしまう．これは，1秒間に呼出できる空気量が減少して1秒率も低下し，呼気の勢いが弱くなっていることを示す．

1秒量・1秒率の低下は，たとえば咳嗽時の呼気の勢いも弱くなっていることを表し，喀痰など気道内異物を効果的に排出する能力が低下していることを示唆するものである．

コラム 22　呼吸運動と死腔

呼吸回数は増加しているが浅い喘ぐような呼吸になると1回換気量は減少する．1回換気量が死腔量と同じかそれより少なくなってしまうと，吸気が肺胞に到達しないのでガス交換はできなくなってしまう．

深呼吸では，死腔量よりも多くの空気を吸気するので肺胞に十分に吸気が届き，効果的なガス交換ができる．

・吸気の反射
　　吸気により肺胞・気管支が膨らむ．
　　　⇒ 伸展受容器が引き伸ばされる．
　　　　　⇒ 吸気を止め，呼気を起こす．
・呼気の反射
　　呼気により肺胞・気管支がせばまる．
　　　⇒ 伸展受容器がもとに戻る．
　　　　　⇒ 呼気を止め，吸気を起こす．

この反射をヘーリング・ブロイエル反射という．

5・4・2 化学的調節

頸動脈（頸動脈小体）や大動脈弓には，動脈血中の酸素（O_2）や二酸化炭素（CO_2）の量を感知する受容器（末梢性化学受容器）がある．

頸動脈や大動脈を流れる血液（動脈血）中の O_2 濃度，CO_2 濃度の情報は神経（舌咽神経の求心性線維）によって延髄に伝えられ，呼吸運動の調節を行っている．

表 5・2 呼吸の調節

動脈血中の酸素	動脈血中の二酸化炭素	動脈血中の水素イオン	呼吸の調節
少ない	多い	多い	呼吸は促進
多い	少ない	少ない	呼吸は抑制

呼吸中枢のある延髄には，脳の周囲を潤している脳脊髄液に含まれる水素イオン（H^+）の濃度を受容する受容器がある（中枢性化学受容器）．動脈血中の CO_2 が増加すると，血液中の H^+ が増加する．脳に流れる血液から，脳の周囲や内部を潤す特殊な組織液である脳脊髄液が産生され，血液中の H^+ は脳脊髄液中にも出現する．すなわち，動脈血中の CO_2 が増加すると脳脊髄液中の H^+ は増加する．これらを感知することにより呼吸は調節される（表 5・2）．

6　消化器系

6・1　消化器系の概略
6・1・1　食べ物の"通り道"

口から摂取された食物は，**口腔**，**咽頭**，**食道**，**胃**，**十二指腸**，**空腸**，**回腸**，**結腸**，**直腸**，**肛門**までの"一続きの管"を通過する．食物が通る"一続きの管"を**消化管**という．消化管の内腔は，外から取込んだものが通過する部分であり，"身体の外"とされている．

6・1・2　消化器系に属する臓器

口から摂取した食物は通過しないが，**肝臓・胆嚢・膵臓**も消化器系に属する臓器で，食物を消化する消化液

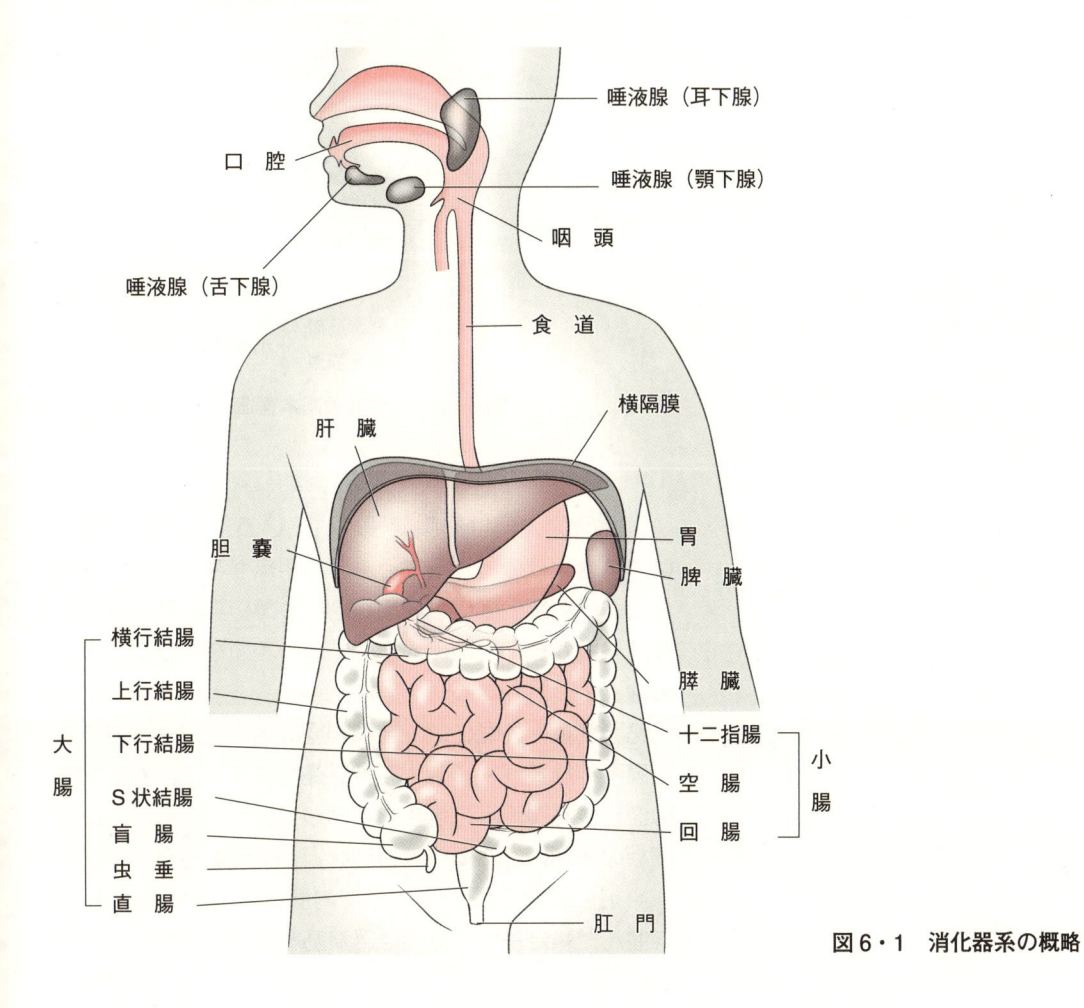

図6・1　消化器系の概略

（消化酵素）の産生・分泌や，吸収された栄養分を蓄えるなどの機能をもっている．消化器系の臓器を図6・1に示す．

6・1・3 消化管の基本構造

消化管のうち，食道から直腸までの基本的な構造は共通しており，管腔の内側から外側へ向かって**粘膜**，**粘膜下組織**，**筋層**，**漿膜**の順に構成されている（図6・2）．

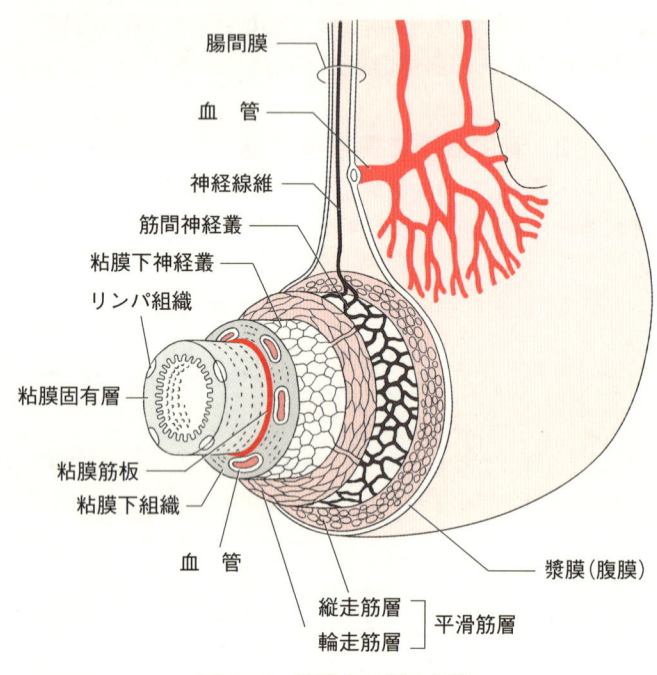

図6・2 消化管の基本構造

消化管の内側は粘膜で覆われている．粘膜の外側には，結合組織の層からなる粘膜下組織が存在する．粘膜と粘膜下組織の間に**粘膜筋板**という薄い平滑筋の層があり，粘膜からの粘液の放出や粘膜の表面を動かして広げるなどの役割がある．

粘膜筋板の外側には，自律神経のネットワークである**粘膜下神経叢（マイスナー神経叢）**があり，おもに粘膜の血流や粘膜筋板の働きを調節している．さらに，粘膜筋板の外側には，消化管運動を担う**平滑筋層**がある．

平滑筋層は2層からなり，内側は平滑筋細胞が輪状に並んだ**輪走筋層**，外側は平滑筋細胞が縦方向に並んだ

縦走筋層である．縦走筋と輪走筋の間には，平滑筋を支配する自律神経のネットワークである筋間神経叢（**アウエルバッハ神経叢**）があり，消化管運動を調節している．

6・1・4 消化管の運動

消化管の内容物は，**蠕動運動**，**振り子運動**，**分節運動**によって消化管内で混和されながら移送される（図6・3）．

- **蠕動運動**：輪走筋層が，口側から肛門側に向かって移動しながら収縮することにより内容物を移送する．
- **振り子運動**：縦走筋層が収縮と弛緩を繰返すことによって消化管を伸ばしたり縮めたりする動きで内容物を移送する．
- **分節運動**：輪状筋の収縮する位置を少しずつずらすことにより消化管を揉むような動きによって内容物を混和する．

消化管の運動は，副交感神経の刺激（アセチルコリン）で促進され，交感神経の刺激（ノルアドレナリン）で抑制される．消化管ホルモンによっても調節されている．

粘膜層や平滑筋層には感覚神経が分布しており，腸管が内容物で膨らんだなどの物理的刺激やアルコールなどの化学的刺激，入ってきた内容物の温度の刺激などを消化管運動の中枢である延髄に伝達している．これらの刺激により，反射的に消化管運動は促進される．

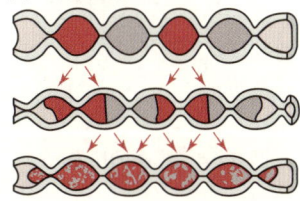

図6・3 消化管運動の種類

(a) 蠕動運動
(b) 振り子運動
(c) 分節運動

6・1・5 腸内細菌

腸管内には，腸管内の物質を分解して生きている**腸内細菌**が常在し，（有害な）細菌の増殖を抑える働きをしている．さまざまな種類の細菌群を**常在細菌叢**という（⇨ コラム1）．常在細菌叢により，外界から（食物に混ざって）腸管内に侵入する細菌類の増殖を抑制する効果がある．腸管内の細菌の種類や数のバランスは，ビフィズス菌などの乳酸菌類によって産生される乳酸や，腸粘膜やリンパ小節に存在するリンパ球の働きにより保たれている．

腸内細菌が腸内容物を分解したときに生じた物質（糖類・乳酸・ビタミン類など）は腸粘膜から吸収される．

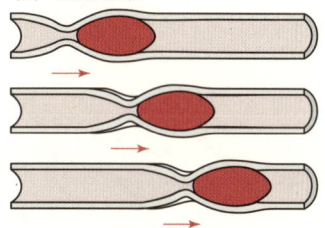

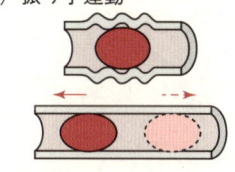

> **コラム1 抗生剤と腸内細菌**
>
> 抗生剤（抗菌薬）を投与すると腸内の常在細菌叢も一部障害を受け，下痢になる場合がある．特に高齢者や幼児では影響を受けやすい．この場合，止瀉薬（下痢止め）は使えないため，抗生剤投与時に下痢が起こった場合はその抗生剤の中止・変更や整腸剤の内服も考慮する必要がある．

> **コラム❷ 腹膜透析**
> 腹膜に分布している毛細血管を利用して腹腔内に透析液を貯留させて血液を浄化させる**腹膜透析**が行われている.

物質を分解する際にガス（インドール，スカトールなど）が発生する．

6・1・6 腹腔内臓器と腹膜

腹膜には，腹壁の内側を覆う**壁側腹膜**と，消化管などの腹腔内臓器の外側を覆う**臓側腹膜**がある．腹膜は薄い上皮細胞で構成された漿膜で，毛細血管やリンパ管が分布している（⇨**コラム❷**）．腹膜に分布している毛細血管から血液中の液体成分が滲出してできた**漿液**が，腹腔内に存在している．

胃を覆っている腹膜は，胃の下方（大弯側）で下に垂れ下がり，**大網**を形成している（図6・4）．

十二指腸，上行結腸，下行結腸は，腹膜（臓側腹膜）が消化管の半周だけ覆い，残り約半周分の腹膜が，後腹壁の腹膜（壁側腹膜）となり，後腹壁に固定されている（図6・5a）．

空腸と回腸，横行結腸とS状結腸の腹膜は消化管のほぼ全周を覆い，1箇所で合わさって**腸間膜**を形成する（図6・5b）．2枚の腹膜に挟まれた腸間膜の間に血管やリンパ管，神経が分布している．腸間膜はコンパクトにまとめられて，腸間膜根として後腹壁につるされており，可動性に富んでいる．腹膜によって後腹壁に固定されている器官を**後腹膜臓器**または**後腹膜器官**（十二指腸，上行結腸，下行結腸，直腸，膵臓，腎臓，副腎，尿管）という．

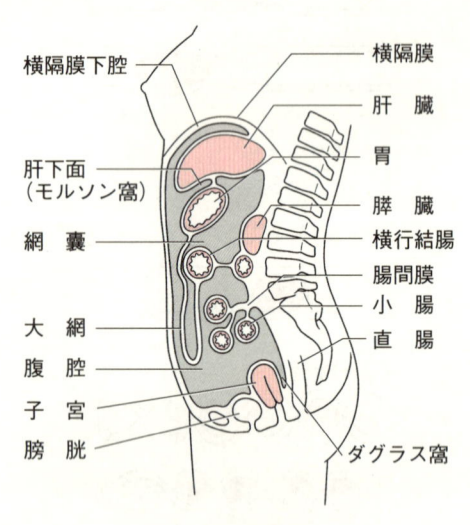

図6・4 腹膜の広がり

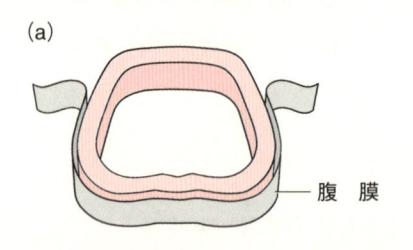

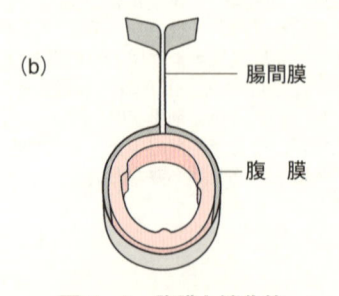

図6・5 腹膜と消化管

6・2 口腔の構造と機能
6・2・1 口腔の構造（図6・6）

口腔内は**粘膜**（**口腔粘膜**）で覆われている．粘膜の存在により食物は口腔内に付着せず，咀嚼のときに食塊がまとまりやすくなっている．粘膜内には白血球やリンパ球が存在している．

口腔上部の手前は，頭蓋骨の一部が粘膜組織で覆われており，この部分を**硬口蓋**という．口腔上部の奥は，骨格筋が粘膜で覆われており，咽頭を構成する筋組織へ移行する，この部分を**軟口蓋**という．軟口蓋を構成している筋は嚥下時に収縮して口腔と鼻腔とのつながりを断つ働きがある．

口蓋扁桃（いわゆる扁桃腺）は，軟口蓋の口腔粘膜組

織に存在するリンパ組織で，リンパ球やマクロファージなど免疫に関与する細胞が数多く常在しており，口から体内に入るもののうち，有害なものがないかを監視している．

6・2・2 舌（図6・7）

a. 舌の運動　舌は舌筋（骨格筋性）で構成されている．舌筋は，舌の正中部を中心とする左右対称の筋で構成されている．舌筋は下顎骨と舌骨に付着し固定されている．舌筋の運動を支配する神経は舌下神経（第XII脳神経）である．右の舌下神経は舌筋の右側，左の舌下神経は舌筋の左側を支配する．

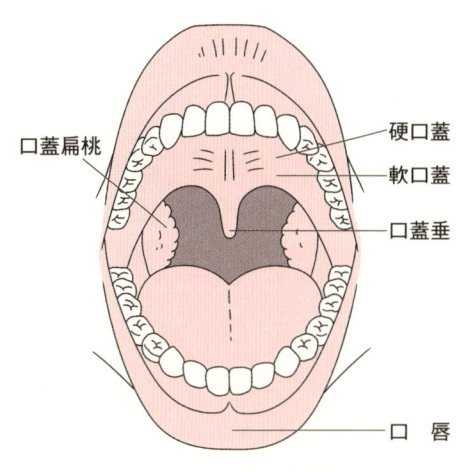

図6・6　口腔内の模式図

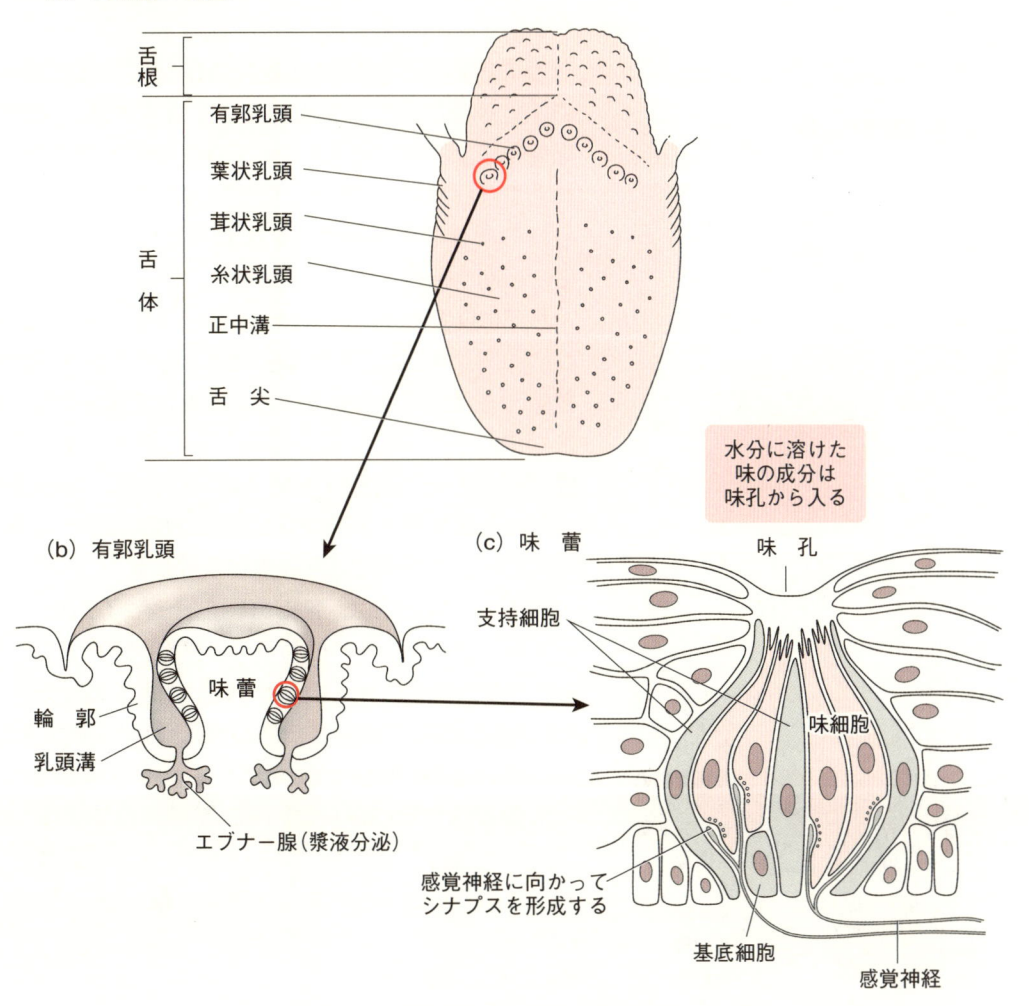

図6・7　舌の構造

舌の運動により，咀嚼時には食物に含まれている味覚を起こす物質を舌にある味覚器（味蕾）に触れさせて食物を味わうことができ，嚥下時には咀嚼したものを食塊にまとめて咽頭へ送り込むことができる．さらに，発声にも舌の動きは不可欠である．

b. 舌の粘膜と感覚 舌の表面は口腔と同様に粘膜で覆われており，粘膜組織内には白血球やリンパ球が存在する．舌の表面には，**舌乳頭**（"ザラザラ""ボツボツ"した小突起）が存在している．

舌の縁にある茸状乳頭と葉状乳頭，舌の奥にある有郭乳頭には味覚の受容器である味蕾が存在している．糸状乳頭には味蕾は存在しない．味蕾は，舌だけでなく口腔粘膜や咽頭粘膜にも存在する．食物に含まれている味覚を起こす化学物質が，唾液などの水分に溶解して味孔から味蕾に入り，味覚細胞を興奮させることで味覚が発生する．

舌の前側2/3の領域（舌の先端から有郭乳頭まで）の味覚細胞の興奮は**顔面神経**（第Ⅶ脳神経）の感覚神経線維により脳へ伝達される．舌の後側1/3の領域（有郭乳頭から咽頭まで）と，咽頭粘膜に存在する味覚細胞からの興奮は**舌咽神経**（第Ⅸ脳神経）の感覚神経線維により脳へ伝達される〔§9・9・10（p.189）参照〕．

舌には味覚以外に，温かいご飯，冷たいアイス，柔らかいお肉，歯ごたえのある堅焼きせんべいなど，食事を食感でも満足できるようにさまざまな感覚を受容する機能が備わっている．舌の前側2/3の味覚以外の舌の感覚の脳への伝達は三叉神経（第Ⅴ脳神経）の第3枝の枝である**舌神経**（下顎神経），舌の後側1/3と咽頭の感覚を脳へ伝達するのは舌咽神経である．

味蕾の味覚細胞は，常に分裂を繰返しており，約10日で新しい細胞に入れ替わる．味覚細胞の増殖には**亜鉛**（Zn）が必要である（⇨コラム❸）．舌の粘膜細胞も盛んに細胞分裂しており，皮膚の角質細胞と同様に常に新しい細胞と入れ替わっている．

舌の表面から脱落した細胞，粘液，食物の成分（カス）や増殖した細菌が"コケ（苔）"状に舌の表面に付着したものを**舌苔**という（⇨コラム❹）．

6・2・3 歯

歯の構造を図6・8に示す．

コラム❸ 味覚障害と亜鉛
味覚細胞の増殖には亜鉛（Zn）が必要である．亜鉛の摂取不足が起こると味覚細胞の増殖が滞り，味覚障害が生じることがある．亜鉛は食物から摂取される．

コラム❹ 舌苔
口から食事を摂取していなくても，舌の粘膜の上皮細胞は生まれ変わっているので舌苔は発生する．経管栄養を行っている患者の口腔ケアが必要とされる．

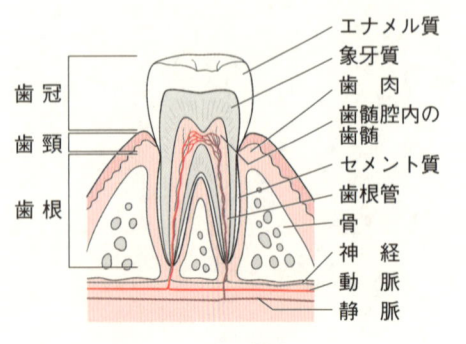

図6・8 歯の構造

エナメル質は人体で最も硬い組織である．歯髄腔内には神経と血管が分布している．歯に分布している感覚神経線維が歯にかかる負荷を受容し，"歯ごたえ"として認識される．

歯には，食物を噛み切るための**切歯**と**犬歯**，すりつぶすための**臼歯**がある．

乳歯と永久歯の歯列を図6・9に示す．乳歯は6カ月ころ乳中切歯から萌出し始め，2歳ころまでに20本すべてが生え揃う（⇨ コラム5）．乳歯に咀嚼の負荷などがかかると永久歯に生え変わる．乳臼歯は永久歯の小臼歯となる．成長とともに上顎・下顎の骨格が成長して，大臼歯が萌出する"スペース"ができると第1大臼歯から萌出する．第1大臼歯は6歳ころに萌出する（いわゆる6歳臼歯）．

永久歯は全部で32本あるが，上顎骨・下顎骨の発達状況により第3大臼歯が萌出しない場合も多い（親知らず）．

> **コラム5 乳歯と発達**
> 乳歯が萌出している状況は，子どもの成長状態を評価するうえで重要な情報となる．

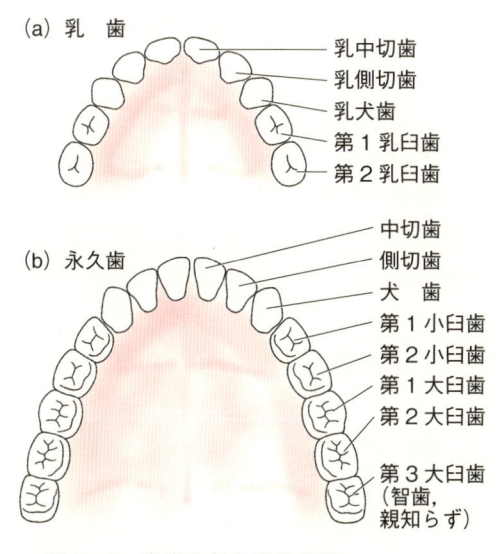

図6・9 乳歯と永久歯の歯列

(a) 乳歯: 乳中切歯, 乳側切歯, 乳犬歯, 第1乳臼歯, 第2乳臼歯

(b) 永久歯: 中切歯, 側切歯, 犬歯, 第1小臼歯, 第2小臼歯, 第1大臼歯, 第2大臼歯, 第3大臼歯（智歯, 親知らず）

6・2・4 咀嚼

下顎骨を動かして，歯によって，摂取した食物を細かくし飲み込みやすいようにする働きを**咀嚼**という．咀嚼のために下顎を動かす筋肉を**咀嚼筋**といい，三叉神経の第3枝である**下顎神経**に含まれる運動神経線維によって支配されている．咀嚼筋には，**側頭筋**，**咬筋**，下顎骨

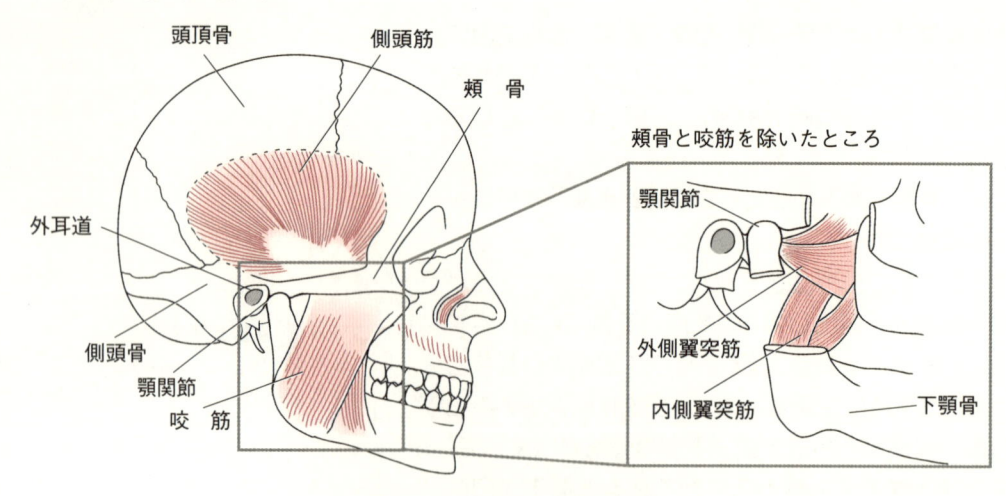

図 6・10　咀嚼にかかわる筋

コラム 6　年齢と咀嚼
　口輪筋と頰筋は哺乳類に特徴的な顔面筋で，授乳時に口輪筋は乳頭を保持して頰筋で吸う力を生み出す．加齢に伴い顔面筋の筋力が低下してくると，頰筋の収縮力も弱くなり，咀嚼時に頰の裏側を誤って噛みやすくなる．

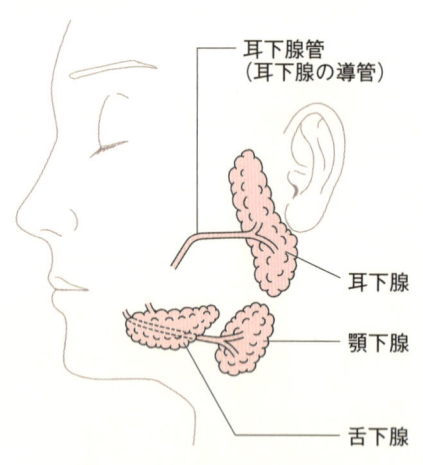

図 6・11　大唾液腺の模式図

コラム 7　唾液腺
　耳下腺・顎下腺・舌下腺のように唾液を分泌する腺組織が集まって器官となっている唾液腺を**大唾液腺**，口腔粘膜内に散在している小さな唾液の分泌組織を**小唾液腺**という．

の裏側に位置する**外側翼突筋**と**内側翼突筋**がある（図6・10）．各筋とも左右両側に1対ずつ存在する．側頭筋と咬筋は下顎骨を引き上げて噛む力の主力となり，側頭筋，外側翼突筋と内側翼突筋が収縮すると下顎骨は前後左右に動き，臼歯ですりつぶす作用の運動（臼磨運動）となる．

　上顎骨と下顎骨の関節を**顎関節**という．顎関節の関節腔内には関節円板という結合組織でできたクッションの役目をする構造がある．

　咀嚼時には，顔面筋（表情筋）である口輪筋が口唇を閉じるように収縮して食べこぼさないようにする．また，舌筋と頰筋を用いて食塊がうまく臼歯に当たるようにする（⇨コラム 6）．

6・2・5　唾　液　腺

　唾液を分泌する器官を**唾液腺**という．ヒトでは**耳下腺・顎下腺・舌下腺**の3種の大きな唾液腺が左右対称に3対六つ，存在している（図6・11）．3種の唾液腺のほかに，口腔粘膜内には唾液を分泌する小さな腺組織が散在しており，口腔粘膜全体から口腔粘膜を湿らせる唾液の分泌が行われている（⇨コラム 7）．

・**耳下腺**：最大の唾液腺で，サラサラした唾液（漿液性唾液）を分泌する．耳下腺から分泌された唾液は，耳下腺管という導管を通り，上顎の第2大臼歯に当たる頰部で口腔に分泌されている．

・**顎下腺，舌下腺**: 比較的粘性のある唾液（粘液性唾液）を分泌する．顎下腺・舌下腺の導管は，口腔へは舌の下部，口腔底（舌下小丘と舌下ヒダ）で開口している．

唾液の成分の大部分は水分であり，粘性をもつタンパク質の**ムチン**を少量含む．1日に約1400 mLの唾液が分泌される．

食物に含まれる味覚を起こす物質が，唾液中の水分に溶解することにより味覚を感じやすくなる．また，唾液に含まれるムチンは咀嚼されたものに湿り気と粘り気を与えて食塊を形成し，嚥下しやすくなる．

唾液には，デンプンをマルトース（麦芽糖）に分解する消化酵素の**唾液アミラーゼ**（プチアリン）や細菌類の細胞壁にダメージを与えて増殖を抑制する作用をもつ**リゾチーム**（酵素の一種）やIgA（抗体）も含まれている．

唾液の分泌を調節する中枢は延髄にある（⇨**コラム 8**）．耳下腺には舌咽神経，顎下腺と舌下腺には顔面神経が分布しており，唾液分泌を支配する自律神経の線維が含まれている．

副交感神経の刺激（アセチルコリン）により水分が多く粘性の少ない漿液性唾液の分泌が促進される．交感神経の刺激（ノルアドレナリン）により水分が少なく粘性の高い粘液性唾液の分泌が促進される（⇨**コラム 9**）．

口腔内に食物などが入り刺激されると，副交感神経による唾液分泌反射によって反射的に唾液が分泌される．咀嚼運動によっても唾液分泌が促進される．また，胃や十二指腸に内容物が入ると，その情報が延髄に伝達されて唾液分泌が促進される．食物を見たり，匂いをかいだり，食物のことを思い出したりすると，大脳皮質からの刺激で延髄の唾液分泌中枢が刺激されて唾液の分泌は促進される．

> **コラム 8 食事の雰囲気と唾液分泌の促進**
> 食事をする際，食事の場の雰囲気や食事の盛付けなどが大脳を刺激して唾液の分泌を促進する．唾液の分泌が促進されると，咀嚼や味覚の受容が効果的になるので，食事の際の雰囲気なども食物の消化吸収に重要な要素となる．

> **コラム 9 分泌される唾液の特徴**
> 通常，交感神経と副交感神経は同一臓器に対して反対の作用をもつ．しかし唾液腺に対しては両方とも分泌促進に働くのが特徴である．ただ，それぞれの神経で分泌される唾液の成分は異なる．
> 副交感神経は食物を食べる際などに刺激される．このため食物摂取時には副交感神経により主として耳下腺から消化酵素（アミラーゼ）を含む漿液性の唾液が分泌される．
> 一方，交感神経はストレスなどで刺激される．このため粘膜保護作用をもつムチンや免疫作用をもつリゾチーム，IgAを多く含んだ粘液性の唾液が主として舌下腺から分泌される．

6・3 咽頭の構造と機能
6・3・1 咽頭の構造

咽頭は，鼻腔から，口腔が喉頭と食道に分かれる部位までの筋組織でできた筒状の部分である（図6・12）．鼻腔を通る吸気・呼気と，口腔から嚥下された食物の両方が通過する．咽頭内面は粘膜で覆われており，リンパ球やマクロファージなどが多く密集している**扁桃腺**とよ

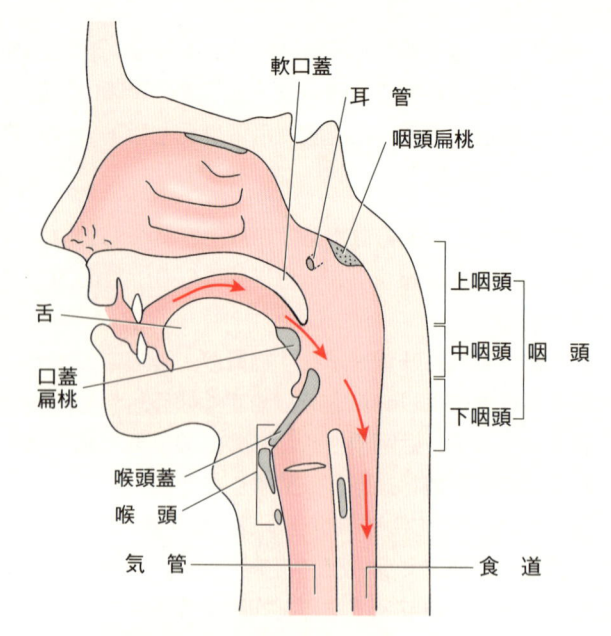

図6・12 口腔，咽頭，喉頭（矢状断）

ばれるリンパ組織が存在している．

6・3・2 嚥　下

口腔で十分に咀嚼された食物は，舌・咽頭・喉頭の筋の働きで食道へ送り込まれる．この働きを**嚥下**という（⇨コラム10）．嚥下の過程は三つの段階で構成されている（図6・13）．

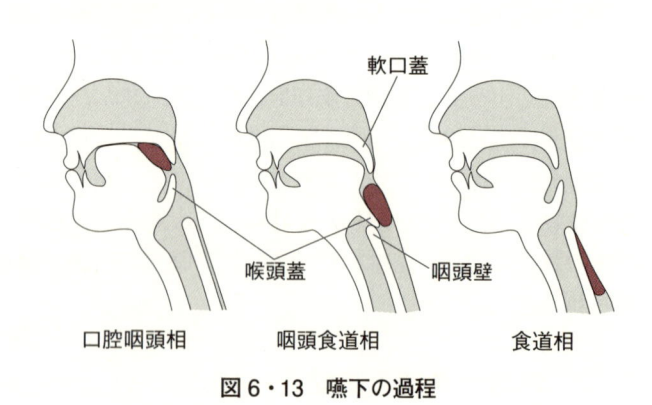

図6・13 嚥下の過程

[第1相（口腔咽頭相）]
・咀嚼によって細かくなった食物は舌の動きによって食塊を形成し，口腔の奥（咽頭の入口）へ送られる．
・舌の動きによって起こる過程であり，随意運動（自分の意思で調節できる運動）である．

コラム10 嚥下と誤嚥

食物などが何らかの理由で，誤って喉頭と気管に入ってしまう状態を**誤嚥**という．誤嚥が起こると，喉頭や気管の気道粘膜が刺激されて反射的に咳嗽を起こす．

咽頭と喉頭の部位は食物と空気の通り道が交差しているので，嚥下の際に誤嚥が起こらないようにさまざまな工夫がなされている．

喉頭蓋は，前面もしくは後面から見ると中央部が上方に盛り上がった山の形をしており，液状の食塊や飲み物は喉頭口の真上を避けて左右に分かれて通る．

喉頭蓋が下がり喉頭口を閉じるのは，飲み込まれたものが重みで喉頭蓋を押し下げるためである．仰臥位で咽頭と食道が水平な状態では嚥下によって咽頭へ食塊を送り込むことがうまくできない．もちろん逆立ちした状態では嚥下はできない．

また，加齢とともに甲状軟骨を拳上する筋（甲状舌骨筋）の力が弱まり，嚥下の際に十分に甲状軟骨を拳上できずに喉頭口と喉頭蓋の間に隙間ができやすくなるので，高齢者は誤嚥を起こしやすくなる．

- 口腔内の舌の動きのみで行われ，気道が塞がらず，呼吸はできる．

[第2相（咽頭食道相）]
- 食塊が軟口蓋の奥から咽頭の入口付近の粘膜に触れると，反射的に嚥下運動が開始する．これを**嚥下反射**といい，中枢は延髄にある．
- 不随意運動（自分の意思で調節できない運動）である．
- 口腔の奥にある筋層の軟口蓋が収縮して鼻腔と咽頭との間を塞ぐ．
- 舌が収縮して口腔の奥と咽頭の入口との境（口峡）まで後退して口腔と咽頭との間を塞ぐ．
- 喉頭の筋が収縮して甲状軟骨が前上方に引き上げられ，喉頭蓋をやや下方に下げて喉頭口（喉頭の入口）に近づけ，喉頭口を閉鎖しやすくする．
- 喉頭蓋は嚥下された食塊の重みでさらに押し下げられ喉頭口を閉じる．

[第3相（食道相）]
- 食塊が食道に入ると，反射的に咽頭下部・食道上部が収縮して食塊の逆流を防ぐ．
- 食道は蠕動運動を起こし，食塊を胃へ送る．
- 第2相と同様に，不随意運動である．

6・4 食道の構造と機能

　食道は，上部が横紋筋，下部は平滑筋からなる長さ約25 cmの管状器官である．胸椎の前方，気管や心臓の後ろを，少し左寄りに下行する．

- **食道頸部**（5〜6 cm）：喉頭の輪状軟骨の高さから胸骨の上縁の高さまで．
- **食道胸部**（15〜18 cm）：胸骨の上縁から横隔膜を通過する部分まで．
- **食道腹部**（2〜3 cm）：横隔膜を通過して胃の噴門まで．

　食道周囲に存在する構造物により，食道には3箇所の**生理的狭窄部**がある（図6・14）．

- **頸部狭窄**：食道の入口付近で，食道の前方と喉頭の輪状軟骨が隣接する部分．食道は輪状軟骨の圧迫で狭窄してしまう．
- **胸部狭窄**：大動脈弓と気管分岐部が交差する部分．
- **横隔膜部狭窄**：横隔膜の食道裂孔を通過する部分．

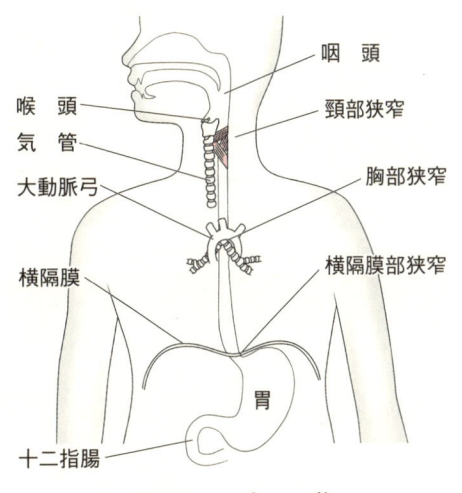

図6・14　食　道

96　第6章　消化器系

> **コラム[11]　逆流性食道炎**
> 食道粘膜は酸性の強い胃液には耐えられない．繰返す嘔吐やげっぷ（噯気）により，胃液が触れることで食道粘膜が潰瘍化し，**逆流性食道炎**を生じることがある．

> **コラム[12]　食道がんの転移**
> 食道粘膜に発生した食道がんの組織が増殖・成長し，筋層の外側に到達すると，食道は漿膜に包まれていないために周囲の気管や胸大動脈の表面に浸潤しやすい．

食道粘膜は上皮細胞が何層にも重なった重層扁平上皮で構成されている．粘膜から分泌される粘液には消化酵素は含まれておらず，食道では栄養素の消化と吸収は行われない（⇨コラム[11]）．

他の消化管の構造と同様に，食道壁の筋層は，内側が輪走筋，外側が縦走筋である．食塊が嚥下により食道に入ると（嚥下第3相），食道上部から下部に向かって反射的に蠕動運動が起こり食塊を胃へ送る．食道壁に存在する筋間神経叢や粘膜下神経叢に自律神経が分布しており，嚥下運動を調節している．

食道は胸腔に存在するため，食物が通過していないときは内腔がつぶれて塞がっている状態である．

食道の外周は，薄い結合組織性の細胞層（外膜）に囲まれているだけで，他の消化管のように漿膜で囲まれていない（⇨コラム[12]）．

6・5　胃の構造と機能
6・5・1　胃の位置

胃は腹腔の左上部にあり，上部は横隔膜と接している．胃の約半分は左側の肋骨弓に隠れている．

食道からつながる胃の入口を**噴門**，十二指腸へと続く

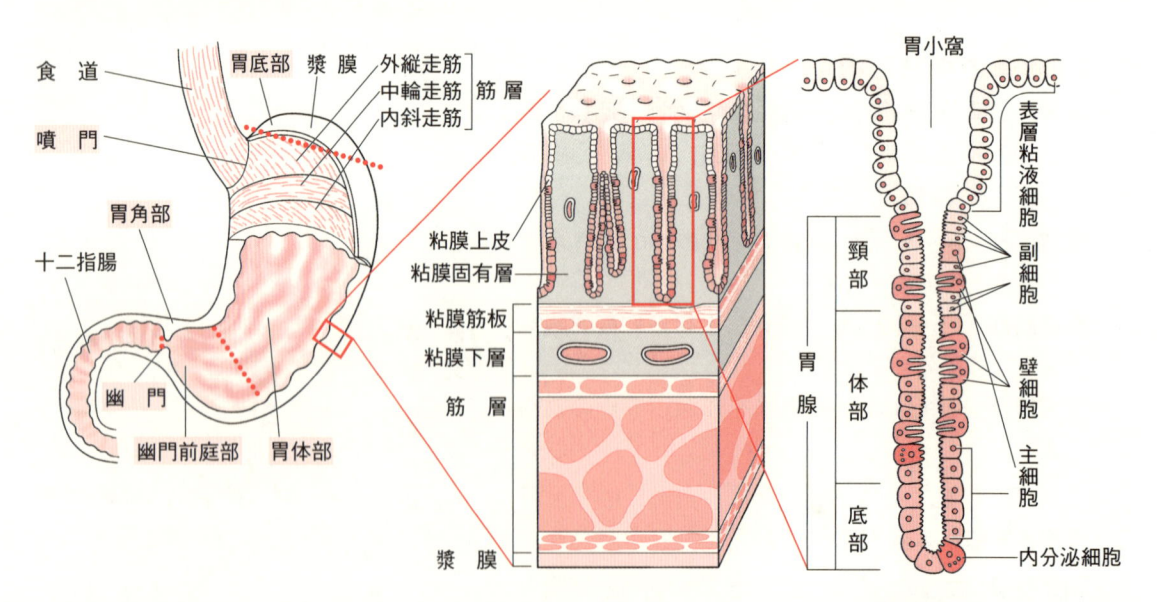

胃底腺 ┌ 主細胞（ペプシノーゲン分泌）
　　　├ 壁細胞（塩酸と内因子の分泌）
　　　├ 副細胞（粘液の分泌）
　　　└ 内分泌細胞

図6・15　胃の構造

胃の出口を**幽門**とよぶ（図6・15, ⇨コラム**13**）．胃の上部で，噴門よりも上へ突出した部分を**胃底部**という．嚥下された空気は胃底に溜まる．胃底部に空気がある程度溜まると胃の運動で噴門から食道を通って排出される．これがげっぷ（噯気）である（⇨コラム**14**）．

6・5・2 胃の平滑筋層

胃壁の平滑筋層は，外側が**縦走筋**，内側が**輪走筋**，さらに内側が**斜走筋**の3層構造になっている（図6・15左）．輪走筋は幽門部で幽門括約筋を構成し，十二指腸へ出る内容物の量を調節している．噴門部には括約筋は発達しない．

6・5・3 胃の粘膜層

胃の粘膜層には，胃液（消化液）を分泌する**胃腺**が存在する（表6・1）．胃腺には，存在する胃の部位や働きの違いにより，**胃底腺**と**幽門腺**がある．

a. 胃底腺 　胃底部・胃体部に存在する胃腺で（図6・15右），**塩酸**や**ペプシノーゲン**（タンパク質消化酵素ペプシンの前駆物質）を多く含む胃液を分泌する．

b. 幽門腺 　幽門前庭部に存在する胃腺で，十二指腸に内容物を送り出す前に，酸性の内容物を中和するためにアルカリ性の**粘液**を多く含む胃液を分泌する．

胃腺の**副細胞**（粘液細胞）から分泌され胃の内面を覆う粘液は，胃液に含まれる塩酸やタンパク質消化酵素による胃壁の傷害を防いでいる．

6・5・4 胃　液

1回の食事で通常約500〜700 mL，1日に約1.5〜2 Lの**胃液**が分泌される．食物に十分な水分を混ぜて粥状とし，腸管へ送り出しやすくする．

胃液に含まれる酸を**胃酸**という．主成分は塩酸（HCl）であり，pH1.5〜2.0の強い酸性を示す．このために，食物中の細菌類の多くは死滅する（**殺菌作用**）．細菌類が死滅もしくは増殖が抑制されるために胃内での内容物の発酵が抑えられる．**ヘリコバクター・ピロリ**は，胃粘膜内で生存できる細菌で，胃炎・胃潰瘍，胃がんの原因菌と考えられている．

胃液は，胃内容物に含まれている鉄分などのミネラルを溶解（イオン化）して，小腸で吸収しやすくする．胃

コラム13　幽門狭窄症（肥厚性幽門狭窄症）
生後2〜3週間から3カ月程度の乳児にみられる疾患で，幽門筋が肥厚することによりミルクなどが幽門部よりも先へ流れることができずに授乳後に噴水のような嘔吐を繰返す．原因は不明であるが，手術などの治療により改善する．

コラム14　乳児の授乳時のげっぷ
乳児の胃には胃底部は形成されておらず，母乳とともに嚥下された空気は胃全体に溜まり，胃が拡張する．胃が拡張すると横隔膜が下がりにくくなり，呼吸がしにくくなるので，授乳後はげっぷをさせて胃内の空気を抜く必要がある．

表6・1　胃腺を構成する腺細胞とその働き

腺細胞	働　き
壁細胞	塩酸と内因子を分泌する．
主細胞	ペプシノーゲンを分泌する．
副細胞	粘液を分泌する．

液に含まれる消化酵素**ペプシン**は，タンパク質を消化する作用がある．ペプシンによってタンパク質でできた胃壁が消化（自己消化）されるのを防ぐために，不活性型のペプシノーゲンとして胃の内腔に分泌され，胃酸（塩酸）に触れることにより活性型のペプシンとなりタンパク質の消化作用をもつようになる．ペプシンは胃粘膜から分泌される粘液を消化することはできないので，粘液が十分に分泌され粘膜を覆っていれば，胃壁はペプシンにより消化されることはない．

　胃腺の壁細胞から分泌される**内因子**は，摂取した食物中に含まれているビタミン B_{12} （コバラミン類）と結合し，ビタミン B_{12} を小腸から吸収できる形にする．ビタミン B_{12} は，骨髄で赤血球を産生するために不可欠なビタミンである．

　胃液の分泌は迷走神経である副交感神経線維の刺激により促進され，交感神経の刺激により抑制される．胃腺には消化管ホルモンである**ガストリン**を分泌する内分泌細胞があり，胃に内容物が入ってきた刺激によって分泌が促進される．ガストリンは胃腺細胞に作用し，胃液の分泌を促進する．ガストリンを分泌する細胞は十二指腸の粘膜内にも存在する．

6・5・5　胃の働き

　胃に嚥下された食物が入ると胃壁が伸展する．胃壁が伸展したという刺激は中枢神経系に伝達され，唾液・胃液・膵液の分泌が促進される．

　胃では，入ってきた食物と分泌した胃液を胃の運動によって撹拌し，なるべく均一になるようにして，全体が消化されるようにしている．また，胃液に含まれている塩酸が嚥下されて胃に入ってきた食物によく混和することで，嚥下された食物に含まれている微生物の働きを抑える．さらに，嚥下された食物を胃の中に一時的に蓄えることで，胃液や唾液中の消化酵素が作用する時間を与えている．

　胃でよく撹拌された内容物は，幽門括約筋の働きにより十二指腸へ送られる量が調節されており，消化・吸収の不良を起こさないようにしている．小腸の内容物が多いと，自律神経の作用で幽門部の蠕動運動が抑制され，小腸への移送が抑えられる．また，脂肪分の多い内容物が小腸に入ると，幽門部の蠕動運動が抑制され，小腸へ

の移送が抑えられる．三大栄養素のうち，一般的に胃の停滞時間が短いのは炭水化物で，長いのは脂肪である．

6・6 小腸の構造と機能

小腸は，胃の幽門部から十二指腸，空腸，回腸の順につながっている（図6・16）．消化管のなかで最も長い（6.5〜7.5 m）管である（⇨コラム15〜17）．

> **コラム15 腹部の打診**
> 消化管内のガスの分布を把握するために行う．消化管内にガスが溜まっているときには，鼓音（太鼓のようなポンポンという音）が聴かれ，消化管閉塞，消化管運動の低下が疑われる．

> **コラム16 腹部の触診**
> 膝を立て，腹壁筋を弛緩させてから行う．腹部の筋群の緊張状態，圧痛，臓器の腫大（肝臓，脾臓，腎臓など）の状況を把握する．

> **コラム17 腹部の聴診**
> 腸管の蠕動運動と腸管内の水溶内容物を確認するために行う．"グルグル"，"ゴロゴロ"という音で，5〜15秒間隔で聴取できる．通常の腸蠕動音は，低音で間欠的である．
> 1）**腸蠕動音の亢進**：蠕動音が継続的に聴取され，さらに水溶内容物が流れる音が聴取される場合は，感染性腸炎，下痢が疑われる．
> 2）**腸蠕動音の減少**：1分以上蠕動音が聴取できない場合で，腹膜の炎症や便秘が疑われる．腹部の手術後にも腸蠕動音の減少が認められる．
> 3）**腸蠕動音の消失**：5分以上蠕動音が聴取できない場合は，"蠕動音の消失"と判断され，腸閉塞（イレウス）が疑われる．

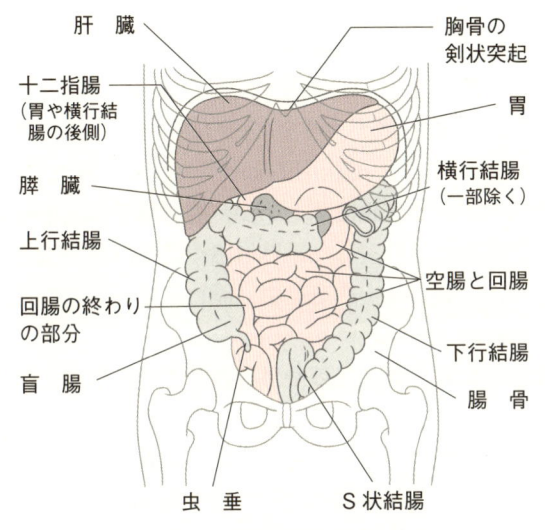

図6・16 腹部消化管の位置

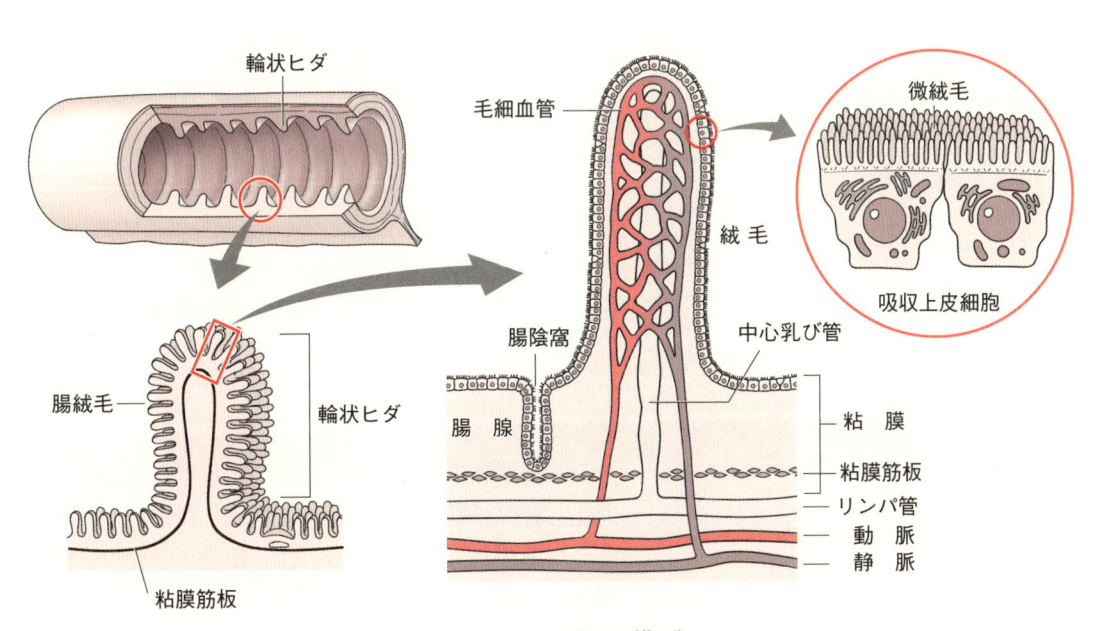

図6・17 小腸の構造

6・6・1 小腸の粘膜

　小腸内腔を覆う粘膜（上皮細胞層）において栄養素の吸収が行われる．小腸の内容物と粘膜が接する面が広いほど効率よく栄養素を吸収できるので，小腸の粘膜組織は輪状のヒダになっており，粘膜の表面には**腸絨毛**がある．腸絨毛の表面にある上皮細胞の頂部に**微絨毛**があることで小腸粘膜の表面積をさらに拡大させている（図6・17）．

　小腸粘膜からは，消化酵素を含むアルカリ性の腸液が分泌される．

　小腸粘膜の粘液や腸液を分泌する腺を**腸腺（リーベルキューン腺）**という．小腸壁からの腸液の分泌は，腸管内容物による刺激で反射的に促進される．副交感神経（アセチルコリン）の作用によっても分泌が促進される．

　腸絨毛の基部を**腸陰窩**といい，腸陰窩では上皮細胞が盛んに分裂し，分裂した細胞は徐々に腸絨毛の頂部へ移動し，古くなった上皮細胞は，腸絨毛の最頂部から腸管内へ剥がれ落ちる．

　吸収した栄養素を血液やリンパ液で運ぶために，小腸には血管とリンパ管が多く分布している．また，口を通して小腸内に入ってきたものの中の有害な物質から体を守るために小腸の粘膜内にはリンパ球が多く存在する．粘膜内で，特に多くのリンパ球が集まっている組織を**リンパ小節**という．

6・6・2 十二指腸

　十二指腸は胃の幽門に続くC字形の長さ約25cmの管である．腹膜により後腹壁に固定され，腰椎をまたぐように存在している．十二指腸のC字形部分に，膵臓がはまり込むように位置している（図6・18）．

　十二指腸粘膜には輪状ヒダが発達している．粘膜からはアルカリ性の粘液と消化酵素を含む**腸液**が盛んに分泌されている．十二指腸粘膜には内分泌細胞があり，胃や膵液の分泌，胆汁の放出を調節する消化管ホルモンを分泌する．

　十二指腸は，小腸の始めの部位で食物からの栄養素の消化と吸収が盛んである．十二指腸粘膜から消化酵素を含む腸液が分泌されており，十二指腸下行部では**胆汁**と**膵液**が腸管内に放出されている．

　空腹，満腹にかかわらず，胃から酸性の胃液が流れ込

んでくる．胃液の酸を中和するために，少量のアルカリ性の膵液が膵臓から副膵管という導管を通り，十二指腸下行部の上部にある**小十二指腸乳頭**から常に十二指腸に放出されている．

　胃から栄養素が多い内容物が十二指腸に流入すると，膵臓で産生された消化酵素を多く含む膵液と，肝臓で生成され胆嚢で濃縮された胆汁が合流し，十二指腸下行部の下部に位置する**大十二指腸乳頭（ファーター乳頭）**から十二指腸内に放出される（図6・18）．

　十二指腸は，胃からの内容物が直接入ってくるので，消化液の分泌や消化管の働きを調節する消化管ホルモンを産生・分泌し，消化管の機能を調節する役目も担っている．

　十二指腸から分泌される消化管ホルモンの**コレシストキニン（CCK）**は，胃から脂質やアミノ酸といった栄養素を含む内容物が十二指腸に流入すると分泌が増加する．コレシストキニンは，膵臓の腺房細胞を刺激して消化酵素を含む膵液の分泌を促進する．また，胆嚢壁の平滑筋を収縮させて大十二指腸乳頭の出口にある**オッディ括約筋**を弛緩させ，胆汁と膵液の十二指腸内への放出を促進する．さらに，大脳皮質に作用し，摂食行動を抑制する作用もある．

　同じく，十二指腸粘膜の内分泌細胞（S細胞）から分泌される消化管ホルモンである**セクレチン**は，胃から流

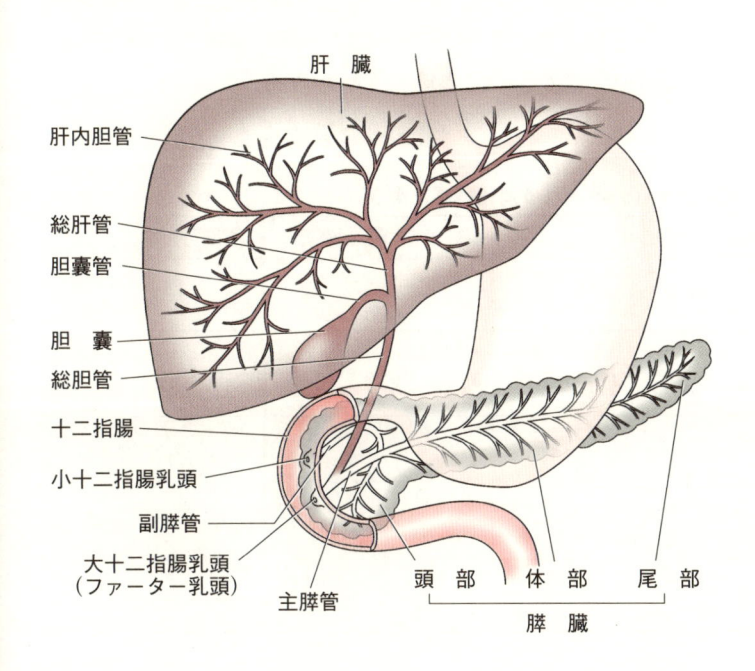

図6・18　十二指腸と肝臓，胆嚢，膵臓

入してきた塩酸によって分泌が促進される．セクレチンは膵臓の導管細胞に作用して，膵液中に炭酸水素イオンの分泌を促す．その結果，水分が多くアルカリ性の膵液が分泌され，胃からの酸性の内容物を中和させる意義がある．

胃腺のG細胞から分泌される**ガストリン**も十二指腸粘膜から分泌されており，胃液の分泌を調節している．

6・6・3 空腸と回腸

空腸と**回腸**は十二指腸からの移行部（**トライツ靱帯**の部分）から始まり，盲腸と接合する部分にある**回盲弁**で終わる．小腸の全長のうち，十二指腸側の約2/5が空腸，大腸側の約3/5が回腸とされているが，空腸と回腸の間に明瞭な境界はない．

空腸は回腸より栄養素の吸収が盛んである．そのため，空腸のほうが輪状ヒダが発達し，粘膜層や平滑筋層も厚く，管も太い．また，空腸には血管が豊富に分布しており，肉眼でも赤みを帯びて見える．

回腸粘膜には，リンパ球やマクロファージが集合しているリンパ小節が十二指腸や空腸よりも多く存在している．

6・6・4 小腸における栄養素の吸収

摂取された食物は，小腸において消化されて，吸収できる栄養素となる．消化管から分泌される消化酵素を表6・2に示す．栄養素の吸収は小腸粘膜表面に存在する腸絨毛（図6・17参照）で行われる．

表6・2 消化管から分泌される消化酵素と働き

	炭水化物分解酵素とその反応		タンパク質分解酵素	脂肪分解酵素
唾液	唾液アミラーゼ（プチアリン）	デンプン → マルトース	—	—
胃液	—	—	ペプシン	—
膵液	膵液アミラーゼ	デンプン → マルトース	トリプシン	リパーゼ
小腸の腸液	マルターゼ	マルトース → グルコース2分子	アミノペプチダーゼ	
	スクラーゼ	スクロース → フルクトース + グルコース		
	ラクターゼ	ラクトース → ガラクトース + グルコース		

a. 糖類の消化と吸収　　二糖類を単糖類に消化する酵素は，腸絨毛を構成する上皮細胞の頭頂部にある微絨毛の細胞膜表面に結合した状態で存在している．微絨毛の細胞膜上で二糖類は分解されて単糖類になる．これを**膜消化**という．単糖類は上皮細胞内に取込まれ，腸絨毛内の毛細血管に入る．

b. タンパク質の消化と吸収　　小腸の腸液に含まれる消化酵素であるアミノペプチダーゼによりアミノ酸に分解され，腸絨毛内の毛細血管に入る．

c. 脂肪酸の吸収　　脂肪酸は，炭素原子が鎖状につながって構成された有機化合物である．炭素数の少ない脂肪酸は腸絨毛内の毛細血管に入る．炭素数の多い脂肪酸は，腸絨毛の上皮細胞内で再び脂肪の一種であるトリグリセリド（中性脂肪）に合成され，腸絨毛内の中心乳び管（リンパ管）に入りリンパ液によって運ばれる．

6・7　胆嚢と胆汁

　肝臓で産生された**胆汁**は，左右の肝管から**総肝管**に合流する．総肝管は肝臓から出ると胆嚢に向かう**胆嚢管**と十二指腸に向かう**総胆管**になっている．総胆管には主膵管が合流している．総胆管の出口である**大十二指腸乳頭（ファーター乳頭）**の周囲には**オッディ括約筋**という平滑筋組織があり，普段は収縮して閉じている．そこで，胆汁は胆嚢管を通って胆嚢に入る．胆嚢内では胆汁中の水分が吸収され，胆汁は濃縮される．

　胆嚢壁は平滑筋で構成されており，十二指腸から分泌される消化管ホルモンである**コレシストキニン**により収縮する．十二指腸からコレシストキニンが分泌されると，胆嚢内で濃縮された胆汁は，胆嚢の収縮によって胆嚢管から総胆管を通り，大十二指腸乳頭（ファーター乳頭）から十二指腸内に放出される．すでに述べたとおり，コレシストキニンは大十二指腸乳頭のオッディ括約筋を弛緩させるので胆汁の放出を妨げない．

　肝臓で産生された胆汁が十二指腸へ放出されるまでの経路を**胆道**という（図6・18）．

　胆汁は脂肪（脂質）の消化に必要な消化液であるが，脂肪を消化する消化酵素は含んでいない．胆汁に含まれる**胆汁酸**が，水に溶解せず滴状となる脂肪分を，粒子を細かくして水になじむ形にする．この作用を脂肪の**乳化（ミセル化）**という．胆汁に含まれている**ビリルビン**は，

コラム 18　外分泌と内分泌

膵臓は，膵液を産生し十二指腸内に放出する外分泌器官としての働きと，膵臓内のランゲルハンス島という組織でホルモンを産生し，血液中に分泌する内分泌器官としての働きをもつ．

内分泌とは，ある臓器の細胞が合成したホルモンが，血液を介して離れた場所にある細胞の機能を調節するために血中に放出されることをいう．例として，脳下垂体前葉の細胞で合成された副腎皮質刺激ホルモンが，副腎の副腎皮質ホルモンの合成に関与する．

外分泌とは，ある臓器の細胞が合成した消化酵素などが，管腔（消化管：この章の最初にも述べたように，消化管内は，体外とみなされている）に放出されることをいう．例として，膵臓で合成されたアミラーゼ（消化酵素）による十二指腸内におけるデンプンの消化がある．

コラム 19　急性膵炎

正常では，膵液は十二指腸内に放出されて十二指腸内に存在する酵素の働きで活性化されてタンパク質消化などの作用を示すようになる．しかし，アルコールの多飲や胆石などによって十二指腸内の膵液を活性化する酵素が膵管内に逆流してしまうと，膵管や膵臓内で膵液が活性化されてしまい，膵液に含まれているタンパク質消化酵素で膵臓の組織が消化（自己消化）されてしまう．これが**急性膵炎**である．自己消化された膵臓からは，血液中に膵液が混入するので，場合によっては膵臓以外の臓器も膵液によって機能低下などの影響を受けてしまうことがある．

消化管における消化・吸収作用には関与していない．

胆汁には，代謝の結果生じた老廃物を消化管内に放出して，最終的に糞便として排泄させる役割もある．

6・8　膵臓と膵液

膵臓は，胃の後側の後腹壁で腰椎（腰部の脊椎）にまたがるように位置する臓器で，十二指腸の屈曲に合わせてはまりこむような形態をしている．十二指腸に近い方から，**膵頭部**，**膵体部**，**膵尾部**と区分する（図6・18参照）．

膵液に含まれる消化酵素は，腺房を構成する腺房細胞で産生される．十二指腸から分泌される消化ホルモンである**コレシストキニン**によって腺房細胞が活性化されて消化酵素の分泌が促進される．

膵液を通す導管を**膵管**といい，膵管を構成する上皮細胞から炭酸水素イオンを含むアルカリ性の液体成分が分泌される．十二指腸から分泌される消化ホルモンである**セクレチン**によって膵管の上皮細胞が活性化され，分泌が促進される．

膵液は膵管を通るため，膵臓の血管内の血液に混じることなく十二指腸へ放出される（**外分泌**，⇨コラム 18）．膵液は無色透明な液体で，pH 7.0〜8.0 程度である．膵液は，三大栄養素のそれぞれに作用する消化酵素を含んでいる重要な消化液である（⇨コラム 19）．

6・9　大腸の構造と機能

大腸は，小腸に近い順から**盲腸・結腸・直腸**で構成さ

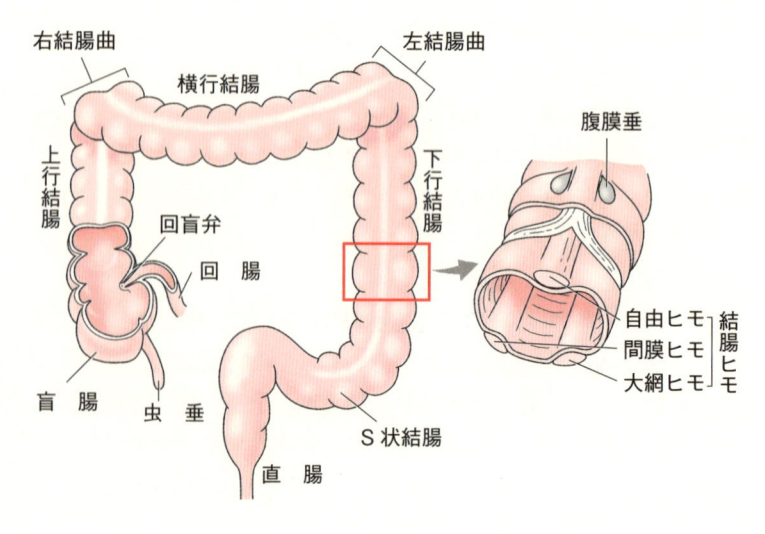

図6・19　大腸の構造

れる長さ約1.5 mの管である（図6・19）．

6・9・1 大腸の特徴
　他の消化管に比べて平滑筋層が薄く，腸管壁が薄い．盲腸と結腸の平滑筋層は，内側は輪走筋層で，外側の縦走筋は結腸と並行して3本の**結腸ヒモ**（大網ヒモ，間膜ヒモ，自由ヒモ）を構成している（図6・19参照）．
　盲腸と結腸は輪走筋が所々くびれている．くびれ間の膨らみを**結腸隆起**といい，横行結腸で顕著にみられる．
　大腸の粘膜層には輪状ヒダや腸絨毛は存在せず，平滑である（図6・20）．大腸には栄養素を消化して吸収する機能はない．大腸粘膜には，粘液を分泌する**杯細胞**が多く存在する．大腸壁から分泌される腸液はアルカリ性の粘液であり，消化酵素は含まれていない．
　大腸では，おもに水分や電解質が吸収され，固形化した糞便を形成し排便の調節が行われる．

6・9・2 盲腸と虫垂
　回腸の内容物は**回盲弁**を通って**盲腸**に入る．回盲弁は，内容物通過時以外は閉じており，結腸の内容物が回腸に逆流しないようになっている（図6・19参照）．
　盲腸の下端には**虫垂**がある．虫垂の粘膜にはリンパ小節が数多くある．虫垂は消化管としての機能はほとんどなく，消化管におけるリンパ性器官として機能している（⇨コラム**20**）．

6・9・3 結　腸
　結腸は**上行結腸・横行結腸・下行結腸・S状結腸**に区分される（図6・19参照）．上行結腸と横行結腸の間の屈曲を**右結腸曲**，横行結腸と下行結腸の間の屈曲を**左結腸曲**という．左結腸曲の屈曲は大きく，内容物の通過には大きな蠕動運動が必要である．
　胃・小腸内の内容物が結腸に移動し伸展すると，中枢（延髄）にその情報が伝達され，反射的に大腸の運動が促進される．この反射を**胃・大腸反射**といい，ひき起こされる運動は大腸の内容物を一掃するような強い蠕動運動である．内容物を肛門側へ送る蠕動運動のほかに，内容物の急激な移送を防いで十分な水分の吸収を行うために，逆行する蠕動運動である**逆蠕動**も起こる．

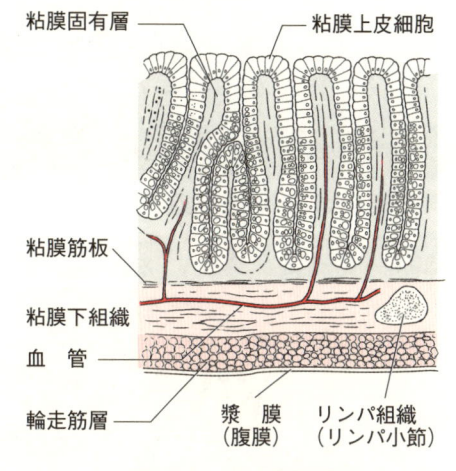

図6・20　大腸粘膜

コラム20　虫垂炎
　細菌感染などによって虫垂粘膜に存在するリンパ球やマクロファージの働きが活発になり，虫垂が炎症を起こした状態が**虫垂炎**である．虫垂炎の際の腹部触診で，**マックバーニー点，ランツ点**（下図）に強い圧痛がある．

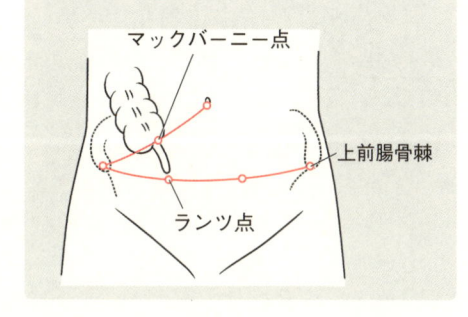

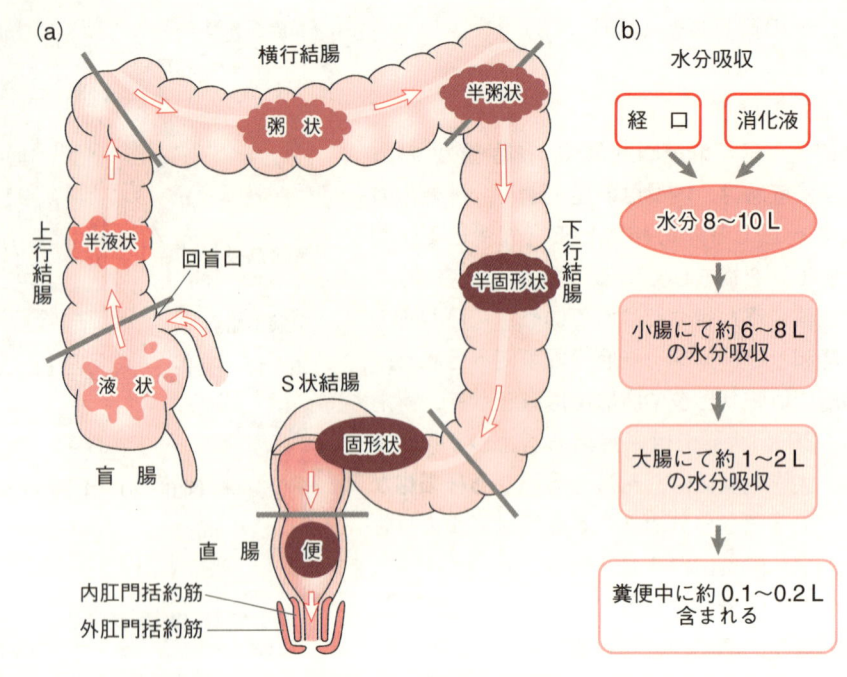

図 6・21 糞便の形成

結腸内での糞便の形成過程を，図 6・21 に示す．

[糞便の形成]
- 上行結腸部では，内容物は液状である．
- 横行結腸部では，内容物から水分の吸収が進み，粥状から半粥状となる．
- 横行結腸は結腸隆起が発達しており，結腸隆起の間のくびれた部分で輪走筋が収縮して内容物を撹拌して水分の吸収を促す．
- 下行結腸では，内容物は半粥状から半固形状となる．
- Ｓ状結腸内で固形状となり，排泄しやすくなる．

6・9・4 直腸と肛門

直腸は，Ｓ状結腸に続く長さ 15～20 cm の腸管である（図 6・22）．縦走筋は，Ｓ状結腸までは 3 本の結腸ヒモを形成していたが，直腸では腸管全周を包んでいる．

肛門を閉鎖するため筋肉として**内肛門括約筋**（平滑筋性），**外肛門括約筋**（骨格筋性），骨盤と直腸をつなぐ骨格筋性の**骨盤底筋群**がある〔図 8・30（p.148）参照〕．

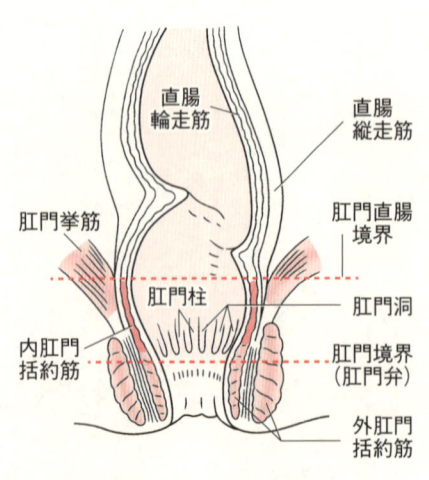

図 6・22 直腸と肛門

6・9 大腸の構造と機能　107

(a) 直腸・肛門括約筋の神経支配

大脳皮質

〔橋〕
排便反射中枢

骨盤神経（求心性）
骨盤神経（遠心性）

内肛門括約筋（平滑筋性）
肛門挙筋（骨格筋性）
外肛門括約筋（骨格筋性）

直腸

陰部神経（遠心性）

〔第2〜4仙髄〕
排便反射中枢

(b) 便意がないとき

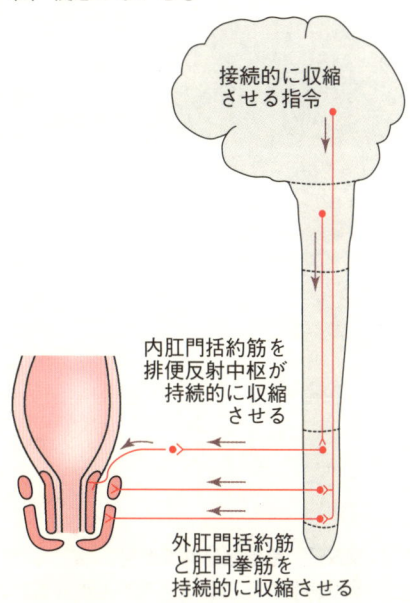

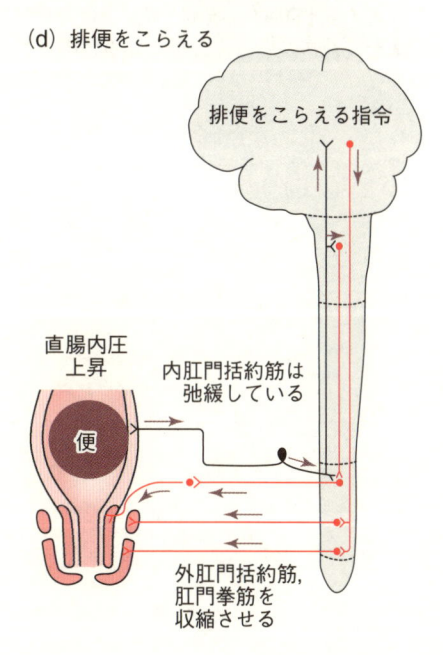

接続的に収縮させる指令

内肛門括約筋を排便反射中枢が持続的に収縮させる

外肛門括約筋と肛門挙筋を持続的に収縮させる

(c) 直腸内圧の上昇，便意の発生

便意として認識

直腸内圧上昇

便

内肛門括約筋を反射的に弛緩

(d) 排便をこらえる

排便をこらえる指令

直腸内圧上昇

内肛門括約筋は弛緩している

便

外肛門括約筋，肛門挙筋を収縮させる

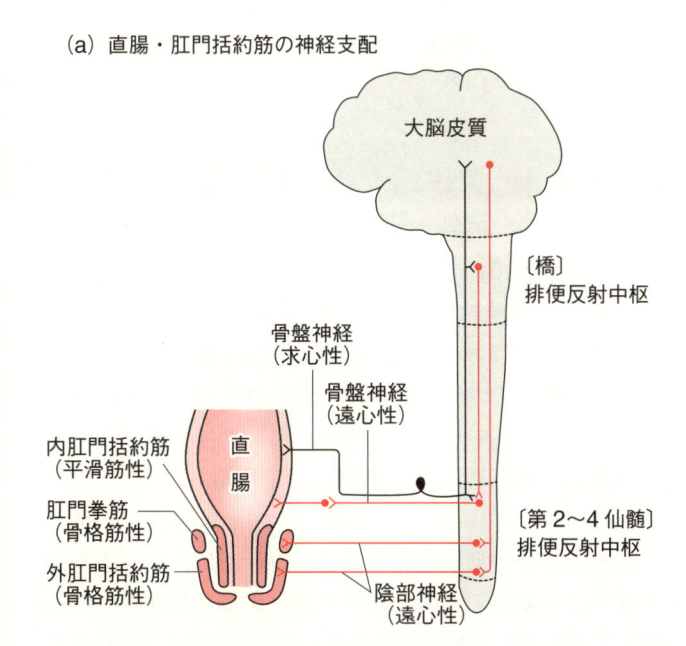

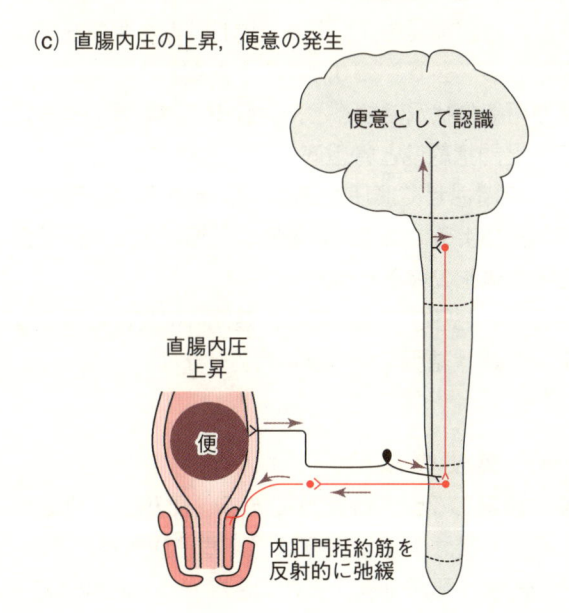

図6・23　排便反射

　内肛門括約筋は骨盤神経の遠心性線維に支配される．骨盤神経には直腸の粘膜や平滑筋に分布する感覚神経（求心性神経）の線維も含まれている．外肛門括約筋と骨盤底筋群は陰部神経の遠心性線維（運動神経線維）に支配されている（図6・23a）．直腸内に内容物がない状態では，内肛門括約筋と外肛門括約筋の持続した収縮（緊張性収縮）により常時，肛門は閉鎖している（図6・

23b). また，**肛門柱**には静脈が豊富に存在し，肛門の閉鎖に役立っている．

6・9・5 排　便

　直腸内には，普段は内容物はなく，つぶれた状態である．大腸の大蠕動で内容物が直腸内に入り直腸内圧が上昇すると，直腸粘膜と平滑筋の伸展が骨盤神経の求心性線維により脊髄（仙髄）・橋の**排便反射中枢**へ伝達され，平滑筋性の内肛門括約筋を弛緩させる排便反射が起こる．排便反射中枢に入力された直腸内圧上昇の刺激は大脳皮質にも伝達され，**便意**として認識される（図6・23c）．

　大脳皮質で便意を認識すると，排便行動に対する判断を行う．排便をこらえる判断では，大脳皮質運動野から外肛門括約筋と骨盤底筋群を収縮させる指令が発生され，脊髄，陰部神経を介して外肛門括約筋と骨盤底筋群を収縮させる（図6・23d，⇨コラム21）．

　排便が可能な状況になると，大脳皮質運動野の指令によって外肛門括約筋と骨盤底筋群を弛緩させる．また，腹筋群を収縮させて腹圧を高め，直腸やS状結腸内の便を押し出すようにする．排便時の刺激によって，反射的に結腸全体を収縮させる．

　排便行動をとらない場合には，直腸内の便は直腸の収縮によってS状結腸に押し戻されてしまう．

6・9・6 糞便の成分

　糞便の重量の75％は水分である（便から1日に排泄される水分量は100〜200 mL）．固形成分としては，大腸内の細菌・死滅細菌，消化できなかった食物繊維・脂肪分，剝がれ落ちた結腸粘膜の上皮細胞などが含まれている．

　食事から10時間以内に排便されると**水様便**，100時間以上費やして排便されると**兎糞状**となる．

　水様便となる原因として，冷たい飲食物・食べ過ぎ・飲み過ぎ・アルコールなどによる腸管刺激のため，またはウイルスや細菌の感染によって消化管での水分吸収機能が低下し，腸液分泌や蠕動運動が亢進したことなども原因となる．感染により起こる水様便は，消化管内の病原体を速やかに体外へ排泄させる効果がある．

コラム 21　骨盤底筋群の作用
　骨盤底筋群のひとつである肛門挙筋は，収縮すると直腸を恥骨側へ持ち上げて直腸を曲げるようにして圧迫させる作用がある．

6・10 肝臓の構造と機能
6・10・1 肝臓の位置と形態の特徴（図6・24）

肝臓は腹腔内の右側に位置し，大部分が肋骨弓に隠れている（図6・16参照）．肝臓の上部には横隔膜があり，肝臓の上面の一部は腹膜に包まれず（無漿膜野），横隔膜の腱（腱中心）と直接付着している．肝腸間膜は横隔膜の腹腔側を覆う腹膜と癒合しており，呼吸時の横隔膜の上下により肝臓も上下する．

肝臓は**肝鎌状間膜**で**右葉**と**左葉**に分けられる．肝臓の下部には**方形葉**と**尾状葉**がある（図6・24a, b）．肝臓の下面に胆嚢が位置している．

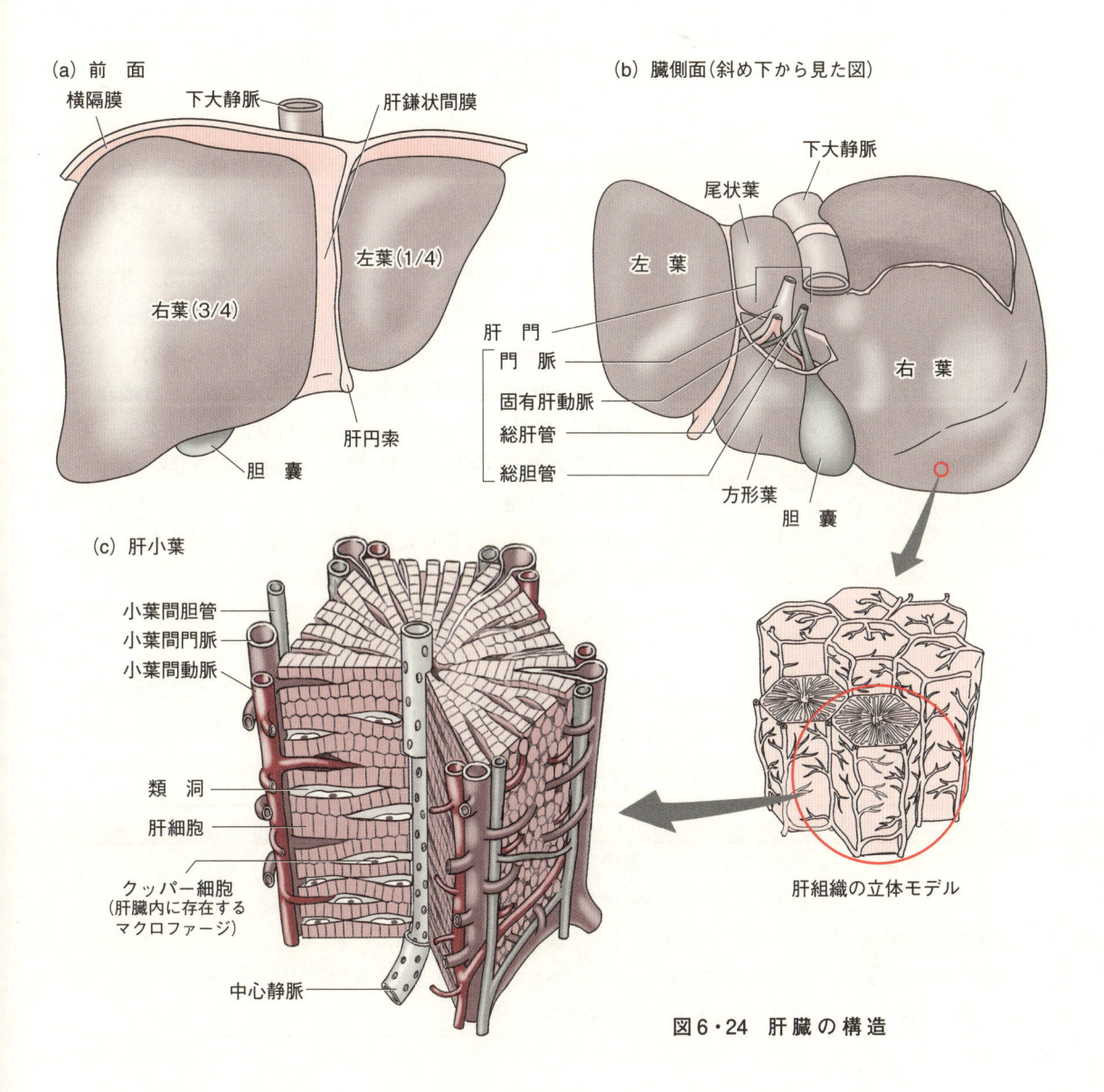

図6・24 肝臓の構造

肝円索は，胎児期に臍帯（へその緒）内を通っていた臍静脈の名残である．

6・10・2 肝臓の組織

肝臓の組織を構成する基本的な構造単位は**肝小葉**である．肝小葉は，中心静脈を中心に肝細胞が放射状に並び，結合組織で区切られた構造である（図6・24c）．

a. 肝組織内の血液の流れ　肝小葉の周辺を区切る結合組織の中に固有肝動脈が枝分かれした**小葉間動脈**と肝門脈が枝分かれした**小葉間門脈**が分布する．小葉間動脈の血液と小葉肝門脈の血液は**類洞**に入り，肝小葉の中心にある中心静脈に向かって流れている．類洞は周囲に肝細胞が並び，**クッパー細胞**というマクロファージの一種が存在する肝小葉内の毛細血管である．肝細胞は類洞を流れる血液中の物質を取込み，肝細胞で合成された物質を類洞内の血液に放出している．クッパー細胞は，血液中の異物や古くなった赤血球を貪食している．

肝小葉の中心静脈が合流して**肝静脈**となり，肝臓上部より出て**下大静脈**に合流する．

肝組織には血管が豊富に分布しているため，肝臓内の血管を自律神経で調節することで肝臓内の血液量を調節して，全身の循環血液量を調節する役割もある．

b. 肝組織内の胆汁の流れ　肝細胞で合成された胆汁は類洞内の血液には放出されず，放射状に並ぶ肝細胞の間を通る**毛細胆管**に放出される．毛細胆管は，肝小葉の周辺を区切る結合組織内に分布する小葉間胆管（図6・24c）に，さらに肝臓内で肝管となり，肝臓から出る（⇨**コラム 22**）．

6・10・3 肝臓の血管系

a. 肝門脈系（図6・25）　胃や十二指腸，膵臓，

コラム 22　肝組織内の胆汁の流れ

肝組織内では，血液が通る類洞と肝細胞で生成された胆汁が通る肝内胆管が区分されているので，胆汁と血液が混じりあうことはほとんどない．

肝疾患などで肝臓の組織構造が壊れると，肝内胆管の胆汁が類洞を流れる血液と混ざってしまうために，血液中に胆汁が混入してしまうことになる．

表6・3　肝門脈に合流する静脈の特徴

静　脈	特　徴
胃からの静脈	服用した薬の成分，酒類のアルコールを含む．
小腸から静脈	小腸で吸収された単糖類，アミノ酸，脂肪酸などの栄養素やビタミン類などを含む．
膵臓からの静脈	インスリン，グルカゴンなど膵臓で分泌されたホルモンを含む．
脾臓からの静脈	赤血球のヘモグロビンが分解された後に生じる鉄分や間接ビリルビンを含む．
大腸の静脈	大腸で吸収された水分や電解質などを含む．

6・10 肝臓の構造と機能

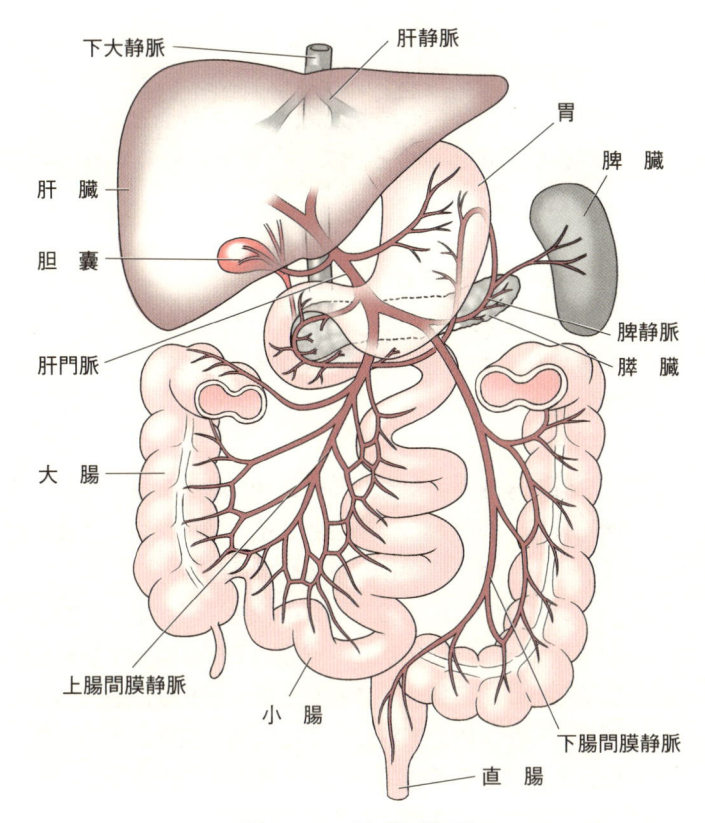

図6・25 肝門脈系

胆嚢からの静脈，脾臓からの脾静脈，小腸から横行結腸までの静脈が集まった**上腸間膜静脈**および横行結腸から直腸上部までの静脈が集まった**下腸間膜静脈**が合流して**肝門脈**となり，肝臓に入る．

食道の静脈は上行して**奇静脈**〔図4・20（p.61）参照〕に合流し，最終的に**上大静脈**に注ぐ．直腸下部の静脈は，内腸骨静脈に合流し**下大静脈**に注ぐ．

肝門脈内の血液は静脈血（酸素の少ない血液）であり，肝臓を構成する細胞に酸素を供給することはできない．酸素を供給する動脈血は，腹腔動脈の枝である**固有肝動脈**から供給される．

肝門脈に入る消化器系器官の静脈血の特徴を表6・3に示す．

b．肝臓に分布する動脈と静脈（図6・26）　肝臓に向かう動脈血は腹大動脈から分岐する腹腔動脈より供給される．腹腔動脈からは，肝臓のほかに胃・十二指腸・膵臓・胆嚢・脾臓へ動脈血を供給している．

腹腔動脈から**固有肝動脈**が分岐し，肝臓へ動脈血（酸

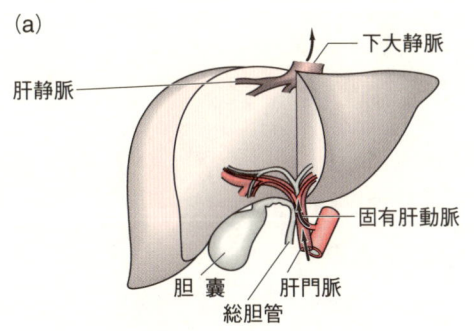

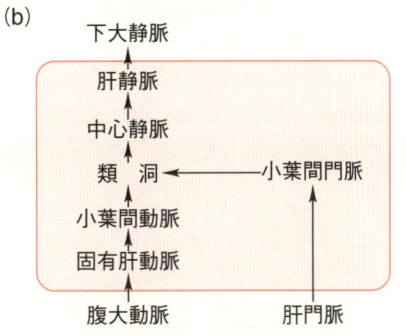

図6・26 肝臓の血管系

コラム23　肝細胞がんの治療

肝臓の細胞は消化管からきた栄養素を多く含む肝門脈と酸素を多く含んだ動脈血である固有肝動脈からの両方の血液を供給されている（二重支配）．進行した肝細胞がんの場合，がん細胞は酸素を特に必要とする．このため，肝細胞がんの治療ではがん細胞へ動脈血を供給している固有肝動脈の枝のみを塞栓させる経カテーテル動脈塞栓術（TAE）を行うことがある．この場合，正常な肝細胞は門脈からの血液から酸素の供給を受けるために障害は起こりにくい．

コラム24　肝臓疾患の患者の体位

肝臓への動脈血の血流は，立位や座位では重力に逆らって下部から上部に向かっている．肝臓疾患などで肝臓への血流を確保したいときは，仰臥位やファーラー位（側臥位から上体を30°〜60°起こした体位．半座位ともいう．）が最適である．

素に富んだ血液）を供給する．固有肝動脈からきた血液と肝門脈からきた血液は肝小葉内の類洞で合流し，中心静脈に集まり，中心静脈が合流して肝静脈となる．肝静脈は，肝臓の上部から出て下大静脈に合流する（⇨コラム23, 24）．

6・10・4　肝臓の働き

a. 栄養素の代謝　肝臓では，小腸で吸収された栄養素をエネルギー源（呼吸基質）として利用できる形に変換する．

［糖代謝］

小腸で吸収された**グルコース**は，肝門脈を経由して肝臓に入る．膵臓から分泌される**インスリン**も，膵臓の静脈から肝門脈を経由して肝臓に入る．

インスリンは肝臓の細胞（肝細胞）に作用して血液中のグルコースを取込ませ，細胞内で**グリコーゲン**を合成して細胞質内に蓄える作用をもつ．肝細胞に蓄えられたグリコーゲンは，血糖が低下した際（空腹時）に膵臓から分泌される**グルカゴン**（ホルモン）の作用でグルコースに分解され，**血糖**として再び血液に出る．

［アミノ酸の代謝］

小腸で吸収されたアミノ酸は，アミノ基を外すことで細胞が残りの部分をエネルギー源として用いることができる．アミノ酸からアミノ基を外す作用を脱アミノ作用という．

［脂質の代謝］

小腸で吸収された脂肪酸のうち，炭素数が大きいものは腸絨毛の上皮細胞内でトリグリセリドに再合成され，中心乳び管（リンパ管）内に入りリンパ液として乳び槽，胸管を通って左鎖骨下静脈から血液に入る．この血液が，全身をめぐるなかで肝臓に運ばれてくる．

肝臓はトリグリセリドから**コレステロール**を合成する．コレステロールは，細胞膜の成分や，ステロイドホルモンの原料，胆汁に含まれる胆汁酸の原料として用いられる．

また，肝臓は脂肪酸から血糖の代わりとしてエネルギー代謝に利用できるケトン体という物質を生成することができる．この作用を**β酸化**という．

b. 血漿タンパク質など，血漿成分の合成　小腸で栄養素として吸収されたアミノ酸あるいは肝細胞が合成

したアミノ酸を用いて，血漿中に含まれるタンパク質（**血漿タンパク質**）が合成される（⇨ コラム 25）．肝臓で合成できないアミノ酸を**必須アミノ酸**といい，食事から摂取しなければならない．

　血漿に含まれている血液凝固因子の多くは肝臓で合成される．肝臓で血液凝固因子を産生する酵素が働くときには，補酵素として**ビタミンK**が不可欠である．

　c. 解毒作用　アミノ酸をエネルギー源として利用するために，脱アミノ作用によりアミノ酸から外されたアミノ基（－NH$_2$）は人体に有毒なアンモニア（NH$_3$）に変化する．これを毒性の少ない**尿素**にする反応系を**オルニチン回路**もしくは**尿素サイクル**という．肝臓で生成された尿素は血液で腎臓に運ばれ，尿を通して体外に排泄される．

　肝細胞には，酒類や一部の果実に含まれる**アルコール**を分解する**アルコールデヒドロゲナーゼ**が存在する．この酵素の作用で，アルコールはアセトアルデヒドとなる．アセトアルデヒドは，肝細胞中のアセトアルデヒドデヒドロゲナーゼにより酢酸となる．酢酸は，（肝臓の細胞内で）クエン酸回路によって代謝される．

　飲酒されたアルコールは，胃粘膜（20%）と小腸粘膜（80%）から吸収され，血液に溶解して運ばれ，肝門脈経由で肝臓に入る．

　d. ビリルビンの代謝と胆汁の生成　脾臓と肝臓では，古くなり機能しなくなった赤血球を溶血して分解する．溶血の際に，赤血球内の**ヘモグロビン**はヘムとグロビンに分解される．グロビンを構成するタンパク質はアミノ酸に分解される．

　ヘムに結合している**鉄イオン**は外されて再利用される．外された鉄イオンは，血漿タンパク質の一つである**トランスフェリン**に結合し，血液によって脾臓（脾静脈）から運び出される．鉄イオンが結合したトランスフェリンは，脾静脈から肝門脈を通って肝臓へ運び込まれ，肝細胞に蓄えられて必要時に骨髄へ動員される．

　鉄イオンが外れた残りのヘムの部分は，再利用できない．ヘムから生じる老廃物は水に溶解しないために血液で運搬しにくい．そこで，血液中のアルブミンなどの血漿タンパク質と結合し，脾臓から運び出される．脾臓でヘムから生じた非水溶性の老廃物を**間接ビリルビン**という．

コラム 25　肝機能と腹水

　腹膜で産生され腹膜表面を潤した漿液は，腹膜に分布する毛細血管やリンパ管によって回収されるので，正常時では腹腔内に貯留することはない．しかし，血漿タンパク質による血漿膠質浸透圧が低下すると，産生された漿液は腹膜に分布する毛細血管に回収されにくくなるので腹腔内に貯留してしまう．腹腔内に貯留した漿液が**腹水**である．

　肝臓はアルブミンをはじめとする主要な血漿タンパク質を産生する臓器である．肝機能の低下によりアルブミンなどの血漿タンパク質の産生が低下すると血漿膠質浸透圧が維持できないために腹水が貯留することがある．

間接ビリルビンは，脾臓から出て脾静脈，肝門脈を通って肝臓へ運ばれる．間接ビリルビンは，肝細胞に取込まれると，グルクロン酸抱合という反応系で水分に溶ける形（水溶性）に作り替えられる．水溶性のビリルビンを**直接ビリルビン**という．直接ビリルビンは，胆汁中に溶解した形で十二指腸内へ排泄される．
　グルクロン酸抱合はビリルビンの水溶化のほかにステロイドホルモンや一部の薬物を不活性化することにも用いられている．不活性化されたステロイドホルモンや薬物は，血液中の水分に溶解できるので，腎臓で濾過して尿の成分として排泄される．

7 腎・泌尿器系

腎臓は，末梢血液中の老廃物を濾過し，尿をつくる臓器である．腎臓でつくられた尿は，尿路（尿管，膀胱，尿道）を通して体外へ排泄される．

7・1 腎臓の位置

腎臓は，腹部背面の第 11 胸椎から第 3 腰椎の間の高さで，後腹膜（腹膜の背側）に存在する（図 7・1）．第 11 肋骨と第 12 肋骨に半ば隠れるように存在している．左右の腎臓で高さは異なり，右腎は上部に肝臓があるために左腎よりも若干低い位置にある．両腎臓とも仰臥位から立位になると，腰椎ひとつ分下がる．また，呼吸運動によっても上下に移動し，吸気では下方へ，呼気では上方へ若干移動する．

腎臓の周囲にある脂肪組織（**腎傍脂肪**）や，腎臓の周囲にある筋の筋膜（**腎筋膜**）によって腎臓は後腹壁に緩やかに固定されている．

7・2 腎臓の血管系

腎臓に入る動脈（**腎動脈**）は，腹大動脈から直接分岐している．腎動脈への血流量は多い（安静時で心拍出量

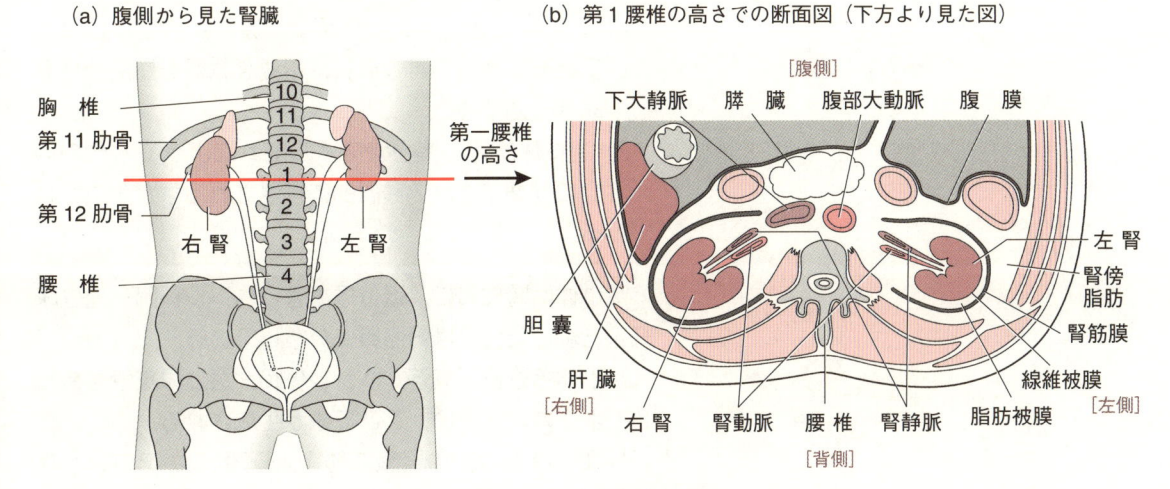

(a) 腹側から見た腎臓　　(b) 第 1 腰椎の高さでの断面図（下方より見た図）

図 7・1　腎臓の位置

の20～25％程度)．腎動脈は，体内の代謝によって生じた老廃物を浄化し尿をつくるための血液を腎臓に送る．同時に腎臓の組織・細胞へ酸素に富む動脈血を供給する．

腎臓から出る静脈（腎静脈）は，直接，下大静脈に合流するので肝門脈を経由して肝臓へ流入する他の腹部にある臓器とは異なる．

7・3　腎臓の構造（図7・2）

腎臓の表面は結合組織からなる薄い漿膜に覆われている．腎臓の実質は，外層部の**腎皮質**と内層部の**腎髄質**の2層から構成され，腎皮質には，老廃物を含む血液を濾過して原尿をつくる機能をもつ**腎小体**が存在し，腎髄質は原尿から必要な物質を再吸収して濃縮し，最終的に体外へ排泄する尿をつくる**尿細管**が存在している．

生成された（体外に排泄される）尿は，腎乳頭から腎杯に集まり**腎盂**（**腎盤**）を経て，**腎門**から**尿管**へと移動する．

腎動脈，腎静脈，尿管が存在する部分を**腎門**という．腎門は仰臥位でおおよそ第1腰椎の高さにあたる．

7・4　尿生成の仕組み

尿は，糸球体とボーマン嚢からなる腎小体，近位尿細管，ヘンレ係蹄（ヘンレループ），遠位尿細管を通して生成され，尿路系を通して体外に排泄される．

1) 腎小体（糸球体およびボーマン嚢）で血液から原尿が濾過される．
2) 近位尿細管，ヘンレ係蹄で，原尿から生体にとって必要な物質を再吸収し，不要な物質を血液から原尿へ分泌する．
3) 遠位尿細管，集合管でホルモンによって水分の再吸収が調節され，最終的に排泄される尿が生成される．

腎小体は腎皮質に，近位尿細管，ヘンレ係蹄，遠位尿細管および集合管は腎髄質に分布している．

腎小体と近位尿細管，ヘンレ係蹄，遠位尿細管を合わせて**ネフロン**といい，ここで尿が生成される．

片側（ひとつ）の腎臓に約100万個のネフロンが存在している．ネフロンの数は生まれつき決まっており，

加齢や疾患により機能するネフロンの数が減少する．いったん破壊され機能を失ったネフロンは再生することはない．

7・4・1　腎小体：血液の濾過

糸球体とボーマン囊を合わせたものを**腎小体**といい，ここで血液が濾過され原尿となる．腎小体の糸球体は毛細血管から構成されており，血液中の小さな分子の物質

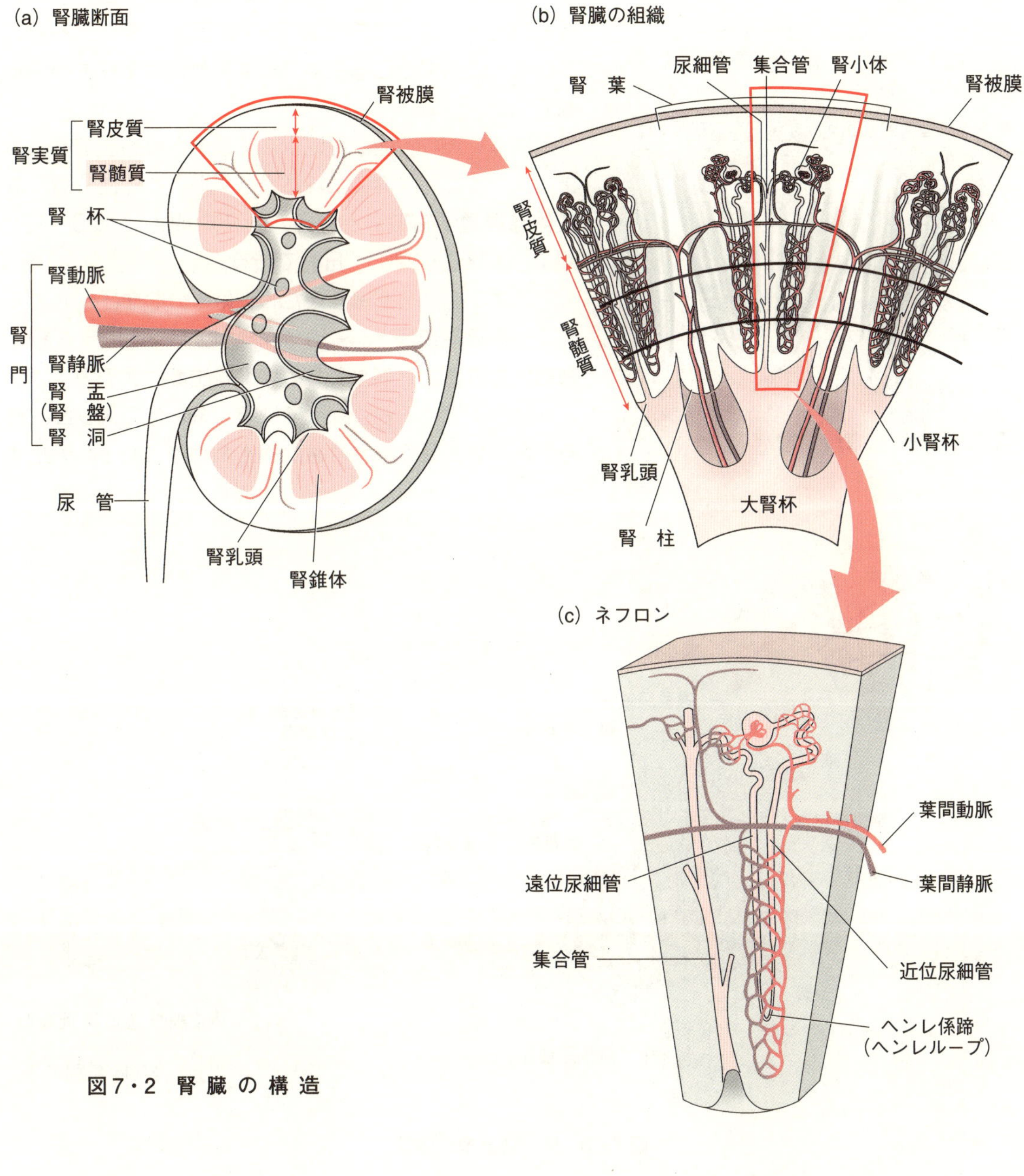

(a) 腎臓断面

(b) 腎臓の組織

(c) ネフロン

図7・2　腎臓の構造

コラム❶ 生理的タンパク尿

分子量がきわめて小さい（0.003 μm以下）タンパク質や壊れたタンパク質は正常な糸球体から少量濾過され、尿中に排泄されてしまう。これを**生理的タンパク尿**という。尿中のタンパク量は、疲労時や長時間の立位姿勢の後に特に増加する。

表7・1 糸球体壁から濾過される物質と濾過されない物質

- 糸球体壁を通過して原尿中に出るもの
  ・水分と電解質
  ・尿素やクレアチニン（血液中の老廃物）
  ・グルコースやアミノ酸（分子量が小さいので出てしまう）

- 糸球体壁を通過せず原尿中に出ないもの
  ・血球
  ・タンパク質

コラム❷ 血圧と乏尿

バイタルサインのひとつである血圧は、重症患者では常時測定されている。収縮期血圧が55～60 mHg以下になると、糸球体での血液の濾過が行われず、それに伴い老廃物の分泌も行われなくなる。その結果、乏尿、尿毒症がひき起こされる。

が毛細血管壁のきわめて小さな間隙から血圧によって物理的に押し出され、原尿となる（⇨コラム❶）。糸球体で濾過された原尿はボーマン嚢に入り、近位尿細管へと続く（図7・3中央）。

糸球体を構成する毛細血管の内皮細胞は基底膜に固定されている。基底膜の外側（ボーマン嚢側）にタコのように長い突起をもつ足細胞が存在し、糸球体の表面を覆っている（図7・3右）。

正常な糸球体壁を通過して原尿中に濾過される物質は、比較的小さな分子である。糸球体壁で濾過される物質と濾過されない物質を表7・1に示す。表からも明らかなように原尿中には生体に必要な物質がたくさん含まれている。

糸球体を流れる血液量によって濾過される血液量は決まり、一定の時間内に糸球体から濾過される血液量を**糸球体濾過量（GFR）**という。正常な成人で100～120 mL/分（160～170 L/日）である。

糸球体で血液を濾過するためには十分な血圧が必要である（収縮期血圧55～60 mmHg以上。⇨コラム❷）。糸球体内の血圧を高めるために、輸出細動脈の内径は輸入細動脈より若干細くなっている。糸球体の入り口にある傍糸球体装置の細胞には、輸入細動脈の血圧を感知す

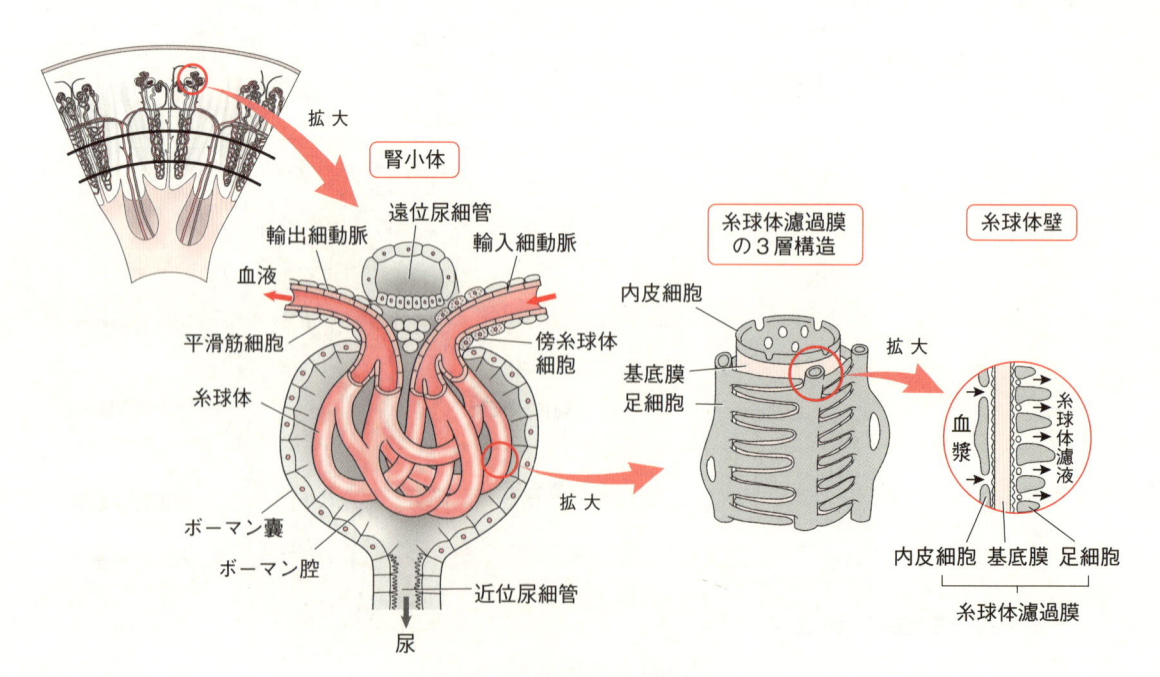

図7・3 腎小体と糸球体壁

る働きがあり，血圧が低下すると傍糸球体装置の細胞から血圧を高くする作用をもつ**レニン**が血液へ分泌される（⇨コラム❸）．さらに，輸入細動脈の平滑筋が，自律神経系の作用により糸球体に流入する血流量を調節している（⇨コラム❹）．

7・4・2 尿細管：再吸収と分泌

尿細管の周囲を糸球体を出た輸出細動脈が細く分岐した毛細血管（尿細管周囲毛細毛管）が取巻いている（図7・4）．

尿細管の上皮細胞は，尿細管内の原尿から生体にとって必要な物質を取込んで，尿細管周囲毛細血管内の血液に渡す．この働きを**再吸収**という．また，尿細管周囲毛細血管内の血液中の不要な物質（老廃物など）を積極的に尿細管内の原尿に排泄している．この働きを**分泌**という．

尿細管における再吸収と分泌は，尿細管を構成する上皮細胞で産生されたATPを用いて行われる．腎臓は尿細管における再吸収や分泌を行うために必要なATPを産生し，エネルギー代謝を行う臓器でもある．

a. 近位尿細管　腎小体に最も近い部位の尿細管である．原尿中に含まれている生体に必要な物質を再吸収する．

コラム❸　腎臓と赤血球
傍糸球体装置では，輸入細動脈を流れる血液中の酸素濃度の情報も受容しており，酸素濃度が低下すると**エリスロポエチン**が分泌される．エリスロポエチンは骨髄に作用して赤血球の産生を促進する．

コラム❹　カフェインの利尿作用
お茶やコーヒーに含まれるカフェインは輸入細動脈の平滑筋を弛緩させて糸球体に入る血液量を増加させるため，糸球体濾過量が増加し尿量が増加する．

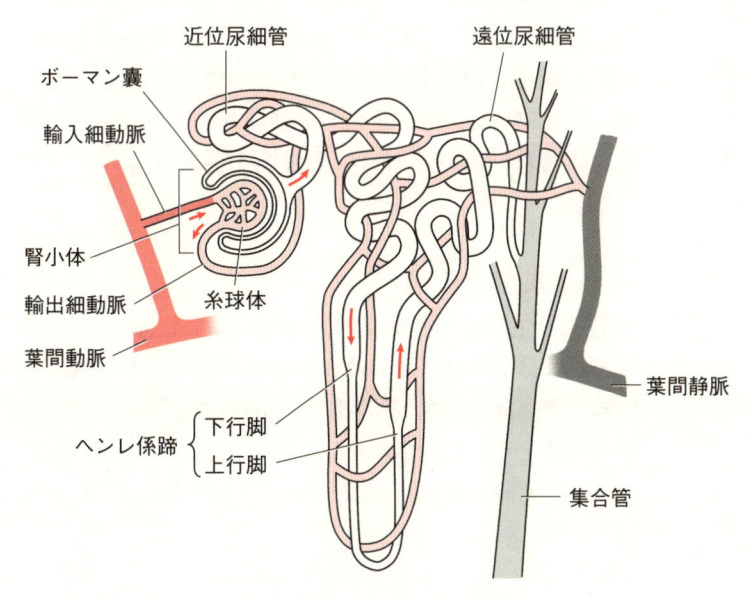

図7・4　ネフロンの血管

> **コラム⑤ クレアチニンクリアランス**
>
> クレアチニンクリアランスは，糸球体濾過量（GFR）を評価する腎機能検査の目的で汎用されている．全身の筋肉の代謝産物であるクレアチニンの尿中への排泄量は筋の総量に比例し，成人では体重（kg）当たりほぼ一定で，食事や尿量の影響を受けない．糸球体で完全に濾過され，尿細管ではほとんど再吸収されないので，GFRの指標となる．
>
> また，血中のクレアチニン量を測定し，比較的簡単に腎機能の障害を検査することができる（血中クレアチニン量の基準値：男性 0.5～1.1 mg/dL，女性 0.4～0.8 mg/dL）．

> **コラム⑥ 尿崩症**
>
> バソプレシンが作用する集合管細胞の受容体とその機能が障害を受けると，尿中の水分の再吸収が抑えられ，低比重，低浸透圧尿となる．その結果，多尿，口渇，多飲を主症状とする**尿崩症**が発症する．
>
> 加齢に伴い尿細管や集合管の機能が低下するうえに，集合管に存在する細胞の浸透圧受容器の感受性が低下する．利尿薬としてバソプレシンと同じ作用をもつものがある．

表 7・2 尿の成分（%）

成分	割合
塩化ナトリウム	1.538
尿素	2.742
乳酸	—
硫化物	0.355
アンモニア	0.041
尿酸	0.129
クレアチニン	0.156
アミノ酸	0.073

原尿中のグルコースとアミノ酸はほぼすべて再吸収される．Na^+ や K^+ などの電解質も 70～80％は再吸収される．しかし，老廃物は再吸収されず，特に骨格筋から生じるクレアチニンはほぼ再吸収されずに通過する（⇨コラム⑤）．

b. ヘンレ係蹄（ヘンレループ） 腎皮質から腎髄質へと深く進み，再び腎皮質の腎小体に近い近位尿細管近くまで戻ってくる尿細管であり，原尿中の水分を再吸収して，尿を濃縮する．

c. 遠位尿細管 腎小体から遠い位置（遠位）にある尿細管で，集合管につながる．

副腎皮質から分泌されるホルモンのアルドステロンによって Na^+ の再吸収と，血液中の過剰な H^+，K^+ やアンモニア（イオン）の分泌が促進される．一部の薬物も遠位尿細管において分泌される．

d. 集合管：尿生成の調節 5000～7000 本の遠位尿細管が 1 本の**集合管**に集合する．集合管は腎乳頭から腎杯へ開口する．

血液中の水分量や電解質濃度によって血液の浸透圧が決まり，物質の移行が左右される．血液の浸透圧は間脳の視床下部にある浸透圧を受容する神経細胞（浸透圧受容器）によって支配されている．血液中の水分量が減少あるいは電解質濃度が上昇すると，血液の浸透圧は上昇し，浸透圧受容器の神経細胞が興奮し，**バソプレシン**というペプチドホルモンの合成が促進される．バソプレシンは軸索によって神経終末部がある脳下垂体後葉へ輸送され，脳下垂体後葉の毛細血管から血液中に分泌される．バソプレシンは，集合管を構成する上皮細胞に作用し，集合管における水分の再吸収を促進する（⇨コラム⑥）．

7・5 尿の成分

腎臓で生成された尿の成分を表 7・2 に示す．95％以上が水分である．タンパク質の代謝産物である尿素や尿酸，骨格筋から生じる老廃物であるクレアチニン，分解・不活性化されたホルモンなどが含まれている．生体にとって過剰な電解質（Na^+，Cl^-，NH_4^+ など）も含まれている．

尿の色は，ビリルビンから生じるウロビリノーゲンにより淡黄色を示す（§7・11・1 c 参照）．

7・6 腎臓による血圧調節

　血圧の低下は尿生成に大きな影響を与えるので，腎臓は血圧を上昇させて腎血流量を確保しようとする作用をもっている．また，老化や（慢性）腎不全で機能するネフロンの数が減少すると，残された正常なネフロンにおいて代償的に確実な尿生成をするために血圧を高める作用をもつ．

7・6・1 レニン-アンギオテンシン系による血圧上昇（図7・5）

　輸入細動脈の血圧低下により，腎臓の傍糸球体装置の細胞から**レニン**が血液に分泌される．レニンは血漿中のタンパク質である**アンギオテンシノーゲン**を分解し，**アンギオテンシンI**とする．アンギオテンシンIは肺に運ばれ，肺胞周囲毛細血管から分泌されるアンギオテンシンI変換酵素（ACE）の働きで**アンギオテンシンII**に分解される．

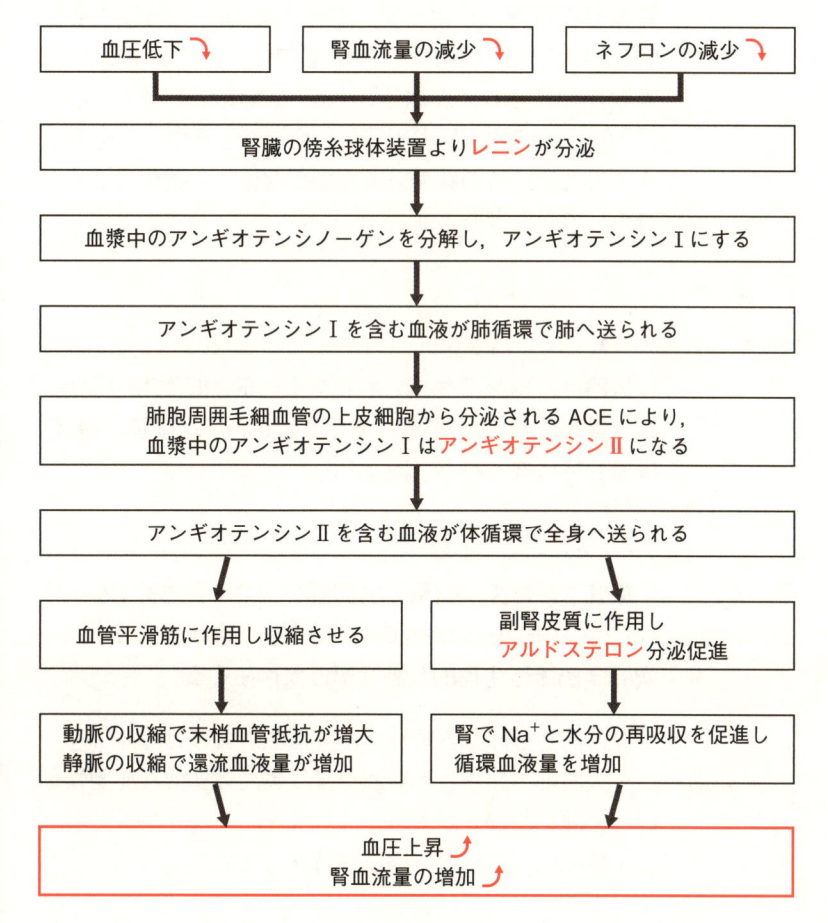

```
┌──────────┐ ┌──────────┐ ┌──────────┐
│ 血圧低下↘ │ │腎血流量の減少↘│ │ネフロンの減少↘│
└─────┬────┘ └─────┬────┘ └─────┬────┘
      └────────────┼────────────┘
                   ▼
   ┌────────────────────────────────┐
   │腎臓の傍糸球体装置よりレニンが分泌│
   └────────────────┬───────────────┘
                    ▼
   ┌────────────────────────────────────┐
   │血漿中のアンギオテンシノーゲンを分解し，│
   │アンギオテンシンIにする              │
   └────────────────┬───────────────────┘
                    ▼
   ┌────────────────────────────────────┐
   │アンギオテンシンIを含む血液が肺循環で肺へ送られる│
   └────────────────┬───────────────────┘
                    ▼
   ┌────────────────────────────────────┐
   │肺胞周囲毛細血管の上皮細胞から分泌されるACEにより，│
   │血漿中のアンギオテンシンIはアンギオテンシンIIになる│
   └────────────────┬───────────────────┘
                    ▼
   ┌────────────────────────────────────┐
   │アンギオテンシンIIを含む血液が体循環で全身へ送られる│
   └──────┬─────────────────────┬───────┘
          ▼                     ▼
   ┌─────────────┐      ┌──────────────┐
   │血管平滑筋に作用│      │副腎皮質に作用し│
   │し収縮させる    │      │アルドステロン分泌促進│
   └──────┬──────┘      └──────┬───────┘
          ▼                     ▼
   ┌─────────────┐      ┌──────────────┐
   │動脈の収縮で末梢 │      │腎でNa⁺と水分の │
   │血管抵抗が増大   │      │再吸収を促進し  │
   │静脈の収縮で還流 │      │循環血液量を増加│
   │血液量が増加     │      │               │
   └──────┬──────┘      └──────┬───────┘
          └──────────┬──────────┘
                     ▼
         ┌────────────────────┐
         │ 血圧上昇↗           │
         │ 腎血流量の増加↗     │
         └────────────────────┘
```

図7・5　レニン-アンギオテンシンによる血圧の調節
ACE: アンギオテンシンI変換酵素

アンギオテンシンⅡは動脈と静脈の両方の血管平滑筋を収縮させ，血圧を上昇させる．また，アンギオテンシンⅡは副腎皮質を刺激してアルドステロンの分泌を促進させる．アルドステロンは腎臓に作用し，尿細管におけるNa$^+$の再吸収を促進する．すると血液中のNa$^+$濃度が増加するので，尿細管内の原尿中の水分が尿細管周囲毛細血管内の血液に引戻され，血液中の水分は増加する．その結果，循環血液量が増加し，血圧は上昇する．

レニンが血液中に残っていれば，上述の過程でアンギオテンシンⅡが生成され続ける．血圧を上昇させる作用のある物質が長時間にわたって生成され続けることになるので，血圧上昇作用が長時間維持されるという特徴がある．

7・6・2 心房性ナトリウム利尿ペプチド（ANP）による血圧の低下

循環血液量が増加すると，心房から**心房性ナトリウム利尿ペプチド（ANP）**が血液中に分泌される．ANPは腎臓の集合管に作用して，原尿中のNa$^+$の再吸収を抑制し排泄を増加させる．尿細管内の原尿中のNa$^+$の再吸収が抑えられ，原尿中のNa$^+$の濃度が上昇することにより原尿の浸透圧が上昇し，血液から原尿へ水分が引き込まれる．その結果，原尿量が増加し，循環血液量は減少して血圧は低下する．

7・7 尿 路

尿路は，腎臓で生成された尿を一時的に蓄積（蓄尿）し，体外に排泄（排尿）する器官であり，**尿管**，**膀胱**，**尿道**から構成される（図7・6）．

7・7・1 尿 管

尿管は，腎盂（腎盤）と膀胱をつなぐ長さ約25～30cm，太さ約4～7mmの平滑筋性の管状器官であり，次の3箇所に生理的な狭窄部位が存在する．

・腎盂から尿管への移行部（腎盂尿管移行部）
・大腰筋・総腸骨動静脈を乗り越える部分（総腸骨動脈交差部）
・膀胱に入る部分（膀胱尿管移行部）

7・7 尿　　　路　123

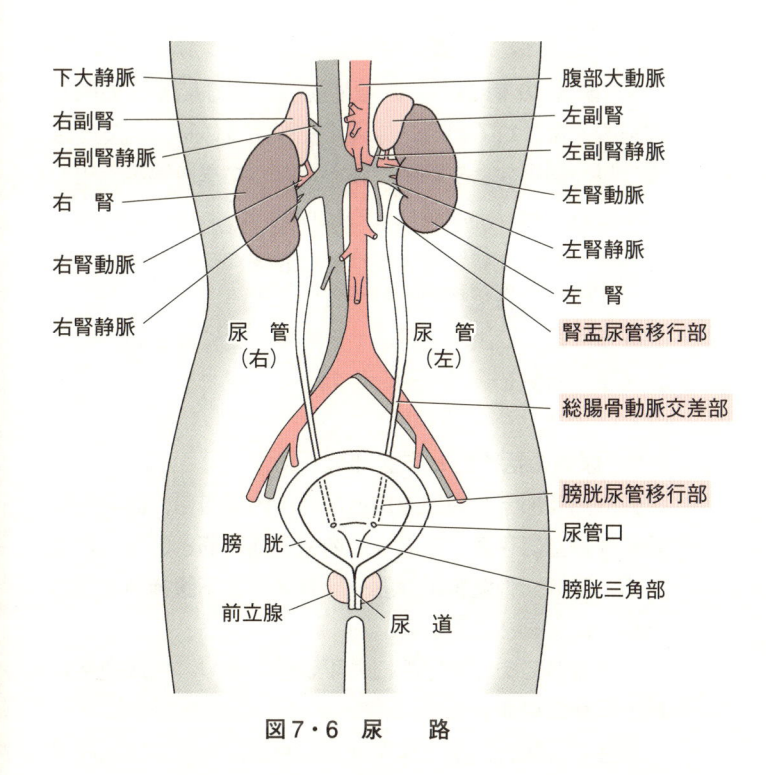

図中ラベル：
下大静脈／右副腎／右副腎静脈／右腎／右腎動脈／右腎静脈／尿管（右）／尿管（左）／膀胱／前立腺／尿道／腹部大動脈／左副腎／左副腎静脈／左腎動脈／左腎静脈／左腎／腎盂尿管移行部／総腸骨動脈交差部／膀胱尿管移行部／尿管口／膀胱三角部

図7・6　尿　　路

　尿管の粘膜上皮組織は伸展性のある移行上皮で構成されている（⇨コラム❼）．
　腎盂から尿管へは，蠕動運動により周期的（4〜5分に1回）に尿が送られる．

7・7・2　膀　　胱

　尿管は，**膀胱**の平滑筋層と粘膜上皮層を斜めに貫いて尿管口から膀胱内に入る．膀胱内に尿が溜まると膀胱壁が伸展して，膀胱壁を斜めに貫く尿管をつぶす状態となり，尿が尿管へ逆流するのを防ぐ．膀胱は尿が溜まっているときといないときで大きさや形が変化し，尿が溜まっていないときはつぶれた状態である．膀胱壁の粘膜上皮組織は，尿管と同様に伸展性に富む移行上皮で構成されており，溜まった尿の量に応じて膨らむ．
　膀胱壁には平滑筋があり，自律神経によって排泄が調節されている．
・副交感神経の刺激（アセチルコリン）によって膀胱壁平滑筋は収縮し，排尿が起こる．
・交感神経の刺激（ノルアドレナリン）によって膀胱壁平滑筋は弛緩し，膀胱内に蓄尿する．

コラム❼　尿路の閉塞
　尿路結石などで尿管から尿の流れが障害されたり，膀胱内に蓄尿しすぎたりすると尿管は拡張する．尿管が拡張し切ると，腎の腎盂や腎杯も拡張する．集合管から腎杯への尿の流れが妨げられるため，集合管，尿細管内の尿や原尿の流れも障害され，最終的には腎小体における濾過機能も低下する．

7・7・3 尿　　道

a. 尿道の構造　尿管や膀胱と同様に尿道の内面は粘膜で覆われている．尿道の粘膜上皮は移行上皮とは異なり，扁平な上皮細胞が積み重なった重層扁平上皮で構成されており，伸展性をもたない．

尿が尿道内を通らないときは，粘膜どうしがくっつきあって尿道を塞ぐ状態となっている．

尿道は男女によって長さや形態が大きく異なる．男女の尿道の特徴を表7・3に示す．

b. 尿道の括約筋と支配神経（図7・7）　膀胱から尿道へ出る部分を**内尿道口**という．内尿道口には平滑筋線維が豊富に存在しており，**内尿道括約筋**という．内尿道括約筋は，**骨盤神経**（副交感神経）と**下腹神経**（交感神経）に支配されている．

男性尿道にある前立腺にも平滑筋があり，内尿道括約筋と同様の機能をもつ．

男性では尿道が前立腺を通過した先，女性では内尿道括約筋を通過した先に骨格筋性の**外尿道括約筋**がある．外尿道括約筋は**陰部神経**（運動神経）に支配される．また，骨格筋性の骨盤底筋群も陰部神経に支配される．

表7・3　尿道の特徴

男　　性	女　　性
前立腺と陰茎があるため尿道は長い（約25〜30 cm）．生理的に狭窄している部分が途中の3箇所にある（前立腺部，隔膜部，海綿体部）．	女性は，男性にみられる生殖器系器官が尿道の近傍に存在していないので，尿道は短く，かつ直線的になる（約5〜10 cm）．

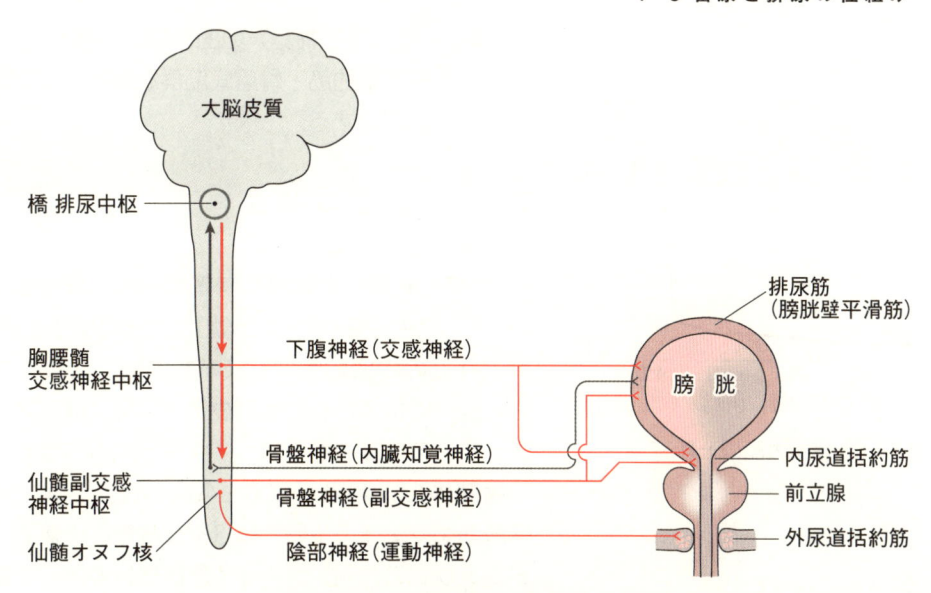

図 7・7 尿道括約筋と膀胱の神経支配 図は男性の例で，前立腺に含まれる平滑筋は内尿道括約筋と同じ作用をもつ．

7・8 蓄尿と排尿の仕組み
7・8・1 蓄尿の仕組み（図 7・8）

蓄尿は，下腹神経および陰部神経の働きにより行われる．

［下腹神経（交感神経）の働きによる蓄尿］
　・内尿道括約筋を収縮させ尿道を閉鎖する．
　・膀胱壁の平滑筋を弛緩させ膀胱を拡張する．

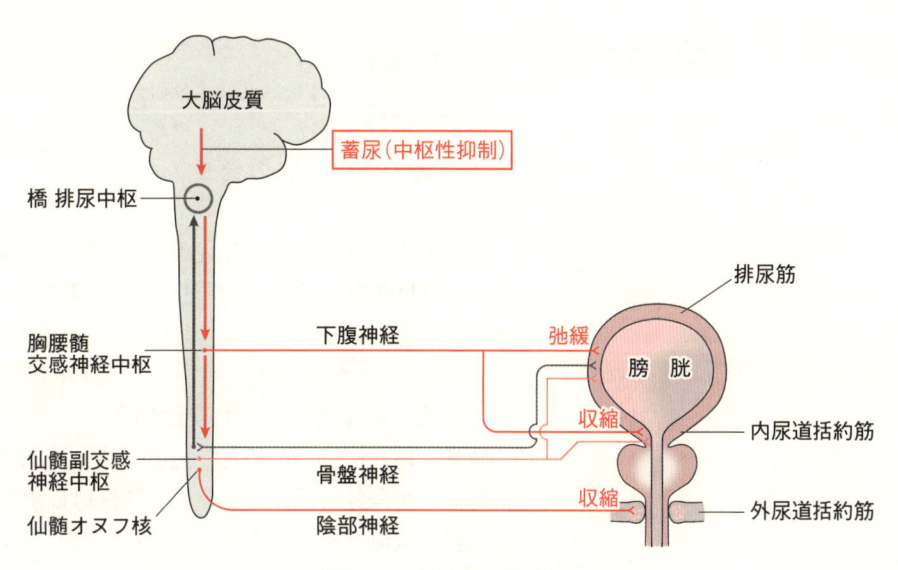

図 7・8 蓄尿の仕組み

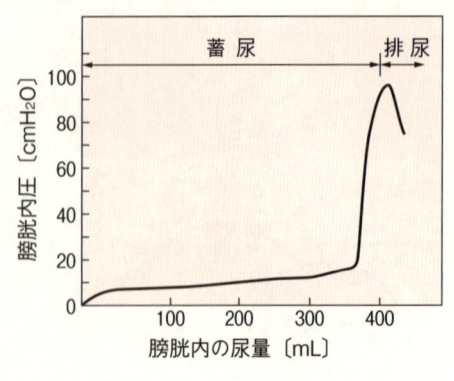

図7・9 膀胱内圧の上昇

[陰部神経（運動神経）の働きによる蓄尿]
・外尿道括約筋・骨盤底筋群を収縮させて尿道を確実に閉鎖する．

7・8・2 尿意の発生

膀胱内の尿容量が100〜150 mLになると，膀胱壁（平滑筋と粘膜）が伸展し膀胱内圧が上昇し始める（図7・9）．膀胱容量がさらに増加し膀胱内圧が上昇すると，骨盤神経の内臓知覚神経（感覚神経）により中枢（脊髄・脳）に伝達され，大脳皮質で尿意（膀胱内に尿が溜まっている感覚）を認識し，排尿行動へつながる．

膀胱内の尿容量が300〜400 mLまでは，膀胱壁の平滑筋を支配する下腹神経（交感神経）の刺激（ノルアドレナリンの作用）によって膀胱壁は伸展して蓄尿するように働く．

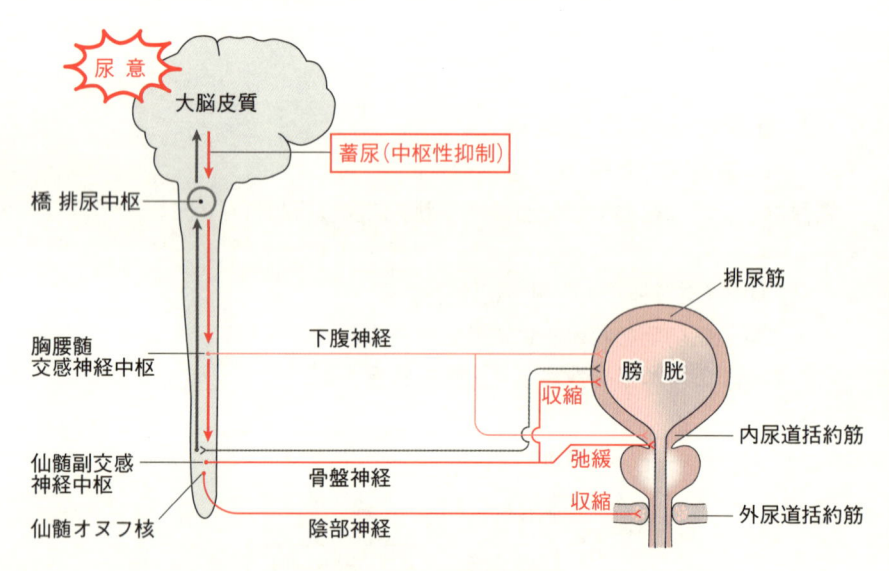

図7・10 尿意の発生

膀胱内の尿がある量を超えると膀胱壁は伸展できなくなり，膀胱内圧が急激に上昇して強い尿意（トイレに行きたい欲求）となる（図7・10）．

7・8・3 尿意をこらえる仕組み

尿意がさらに強くなると，脳幹（橋）にある排尿反射中枢は"排尿する"ように働く（排尿は反射で起こる）．骨盤神経（副交感神経の神経線維を含む）により膀胱壁平滑筋を収縮させ，内尿道括約筋を弛緩させる．それに

より排尿するように作用する．しかし，通常ではこの段階で排尿は起こらない．排尿するか否かは橋よりも高次にある大脳皮質で判断する．大脳皮質が"排尿をガマンしなさい"と判断すると，運動神経の神経線維を含む陰部神経を働かせて意識的に外尿道括約筋と骨盤底筋群を収縮させて排尿しないようにする（尿をこらえる作用）．

7・9 排　　尿

　大脳皮質の判断で，陰部神経の作用を解けば排尿される（図7・11）．正常な膀胱では，ひとたび排尿が始まると，膀胱内の尿が排出され終わるまで膀胱壁の平滑筋を支配する副交感神経線維の興奮（アセチルコリンの作用）で膀胱壁平滑筋の収縮は続く．また，膀胱内の尿を完全に排尿させるために腹筋群を収縮させて腹圧を高めることにより膀胱を完全に押しつぶす．

　膀胱内に残る尿量（残尿量）は 50 mL 以下が正常である．残尿が多いと，残尿内に細菌が繁殖し膀胱炎，尿管炎，腎盂炎の原因になる．

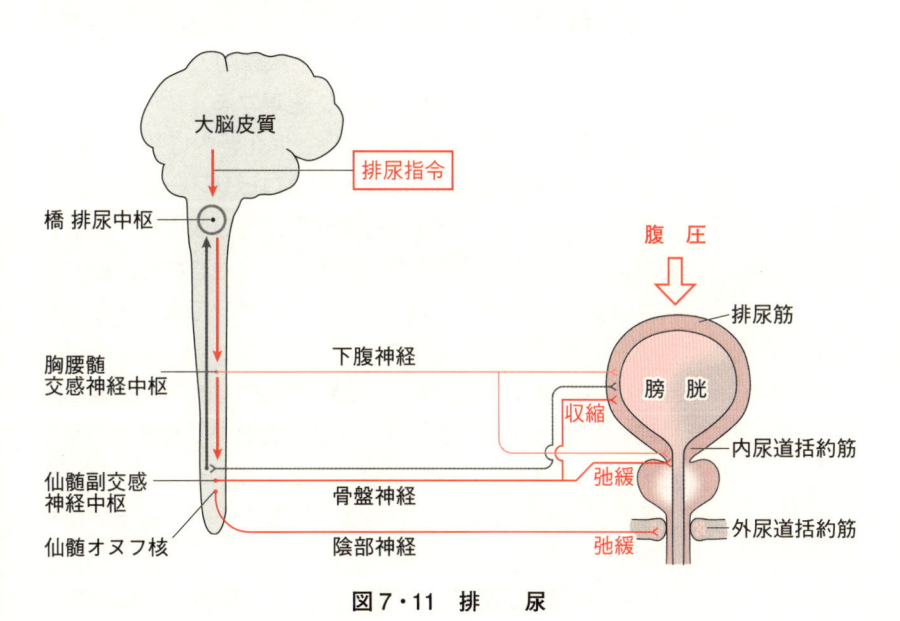

図7・11　排　　尿

7・10 尿　　量

　1日の**尿量**は飲水量や発汗量により増減するが，通常の食事・飲水と発汗の状況では 1500〜2000 mL/日である（⇨コラム❽）．

　尿量が 400 mL/日以下を**乏尿**，100 mL/日以下を**無尿**という．腎機能が著しく低下した状態も考えられる．

コラム❽　多　尿
　尿量が 2500 mL/日以上．急性腎不全において腎不全期から回復する過程でみられるほか，糖尿病でも起こる．バソプレシンの分泌減少が原因の場合は**尿崩症**という．

7・11 尿の臨床検査

尿は被検者に特別な侵襲を与えることなく採取できる生体試料であり，腎・泌尿器系疾患，代謝性疾患，血液疾患，消化器疾患などの発見，症状の程度などを把握するために，臨床的に尿検査が行われる．

7・11・1 尿の定性検査

採取した尿に試験紙を浸すことによって定性的に測定する検査である．

a. 尿タンパク　正常な糸球体では血液中のタンパク質は濾過されない．濾過されるような分子量の小さなタンパク質も正常な身体にとっては必要なものであり，尿細管で再吸収される．そのため，尿中にはタンパク質がほとんど出てこない．

1日で一定量のタンパク質が尿中に出現している状態（1日当たり150 mg以上）を**タンパク尿**という．糸球体をはじめとする腎臓や，尿路における炎症などの組織障害で出現することが多い．

b. 尿　糖　尿中に含まれるグルコース．血糖値が170〜180 mg/dL以上になると原尿中のグルコースを尿細管で再吸収しきれず尿中に出現する．

c. 尿ウロビリノーゲン　消化管内に排泄されたビリルビンは腸内細菌によって**ウロビリノーゲン**に変化する．ウロビリノーゲンは腸粘膜から吸収され，血液循環に入って腎臓で濾過され尿として排泄される．尿の色調（黄色〜淡黄色）はウロビリノーゲンによるものである．

d. 尿中ケトン体　血糖の代わりとして肝臓で脂肪酸から合成されるケトン体は，血液中で過剰となると尿中に出現する．飢餓状態（たとえばダイエット時）や激しい運動時にケトン体が大量に産生されると出現しやすい．

e. 尿潜血反応　尿中に，目に見えないレベルで赤血球が含まれていないかを測定する．生理中の女性は目で見て赤く見えるほどの出血がなくても尿中に経血が混入することがあるので，生理中の尿検査は不正確なものになってしまう．

f. 尿pH　飲食物や薬剤などによって**尿のpH**は変化するが，健常な人の尿はpH4.8〜7.5の間にあることが多い．尿がアルカリ側になると，尿路感染による白

血球やリンパ球の活性化もしくは腎機能低下による H^+ 排泄の減少が疑われる．尿中に前述のケトン体が出現すると，ケトン体は酸性を示すので尿も酸性側に傾く．

g. 尿比重　比重とは，同じ温度，同じ体積（基準では 1 mL）の水とある物質との質量の比のことで，尿中には水分以外にさまざまな老廃物などが含まれているので，**尿比重**は 1 以上となる．薬剤，特に造影剤の投与後は比重の高い尿が排泄される．また，脱水時には腎から排泄される水分が減少し濃い尿が排泄されるので尿比重は上昇する．

7・11・2　尿沈渣検査

疾患などによって尿中に固形成分が出現することがある．**尿沈渣検査**は採取した尿を遠心分離器にかけて遠心力によって固形成分を沈殿させて，その沈殿を光学顕微鏡で観察するものである．血球成分や剝離した尿路粘膜の上皮細胞，尿路感染症で感染した病原体が出現することがある．

7・11・3　生化学的な定性・定量検査

投与された薬剤や，薬剤が肝臓で分解・不活性化されたものが尿中に排泄されることがある．また，ステロイドホルモンも肝臓で分解・不活性化されて尿中に排泄される．この性質を用いて，尿中のホルモン（の分解産物）濃度を測定してホルモン分泌の状態を確認できる．

8 骨格・筋系

8・1 骨の特徴
8・1・1 骨の役割

骨（**硬骨**）は，"硬さ"を生み出す炭酸カルシウムやリン酸カルシウムなどの**カルシウム塩**と，外力が加わってもそれを吸収して"しなやかさ"を生み出す**コラーゲン**などのタンパク質や水分をおおよそ半分ずつ含む組織（骨質）で構成されている〔§1・4・2（p.13）参照〕.

骨は，骨組織の"硬い"という性質を用いて，"身体を支える"という役割を担っている．また，硬い骨に筋を付着させ，骨と骨をつなぐ関節を動かすことで，"歩く""物をつかむ"など目的に沿って効果的に身体を運動させるためにも必要な構造である．さらに，頭部に収

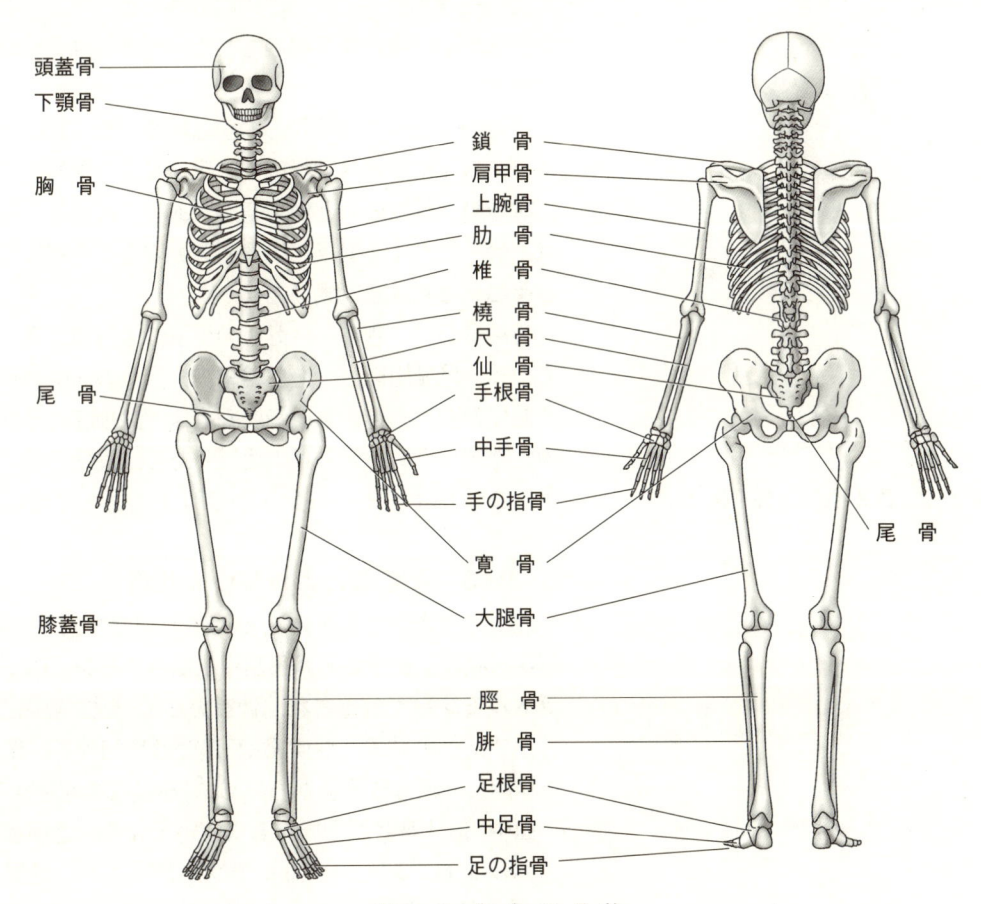

図 8・1 全身の骨格

められている脳や胸腔内の肺や心臓などの臓器は，それぞれ頭蓋骨や肋骨などの硬い骨格に守られており，臓器を保護するという役割もある．

骨内には**髄腔**とよばれる空洞の部分がある（§8・1・2参照）．髄腔の中に**骨髄**という血球やリンパ球を産生する造血組織があり，**造血器官**としての役割も担っている．

骨質の成分であるカルシウムは血液凝固や神経細胞・筋細胞などの興奮に不可欠な電解質である．骨は骨質の成分としてカルシウムを貯蔵し，必要時に血液中に放出（動員）する**カルシウム代謝**にも関わっている（§8・1・3参照）．

8・1・2 骨の特徴

全身の骨格を図8・1に示す．四肢の骨格のように細長い棒状の骨格を**長骨**（**長管骨**）といい，頭蓋骨や胸骨のように平板状の骨格を**扁平骨**という（図8・2）．

長骨も扁平骨も，表面の骨組織は一定の厚みをもった緻密な構造の**緻密骨**で構成される．緻密骨は骨組織の強度を保つ．

長骨の骨端部や扁平骨の内部は骨質が細く綿のような構造になった**海綿骨**で構成される．長骨の骨幹部の内部には**髄腔**（**骨髄腔**）という空洞がある．海綿骨や骨髄腔は，骨を軽くする効果と，外力を吸収して骨組織にかかる衝撃を緩和する効果がある．

海綿骨の"すきま"や髄腔の腔所には骨髄が満たされている．骨髄組織は，造血幹細胞や分化の途中過程にある血球細胞，脂肪を含む脂肪細胞などの細胞成分が組織液に懸濁している半液状の組織である．骨髄の働きや特徴については§3・1・2 b (p.33) を参照してほしい．

8・1・3 骨組織とカルシウム代謝

血中のカルシウムイオン（Ca^{2+}）濃度が低下すると，副甲状腺（上皮小体）から**副甲状腺ホルモン**（**PTH**，**パラトルモン**）が分泌され，骨質のCa^{2+}を血液中に溶かし出す．その結果，血中Ca^{2+}濃度は増加する．腎臓にも作用し，遠位尿細管からのCa^{2+}再吸収を促進する．

血中Ca^{2+}濃度が上昇する（過剰となる）と甲状腺から**カルシトニン**というホルモンが分泌され，骨質へのCa^{2+}沈着が促進される．その結果，血中Ca^{2+}濃度は低

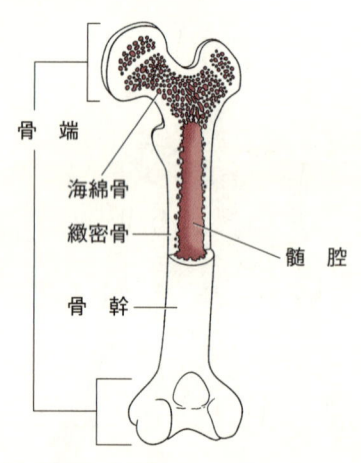

図8・2 長骨 (a) と扁平骨 (b)

(a) 扁平骨（例：頭蓋骨）
　　緻密骨　海綿骨

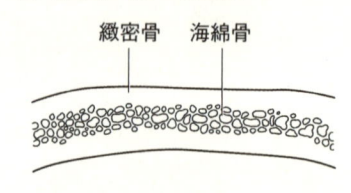

(b) 長骨（例：大腿骨）
　　骨端
　　海綿骨
　　緻密骨
　　骨幹
　　髄腔

下するがヒトでは作用は弱い.

腸管からのCa^{2+}吸収には**ビタミンD**が不可欠である.ビタミンDには腎臓の遠位尿細管でCa^{2+}再吸収を促進する働きもある.ビタミンDは食事から摂取する.また,皮膚が紫外線に当たると血中のコレステロールがビタミンDとなる(⇨コラム❶).

骨代謝は骨組織にかかる力学的負荷に影響される.力学的負荷が加わる骨組織では骨形成が促進されるが,力学的負荷が加わらない骨組織では骨吸収が促進される.また,骨代謝は年齢や性別により変化する.加齢とともに骨量(骨質の量)は減少する(図8・3).女性のほうが骨量の減少が大きい.更年期以降,閉経で卵巣の機能が消失し女性ホルモンの分泌量が減少することが原因のひとつと考えられている.

8・2 骨の発生と成長
8・2・1 骨の発生(図8・4)

体幹や四肢のほとんどの骨格は,胎児期に軟骨性の"雛形"ができ,成長が進むにしたがって軟骨が硬骨(**置換骨**)に置き換わっていく(**軟骨性骨化**).

頭蓋骨や鎖骨は,はじめに結合組織性の膜が形成され,その膜内に硬骨となる部分(骨化点)ができて硬骨(**付加骨**)となる(**膜性骨化**).

8・2・2 骨の成長

身体が成長するためには,骨組織が成長して骨格が大きくなり,それに合わせて骨格筋も発達する必要がある.

a. 長骨の成長　小児期〜成長期の長骨には,骨幹と骨端の間に**骨端板**という軟骨(骨端軟骨)組織があり,骨端板の軟骨細胞が分裂して,長骨が長軸方向に成長する(図8・5).骨端板軟骨細胞の分裂には,脳下垂体前葉から分泌される**成長ホルモン**が関与している.成人期になり成長ホルモンの分泌が減少すると,骨端板軟骨細胞の分裂が遅くなり,徐々に硬骨へと置き換わる.すると,長骨の長軸方向への成長はほぼ停止する.

b. 頭蓋骨(頭蓋冠)の成長　出生が近づくと,脳は急速に大きくなる.それに合わせて頭蓋骨も成長するが,脳の成長の速さに頭蓋骨の成長が追い付かない状態となる.そのため,出生後もしばらく頭蓋骨は全部が完

コラム❶　ビタミンD,Ca^{2+}欠乏とくる病・骨軟化症

ビタミンDはCa^{2+}の吸収に必要なビタミンである.ビタミンDが欠乏すると骨形成に異常をきたし,小児では脊椎や四肢の変形を伴う**くる病**,成人では**骨軟化症**をひき起こす.ビタミンDは食事から摂取する以外に,皮膚に紫外線があたることにより血中のコレステロールから生成されるが,紫外線を含んでいる日光を浴びる機会の少ない乳幼児,妊婦,寝たきりの高齢者などではビタミンD不足が指摘されている.

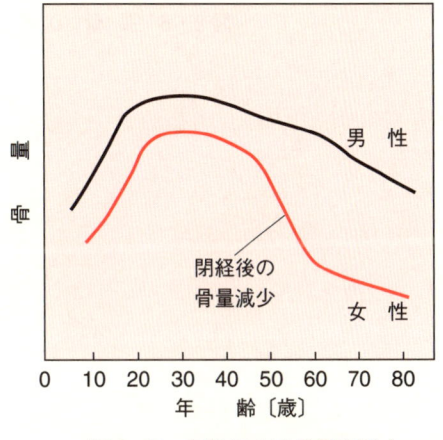

図8・3　年齢による骨量の減少

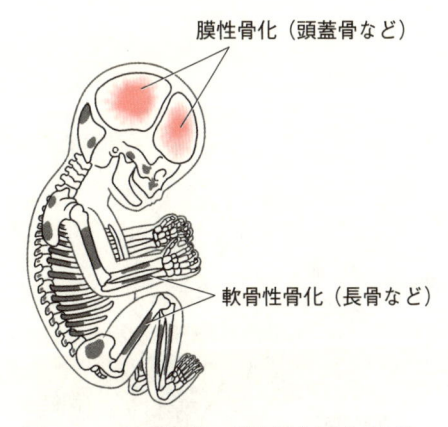

図8・4　骨の発生　膜性骨化部分をピンクで,軟骨性骨化部分を灰色で示す.

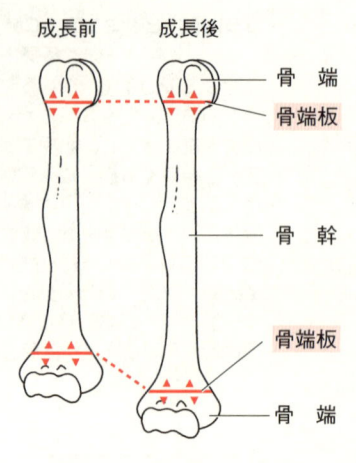

図8・5 長骨の成長

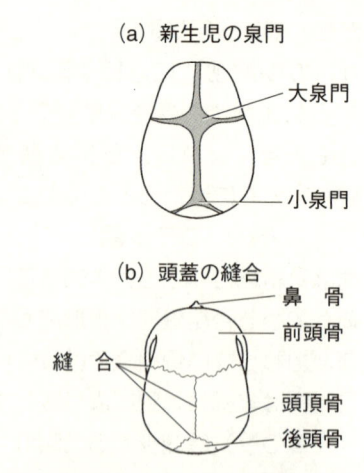

図8・6 泉門　小泉門は生後0.5〜1年で、大泉門は生後1.5〜2年で閉鎖する.

全に骨化せず，結合組織性の膜が一部残された状態になる．

　頭蓋骨のなかで，骨化せず結合組織性の膜が広がっている部位を**泉門**といい（図8・6），前頭骨と頭頂骨の間の泉門を**大泉門**，頭頂骨と後頭骨の間の泉門を**小泉門**という．成長にしたがって泉門は骨化し，前頭骨・頭頂骨・後頭骨が互いに硬骨で密着しあって，**縫合**を形成する．出生する段階ではまだ頭蓋骨は完全に骨化せず，強固な縫合はみられない．このため，出生時に産道を通過する際，産道の形状に頭部を適合させることができる．

8・3 関　節

　骨と骨が接する部分を**関節**という．広義では，前項で述べた頭蓋骨の縫合や骨盤における仙骨と寛骨との関節（p.146）などのように可動性がないものも含むが，狭義では可動性のあるものをさす．

　関節において骨と骨が向かい合っている面を**関節面**という．可動性のある関節では，向かい合う骨は一方は凸状であり，他方は凹状であることが多い．凸状の関節面を**関節頭**，凹状の関節面を**関節窩**という．

　関節は**関節包**という膜構造で包まれている（図8・7）．関節包は2枚重ねになっており，外側は骨表面を覆う骨膜から続く丈夫な膜である**線維膜**で覆われる．内側は**滑膜**という表面の滑らかな膜で覆われている．関節を構成する骨と関節包に囲まれた腔所を**関節腔**という．

　また，可動性のある関節には，関節が壊れたり外れた

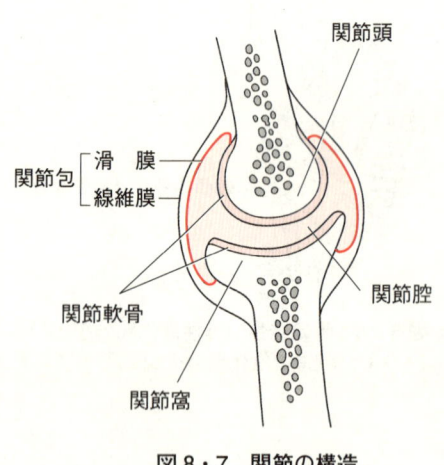

図8・7　関節の構造

りしないように関節を保持するための構造と，関節の可動をスムーズに行うための構造がある（⇨コラム❷）．

[関節を保持するための構造]
- **関節包**：骨膜が関節の部分まで延長して形成された膜構造で関節を包む．
- **靱帯**：関節包をさらに補強するように，関節包の外側は**靱帯**という結合組織性の強靱な膜構造で覆われている．可動性の関節で特に負荷がかかる股関節や膝関節では，関節腔内の向かい合う骨どうしが靱帯でつながっており，関節内靱帯とよばれる．
- **筋**：靱帯の外側には関節運動に関わる筋が存在し，関節周囲にある筋も関節の保持に役立っている．
- **関節唇**：関節窩の周囲に，関節頭と向かい合う面積を広げるために**関節唇**という構造をもつ関節もある．

[関節の可動をスムーズに行うための構造]
- **関節軟骨**：関節で向かい合う関節頭と関節窩の表面は関節軟骨という硝子軟骨組織で覆われている．
- **滑液**：関節腔は滑膜から分泌されるやや粘性がある滑液で満たされ，関節運動の摩擦を軽減している．
- **関節円板・半月板**：関節頭と関節窩の形状により関節腔が広くなっている関節では，関節運動を安定させるために，線維軟骨組織で構成される関節円板（例：顎関節）や半月板（例：膝関節）が関節腔内にある．

> **コラム❷ 関節可動域**
> 関節を損傷せず無理なく動かせる運動の範囲（角度）を**関節可動域**（range of motion: ROM）という．

8・4 骨格筋の特徴
8・4・1 骨格筋と骨の接合

骨格に接合し，関節を動かすなどの役目をもつ筋を**骨格筋**という．骨格筋が骨格と接合するための組織を**腱**という．筋と骨の付着部で，体幹に近い部位（近位）または運動が少ないほうの付着部を**起始**といい，体幹から遠い部位（遠位）または運動の大きいほうの付着部を**停止**という（図 8・8）．

骨格筋は，基本的に関節を"またいで"骨格に付着する．そのため，骨格筋の収縮によって関節の運動が可能となる．

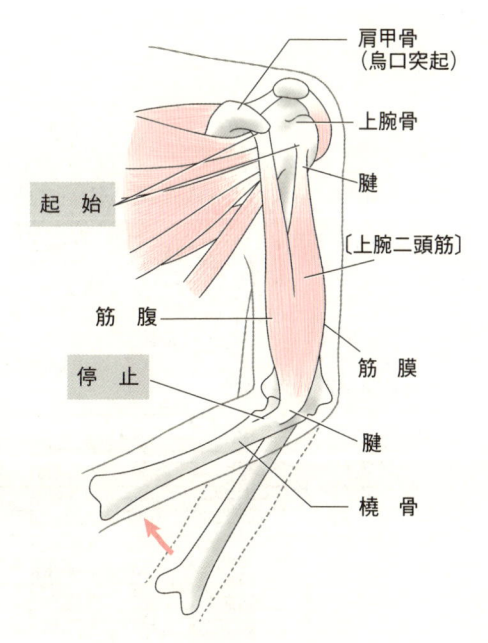

図 8・8 骨格筋と骨の接合
上腕二頭筋を例として示す．

8・4・2 骨格筋線維

筋組織は，骨格筋の細胞が融合してできた**筋線維**が構造および機能の単位となっている（図8・9）.

筋線維は，複数の細胞が融合して形成されている．1本の筋線維がひとつの筋細胞である．細胞が融合してきたので，1本の筋線維（筋細胞）には複数の核が存在する．ひとつの細胞内に複数の核が存在するため，核（に含まれている遺伝子）を娘細胞に分配できないので

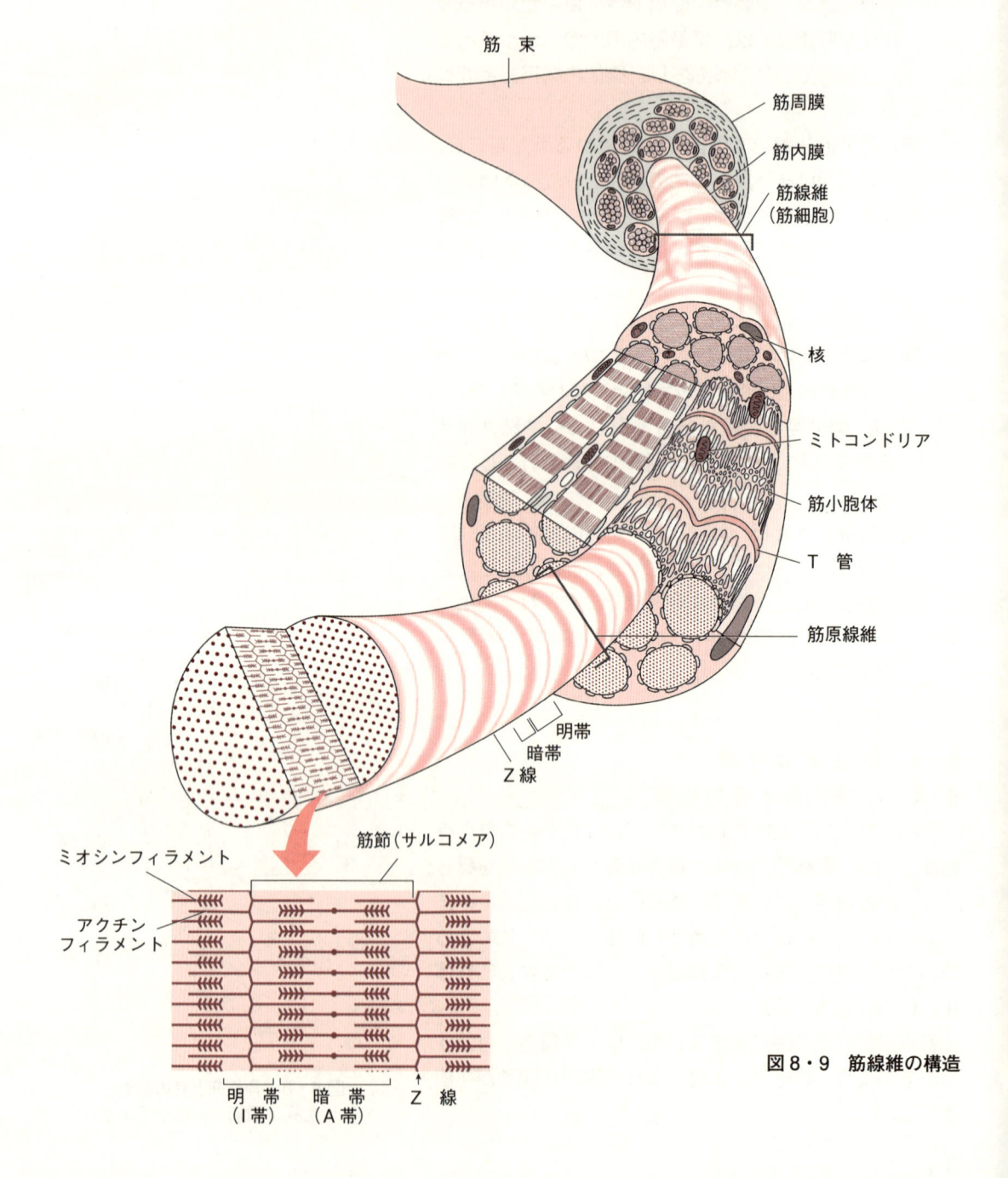

図8・9 筋線維の構造

骨格筋細胞は分裂できない．筋線維の周囲に骨格筋細胞になる前の細胞（**衛星細胞**）があり，衛星細胞が増殖して骨格筋細胞へ分化する（⇨コラム❸）．

筋線維の内部には，収縮の原動力となる**アクチンとミオシン**というタンパク質が線維状に配列された**筋原線維**の束がある．

筋線維は**筋周膜**で包まれた**筋束**という束になり，筋束がさらに束になってひとつの骨格筋となる．骨格筋は**筋膜（筋上膜）**という膜で包まれており，筋膜が他の筋や組織・器官との境界になっている．筋膜には感覚神経の自由神経終末が多く分布しており，外的な刺激や疲労物質（乳酸など，p.140）によって刺激されて痛みを受容する．

8・4・3 運動神経終末と骨格筋の接合

骨格筋を収縮させる命令は運動神経線維によって伝えられる．運動神経の終末と骨格筋細胞の細胞膜が接している部分でシナプスを形成する．運動神経終末と骨格筋細胞の間で形成されるシナプスを**神経筋接合部**という（図8・10）．

8・4・4 骨格筋収縮の過程（図8・11）

運動神経の興奮が神経筋接合部に伝わり，神経終末より**アセチルコリン**が放出される．アセチルコリンは筋細胞膜表面にあるアセチルコリン受容体に結合する．すると，筋細胞に活動電位（**脱分極**）が生じる．活動電位により，筋細胞の小胞体である筋小胞体が刺激されて中に蓄えられている Ca^{2+} が筋細胞質内に放出される（⇨コラム❹）．

筋小胞体から放出された Ca^{2+} により，筋原線維を構成するアクチンとミオシンが結合する．ミオシンがATPを分解し，その際のエネルギーでアクチンフィラメントを引き寄せて筋が収縮する．

8・4・5 興奮の終了・筋弛緩（図8・12）

運動神経からの刺激がなくなると，神経筋接合部でシナプス間隙に放出されたアセチルコリンは，アセチルコリンエステラーゼという酵素で速やかに分解される．アセチルコリンが筋細胞を興奮させる作用が急速に消失し，筋細胞の活動電位はもとの静止電位の状態に戻る

コラム❸ 衛星細胞

筋を断裂すると，衛星細胞が増殖して損傷された筋線維をつなぐように修復するが，筋線維が一続きでなくなるために収縮力は弱くなってしまう．

加齢や筋ジストロフィーでは，衛星細胞の働きが悪くなり筋線維が減少する．

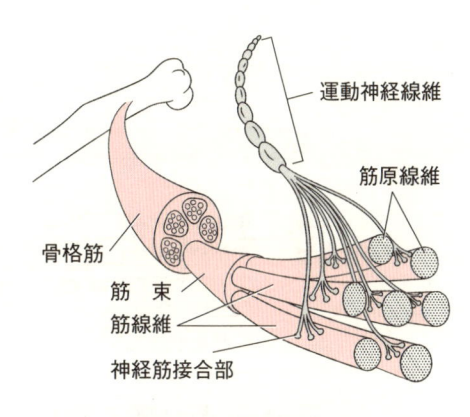

図8・10 神経筋接合部

コラム❹ Ca^{2+} とテタニー

筋細胞は血液（組織液）からも Ca^{2+} を取込んで筋小胞体内に蓄える．血液中の Ca^{2+} が低下すると骨格筋細胞内の Ca^{2+} も不足し，筋収縮が正常に行われず痙攣を起こしてしまう．このような状態を**テタニー**という．

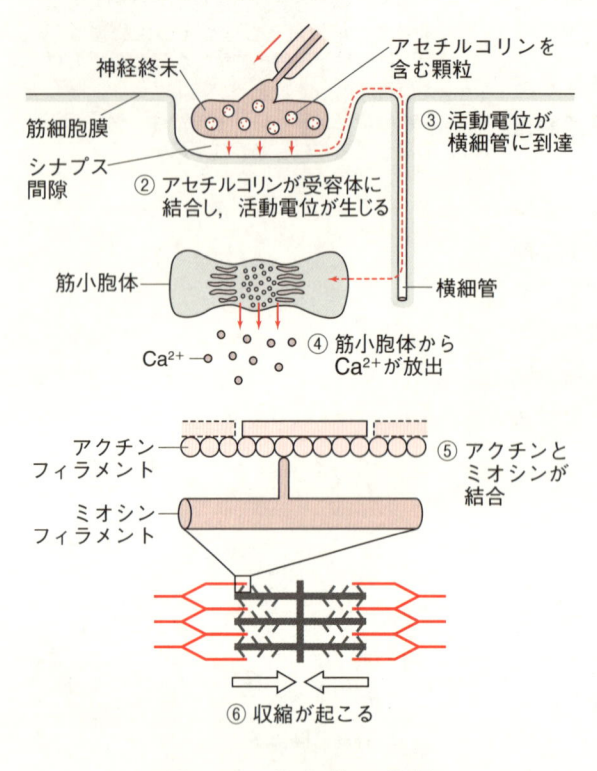

図8・11 筋収縮の過程

① 興奮が神経終末に到達し、アセチルコリンが放出される
神経終末
筋細胞膜
シナプス間隙
アセチルコリンを含む顆粒
② アセチルコリンが受容体に結合し、活動電位が生じる
③ 活動電位が横細管に到達
筋小胞体
横細管
Ca²⁺
④ 筋小胞体から Ca²⁺ が放出
アクチンフィラメント
ミオシンフィラメント
⑤ アクチンとミオシンが結合
⑥ 収縮が起こる

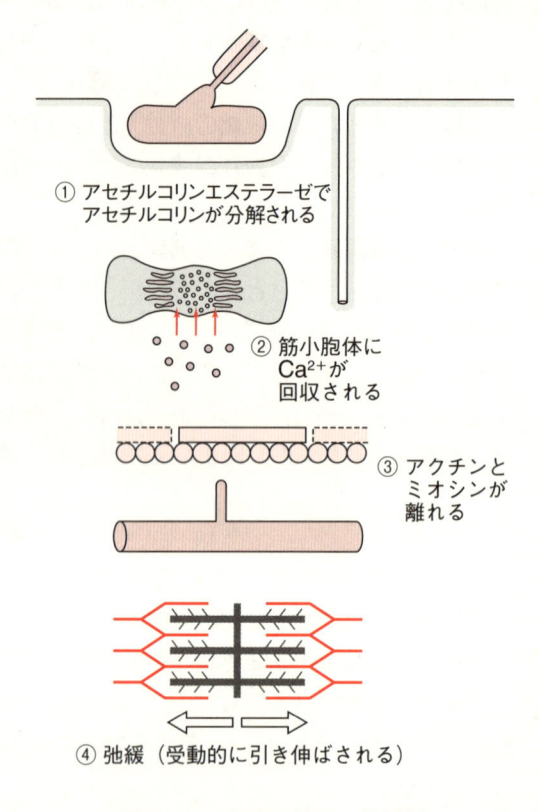

図8・12 興奮の終了・筋弛緩

① アセチルコリンエステラーゼでアセチルコリンが分解される
② 筋小胞体に Ca²⁺ が回収される
③ アクチンとミオシンが離れる
④ 弛緩（受動的に引き伸ばされる）

（**再分極**）．すると，筋小胞体に存在する Ca^{2+} ポンプの働きにより，アクチンとミオシンをつなぎとめていた Ca^{2+} は筋小胞体内に回収される．

　Ca^{2+} が筋小胞体に回収されてしまうことで，アクチンとミオシンは離れ，筋原線維は弛緩の状態となる．

8・4・6　筋収縮力発生の調節

　1本の運動神経線維が，数本〜数十本の筋線維を支配している．1本の運動神経線維が支配する筋線維の集まりを**運動単位**という（図8・13）．

　興奮を起こす最小の刺激の強さを**閾値**という．筋線維によって閾値は異なる．運動神経の刺激が弱いと，閾値に達せず収縮しない筋線維があるので筋収縮力は弱いが，刺激が強くなると閾値に達し興奮して収縮する筋線維が増加するので，筋収縮力は強くなる．

　弱い刺激による弱い収縮を**単収縮**といい，強い刺激に

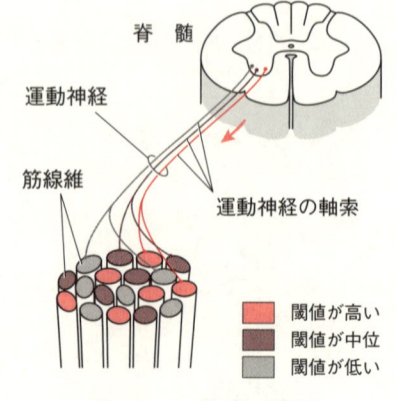

図8・13　運動単位

脊髄
運動神経
筋線維
運動神経の軸索
閾値が高い
閾値が中位
閾値が低い

よる強い収縮を**強縮**という（⇨コラム5）．

8・4・7　筋や腱に分布する感覚神経

身体の動き（骨格筋の収縮・腱の緊張・関節の状態）による刺激が，筋や腱，関節包や靱帯に存在する受容器に受容されて感覚が生じる．骨格筋の筋腹の筋線維には**筋紡錘**，筋が腱になる部分には**腱紡錘**があり，伸展・緊張の情報を脊髄に送る（図8・14）．

脊髄からさらに脳へ情報が送られて四肢や体幹の姿勢や運動の状態を目で見なくても感知することができる．このような感覚を**運動感覚**あるいは**固有感覚**という．

また，筋紡錘や腱紡錘が受動的に伸展されたときも刺激を脊髄に送り，脊髄の反射により筋線維を収縮させる．筋や腱が受動的に引き伸ばされたり，能動的に収縮したりしたときに張力で筋線維や腱を損傷しないようにしている．

[伸張反射]

骨格筋が受動的に引き伸ばされたとき，筋線維の伸長が筋紡錘によって脊髄に伝えられて引き伸ばされた筋を収縮させる反射を**伸張反射**という．たとえば立位姿勢で，膝関節を伸展させる大腿四頭筋や屈曲させるハムストリング筋（大腿二頭筋，半腱様筋，半膜様筋）は伸張反射によって常に一定の収縮を行うので膝関節の伸展位を保持することができる（図8・15）．

コラム5　全か無かの法則

筋細胞や神経細胞では，閾値よりも低い刺激では興奮しないが，閾値よりも高い刺激を与えると興奮を起こす．これを**全か無かの法則**という．実際に生体を構成する筋組織や神経組織はさまざまな閾値の細胞が集合しており，刺激の強さによって閾値に達する細胞と達しない細胞が生じるため，反応の大きさは全か無かではなく，段階的になる．

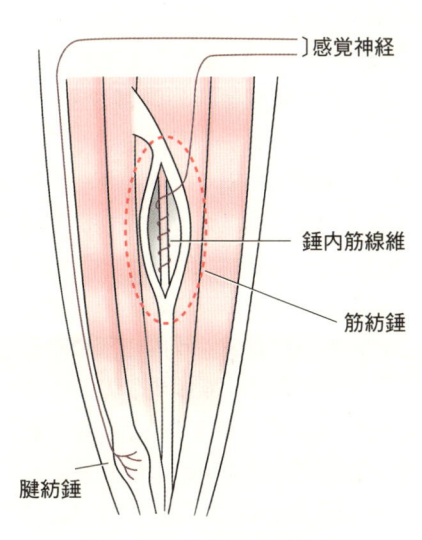

図8・14　筋紡錘と腱紡錘

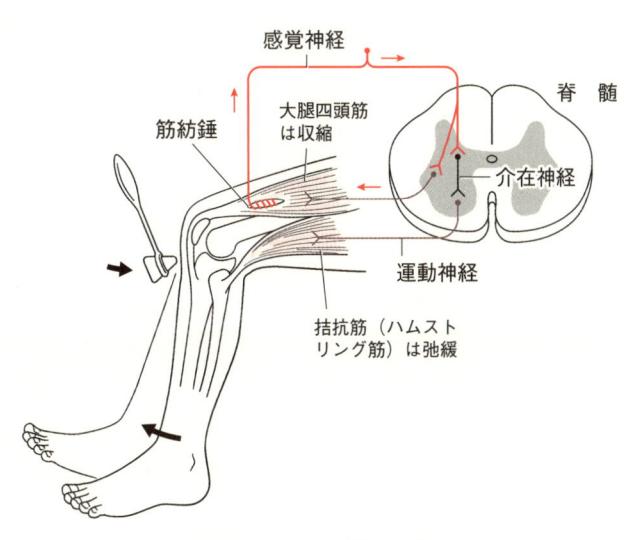

図8・15　伸張反射

8・4・8 骨格筋収縮のためのエネルギー代謝

骨格筋細胞内にはミトコンドリアが多く存在し，盛んに**ATP**（アデノシン三リン酸）を産生している．骨格筋細胞に十分な酸素と**呼吸基質**（グルコースやケトン体）が供給されると**有酸素運動**を行う．

有酸素運動では，呼吸基質が細胞質内にある**解糖系**，ミトコンドリア内にある**クエン酸回路（TCA 回路）**と**電子伝達系**によって分解されて二酸化炭素と水，ATPが産生される．ATPは分解されやすい物質なので大量に産生された（使い切れない）ATPは，リン酸の部分を**クレアチン**に結合（クレアチンのリン酸化）し，**クレアチンリン酸**として細胞質内に蓄えておく．

骨格筋細胞内には**ミオグロビン**という酸素と結合する赤色のタンパク質があり，骨格筋の細胞質内にある程度酸素分子を蓄えておくことができる（⇨**コラム 6**）．

激しい運動や急激な運動などで骨格筋に対する酸素や栄養素の供給が低下すると，クレアチンリン酸を用いてADPをリン酸化してATPを産生する．クレアチンリン酸を用いたATP産生のほうが，細胞質とミトコンドリアにおいてグルコースなどの呼吸基質と酸素からATPを産生するよりも早い．

クレアチンリン酸という"蓄え"がないときに急激な運動を行い，さらに酸素の供給が十分ではない状態になると，骨格筋細胞は解糖系のみを用いてATPを産生する．骨格筋が酸素のない状態で行うエネルギー代謝を**解糖**という．酸素を用いずに骨格筋がATPを産生して起こす運動を**無酸素運動**という．

解糖系では呼吸基質が分解したときのエネルギーでATPを産生し，分解された後に**ピルビン酸**が生じる．ピルビン酸は，酸素が存在する状況下では速やかにミトコンドリアに取込まれ，解糖系に続くエネルギー産生のための反応系であるクエン酸回路に入り，つづいて電子伝達系に入ってATPをさらに産生することができるが，酸素がない状況下ではミトコンドリアに取込まれずに細胞質内に蓄積する．ピルビン酸が細胞質内に蓄積すると解糖系におけるATP産生を抑制してしまうので，骨格筋細胞は細胞質内にピルビン酸が蓄積することを回避するためにピルビン酸を**乳酸**に合成する．

乳酸は，蓄積すると筋収縮を妨げてしまうため，"疲労物質"といわれる．筋細胞では乳酸を代謝することは

コラム 6　骨格筋線維の種類

ミオグロビンを多く含む骨格筋は赤く見えるので**赤筋**とよばれる．筋線維収縮の特徴により**遅筋**に分類され，収縮速度は遅いが疲労しにくい．体幹の筋に多い．

ミオグロビンが少ない骨格筋は白く見えるので**白筋**とよばれる．筋線維収縮の特徴により**速筋**に分類され，収縮速度は速く収縮力も強い．手指など四肢末梢の筋に多い．

できないので，骨格筋組織内に分布する豊富な毛細血管より，血液によって運び去られる必要がある．乳酸は血流で肝臓に運ばれ，肝細胞でグルコースに合成される．

ATPのリン酸を結合する役割をもつクレアチンは**クレアチニン**に分解されて筋細胞外へ排出される．クレアチニンは血漿に溶解して血流で腎臓に運ばれ，腎臓で濾過され，再吸収されずに尿の成分として排泄される．人体には骨格筋が存在するので，クレアチニンは常に生成され，血液中に含まれ，尿中に排泄されている（⇨コラム7）．

8・5 関節に対する筋の作用
8・5・1 共同筋と拮抗筋

関節の運動に対して同じ働きをする筋を**共同筋**といい，逆の働きをする筋を**拮抗筋**という．

［肘関節の例（図8・16）］
- **共同筋**：屈曲における上腕二頭筋と上腕筋の関係．
- **拮抗筋**：屈曲させる上腕二頭筋と，伸展させる上腕三頭筋の関係．

8・5・2 等張性収縮と等尺性収縮

筋収縮の結果，関節運動が伴う場合を**等張性収縮**という（図8・17a）．等張性収縮では，筋は一定の張力を発生しながら，収縮（長さが短くなる；短縮）する．関節運動を伴うので，拮抗筋は弛緩して筋への負担が小さくなる．

筋収縮の結果，関節運動を伴わない場合を**等尺性収縮**という（図8・17b）．等尺性収縮では，筋は収縮するが短縮せず，長さが一定のまま張力のみが発生する．さらに，関節運動を伴わないので，関節を保持するために共同筋や拮抗筋も同時に収縮し，筋への負担が大きくなる（⇨コラム8）．

> **コラム7 血中クレアチニンを利用した腎機能の評価**
> 血中や尿中のクレアチニン量を測定することで，腎臓における血液の濾過量（糸球体濾過量）や尿生成の状態を推測することができる．腎臓の機能が低下して尿生成が減少すると血中のクレアチニン値は上昇する．

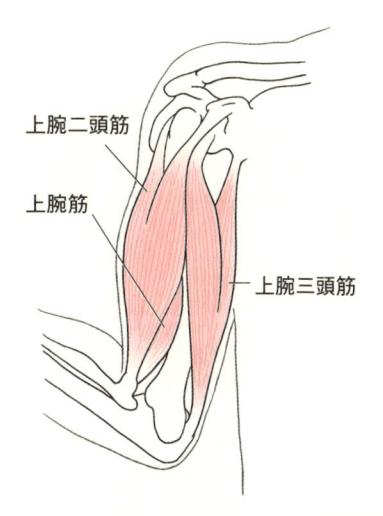

図8・16 共同筋と拮抗筋（右の肘関節）

> **コラム8 等尺性収縮**
> 等尺性収縮では，動かない関節に対して力をかけることになるので，全身に力が入る（りきむ）状態となる．その結果，血圧の上昇など心臓への負担が増大する．

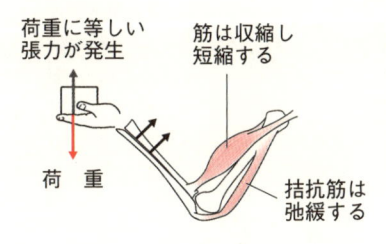

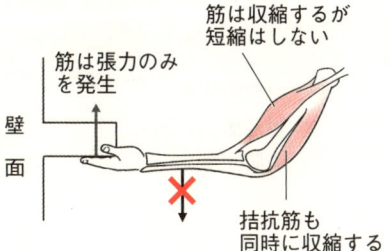

図8・17 等張性収縮（a）と等尺性収縮（b）

8・6 体幹の骨格と筋
8・6・1 脊　柱

a. 脊柱の特徴　いわゆる"背骨"のことを**脊柱**もしくは**脊椎**という．脊柱は**椎骨**が上下に組合わさって柱状になった骨格である（図8・18）．上下の椎骨の椎体間には脊柱の運動と衝撃緩和のために**椎間板**（椎間円板）がある．

脊柱は，体幹を支える"柱"として機能している．椎骨の**椎弓**と椎体の間に形成される**椎孔**が上下に連なって形成される**脊柱管**内には脊髄が収められており，脊髄は外力から保護されている（⇨コラム**9**）．

b. 椎骨の特徴　脊柱を構成する個々の骨格を椎骨という（図8・19）．椎体は，上下に連なる椎骨が椎間板を介して重なる部分である．上下に連なる椎孔は管状の脊柱管を形成し，脊髄を収める腔所となる．**棘突起**は背側に突き出る突起で，脊椎を支える靱帯や骨格筋が付着する部位となる．

［椎骨の数］

ヒトの脊柱は32～34個の椎骨が連結して構成される．
- 頸部の椎骨：**頸椎**（C: cervical）　7個．
- 胸部の椎骨：**胸椎**（T または Th: thoracic）　12個．
- 腰部の椎骨：**腰椎**（L: lumbar）　5個．

コラム9　ヤコビー線と腰椎穿刺

左右の腸骨稜を結んだ線を**ヤコビー線**といい（下図），第4腰椎と第5腰椎の間に相当する．

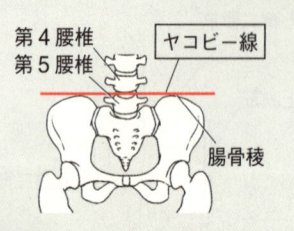

この椎間は広く，脊柱管内には脊髄本体はなく脊髄神経の束（馬尾）がある．検査や治療の目的で脊柱管内に穿刺針を刺入する（腰椎穿刺）ときに，ヤコビー線よりも下方で針を刺せば脊髄を損傷せずに刺入することができる．

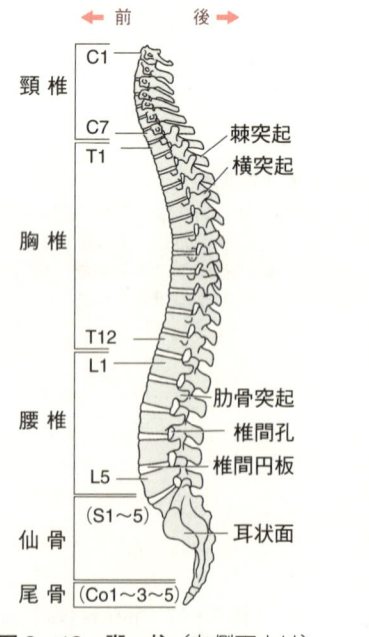

図8・18　脊　柱（左側面より）

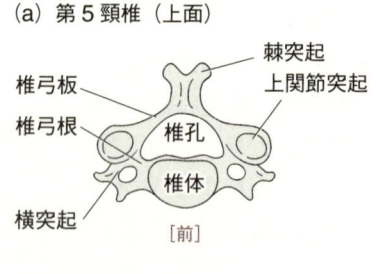

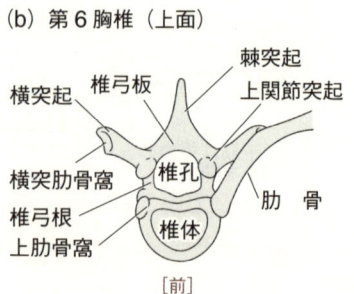

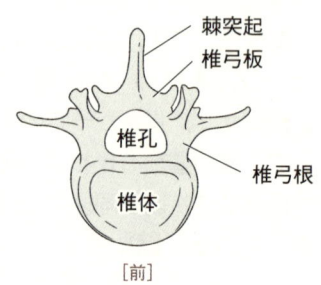

図8・19　椎　骨

- 骨盤の椎骨: **仙椎**（S: sacral）5個. 5個の仙椎は成人期には癒合して1個の仙骨となる.
- 尾部の椎骨: **尾椎**（coccygeal）ヒトでは3〜5個の尾椎があるが退化的である. 尾椎は成人期には癒合しひとつの尾骨となる.

[脊柱の生理的弯曲]

脊柱は臓器を収めたり, 体幹の"柱"として立位や座位の姿勢で体重を支えるために, 自然に（生理的に）弯曲している. これを**脊柱の生理的弯曲**という（図8・20）.

- **頸部弯曲**: 頸椎は頭部を支えるために前方に弯曲する.
- **胸部弯曲**: 胸椎は胸腔を拡大し肺の体積を確保するために後方へ弯曲する.
- **腰部弯曲**: 腰椎は立位・座位の姿勢でバランスをとるために前方へ弯曲する.
- **仙尾弯曲**: 仙椎（仙骨）は骨盤腔のスペースを確保し, 特に女性では産道となるために後方へ弯曲する.

[脊柱の発達（図8・20参照）]

胎児期は, 子宮内にコンパクトに収まるように脊柱がCの字型に弯曲し, 背中を丸めた状態になっている.

出生後は, まず頸部を支えることで咽頭や喉頭が圧迫されないようにして気道や嚥下されたものの通り道を確保しなければならない. また, 頭部を持ち上げて前を向かなければならない. このため, まず頸部弯曲が形成される（生後3カ月前後）. その後, 座位・立位で上半身を支えるように腰部弯曲が形成される.

成長期から思春期にかけて胸部弯曲が完成し, 胸腔の体積が拡大する. また, 仙尾弯曲によって骨盤の男女差が現れる.

c. 椎骨のつながり

[頸椎と頭部の運動]

頭蓋骨と第1頸椎（**環椎**）の間は可動性がほとんどない. このため, 頭部の回旋（首を回す運動）はおもに環椎と第2頸椎（**軸椎**）の間で行われる（図8・21）.

第3頸椎から下位の頸椎は, 上下の椎体間に椎間板が存在する. 椎間板は厚く, 関節も動かしやすいので頸部を比較的自由に動かすことができる.

第7頸椎の棘突起は体表から触れることができ, **隆**

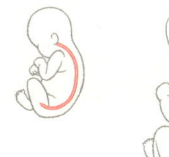

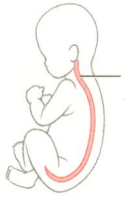

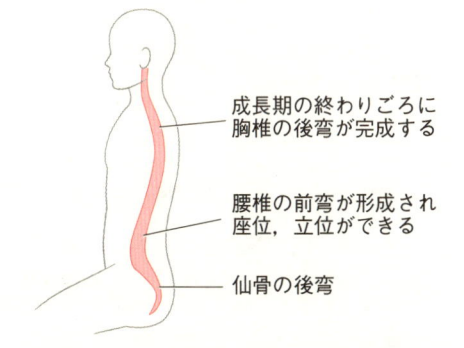

図8・20 脊柱の生理的弯曲の形成と発達

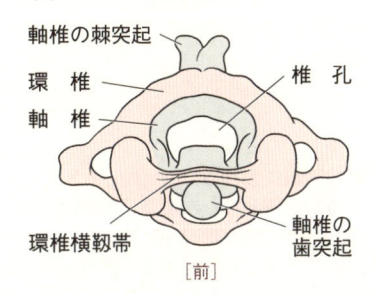

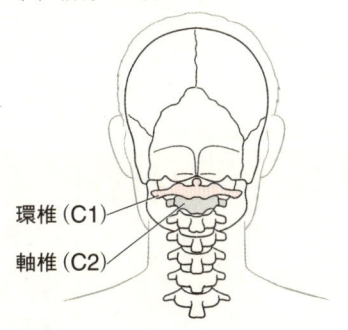

図8・21 環椎と軸椎のつながり（後方より）

コラム10 後縦靱帯骨化症

後縦靱帯は脊柱のずれを防ぐ重要な靱帯であるが，加齢とともに肥厚・骨化し，後方に存在する脊柱管を狭めて脊髄を圧迫することがあり，これを**後縦靱帯骨化症**（OPLL）という．50歳以降に多くみられ，男性に多い（男女比2：1）．骨格の人種差により頸椎の後縦靱帯骨化症は，欧米人に比べ日本人に多いことが知られており，日本では難病に指定されている．初期の症状はしびれ程度であるが，進行すると麻痺が生ずることもある．

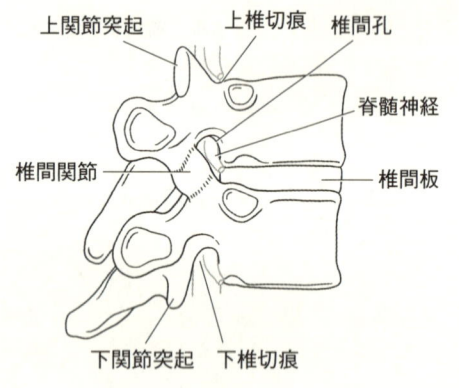

図8・22 椎骨のつながり
（右側面より）

椎という．

［上下の椎骨をつなぐ靱帯］

椎体の前側をつなぐ靱帯を**前縦靱帯**，椎体の後側をつなぐ靱帯を**後縦靱帯**という．後縦靱帯は，椎体の背側にあるため脊柱管の前面に位置する．上位椎骨と下位椎骨の間に，脊髄神経が脊柱管から外に出るための椎間孔が形成される（⇨コラム10）．

［椎間板（図8・22）］

椎間板（椎間円板）は，周囲が丈夫な軟骨組織（線維軟骨）である**線維輪**で囲まれ，中央部はゼラチン質の**髄核**で構成される．椎間板にかかる力（圧力）は，髄核によって吸収される（分散される）．椎体と接している椎間板に真上と真下から均一に力が加わると，椎間板は前端にかかった力を分散させることができる．脊柱に生理的弯曲を保った状態で荷重がかかると椎間板はかかった力を分散させる性質を発揮する．立位，座位ともに第3～5腰椎の椎間板に大きな力が加わりやすい．

腰椎を屈曲させると，後ろ側（背側）の線維輪には張力，前側（腹側）の線維輪には圧迫力が加わる（⇨コラム11）．

8・6・2 胸部の骨格と筋

胸骨・肋骨・肋軟骨・胸椎で構成される胸部の骨格構

コラム11 椎間板ヘルニア

●椎間板にかかる力

腰椎を屈曲したまま荷重をかける（例：重い荷物を持つ）と，後ろ側の線維輪に強い張力が加わるので線維輪が破壊され，ゲル状の髄核が椎体よりも後ろ側に飛び出してしまうことがある（下図）．

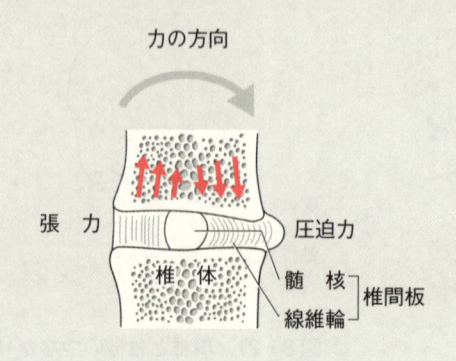

飛び出してしまった髄核が椎間孔を塞いでしまう形になり，脊髄神経を圧迫して機能障害を起こす場合がある．これが**椎間板ヘルニア**である．

●椎間板ヘルニアによる神経障害

椎間板ヘルニアは腰椎や頸椎といった可動性の大きな部分で発症することが多く，可動性の少ない胸椎で発症することは少ない．

椎間板ヘルニアでは椎間板の髄核が後方に突出するが，後方正中に存在する後縦靱帯に遮られ，より外側の椎間孔付近の狭い部分に飛び出し，同部位に存在する脊髄神経節（感覚神経の神経細胞）や神経根を圧迫してしまうことが多い．

このため，椎間板ヘルニアによる症状は初期では片側の痛みやしびれ，感覚障害が出現し，さらに飛び出しが進み神経全体を圧迫するようになると運動神経の障害，すなわち脱力や筋力低下が出現する．後方正中に髄核が脱出した場合は両側性の障害が認められる．

造を**胸郭**という（図8・23）．胸郭は胸腔を囲む骨格で，胸腔内の臓器と一部の腹腔内臓器を保護する．また，肺を拡大・縮小させるための呼吸運動のための骨格でもある．

a．胸 骨　**胸骨柄，胸骨体，剣状突起**からなる．第2肋骨の部分で胸骨柄と胸骨体が接合する部分は出っ張っており，体表面で触知することができる．この部分を**胸骨角**という．胸骨体の下部には軟骨性の剣状突起がある．

b．肋骨と肋軟骨　**肋骨**は胸椎と関節を形成する骨格で，左右12対24本ある．肋骨が呼吸運動に伴って動けるようにするために，胸骨と肋骨の接合は**肋軟骨**で構成される．加齢とともに，肋軟骨は硬くなる（肋軟骨骨化）．

第1～7肋骨は，肋軟骨を介して胸骨と接合している（**真肋**）．第8肋骨以下の肋骨は，それぞれの肋軟骨が1本に合わさって胸骨と接合している（**偽肋**）．下位の肋骨の肋軟骨が合わさってできたアーチ状の胸郭下縁を**肋骨弓**という．第11・12肋骨は肋軟骨と接合せず，胸郭を形成しない（**浮遊肋**）．

c．肋間筋　上位の肋骨と下位の肋骨の間（肋間）にあり，上位と下位の肋骨をつなぐ筋を**肋間筋**という．肋間筋は呼吸運動に関わる呼吸筋として重要である（図8・24）．

上位の肋骨から下位の肋骨へ斜め前下方に筋線維が配向している筋を**外肋間筋**という．外肋間筋が収縮すると

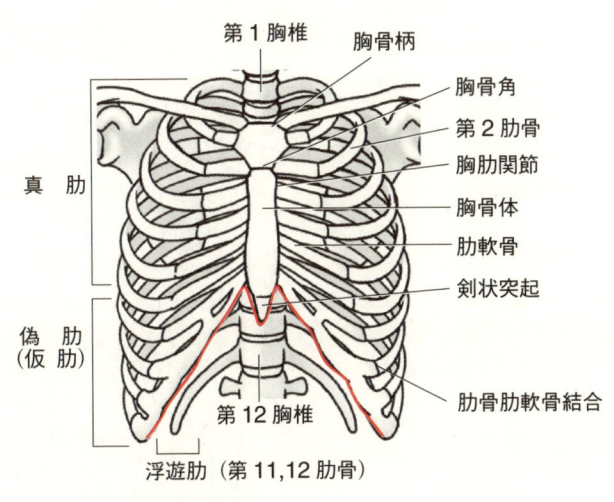

図8・23　**胸 郭**（前方より）　赤線で肋骨弓（肋骨縁）を示す．

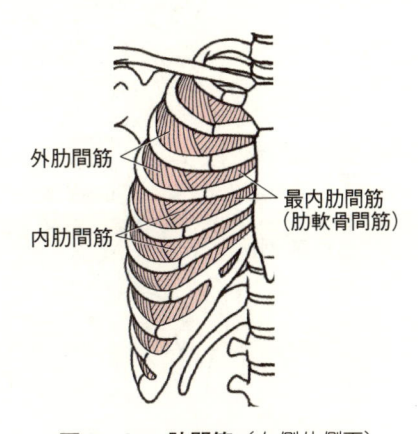

図8・24　**肋間筋**（右側外側面）

肋骨が引き上げられて胸郭は拡大し，肺は拡張し吸気となる（§5・3・2 p.79参照）．

外肋間筋と同様に上位の肋骨と下位の肋骨の間にあり，外肋間筋の筋線維の配向と直行するように筋線維が配向している筋を**内肋間筋**という．内肋間筋と同じ筋線維の配向で内肋間筋よりもさらに胸骨側に**最内肋間筋**が存在する．内肋間筋と最内肋間筋が収縮すると肋骨が引き下げられて胸郭は縮小し，肺は収縮し呼気となる〔§5・3・3（p.79）参照〕．

8・6・3 骨　盤

a. 骨盤の骨格　骨盤を構成する骨格は，左右の**寛骨**と**仙骨**（仙椎）である（図8・25）．仙骨の先端に**尾骨**（尾椎）がある．

寛骨は，小児期には軟骨で接合していた腸骨・恥骨・座骨が，成長期の終わりまでに軟骨が骨化してひとつに癒合した骨格である．左右の恥骨は，軟骨組織の恥骨結合で結合している．出産時には恥骨結合が緩み，産道が拡大する．

5個の仙椎は，成長期の終わりから成人期には癒合して1個の仙骨となる．仙骨の先端に3～5個の尾椎がある．成人までに癒合し1個の尾骨となる．尾骨は機能をもたず，退化的な骨格である．

第5腰椎と第1仙椎（仙骨）の間の角度を**岬角**という．岬角が存在するために骨盤腔は拡大し，骨盤内の臓

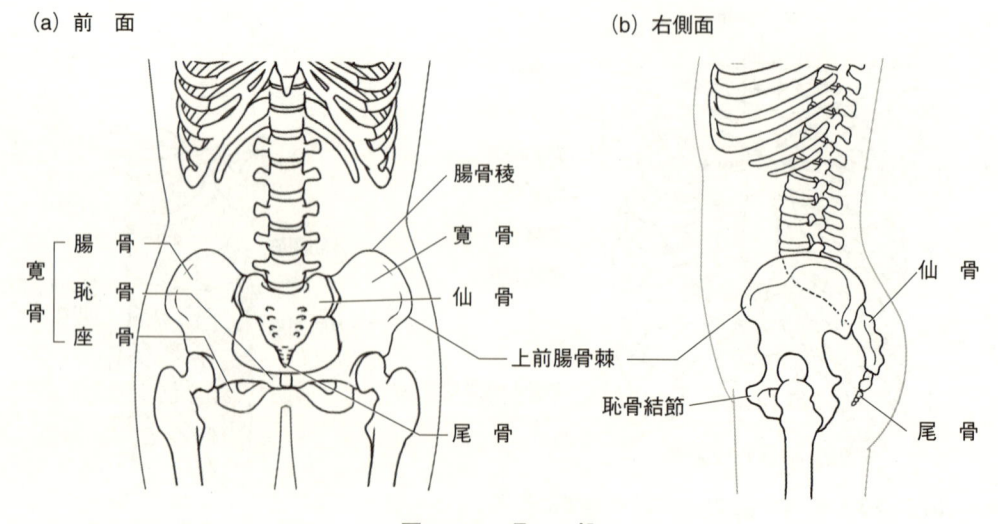

(a) 前　面　　　　　　　　　　　　(b) 右側面

図8・25　骨　盤

器を収めるスペースや産道が確保できる．立位姿勢で骨盤に体重が加わると岬角の部分を中心に前方へ回転するような力が加わり，腰椎には前方へ押されるような力が働く（図8・26）．

　腹筋によって骨盤の前方を持ち上げる力，殿筋（お尻の筋）によって骨盤の前方を下げる力が働いて立位姿勢における骨盤の回転運動に抗うことができる．この力を支えるのは，仙骨と腸骨の間に形成された仙腸関節である．仙腸関節は可動性はほとんどないが，下肢にかかる体重を脊椎に伝え，骨盤の回転しようとする力を支えて立位姿勢を保つために重要な関節である．

　b．骨盤の性差（図8・27）　女性の骨盤は産道を形成する必要から，大きさなどが重要である．女性の骨盤幅や骨盤上口は男性よりも広く，出産の際，児の頭部が通過できる大きさである．

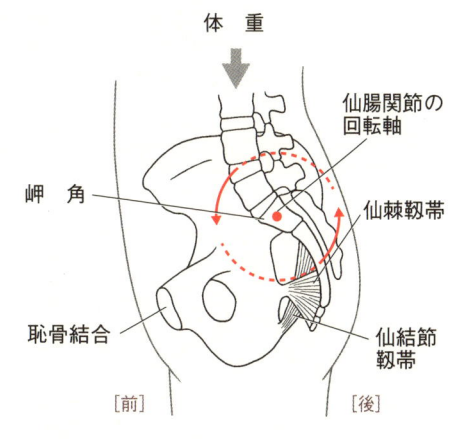

図8・26　立位姿勢で骨盤にかかる力

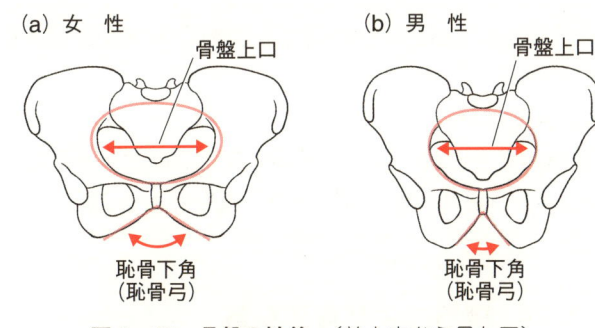

図8・27　骨盤の性差（前上方から見た図）

　c．骨盤の筋　股関節の運動に関わる筋群が，骨盤を構成する寛骨や腰椎を起始として付着している．
　［寛骨や腰椎を起始とする筋］
　腰椎を起始とし，大腿骨の小転子に停止する筋は**大腰筋**と**小腰筋**，寛骨の一部である腸骨（腸骨稜）の前面（腹側）を起始として大腿骨の小転子に停止する筋は**腸骨筋**である（図8・28）．

　大腰筋・小腰筋・腸骨筋は股関節の屈曲に関わる共同筋で，この3筋を合わせて**腸腰筋**という．
　［殿部の筋］
　寛骨の一部である腸骨の後面（背部）を起始とし大腿骨の大転子に停止する殿筋群は**大殿筋・中殿筋・小殿筋**で，股関節の伸展と外転に関わる筋群である．

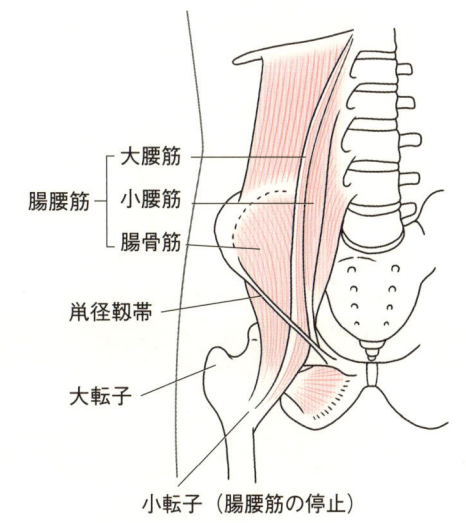

図8・28　腸腰筋（前方より）

図8・29 殿部の筋

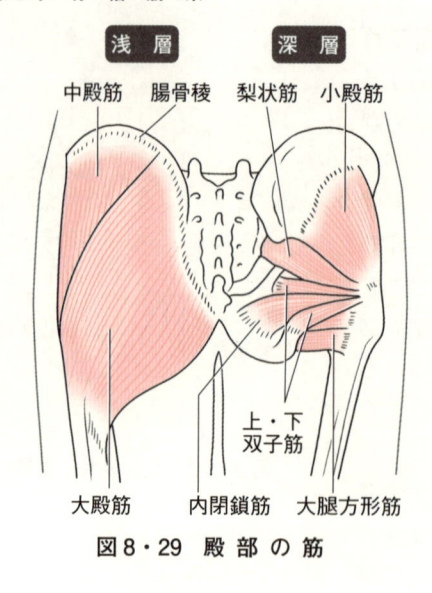

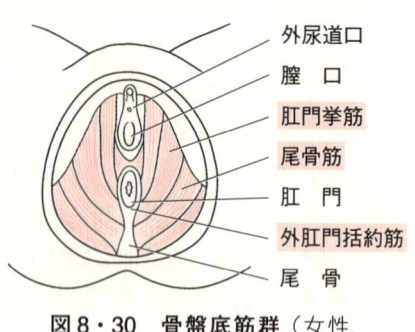

図8・30 骨盤底筋群（女性，下方より）

　大殿筋よりも深層にある梨状筋，上・下双子筋，内閉鎖筋，大腿方形筋は骨盤を起始として大腿骨の大転子に停止している．これらの筋は股関節の外旋（p.159参照）に働く（図8・29）．

［骨盤底の筋］
　骨盤の底を形成し，骨盤臓器を支える筋群を**骨盤底筋群**という（図8・30）．肛門や尿道を閉じる筋として，排泄をコントロールする役割もある．

8・6・4 腹部および背部の筋

　a. 腹筋群（図8・31）　　腹部中央には，剣状突起・肋骨弓から恥骨結合まで左右一対の**腹直筋**がある．腹直筋は3箇所で**腱画**という筋線維の区切り目が形成されている．側腹部には，外表から深部に，**外腹斜筋**・**内腹斜筋**・**腹横筋**の順に3層の筋層が存在する．

　骨盤（寛骨）の上前腸骨棘と恥骨の間には**鼡径靱帯**があり，外腹斜筋・内腹斜筋・腹横筋の停止部位になっている．

［腹筋群の役割］
・体幹を支える，動かす．
　仰臥位から座位，さらに立位となるとき，体幹（腹部）を屈曲（前屈）させないと（自力で）起き上がるのは困難である（図8・32）．
・腹腔内の圧（腹圧）を高める．
　腹筋群が収縮することにより，腹圧が高まる．腹圧

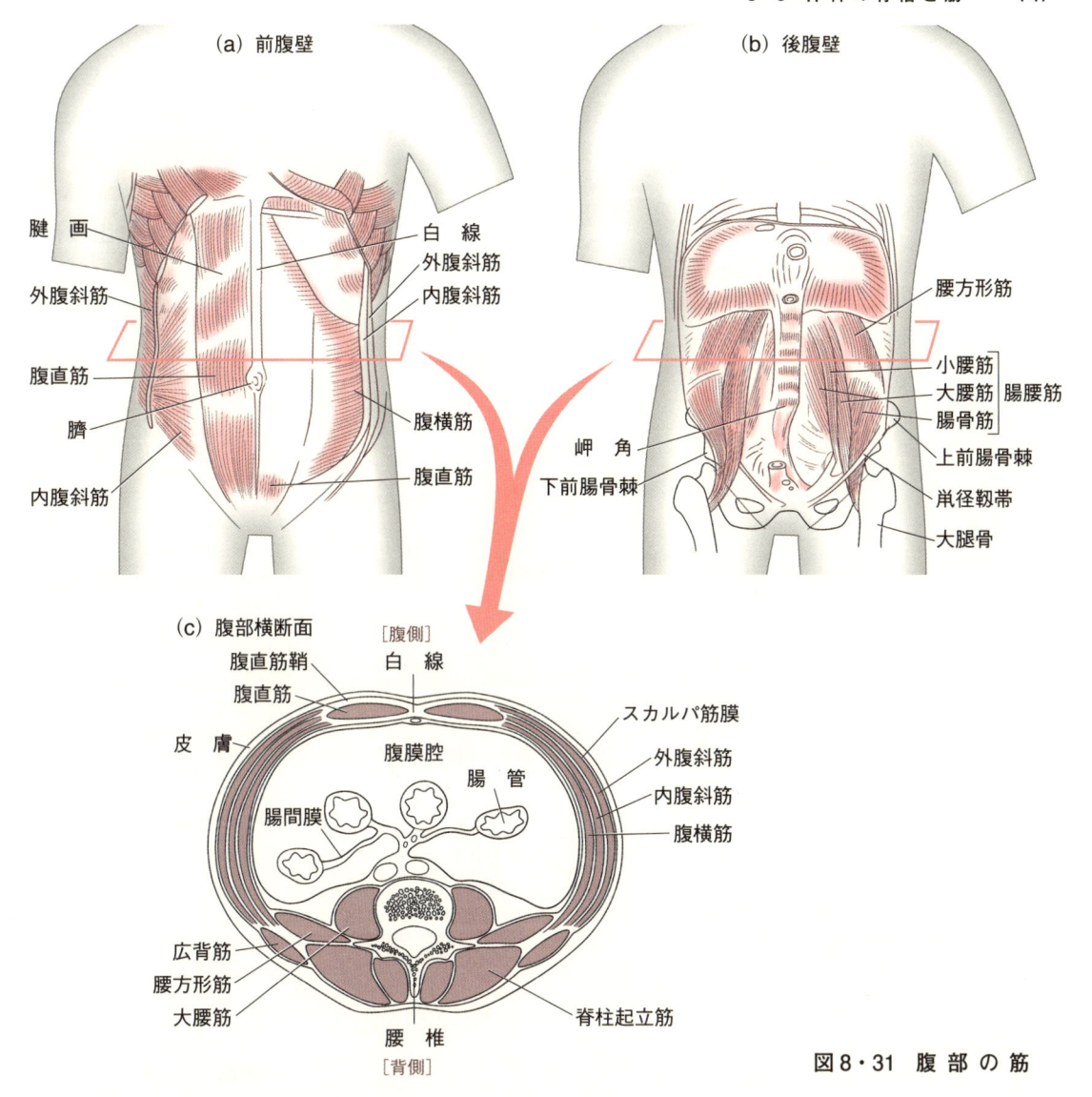

8・6 体幹の骨格と筋　149

図8・31　腹部の筋

(a) 前腹壁
腱画
外腹斜筋
腹直筋
臍
内腹斜筋
白線
外腹斜筋
内腹斜筋
腹横筋
腹直筋

(b) 後腹壁
腰方形筋
小腰筋
大腰筋　腸腰筋
腸骨筋
上前腸骨棘
鼡径靱帯
大腿骨
岬角
下前腸骨棘

(c) 腹部横断面
［腹側］
白線
腹直筋鞘
腹直筋
皮膚
腹膜腔
腸管
腸間膜
スカルパ筋膜
外腹斜筋
内腹斜筋
腹横筋
広背筋
腰方形筋
大腰筋
腰椎
脊柱起立筋
［背側］

が高まると横隔膜を押し上げる力になり，胸腔を強く縮小させる作用を発揮する．この作用で咳やくしゃみのような強い呼気の力を生み出すことができる．

骨盤腔と腹腔はつながっているので，骨盤腔内の圧の上昇は直腸や膀胱を押しつぶす力になり，排泄のために働く．

b. 背筋群　椎骨の棘突起や，胸椎の肋骨突起など椎骨の突起に脊柱を支えたり動かしたりするための多くの筋が付着している．脊柱に付着し脊柱の支持・運動のために働く筋群を総称して**脊柱起立筋**(せきちゅうきりつきん)もしくは**背筋群**(はいきんぐん)という．起立時だけでなく座位を保持するためにも重要な筋である．

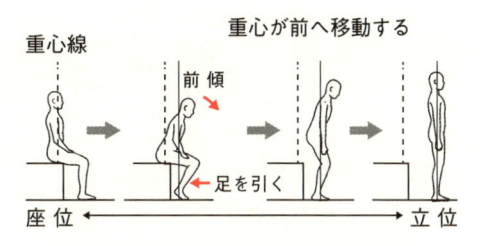

図8・32　座位から立ち上がる運動

重心線
重心が前へ移動する
前傾
足を引く
座位　　　　立位

8・7 上肢帯と上肢

上肢帯・上肢の骨格と末梢神経の位置関係を図8・33に，上肢帯・上肢の骨格筋を図8・34に示す．

8・7・1 上 肢 帯
a. 上 肢 帯　上肢を体幹につなぐ骨格を**上肢帯**と

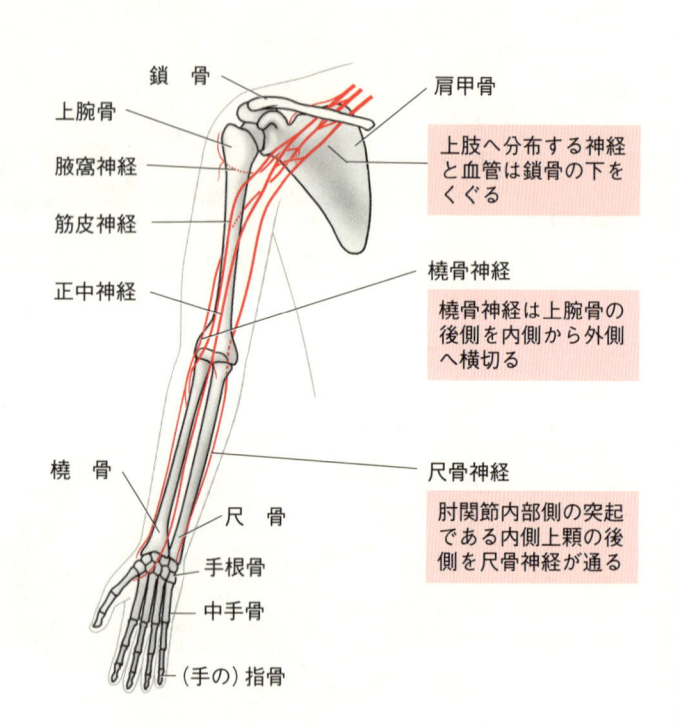

図8・33　上肢帯・上肢の骨格と末梢神経（前方から見た図）

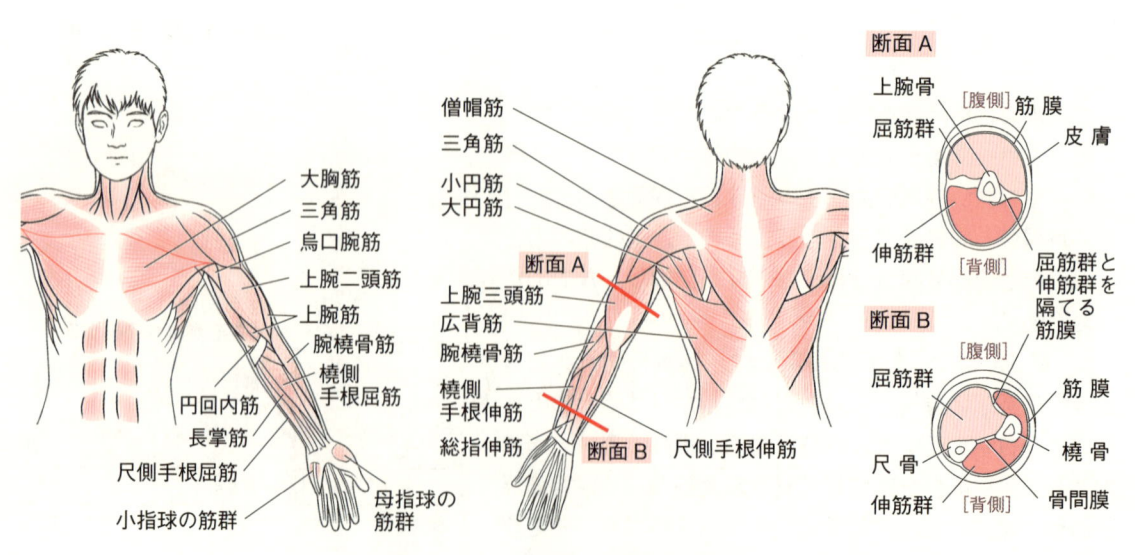

図8・34　上肢帯，上肢の骨格筋

いう．**肩甲骨**と**鎖骨**で構成される．肩甲骨の前面（腹側）には肋骨や胸骨，後面（背側）には肋骨や胸椎が起始となる骨格筋が停止している．鎖骨は，胸骨と**胸鎖関節**，肩甲骨と**肩鎖関節**を形成している．肩甲骨は，骨格では鎖骨のみで体幹と接合しているが，胸郭から肩甲骨に停止する骨格筋で体幹につなぎとめられている．

b. 肩関節　肩甲骨と上腕部の上腕骨で**肩関節**を形成する．肩関節は，肩甲骨の関節窩に，上腕骨の関節頭である上腕骨頭がはまり込んで構成される．肩甲骨の関節窩は狭く，肩関節の運動を妨げず，上肢を動かしやすくなっている（図8・35，⇨コラム12）．

肩甲骨の最も外側に位置する部位を**肩峰**（けんぽう）という．肩関節を外転・内転させると，肩峰の位置は変わらず上腕骨頭だけが動くので肩峰の位置を触れて確認することができる．

肩関節によるおもな運動を図8・36に示す．肩関節の運動に大きく関与する三角筋は，前面（腹側）に位置する前部，外側に位置する中部，後面（背側）に位置する後部に区分される．同一の三角筋でも部位によって肩関節の運動に対する作用が異なる（⇨次ページのコラム13）．

肩関節の運動には，肩甲骨と鎖骨の運動が伴う必要が

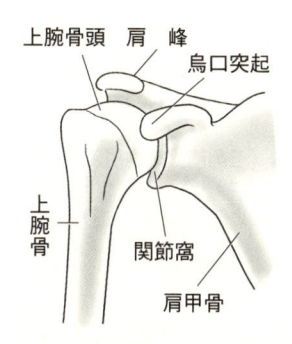

図8・35　肩関節（右側側面）

コラム12　肩関節の脱臼
上肢を前下方へ引くような力が加わると肩甲骨の関節窩から上腕骨の関節頭が外れやすい．肩関節は運動の自由度が高いが，脱臼の危険性も高い．

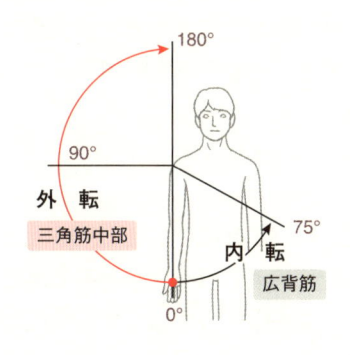

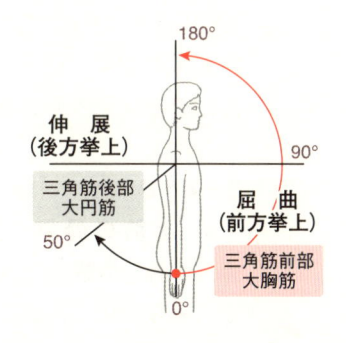

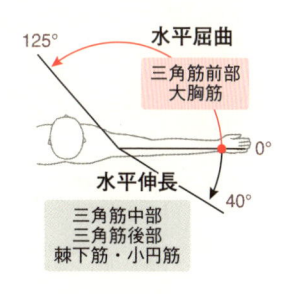

図8・36　肩関節の運動と関わる筋

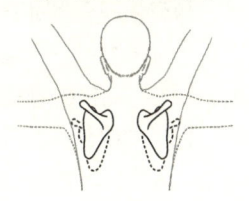

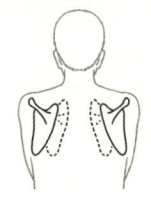

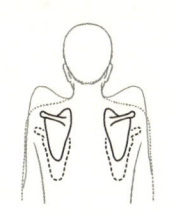

図8・37　肩甲骨の動き

コラム13 筋肉注射と注射部位

筋肉注射は，①薬剤の吸収速度が比較的早く（吸収速度：静脈注射＞筋肉注射＞皮下注射），②薬剤の血中濃度の持続時間が長く，③皮下注射よりも多量の薬液（5 mLまで）を注射することができ，④血管に障害を与える薬剤（油性，懸濁性をもつ薬剤など）も注射できる，などの特徴がある．
　筋肉注射の部位としては，注射による神経の損傷を避けることができる部位が選択され，上腕（三角筋），殿部（中殿筋）に行われることが多い．

● 上腕（三角筋）の注射部位の決定
　三角筋中部で，肩峰から指3本分（3横指）下の位置が三角筋の注射部位である．

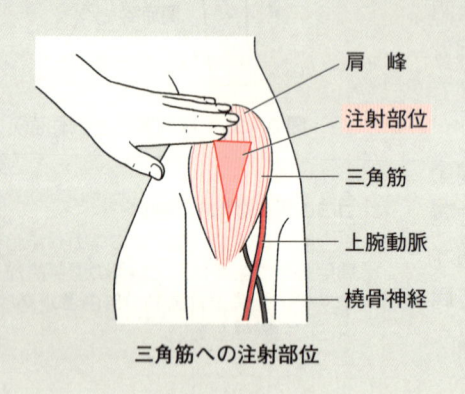

● 殿部（中殿筋）の筋肉注射の部位の決定
"4分3分法" により注射部位を決める．
1) 殿部〔殿裂（左右のお尻の境目），殿溝（大腿とお尻の境目），腸骨稜に囲まれる部位〕を，殿裂と殿部の外側を目印にして左右2等分し，腸骨稜と殿溝を目印に上下2等分し，両者の交差点，殿部の中心を決める．
2) 殿部の中心から上外方向に45度の角度で線を引き，中心と殿部外側の間を3等分し，外側1/3の領域を決める．この部位は，座骨神経が通っていないので座骨神経の損傷を避けることができる中殿筋への注射部位である．

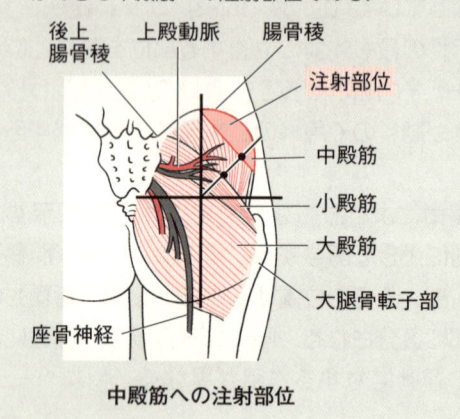

三角筋への注射部位

中殿筋への注射部位

ある．肩関節を90°以上外転させるとき，上肢を差し出したり引いたりするとき，肩を上下させるとき，肩甲骨と鎖骨が動く（図8・37）．上肢の可動範囲を広げるために必要な動きである．

8・7・2 上　肢

a. 上肢の骨格（図8・33参照）　上腕部は**上腕骨**，前腕部は**橈骨**と**尺骨**で構成される．手を前で組むとき，楽な肢位（良肢位）は手の甲（手背）が前を向く状態である．このとき，前腕の橈骨と尺骨がねじれた状態（回内位）である．橈骨と尺骨が平行な位置では，手のひら（手掌）側を前に向ける状態となる．手掌を前に向ける肢位は楽な状態ではないが，橈骨と尺骨が並行な位置になる肢位で解剖学的正位という（§1・1・1参照）．

b. 上肢の筋　上腕にはおもに肘関節の運動のための筋がある．上腕腹側（前側）には肘関節を屈曲させる筋群（屈筋群：筋皮神経支配），背側（後側）には肘

(a) 右側前方から

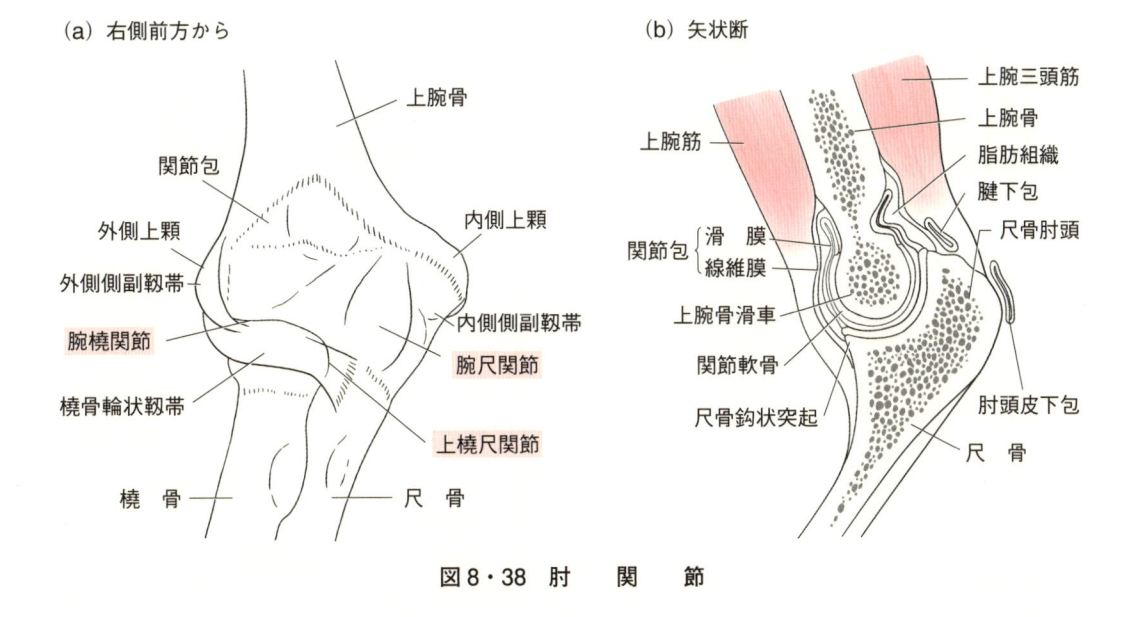

上腕骨
関節包
外側上顆
外側側副靱帯
腕橈関節
橈骨輪状靱帯
橈骨
内側上顆
内側側副靱帯
腕尺関節
上橈尺関節
尺骨

(b) 矢状断

上腕三頭筋
上腕骨
脂肪組織
腱下包
尺骨肘頭
上腕筋
関節包 〔滑膜 / 線維膜〕
上腕骨滑車
関節軟骨
尺骨鉤状突起
肘頭皮下包
尺骨

図8・38 肘関節

関節を伸展させる筋群（伸筋群：橈骨神経支配）が位置する（図8・34 右上図参照）.

前腕には前腕の回転運動（回外と回内）と手首と手指を動かすための筋が位置する．前腕腹側（前側）には手首や手指の屈筋群（正中神経と尺骨神経支配），前腕背側（後側）には手首や手指の伸筋群（橈骨神経支配）が位置する（図8・34 右下図参照）.

c. 肘関節の運動と筋 肘関節は，上腕部の上腕骨と前腕部の橈骨と尺骨の間で構成される関節である（図8・38，⇨ コラム14）．肘関節の運動は，屈曲と伸展のみである（図8・39）.

上腕骨の関節面は少し斜めになっており，解剖学的正位で肘関節を伸展させると，前腕は少し外側を向き，体幹から少し離れる状態になる．この角を**肘角**といい，手提げで物を持ったときに顕著にわかることから**運搬角**ともいう（図8・40）.

尺骨の近位端後面には**肘頭**という突起がある（図8・38 b 参照）．肘関節を最大まで屈曲させると最も突出する骨の突起である．肘関節の伸展時に上腕骨のくぼみ（肘頭窩）にはまり込む．このため，肘関節はほぼ180°までまっすぐに伸び，過伸展しないようにしている.

d. 前腕の運動 上腕二頭筋と，橈骨と尺骨の間に存在する複数の筋の作用で前腕・手首をねじる運動

> **コラム14 肘関節**
> 肘関節の肘頭が完全に骨化し完成するのは12歳ころである．肘関節と膝関節は屈曲と伸展しかできない関節であり，構造の特徴から"蝶番関節"とよばれる.

屈曲
上腕二頭筋
上腕筋
（筋皮神経支配）

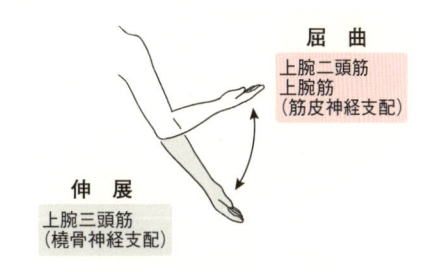

伸展
上腕三頭筋
（橈骨神経支配）

図8・39 肘関節の運動

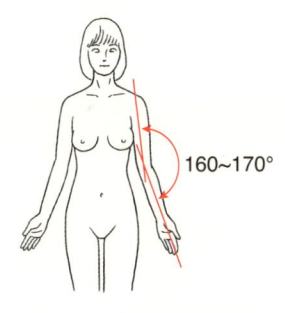

160〜170°

図8・40 肘角（運搬角）

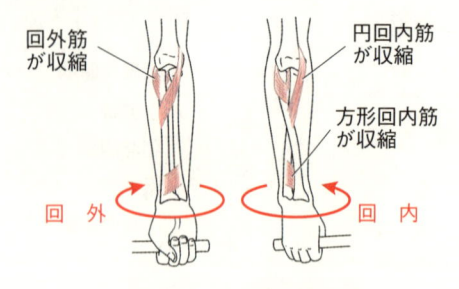

図 8・41 前腕の運動

コラム 15 手根骨
手根骨のうち，舟状骨は手に大きな力が加わったとき（例：転んで手をついたとき）に骨折しやすい．

（回外・回内）を起こす（図 8・41）．手を半回転させて，手掌を向けたり裏返したりする運動で，手で物をつかんだり道具を使用する際に不可欠な運動である（例：ドアノブや鍵を回す運動）．

［回　内］
円回内筋と方形回内筋を収縮させ，手の甲側を見せる前腕の動きを**回内運動**という．回内した位置を**回内位**といい，橈骨が尺骨の周りを回った位置である．

［回　外］
回外筋と上腕二頭筋が収縮し，手掌側を見せるような前腕の動きを**回外運動**という．回外した位置を**回外位**といい，橈骨と尺骨が平行になった位置である．

e. 手関節の運動と筋
前腕と手を連結する関節を**手関節**，手関節の部分を形成する手の骨格を**手根骨**という．

［手根骨（図 8・42）］
手根部を形成し，前腕と手を連結するための骨格を手根骨という．4 個ずつ 2 列に並んだ計 8 個の小骨で，手根骨どうしは靱帯で連結され，可動性はあまりない（水を手ですくうような動きの際に若干動く程度）．手に加わった力を緩和して前腕に伝える（⇨コラム 15）．

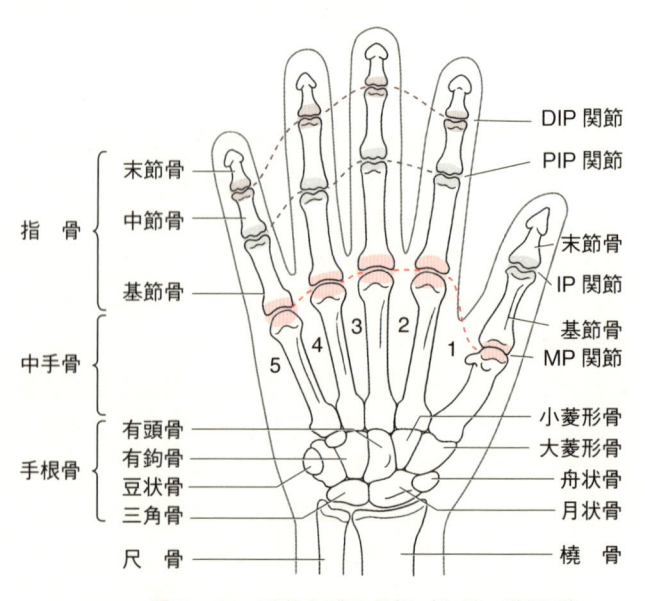

図 8・42　手首と手の骨格（右手，掌側面）

［手関節］
橈骨手根関節ともいい，橈骨の遠位端とそれに連続して付着する尺骨の遠位端にある関節円板と手根骨である

舟状骨・月状骨・三角骨との間に形成される関節である．手根骨と橈骨との関節面のほうが手根骨と尺骨との関節面より広いので，手掌で受けた力はおもに橈骨へ伝わる．

手関節は，前腕腹側にある**長掌筋**と**橈側手根屈筋**（正中神経支配）および**尺側手根屈筋**（尺骨神経支配）により屈曲し，前腕背側にある**橈側手根伸筋**，**尺側手根伸筋**，**総指伸筋**（いずれも橈骨神経支配）によって伸展する（図8・43）．

f. 手（手掌）および指（手指）を構成する骨格と関節

手掌内は**中手骨**で構成され，指の数と同じ5本である（図8・42参照）．

手指は，"親指"（母指）を第1指，"人差し指"（示指）を第2指，"なかゆび"（中指）を第3指，"くすり指"（薬指）を第4指，"こゆび"（小指）を第5指とする．各指を構成する骨格は**指節骨**といい，中手骨側（近位側）から**基節骨**，**中節骨**，**末節骨**と並ぶ．ただし，第1指には中節骨がない．

手根骨と中手骨の間の関節を中手手根関節（**CM関節**），中手骨と基節骨の間の関節を中手指節間関節（**MP関節**），基節骨と中節骨の関節を近位指節間関節（**PIP関節**），中節骨と末節骨の関節を遠位指節間関節（**DIP関節**）という．

第2〜5指の関節CMはほとんど動かないがMP関節はよく動く．

第1指は，第2〜5指と異なりMPの可動域が大きい．そのため，第1指は自由に動かすことができ，第2指から第5指まですべての指に触れて"物をつまむような"形にすることができる．このような第1指の運動を**対立運動**という（図8・44）．第1指の対立運動は，物を握ったり，つかんだり，つまんだりするために重要な運動であり，特に霊長類動物で発達した特徴的な運動である．

また，第1指の付け根（**母指球**）には第1指を動かすための筋があり，第1指の動きは他の4指に比べて自由になっている（⇨コラム 16）．

g. 手（手指）の運動に関わる筋群（図8・45）

手指を屈曲・伸展させる筋は，手指内の指節骨間にあるほかに前腕にも存在する．前腕から伸びた伸筋群・屈筋群の腱は，手首の部分で，屈筋群の腱をまとめるために**屈**

図8・43 手首の運動

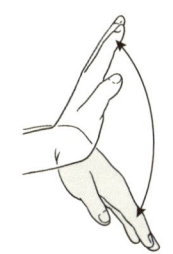

伸展
・橈側手根伸筋
・尺側手根伸筋
・総指伸筋
（橈骨神経支配）

屈曲
・長掌筋
・橈側手根屈筋
（正中神経支配）
・尺側手根屈筋
（尺骨神経支配）

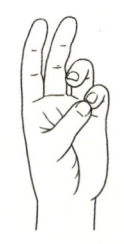

図8・44 第1指と第5指の対立運動

コラム 16 小指球と小指球筋

手掌を見てみると，第1指の根元にある母指球のほかに，第5指の根元にも**小指球**という小指を動かす筋（**小指球筋**）によるふくらみが見られる．第5指も第1指と同様に屈曲のための筋が手掌内にあり，第5指の屈曲は手で物を握る力を強くするために必要な運動である．

156　第8章　骨格・筋系

筋支帯，伸筋群の腱をまとめるために**伸筋支帯**をくぐって手指へ向かう．各手指に向かう腱は，屈筋支帯や伸筋支帯の下や手の中で**腱鞘**とよばれる"カバー"に包まれている．

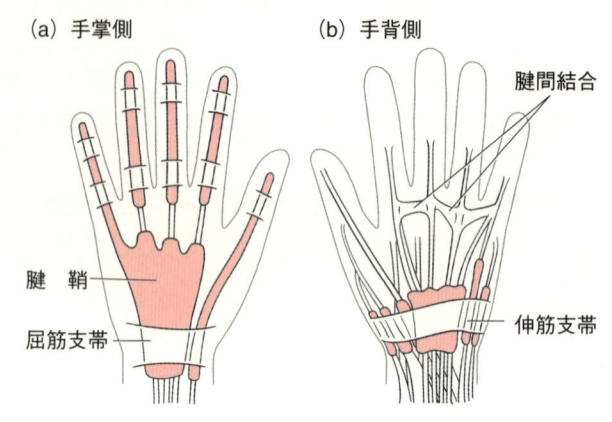

(a) 手掌側　　(b) 手背側

図8・45　右手の腱と腱鞘

屈筋支帯によって形成される，前腕の手指の屈筋群の腱が通る手首の"トンネル"を**手根管**という．手根管内には正中神経が手に向かって通っている．正中神経は，おもに第1指から第4指の第1指側半分の感覚と手指の屈曲に関わる手の筋肉，母指球内の第1指を動かす筋を支配する（⇨コラム**17**，**18**）．

8・8　下肢帯と下肢

体幹と下肢をつなぐ骨格を**下肢帯**といい，**骨盤**で構成される．大腿部を構成する骨格は**大腿骨**である．下腿の骨格は**脛骨**と**腓骨**である．**膝蓋骨**は膝関節部において大腿四頭筋の腱の中に形成された骨格である．足の骨格は，足首を構成する七つの**足根骨**と第1〜5指にある**中足骨**と足の**指骨**である．下肢帯・下肢の骨格とおもな末梢神経を図8・46に示す．

下肢帯・下肢の骨格筋を図8・47に示す．大腿の筋は股関節と膝関節の運動に関わる．大腿前面（腹側）にある筋は，膝関節を伸展させる筋群で大腿神経に支配されている．大腿後面（背側）にある筋は，股関節の伸展と膝関節を屈曲させる筋群で脛骨神経に支配されている．

下腿の筋は足首（足関節）と足の指の運動に関わる．下腿前面（腹側）にある筋群は，足関節を背屈させる筋

コラム 17　手根管症候群

手指の屈筋腱とその腱鞘が炎症を起こすと，手根管内に位置する正中神経にも影響が及び，麻痺を起こすことがある．

コラム 18　上肢の神経と麻痺

● 橈骨神経の麻痺

橈骨神経が麻痺すると，上腕・前腕の伸筋群が麻痺する．その結果，肘関節や手関節，手指が伸展できなくなるので，手首や指が垂れ下がった"下垂手"という肢位になる．

● 尺骨神経の麻痺

尺骨神経が麻痺すると，前腕の屈筋群が麻痺する．その結果，手首や手指の屈曲が不十分になり，手首や指がこわばった状態の"鷲手"とよばれる肢位になる．

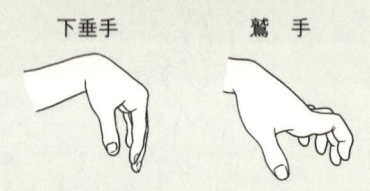

下垂手　　鷲手

● 正中神経の麻痺

肘関節よりも近位で障害されて麻痺が生じると，手関節と第1〜3指が屈曲できなくなることがある（祈祷肢位）．

手関節付近や手根管で正中神経が障害されると，第1指の付け根にある母指球筋が萎縮し，第1指を手掌から立てるような方向の運動ができなくなる（猿手）．

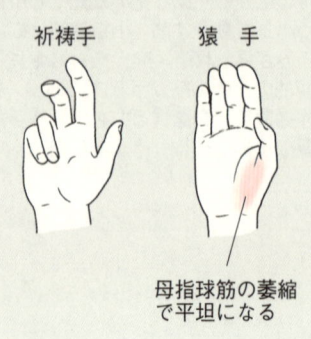

祈祷手　　猿手

母指球筋の萎縮で平坦になる

8・8 下肢帯と下肢   157

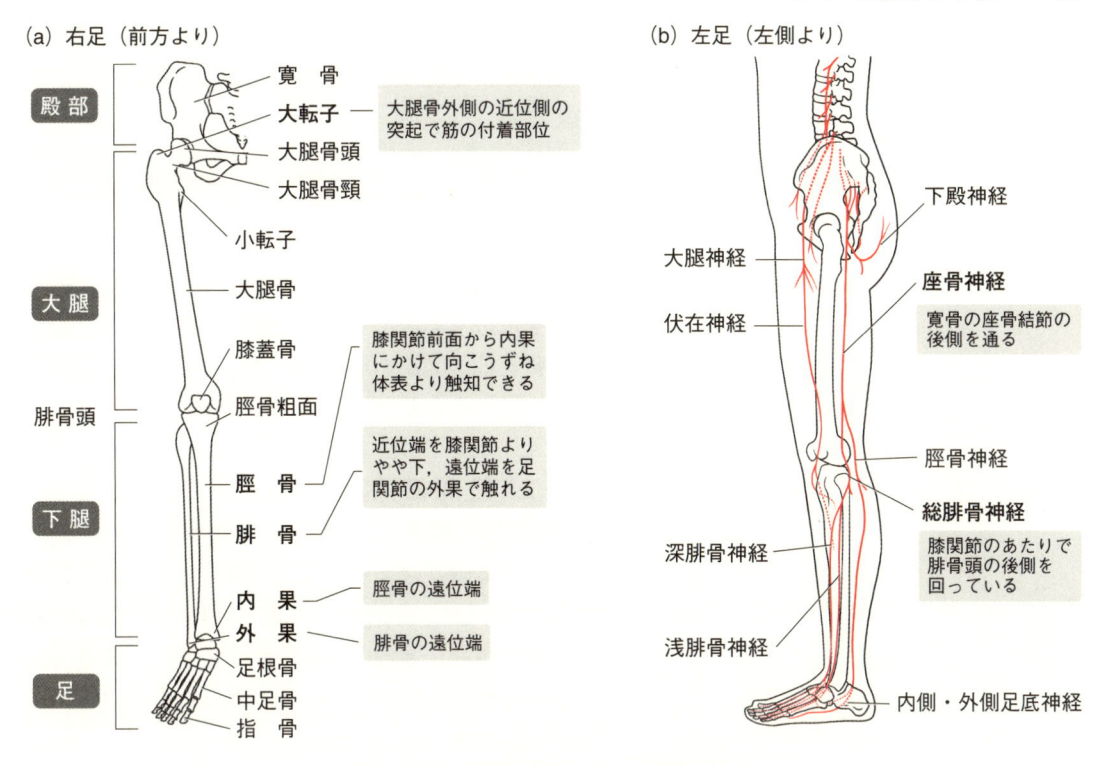

(a) 右足（前方より）

殿部
- 寛骨
- 大転子 — 大腿骨外側の近位側の突起で筋の付着部位
- 大腿骨頭
- 大腿骨頸

大腿
- 小転子
- 大腿骨
- 膝蓋骨
- 脛骨粗面 — 膝関節前面から内果にかけて向こうずね体表より触知できる

腓骨頭

下腿
- 脛骨
- 腓骨 — 近位端を膝関節よりやや下，遠位端を足関節の外果で触れる
- 内果 — 脛骨の遠位端
- 外果 — 腓骨の遠位端

足
- 足根骨
- 中足骨
- 指骨

(b) 左足（左側より）

- 下殿神経
- 大腿神経
- 座骨神経 — 寛骨の座骨結節の後側を通る
- 伏在神経
- 脛骨神経
- 総腓骨神経 — 膝関節のあたりで腓骨頭の後側を回っている
- 深腓骨神経
- 浅腓骨神経
- 内側・外側足底神経

図8・46 下肢の骨格（a）と末梢神経（b）

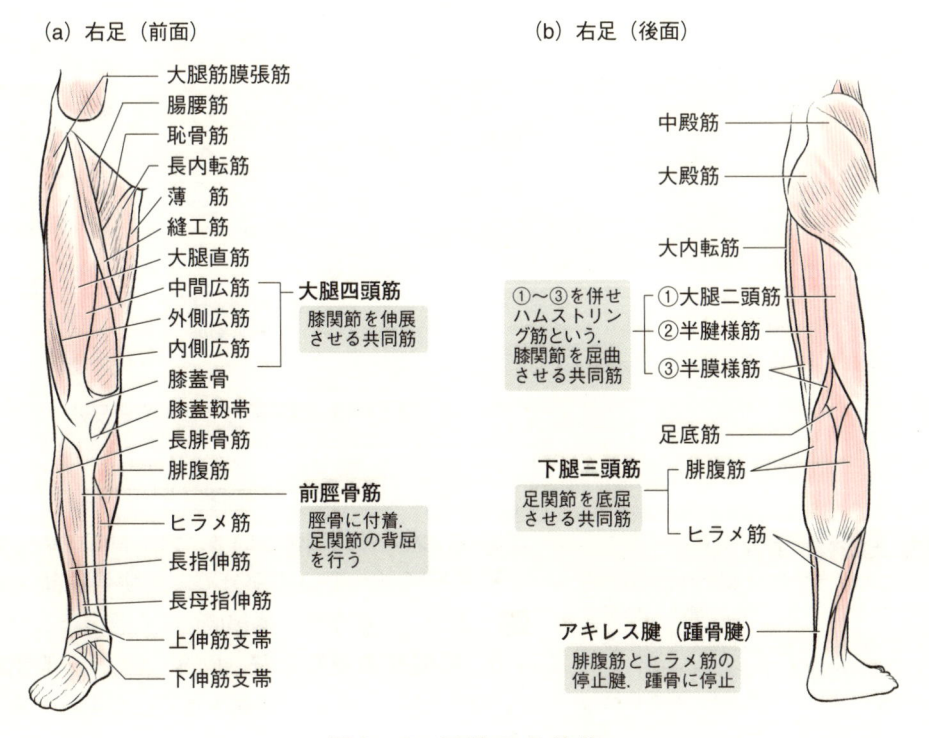

(a) 右足（前面）
- 大腿筋膜張筋
- 腸腰筋
- 恥骨筋
- 長内転筋
- 薄筋
- 縫工筋
- 大腿直筋
- 中間広筋 ┐
- 外側広筋 ├ 大腿四頭筋 — 膝関節を伸展させる共同筋
- 内側広筋 ┘
- 膝蓋骨
- 膝蓋靱帯
- 長腓骨筋
- 腓腹筋
- 前脛骨筋 — 脛骨に付着．足関節の背屈を行う
- ヒラメ筋
- 長指伸筋
- 長母指伸筋
- 上伸筋支帯
- 下伸筋支帯

(b) 右足（後面）
- 中殿筋
- 大殿筋
- 大内転筋
- ①大腿二頭筋 ┐
- ②半腱様筋 ├ ①〜③を併せてハムストリング筋という．膝関節を屈曲させる共同筋
- ③半膜様筋 ┘
- 足底筋
- 下腿三頭筋 — 足関節を底屈させる共同筋
- 腓腹筋
- ヒラメ筋
- アキレス腱（踵骨腱） — 腓腹筋とヒラメ筋の停止腱．踵骨に停止

図8・47 下肢の骨格筋

群で深腓骨神経に支配されている．下腿後面（背側）にある筋群は，足関節を底屈させる筋群で脛骨神経に支配されている．

8・8・1　下肢帯の骨格

下肢を体幹につなぐ骨格を下肢帯という．骨盤（p.146）を構成する**寛骨**が大腿部を構成する**大腿骨**と**股関節**を形成することで下肢を体幹に連結している．寛骨は仙骨と仙腸関節を形成して連結しており，運動により下肢にかかる負荷は骨盤を介して脊柱へ伝わる．

8・8・2　股関節（図8・48）

a．股関節の構造　　股関節は，寛骨の寛骨臼に，大腿骨の**大腿骨頭**がはまり込んだ球関節である．股関節の関節面は狭いが，関節面の面積を広げるための関節唇や，関節の周囲を強固に囲む靱帯が発達し，寛骨臼と大腿骨頭は外れにくくなっている．そのため，肩関節よりは運動の自由度は低い．

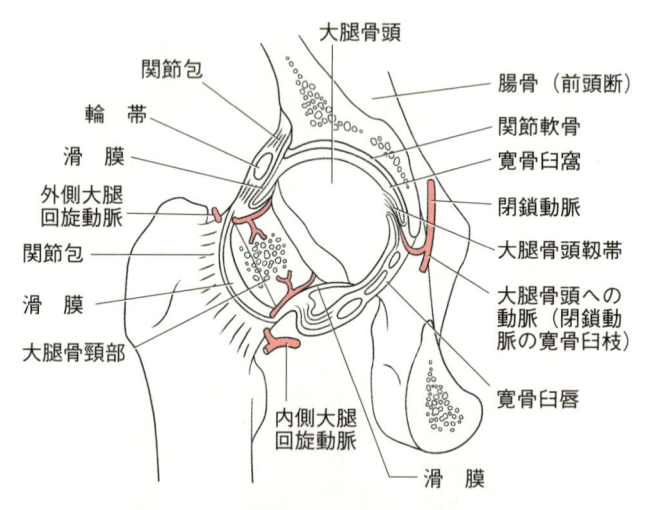

図8・48　股関節（右側前方より）

股関節の関節腔内には寛骨臼と大腿骨頭をつなぐ靱帯があり，**大腿骨頭靱帯**という．大腿骨の骨幹と骨頭の間は最も細くなっている部分で，**大腿骨頸部**（⇨コラム19）といい，股関節の関節腔内に位置する．

b．股関節の運動と筋（図8・49）　　股関節の屈曲および伸展は，体重を移動させて行う歩行や走行にとって重要な運動である．

コラム19　大腿骨頸部骨折

大腿骨頸部は，股関節の外側（大転子の付近）に力がかかったときに，骨折しやすい．大腿骨の頸部や頭部に血液を供給する血管が大腿骨頸部骨折により損傷されると，大腿骨頸部や頭部への血流が遮断されて関節内で骨組織が壊死することがある．

股関節の外転・内転，内旋・外旋は，単脚支持の姿勢（片足立ちの姿勢）を保つ際に股関節を固定・安定させるために必要な働きである．

股関節の**屈曲**に関わる筋群は，股関節の前面に位置し腰椎や腸骨を起始とし大腿骨を停止とする**腸腰筋**である（図8・49a）．支配神経は大腰筋が腰神経叢からの枝で，腸骨筋は大腿神経である．

股関節の**伸展**に関わる筋は，股関節の後面に位置する**大殿筋**で，第5腰神経から第2仙骨神経までの神経線維を含む下殿神経により支配されている．

股関節の**外転**に最も関わる筋は，**中殿筋**である（⇨コラム**20**）．中殿筋と同様に殿部を形成する**小殿筋**なども関わる（図8・49b）．

股関節の**内転**に関わる筋は，大腿の内側に位置する**恥骨筋，薄筋，長内転筋，短内転筋，大内転筋**であり，これらの筋を併せて内転筋群という．恥骨筋は大腿神経に支配され，その他は閉鎖神経に支配されている．

股関節の**内旋**に関わる筋は，股関節の外転に関わる筋である**中殿筋**や**小殿筋**である（図8・49c）．

股関節の**外旋**に関わる筋は，骨盤の仙骨や腸骨から起始し大腿骨の大転子に停止する**梨状筋・上双子筋・下双子筋・大腿方形筋・内閉鎖筋・外閉鎖筋**の6筋で，こ

コラム 20 中殿筋

中殿筋の筋力低下や麻痺によって，股関節を外転させる作用が障害されると片側の脚で体重を支えることが困難になる．筋力低下や麻痺をした患側の脚は，体重を支えるように股関節を保持できず，骨盤よりも上の脊柱を患側へ屈曲させることでバランスをとろうとする（下図）．その結果，骨盤は患側が上，健側が下に傾いてしまう．この現象を**トレンデレンブルグ徴候**という．

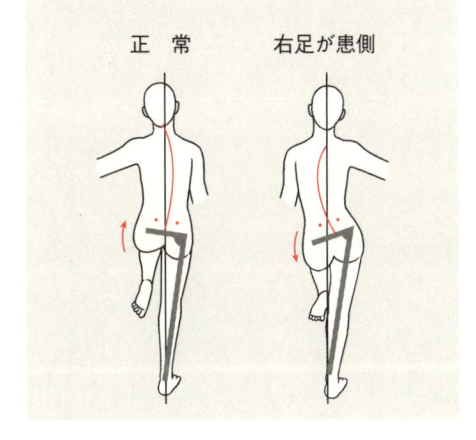

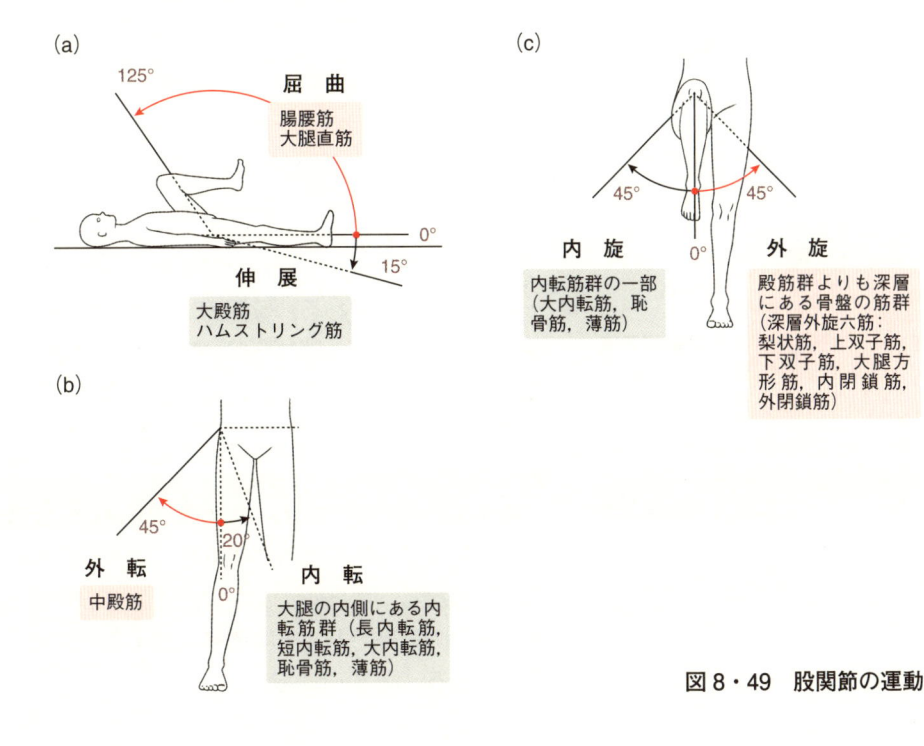

図8・49 股関節の運動

れらをまとめて深部外旋六筋という．股関節を固定させる筋群である外閉鎖筋は閉鎖神経で，それ以外の外旋筋群は仙骨神経叢から分布する神経によって支配されている．

8・8・3 膝関節

a. 膝関節の構造　膝関節は，大腿部の大腿骨と下腿部の脛骨との間に形成される（図8・50）．腓骨は大腿骨と関節面を形成しないので膝関節を構成する骨格には入らない．

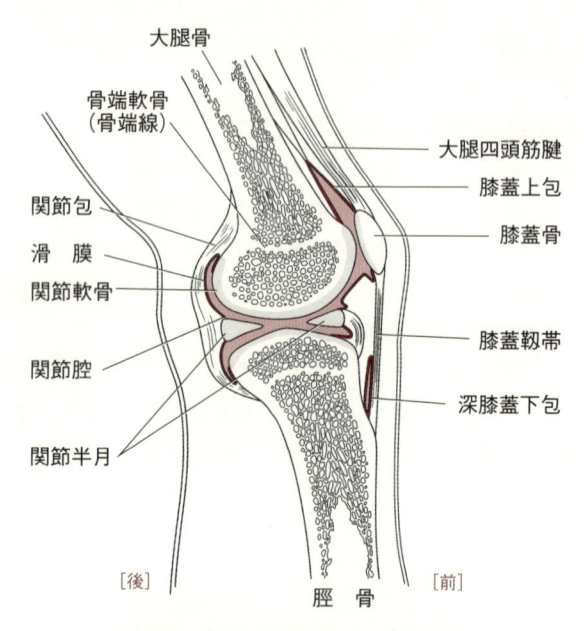

図8・50　膝関節（矢状断）

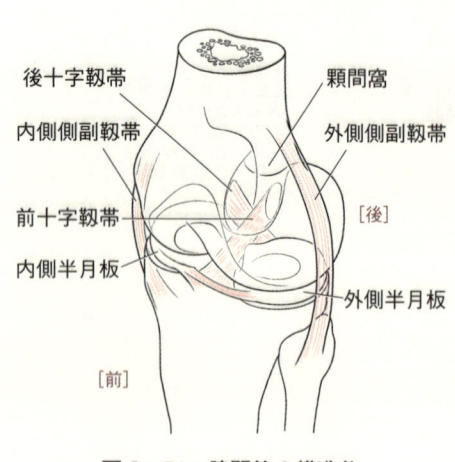

図8・51　膝関節の構造物

片方の膝関節には，立位姿勢で体重の半分の力が加わり，歩いたり走ったり，飛び跳ねたりすると体重の数〜十数倍もの力が加わる．膝関節は力が加わった状態で屈曲・伸展をしなければならないので，関節腔を内側から覆う滑膜や，関節と骨格筋の腱および皮膚が擦れ合う部分に滑膜と同様な膜でできた**関節下包**があり，関節の可動を保護している．

膝関節の安定性を高めるための構造として大腿骨と脛骨の関節面を埋めるように**半月板**（内側半月板と外側半月板）がある．さらに，大腿骨と脛骨をつなぎとめるための関節内靱帯である**十字靱帯**（前十字靱帯と後十字靱帯）がある（図8・51）．

[十字靱帯の働き]
・膝関節の伸展時は，大腿骨の関節頭に対して脛骨が後方にずれようとする．このとき，後十字靱帯が緊張して大腿骨と脛骨を支える．
・膝関節の屈曲時は，大腿骨の関節頭に対して脛骨が前方へずれようとする．このとき，前十字靱帯が緊張して大腿骨と脛骨を支える．

膝蓋骨は，大腿四頭筋の腱の中で形成された骨（種子骨）で，膝関節の屈曲時に膝関節の前方を保護する役目と，大腿骨の関節面と大腿四頭筋の腱との摩擦をなくす役目をもっている．

b. 膝関節の運動と筋（図8・52）　膝関節は肘関節と同様に屈曲と伸展を担う関節で，屈曲には，大腿背側（後面）に存在する**ハムストリング筋**（大腿二頭筋，半腱様筋，半膜様筋）が作用し，伸展には，大腿前側（腹側）に存在する**大腿四頭筋**が作用する．

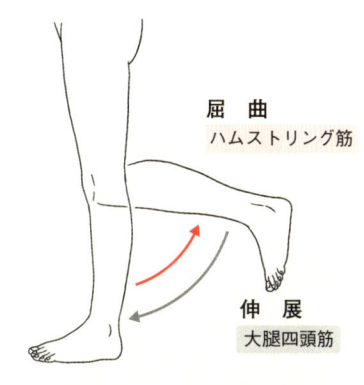

図8・52　膝関節の運動

8・8・4　下腿と足

a. 下腿の骨格（図8・46参照）　**下腿**を構成する骨格は，内側の**脛骨**，外側の**腓骨**の2本である．脛骨前面は下腿前面で容易に触れることができる．

膝関節で大腿骨と関節を形成している骨は脛骨で，足首の関節で足根骨と関節を形成している骨も脛骨である．腓骨は力学的に力（負荷）を受けない骨格である（⇨コラム **21**）．

b. 下腿と足を連結する骨格と関節（図8・53）

足首の部分を**足根部**という．足根部には手根部と同様に7個の小骨で構成された**足根骨**がある．足根骨どうしは靱帯で固定されており，手根部と同様で可動が少ない．

接地したときに地面に接するのは**踵骨**である．**距骨**は脛骨と足関節（**距腿関節**）を形成する足根骨である．

腓骨はどの足根骨とも関節を形成していないので，足にかかった力は腓骨には伝わらず，腓骨には力を支える働きはほとんどない．

脛骨が足根骨のひとつである距骨と形成している距腿関節（足関節）には，**外果**（外くるぶし）という外側に張り出した骨の隆起が脛骨の遠位端にあり，**内果**（内くるぶし）という内側に張り出した骨の隆起が腓骨の遠位端にある．

コラム 21　腓骨の役割
腓骨は発生の段階で下腿三頭筋を形成する際に不可欠な骨格であり，下腿三頭筋の起始部として役割を担っている．

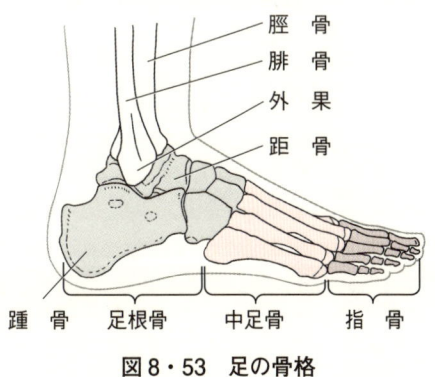

図8・53　足の骨格

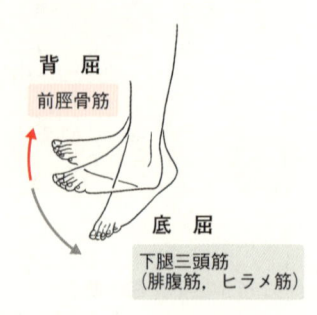

図 8・54 足関節の運動

(a) 足底弓

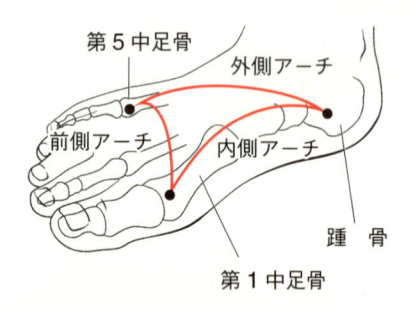

(b) 負荷がかかる部位

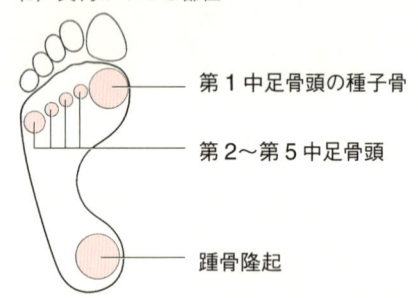

図 8・55 足底弓(a)と負荷がかかる部位(b)

足底部や足背部は，足の指の第1指から第5指に対応して5本の**中足骨**で構成されている．足根骨と中足骨との間の関節を**足根中足関節**（**リスフラン関節**）といい，可動の少ない関節である．

足の指は手の指と同様に"親指"（母指）を第1指とし，"こゆび"（小指）を第5指とする．骨格も手指と同様で，中足骨近位側から**基節骨，中節骨，末節骨**となっており，第1指には中節骨は存在しない．

c. 足・足首の関節の運動に関わる筋（図8・54）

足の関節や足の指を動かす筋の多くは下腿にある．下腿後面の"ふくらはぎ"の部分を**腓腹部**といい，**腓腹筋**と**ヒラメ筋**で構成されている．腓腹筋とヒラメ筋を合わせて**下腿三頭筋**という．腓腹筋とヒラメ筋の遠位側は共通の腱である**アキレス腱**（**踵骨腱**）を形成し，足根骨のひとつである踵骨に停止する．足底部で**底屈**（地を蹴るような運動，つま先立ちをするような運動）を行う筋群であり，脛骨神経の支配を受けている．底屈に作用する筋として，下腿の外側，腓骨よりさらに外側に位置する**長腓骨筋，短腓骨筋**もある．これらの筋の腱は外果の外側を回って足底側の足根骨や中足骨に停止する．

下腿の前面，脛骨を起始とする筋群（**前脛骨筋，長母指伸筋，長指伸筋**）は，**背屈**（つま先を持ち上げるような運動）を行う筋群であり，支配神経は深腓骨神経である．

d. 足底弓 足根骨や中足骨を結ぶ靱帯の足底部には**足底弓**という"アーチ"ができる（図8・55）．足底弓により"土踏まず"が形成され，足底が接地したとき，第1中足骨と第5中足骨の遠位端，踵骨の部分に大きな荷重がかかるようになっている．足底全体に荷重がかからず，アーチ状になった骨格がクッションのような役割をするので，足底部にかかる力を和らげ，足関節や膝関節・股関節にかかる衝撃を軽減している．

8・8・5 立体姿勢と歩行

a. 抗重力筋 重力に対抗して立位姿勢を保つために必要な筋群を**抗重力筋**という．おもな抗重力筋として，腹側に位置する**腹筋群**や**大腿四頭筋，前脛骨筋**など，背側に位置する**脊柱起立筋群，大殿筋，ハムストリング筋，下腿三頭筋**などがある．

通常の立位姿勢では背側に位置する筋群のほうが腹側

右踵接地　　　　　　　　　　左踵接地　　　　　　　　　　右踵接地

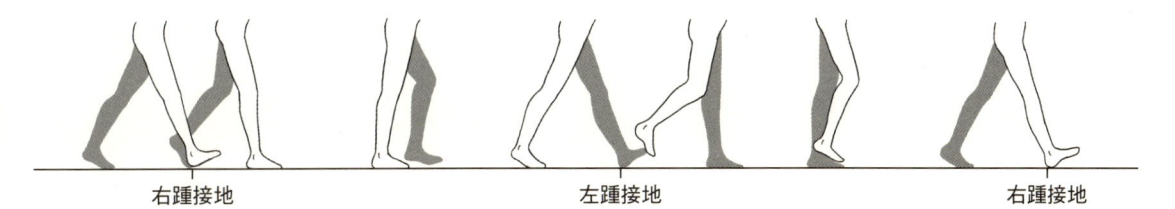

図8・56　歩　　行

に位置する筋群よりも強く働いており，特に，脊柱起立筋，ハムストリング筋，下腿三頭筋のうちのヒラメ筋は立位姿勢を保つための主要な役割を担っている．

b. 歩　行　　歩行する際は，一方が地面に足がつき体重を支える脚（立脚相）となり，もう一方は地面から離して前へ送る脚（遊脚相）となる（図8・56）．立脚相となる脚は片足で体重を支えなければならないので，股関節の外転・内転・外旋・内旋を行う筋の作用で股関節を安定させなければならない．

　立脚相で地面に着いた脚を後ろへ送り体を前へ移動させるには，大殿筋やハムストリング筋が作用して股関節を伸展させる力と，下腿三頭筋が作用して足関節を底屈させる力が必要である．

　歩行時は，股関節を屈曲・伸展させて体を前へ送る力と，単脚支持（片足立ち）で体重を支える力が必要である．

9 神経系

9・1 神経系の区分（図9・1）

神経系は，**神経細胞**と**神経膠細胞**（**グリア細胞**）で構成されている〔§1・6（p.18）参照〕．

神経細胞は活発にエネルギーを産生するために安定した酸素とグルコースの供給が行われないと正常に機能することができず，また，圧迫や熱といった物理的な要因によるダメージを受けやすい弱い細胞である．特に核を含む**細胞体**はデリケートな部分で，細胞体の部分を集合させて，**脳**と**脊髄**という中枢神経系を構成している．

中枢神経系の細胞体から伸びる**軸索**は，束となって**末**

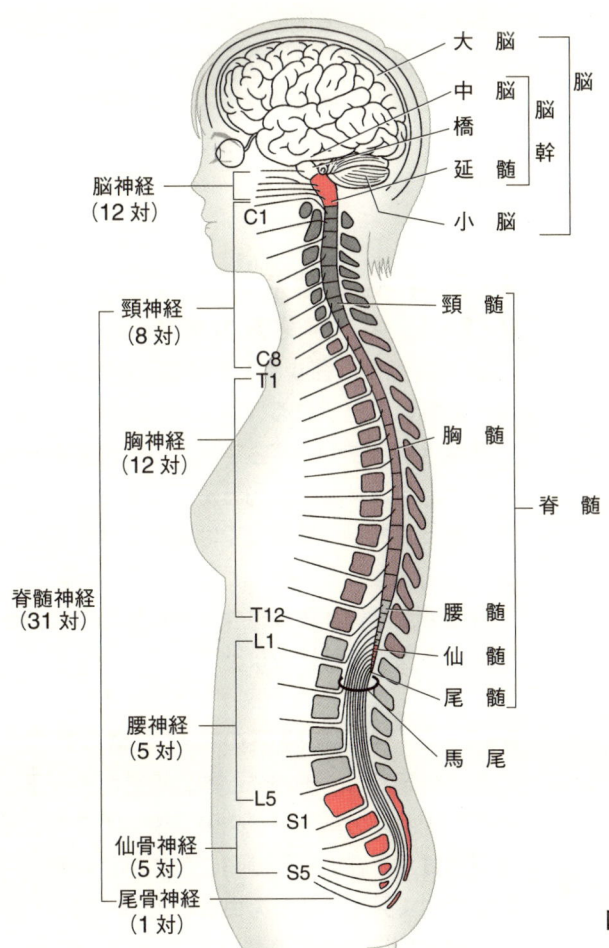

図9・1 神経系（脳と脊髄）の全体図

166　第9章 神　経　系

```
神経系 ┬ 中枢神経系：大脳，小脳，脳幹，脊髄
       └ 末梢神経系 ┬ 脳から伸びる脳神経
                    └ 脊髄から伸びる脊髄神経
                    （部位による分類）
```

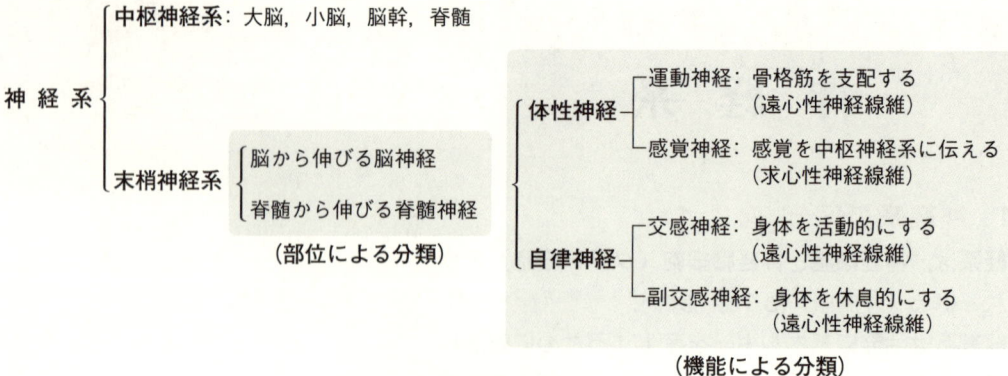

```
体性神経 ┬ 運動神経：骨格筋を支配する
                    （遠心性神経線維）
         └ 感覚神経：感覚を中枢神経系に伝える
                    （求心性神経線維）
自律神経 ┬ 交感神経：身体を活動的にする
                    （遠心性神経線維）
         └ 副交感神経：身体を休息的にする
                      （遠心性神経線維）
                      （機能による分類）
```

図9・2　神経系の区分

梢神経系を構成している．脳から伸びる末梢神経を**脳神経**，脊髄から伸びる末梢神経を**脊髄神経**という．末梢神経を構成する軸索は，シュワン細胞という神経膠細胞の一種によって包まれて**髄鞘**を形成する．

　神経系の区分を図9・2に示す．末梢神経系は，脳から伸びる脳神経と脊髄から伸びる脊髄神経といった部位による分類と，**体性神経**および**自律神経**という機能による分類がある．自律神経系については §11・1 (p.209) で詳述する．

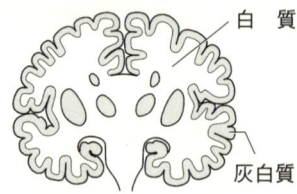

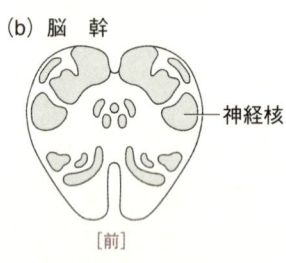

9・2　中枢神経系
9・2・1　中枢神経系の構成
　脳は頭蓋骨に囲まれた頭蓋腔の中にあり，**大脳・小脳・脳幹**に区分される（図9・1参照）．
　間脳は解剖学的（発生学的）には大脳の一部に分類されるが，自律神経系や内分泌系の中枢としての重要な役割を担っており，機能上では脳幹に分類されることも多い．
　脊髄は，椎骨が積み重なった脊柱の中にできる管状の腔所である脊柱管（せきちゅうかん）に収まっている．

9・2・2　中枢神経系の神経組織の特徴
　脳と脊髄では，細胞体と神経線維が規則正しく並んでいる．細胞体の集まりが肉眼で濃い灰白色に見える部分を**灰白質**（かいはくしつ），神経線維（髄鞘に包まれた軸索）の集まりが肉眼で白く見える部分を**白質**（はくしつ）とよぶ（図9・3）．
　白質の中に神経細胞体が集まっている部分があると，

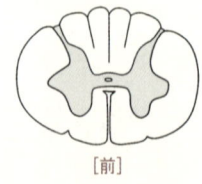

(a) 大脳（前頭断）　白質，灰白質
(b) 脳幹　神経核　［前］
(c) 脊髄　［前］

図9・3　灰白質と白質　灰白質は灰色，白質は白色で示す．

その部分だけ灰白質となり，肉眼でも確認できる．白質内に存在する灰白質を**神経核**という．

a. 大脳，小脳の灰白質と白質（図9・3a）　大脳と小脳は，表面が灰白質で内部が白質になっている．大脳表面の灰白質は**大脳皮質**，小脳表面の灰白質は**小脳皮質**とよばれる．大脳内部の白質を**大脳髄質**，小脳内部の白質を**小脳髄質**とよぶ．

b. 脳幹の灰白質と白質（図9・3b）　脳幹では白質の中に灰白質が散在し，神経核を形成している．神経核にはさまざまな形態があり，決まった位置に決まった形で存在するので，それぞれに**青斑核**，**レンズ核**のように固有の名称が付けられている．

c. 脊髄の灰白質と白質（図9・3c）　脊髄では，表面が白質で内部が灰白質となっており，大脳や小脳と配置が逆になる．脊髄内の灰白質も神経核を形成しており，個々に名称が付けられている．

9・3 大　脳

9・3・1 大脳の特徴

大脳の表面（灰白質の部分）を皮質（大脳皮質）という．大脳皮質の内側（白質の部分）を髄質（大脳髄質）という．大脳の冠状断（前頭断）の模式図を図9・4に示す．

大脳髄質には細胞体の集まりである神経核が散在しており，大脳髄質にある神経核を総称して**大脳基底核**という．白質の中に灰白質が存在する状態で，解剖時に肉眼で見られるほか，CTやMRIなどの画像診断装置でも確認できる．大脳基底核は，脳幹における神経核と同様

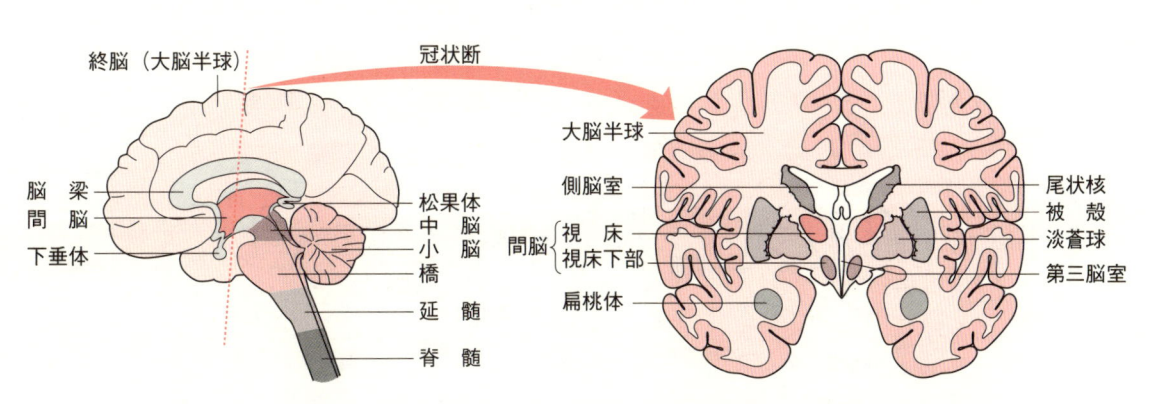

図9・4　中枢神経のおもな部位を示す正中断と大脳基底核および間脳を通る冠状断

に決まった位置に決まった形態で存在するので，それぞれの神経核に固有の名称が付いている．

大脳は左右に分かれており，それぞれを**大脳半球**という．左右の大脳半球は**脳梁**(のうりょう)という神経線維の束でつながっている．

ヒトの大脳皮質には"しわ"が多く，"しわ"のふくらんだ部分を**脳回**，くぼんだ部分を**脳溝**という．脳回や脳溝によって，大脳皮質を，**前頭葉**，**頭頂葉**，**側頭葉**，**後頭葉**の四つの領域に区分する（図9・5）．

大脳では，しわを多くし脳溝・脳回を複雑にすることにより，表面積を広げ大脳皮質を構成する神経細胞の数を増やし，複雑な情報処理を行うことができる機能をもつようになった．

9・3・2 大脳皮質の機能局在

大脳皮質の神経細胞は，機能別に特定の部位に配置されている．これを**大脳皮質の機能局在**という．ヒトの大脳皮質のおもな機能局在を図9・6に示す．

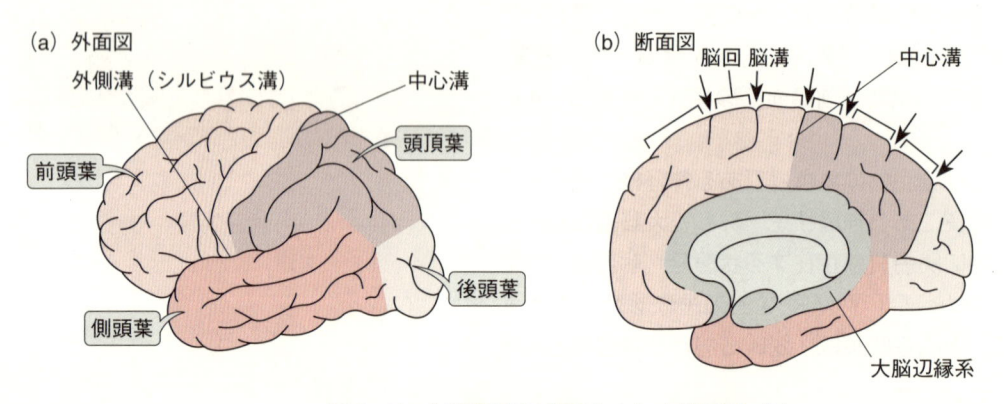

図9・5　大脳半球の外面図（a）と断面図（b）

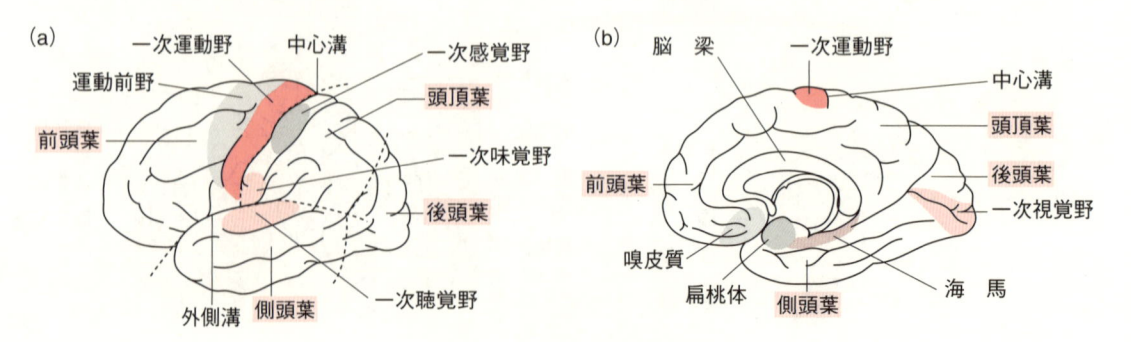

図9・6　大脳皮質の機能局在

a. 全身の運動に関わる大脳皮質

- **一次運動野（体性運動野）**：前頭葉の中心前回にあり，随意運動（自分の意志による運動）の中枢である．
- **運動前野**：一次運動野のすぐ前方にある．外界の刺激に対して適切な運動の準備をし，その情報を一次運動野に送り適切な運動ができるようにする．

b. 感覚に関わる大脳皮質

- **一次嗅覚野**：前頭葉にある嗅皮質とそれに隣接する側頭葉の大脳皮質にある．鼻（鼻腔の嗅上皮）からの嗅覚情報が第Ⅰ脳神経の**嗅神経**によって伝達され，嗅覚として認識される．
- **一次視覚野**：後頭葉にあり，眼（網膜の視細胞）からの視覚情報が第Ⅱ脳神経の**視神経**によって伝達され，視覚として認識される．
- **一次聴覚野**：側頭葉にあり，耳（内耳の蝸牛管にある聴細胞）からの聴覚情報が第Ⅷ脳神経の**内耳神経**によって伝達され，聴覚として認識される．
- **一次味覚野**：頭頂葉にあり，舌や咽頭にある味蕾の味細胞からの味覚情報が第Ⅶ脳神経の顔面神経や第Ⅸ脳神経の舌咽神経によって伝達され，味覚として認識される．

嗅覚・視覚・聴覚・味覚のように，頭部に備わっている特定の感覚器（鼻・眼・耳・味蕾）で受容される感覚を**特殊感覚**という．

- **一次感覚野（体性感覚野）**：全身の皮膚，関節，筋，腱，臓器からの感覚情報（特殊感覚以外の感覚）は，脳神経や脊髄神経の**感覚神経線維**によって中枢神経系に伝達され，最終的に頭頂葉の中心後回にある一次感覚野（体性感覚野）で認識される．

特殊感覚以外の感覚を**体性感覚**という．

c. 大脳半球と機能局在の関係

一次運動野と特殊感覚・体性感覚の一次感覚野は左右の大脳半球に存在し，基本的に左半球は右半身の運動と感覚，右半球は左半身の運動と感覚をつかさどっている．しかし，言語中枢（§9・3・3dで詳述）のように，左右どちらかの大脳半球にのみ存在する機能局在もある．言語中枢が存在

する大脳半球を**優位半球**という．

d．一次運動野と一次感覚野の特徴　一次運動野と一次感覚野において，認識される身体の部位と大脳皮質の位置関係を示したものを，ペンフィールドの図とよぶ（図9・7）．

一次運動野では手や顔（口唇）など細かい運動を支配する領域が広い部分を占めており，細かい制御が必要な運動に関わる神経細胞の数が多いことを示している（⇨ コラム❶）．

同様に，一次感覚野でも手や顔など感覚が鋭い部位を支配する領域が広い部分を占めており，細かい感覚を認識するために関わる神経細胞の数が多いことを示している．

［運動指令の伝達経路］

随意運動の中枢は大脳皮質の一次運動野にある．大脳皮質の運動野が働かなければ随意的な運動はできない．

頸部・顔面・頭部の筋を支配する運動指令（図9・8）を担う大脳皮質運動野からの神経線維は，大脳内の白質である**内包**を通り脳幹へ下行する（⇨コラム❷）．脳幹の橋や延髄で，右半球からの指令は左側，左半球からの指令は右側へ交差する．そして，橋や延髄にある頸部・顔面・頭部の筋を支配する運動神経の細胞体とシナプスを形成して指令を伝達し，橋や延髄から伸びる脳神経に

> **コラム❶　脳血管疾患と機能障害**
> 脳梗塞や脳出血により大脳皮質が損傷した場合，損傷した部位に局在する機能に対応した障害が現れる．手や顔の運動・感覚を認識する部位が大脳皮質の広い範囲を占めているために，脳梗塞などの場合，手や顔の障害が出現する頻度が高い．

> **コラム❷　脳出血と運動障害**
> 大脳の内包は細い血管が多く分布しており脳内出血を起こしやすい部分でもある．内包に脳内出血が起こり，組織が障害された場合には，随意運動の伝達が障害されるために運動障害（麻痺）が起こりやすい．

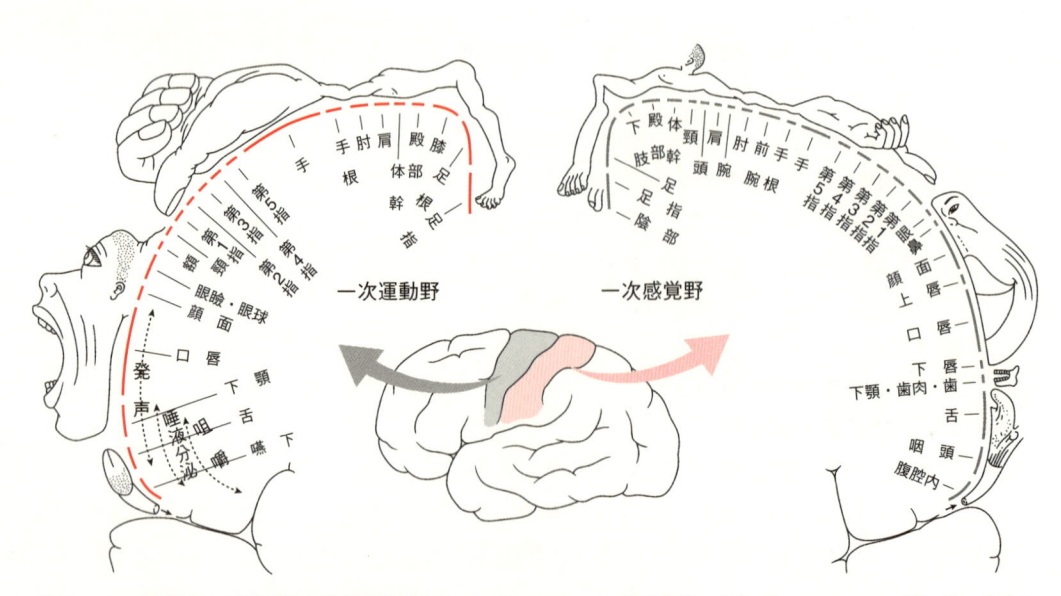

図9・7　運動野と感覚野の身体部位局在（ペンフィールドの図） [T. Rasmussen, W. Penfield, *Res. Publ. Assoc. Res. Nerv. Ment. Dis.*, **27**, 346-361（1947）より改変]

含まれる運動神経線維により頸部・顔面・頭部の筋を支配する．

頸部から下の体幹・上肢・下肢の筋を支配する運動指令（図9・9）を担う一次運動野からの神経線維も内包を通り脳幹へ下行する．脳幹の延髄の**錐体**(すいたい)という部位で，右半球からの指令は左側，左半球からの指令は右側へ交差する（**錐体交叉**(すいたいこうさ)）．そして脊髄へ向かって下行し，上肢の筋を支配する運動神経は頸髄と胸髄，下肢の筋を支配する運動神経は腰髄と仙髄で，脊髄の前角にある**前角細胞**（運動神経の神経細胞体）とシナプスを形成する．前角細胞の軸索（神経線維）が脊髄から伸びた脊髄神経に含まれる運動神経が，このように，体幹・上肢・下肢の筋の運動を支配する．

大脳皮質運動野から発せられた随意運動の指令が，大脳の内包を通り，延髄の錐体で左右が交差して脊髄へ下行し，脊髄前角にある運動神経の細胞体から末梢の筋へ伝達される経路を**錐体路**という．

［感覚情報の伝達経路］

顔面（頭部）の体性感覚情報が大脳皮質の一次感覚野まで伝達される経路を図9・10に示す．

顔面（頭部）の体性感覚情報は，おもに三叉神経（第Ⅴ脳神経）により脳幹の**橋**とよばれる部分に入力され

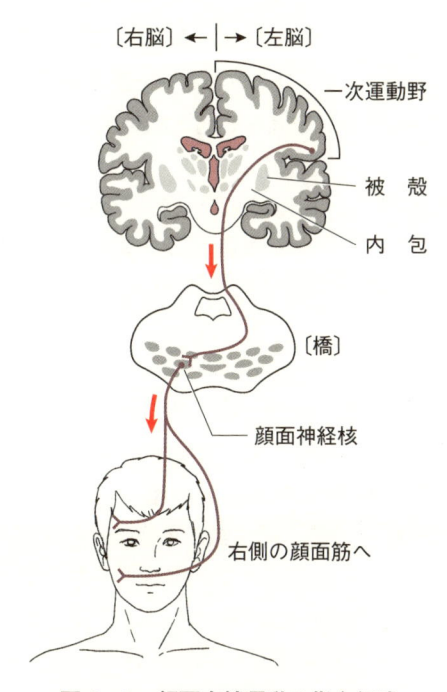

図9・8　顔面表情運動の指令伝達

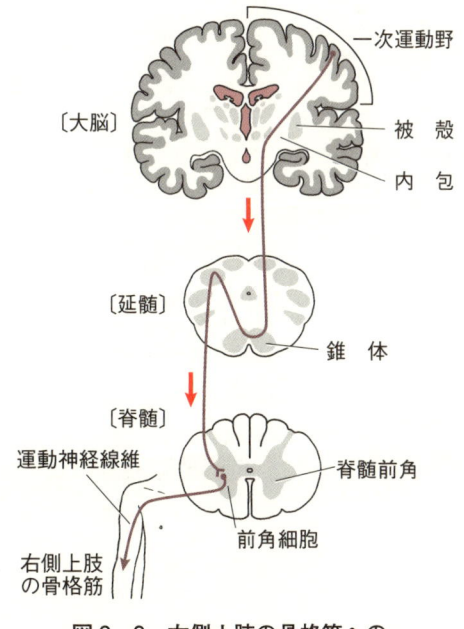

図9・9　右側上肢の骨格筋への運動指令

る．橋で感覚情報が入力された側と反対側へ交差して，間脳の視床を経由して大脳皮質の一次感覚野に伝達される．

頸部から下部の体性感覚情報が大脳皮質の一次感覚野まで伝達される経路を図9・11に示す．

頸部から下の体性感覚情報は脊髄に入力される．触れたのが体のどの部分かを識別できるような細かな感覚情報（精細触覚）は，脊髄で入力された側とは反対側にシナプスを形成して交差して脳幹へ上行する（図9・11②）．

触れた部分を特定しにくいような感覚情報（粗大触圧覚）は，脊髄に入力された側を交差せずにシナプスを形成して脳幹へ上行し，延髄で入力側とは反対側へ交差する（図9・11①）．

延髄に入力された感覚情報は，視床でシナプスを形成して一次感覚野などの感覚の中枢へ伝達される．

9・3・3 連合野

大脳皮質の機能局在だけでは複雑な精神活動を説明することはできない．たとえば，一次視覚野が機能していれば物は見えると認識できるが，見た物が何かを判断することや，見た物によってどう感じてどう行動するかを判断する仕組みまでは説明できない．

感覚野と運動野の間に介在し，感覚から運動への情報処理の中間で，認知・学習・記憶・思考・判断・言語などの高次な機能を担う大脳皮質の領域を**連合野**という．連合野が関わる高度な脳の機能を**高次脳機能**という．おもな連合野の局在を図9・12に示す．

a. 頭頂連合野 おもに空間における物体の位置の理解（空間認知）を行っている．この領域の機能障害により物体間の距離，遠近，左右，上下の判断などができなくなる．

b. 側頭連合野 音を言語や音楽として認識するなど高次な聴覚情報処理を行っている．見えている物の形や色を正しく認識し，見えている物が何なのかを判断する働き（視覚形態認知）を行っている．

c. 前頭連合野 頭頂連合野から空間認知の情報，側頭連合野から高次な聴覚情報や視覚情報を受け取る．感情や記憶に関する情報を辺縁系から受け取り，複雑な行動計画を組み立ててその実行の判断を行う．

d. 言語中枢 言葉は，意味をもつ単語を一定の

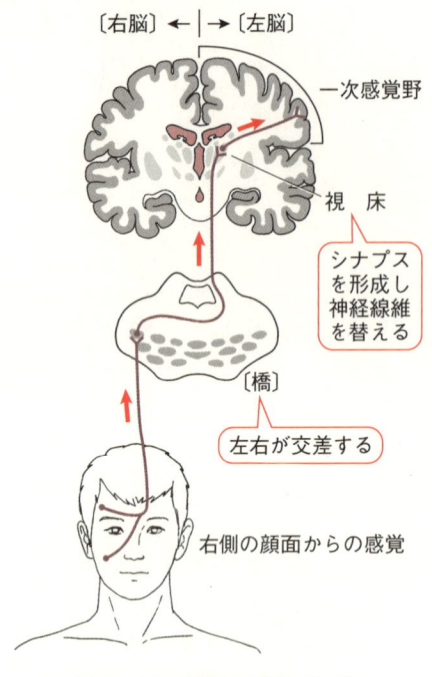

図9・10 顔面の感覚が伝達される経路

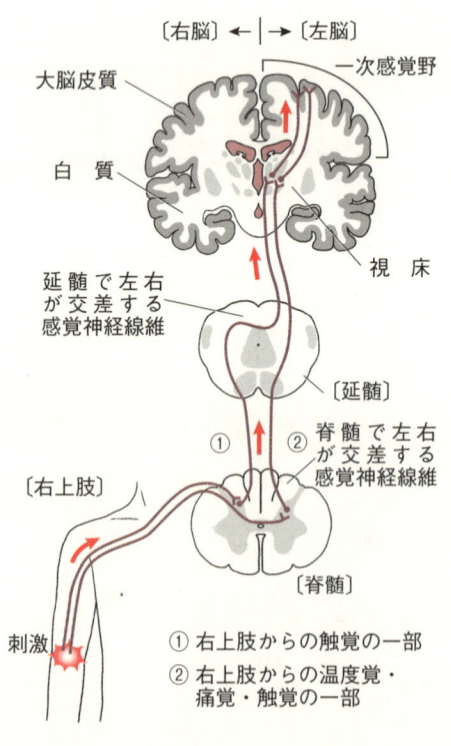

図9・11 上肢の感覚が伝達される経路

規則（文法）に沿って並べて意思伝達を行うものである．言葉を認識し，理解したうえで表現しないと十分に使うことができない．言葉の理解（聞くこと）や表現（話すこと）をつかさどる大脳皮質連合野を**言語中枢**（**言語野**）という．

言語中枢の局在を図9・13に示す．

- **運動性言語中枢（ブローカ中枢）**: 前頭葉の前頭連合野の一部（ブローカ野）にあり，発音し，言葉を話すための中枢である．
- **感覚性言語中枢（ウエルニッケ中枢）**: 側頭葉の側頭連合野の一部であるウエルニッケ野と頭頂葉の頭頂連合野にあると考えられている．言葉の意味を理解するための中枢である．
- 字を書く（書字）ための中枢は前頭連合野に含まれる中前頭回に位置し，"エクスナーの書字中枢"という．

言語中枢は，多くのヒトで左半球にある．言語中枢が存在する側の大脳半球を優位半球という．優位半球側の大脳皮質には言語中枢が局在するだけでなく，たとえば前頭前野の働きも優位半球側と優位半球ではない大脳半球では異なっていると考えられている（⇨ **コラム 3**）．

9・3・4 大脳辺縁系

大脳の内部に入り込んで表面からは見えない側頭葉の大脳皮質を**大脳辺縁系**という．脳梁と脳幹の部分と大脳との境界部分である．図9・14に大脳辺縁系を俯瞰し

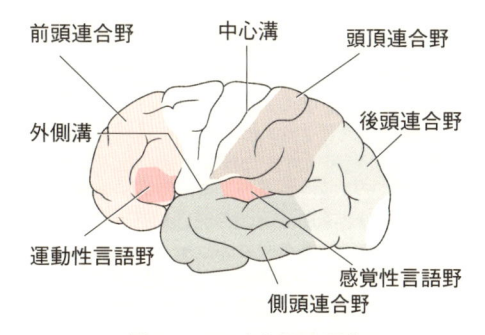

図9・12 連合野の局在

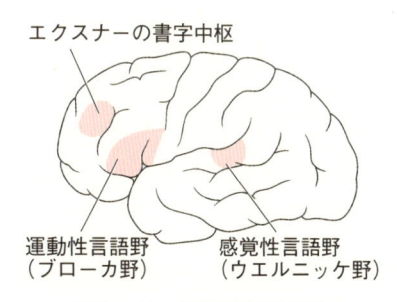

図9・13 言語中枢の局在

コラム 3　大脳の機能局在と血流

優位半球が左半球側であることが多いのは脳への血流が関係していると考えられている．大脳の右半球へは大動脈弓から分岐した腕頭動脈より血液が供給される．腕頭動脈からは右上肢へ血液を供給する右鎖骨下動脈も分岐しており，右上肢の骨格筋を用いて運動すると右総頸動脈の血流が低下してしまう．

大脳の左半球へは大動脈弓から直接分岐する左総頸動脈が血液を供給するので，左上肢の骨格筋を用いて運動しても左半球側の血流に影響しない．

血流が安定している左半球側に言語中枢などの機能が集中したと考えられている．

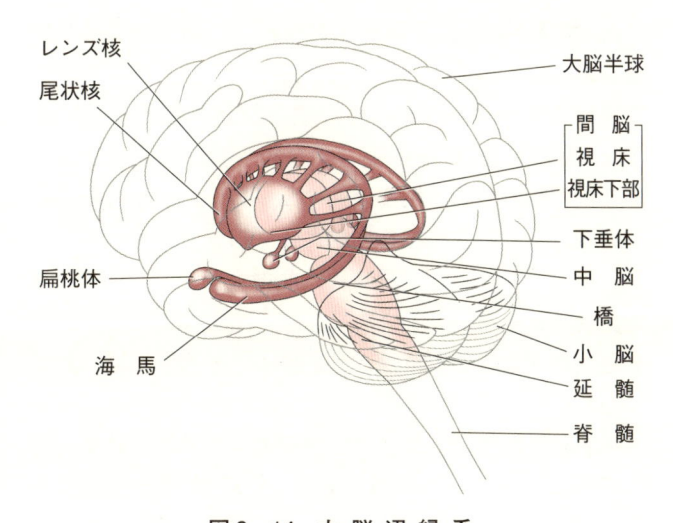

図9・14 大脳辺縁系

> **コラム4　海馬の働きと健忘**
> 　海馬は記憶に関係する脳の部位で，大脳底面に脳幹を囲むように存在する．記憶は記銘（覚える）・保持（覚えた情報を維持する）・想起（覚えた情報を思い出す）の3段階で構成されるが，まず海馬にはその最初の段階である記銘の働きがある．このため海馬に障害を受けると記銘障害が起こる．記憶を思い出せない症状を**健忘**といい，海馬の障害により障害以降の記銘ができない状態を**前向性健忘**，何らかの理由で想起できず過去のことを思い出せない状態を**逆向性健忘**という．

た模式図を示す．感情や本能をつかさどるのは大脳辺縁系であり，**旧皮質**ともよばれる．

記憶に関わる部分を**海馬**，感情に関わる部分を**扁桃体**という（⇨コラム4）．

9・4　間　脳
9・4・1　間脳の特徴

間脳は大脳と脳幹の間に位置し，上部に位置する**視床**と下部に位置する**視床下部**で構成される（図9・14参照）．

視床下部には**脳下垂体**がある．脳下垂体後葉から分泌されるホルモン（**オキシトシン**と**バソプレシン**）は，視床下部の細胞体で合成され，軸索によって脳下垂体後葉に運ばれて分泌される．

視床の後方，脳梁の下部には**松果体**があり，概日リズムの形成に関わるホルモンである**メラトニン**を分泌する．

9・4・2　視床の働き

体性感覚の情報は，感覚神経線維を伝って脊髄や脳幹から中枢神経系に入力され，間脳の視床でシナプスを形成して，ペンフィールドの図（図9・7参照）に示すように身体の各部に対応する大脳皮質の一次感覚野に送られる．視床は，感覚情報を大脳皮質の一次感覚野に的確に振分ける役目をもつ．

9・4・3　視床下部の働き

a．視床下部 – 脳下垂体系の中枢　　自律神経系や内分泌系（脳下垂体から分泌されるホルモン）の中枢として働く（§11・2・3〜§11・2・5で詳述）．

b．摂食に関する中枢　　視床下部には摂食を促進する神経細胞である**摂食促進ニューロン**と，その神経細胞の働きを抑制する**摂食抑制ニューロン**がある．

食事後，血糖値が上昇すると血糖（グルコース）が摂食促進ニューロンの働きを抑制し，摂食抑制ニューロンを活性化するので摂食は抑制される（お腹いっぱいと感じる）．

空腹時は摂食促進ニューロンの働きは抑制されず，摂食抑制ニューロンも活性化しないので摂食を促進する（お腹が空いたと感じる）．

脂肪細胞に中性脂肪が蓄えられると，脂肪細胞から**レプチン**が分泌される．レプチンに対する受容体が摂食促進ニューロンと摂食抑制ニューロンの両方に存在し，レプチンは摂食促進ニューロンを抑制し，摂食抑制ニューロンを活性化する．

c. 概日リズム（サーカディアンリズム）の中枢 松果体から分泌される**メラトニン**が関わっている．視床下部と松果体による概日リズムの調節過程を図9・15に示す．

視床下部の神経核である**視交叉上核**に，視神経より視覚情報（光の刺激）が伝達される．光の情報は，視交叉上核から松果体に伝達され，メラトニン分泌を抑制する．昼間はメラトニンの分泌は減少し，夜間はメラトニンの分泌が増加する．メラトニンは血圧や体温を低下させ，睡眠の準備をさせる作用があるといわれている．

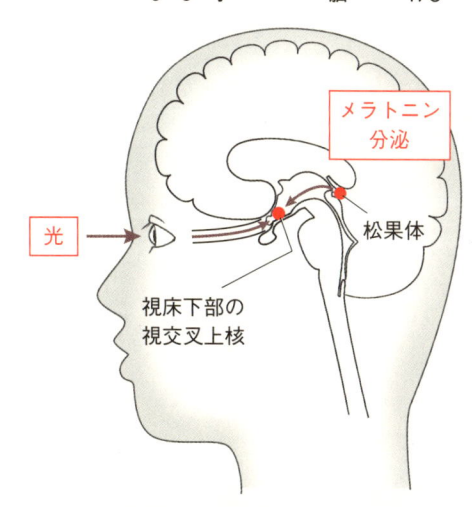

図9・15 概日リズムの中枢

9・5 小　脳

9・5・1 小脳の特徴

小脳は脳幹の背側に位置している（図9・16）．脳幹の橋とつながっており，橋と小脳の間で神経線維の出入りがある．小脳の表面は灰白質で，内部は白質である．小脳の白質には神経核が散在している．

小脳の表面には細かい多数の横に走るシワがあり，脳溝や脳回は大脳よりも細かく，数も多い．

小脳皮質には，樹状突起が細かく広範囲に枝分かれする特徴的な形態をした**プルキンエ細胞**という神経細胞が並んでいる．

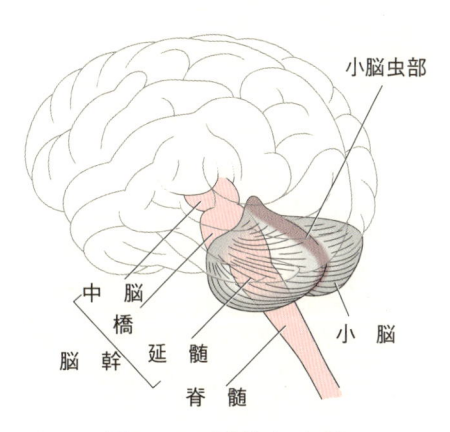

図9・16 脳幹と小脳

9・5・2 小脳の働き

a. 身体の平衡保持 プルキンエ細胞の複雑なネットワークにより，大脳皮質の運動野から発せられた運動指令に従い随意運動を正確に行うために，身体の平衡を保ち，姿勢の制御を行うことができる．

b. 運動パターンの記憶 "歩く""走る""自転車に乗る"など，日常生活上のさまざまな運動パターンを"記憶"しておく役割もある．

c. 随意運動の調節 大脳皮質運動野からの運動指令は"おおざっぱ"であり，この指令だけでは調和のとれた，正確な運動にはならない．

正確な運動を行うために，大脳基底核・小脳・脳幹に

も運動の指令が送られ，姿勢や筋収縮の力加減を調節している．

テーブルの上に置いてあるペットボトルを取る運動を例にすると，手を伸ばしてペットボトルを取るという随意運動を起こさせるのは大脳皮質の運動野の働きであるが，手を正確にテーブル上のペットボトルに伸ばし，ペットボトルをつぶさないように手でつかみ，ペットボトルの重さに合わせた力加減で持ち上げ，肩や肘を曲げて正確に自分の口元まで持ってくるまでの，体幹や上肢，手の骨格筋による細かい運動は大脳基底核や小脳，脳幹の運動調節に関わる働きの結果できる随意運動である．

9・6 脳　幹
9・6・1 脳幹の区分とおもな機能

脳幹は，中脳，橋，延髄からなる（図9・16参照）．細胞体が脳幹内で神経節を形成しており，脳神経の働きの中枢となっている．大脳・小脳と脊髄の間を上行・下行する神経線維の連絡をして中枢神経系の働きを調節する役割がある．

中脳には眼球運動，瞳孔の大きさや水晶体の厚さを調節する中枢がある．**橋**には小脳に向かう神経線維があり，また，顔面の感覚や運動をつかさどる神経細胞が存在する．**延髄**には呼吸・循環・消化機能の中枢がある．

このように，脳幹には循環や呼吸など，生命維持に不可欠な生理機能を維持・調節する中枢が多く存在する．

9・6・2 脳幹から大脳，小脳へ投射される神経線維

神経細胞の神経線維が，離れた場所の別の神経細胞の細胞核に神経終末を形成することを，終末の存在する神経核に投射するという．

図9・17に示すように，脳幹から大脳や小脳へ多数の神経線維が投射されている．脳幹が大脳や小脳を適切に刺激することで，名前を呼ばれたら振り向く，何かが向かってきたら避けるなど，外界からの情報・刺激に対して的確な反応を起こすことができる（⇨**コラム5**）．

また，脳幹の神経細胞は脊髄へも投射しており，大脳皮質からの指令による随意運動が的確に実行できるように調節している．

a．コリン（ACh）作動性ニューロン（図9・17a）

コラム5　日本昏睡尺度（ジャパン・コーマ・スケール；JCS）

わが国で用いられている意識障害の程度を表すスケール．覚醒しているか否かで評価し，覚醒していないときは，呼びかけや指を圧迫するなど痛み刺激を与えたときに覚醒するか否かで評価していく．

点数が大きいほど意識障害の重症度が高い（下表）．

表　日本昏睡尺度（JCS）

Ⅰ 覚醒している（1桁の数字で表す）
　1：見当識は保たれているが，意識は清明ではない．
　2：見当識障害がある．
　3：自分の名前，生年月日が言えない．

Ⅱ 刺激に反応して一時的に覚醒する
　　（2桁の数字で表す）
　10：普通の呼びかけで容易に開眼する．
　20：大きな声または体をゆさぶることにより開眼する．
　30：痛み刺激を加えつつ呼びかけを繰返すと，かろうじて開眼する．

Ⅲ 刺激しても覚醒しない
　　（3桁の数字で表す）
　100：痛み刺激に対して，払いのけるような動作をする．
　200：痛み刺激で少し手足を動かしたり，顔をしかめる．
　300：痛み刺激にまったく反応しない．

上記以外に，R（restlessness：不穏），I（incontinence：失禁），A（apallic state：自発性喪失）などの付加的な情報をつけて"100-A"などと表す．

神経伝達物質として**アセチルコリン**を産生する神経線維が大脳の広い範囲に分布しており，大脳を広範囲に刺激して覚醒状態に関わっていると考えられている．

b. ノルアドレナリン（NA）作動性ニューロン（図9・17b）　橋にある**青斑核**の神経細胞は神経伝達物質として**ノルアドレナリン**を産生するが，視床や視床下部だけでなく大脳皮質にまで達してシナプスを形成している．青斑核のノルアドレナリン作動性ニューロンは脳全体の働きの調節に関わっている．学習や記憶，不安，痛み，気分などの大脳皮質の高次な機能から，覚醒状態の維持などの本能的な機能の調節にも関わっていると考えられている．

c. セロトニン（5-HT）作動性ニューロン（図9・17c）　中脳から延髄までの脳幹の正中部に存在する**縫線核群**という神経核の神経細胞は神経伝達物質として**セロトニン**を産生する．その神経線維は，大脳，小脳，

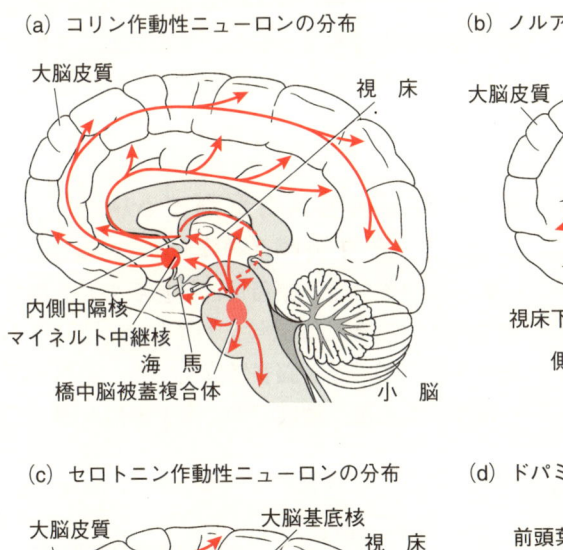

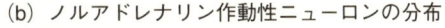

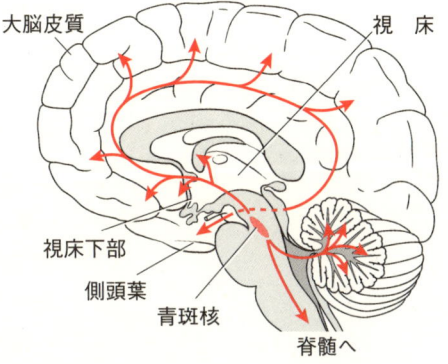

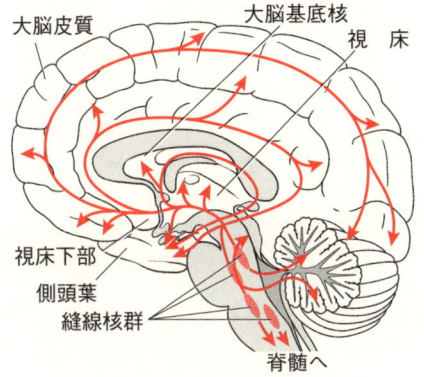

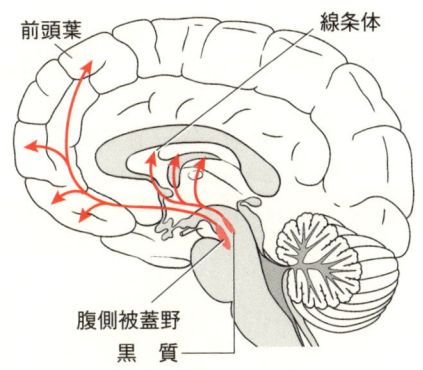

図9・17　脳幹から大脳，小脳へ投射される神経線維

178　第9章 神 経 系

脳幹へと延びている．縫線核群の神経細胞は覚醒時に興奮を起こし，覚醒状態を保ち，外界からの刺激に対して（適切に）反応できる意識状態の維持に関わっていると考えられている．

　また，青斑核のノルアドレナリン作動性ニューロンとともに，覚醒と睡眠のサイクルやリズムを調節し，覚醒状態の維持と周囲への注意を維持する働きに関わっていると考えられている．

　d．ドパミン作動性ニューロン（図9・17d）　神経伝達物質として**ドパミン**を産生する神経細胞は，中脳にある神経核の**黒質**と**腹側被蓋野**に存在する．黒質から大脳基底核に投射している神経細胞は，大脳皮質運動野から発せられる随意運動の開始を促進する働きがある（⇨ **コラム❻**）．

　腹側被蓋野から大脳の前頭葉と辺縁系に投射している神経細胞は，行動に対する重要性を評価するための"報酬系"とよばれる系に関与すると考えられている．マラソンは体力を消費し苦しい運動を伴うが，完走という目的を果たすと達成感を感じ，次の機会にまたマラソンに参加したくなるといった行動などが例としてあげられる．

9・7　中枢神経系を保護する構造
9・7・1　脳脊髄膜（髄膜）

　軟らかい脳は硬い頭蓋骨に直接収めると傷がついてしまうので，複数の膜に包まれている（図9・18）．脳や脊髄を包む膜構造を**脳脊髄膜**という．脳脊髄膜は外側から**硬膜**，**くも膜**，**軟膜**の順に脳や脊髄を覆っている．

コラム❻　パーキンソン病

　中脳の黒質の神経細胞が病的に脱落すると，随意運動の開始が障害される**パーキンソン病**となる．

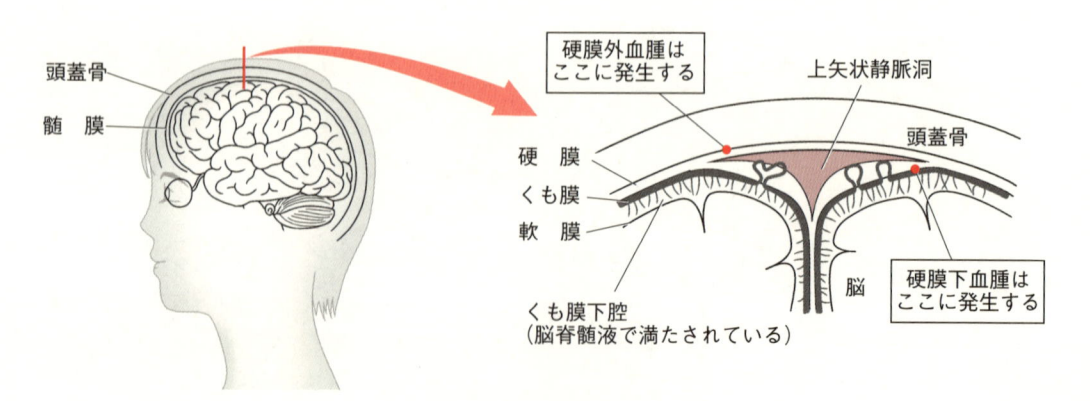

図9・18　脳脊髄膜

硬膜は脳脊髄膜のなかで最も厚くて丈夫な膜である．外板と内板の2層が重なった構造をしている．外板と内板の間に空間ができている部分があり，脳を循環した後の静脈血や，古くなった脳脊髄液を回収する**静脈洞**という構造を形成している（§9・8・5参照）．

くも膜は薄くて柔らかい膜である．くも膜と軟膜は密着しておらず，**くも膜下腔**というせまい隙間ができている．くも膜下腔は脳脊髄液で満たされ（後述），また，脳表面に分布する血管が走行している．

軟膜は脳表面に密着した薄くて柔らかな膜である．

9・7・2 脳　室

脳は，胚の時期に，外胚葉の神経管から分化，発生する．このため，図9・19に示すように脳の内部には神経管の内腔の名残が腔所として存在している．この腔所を**脳室**という．

- **側脳室**: 左右の大脳半球内に存在する．
- **第三脳室**: 間脳の中心部に存在する．
- **第四脳室**: 脳幹と小脳の間に存在する．
  脊髄の中央にある**脊髄中心管**へと続く．

9・7・3 脳脊髄液（髄液）

各脳室の内面には，毛細血管で構成される**脈絡叢**がある．脈絡叢を流れる血液から血漿成分が濾過された組織液（間質液）が脳室内を満たしている．この液体を**脳脊髄液**という（⇨コラム7）．

脳脊髄液は，脳や脊髄に酸素や栄養分を供給し，二酸化炭素や不要な物質を運び去る役割を果たすために，常に各脳室を循環している（図9・20）．左右の大脳半球内にある各側脳室の脈絡叢で産生された脳脊髄液は，室間孔（モンロー孔）とよばれる孔を通って第三脳室に流れ，第三脳室の脈絡叢で産生された脳脊髄液とともに脳幹内を貫く中脳水道を通って第四脳室に流れる．そして第四脳室の脈絡叢で産生された脳脊髄液とともに，脊髄のほぼ中心を貫いている脊髄中心管を満たしている．

第四脳室には，脳室外のくも膜下腔につながる中央の正中孔（マジャンディー孔）と左右一対の外側孔（ルシュカ孔）があり，第四脳室内の脳脊髄液は正中孔と外側孔からくも膜下腔へ流れて，脳や脊髄の外側を満たしている．

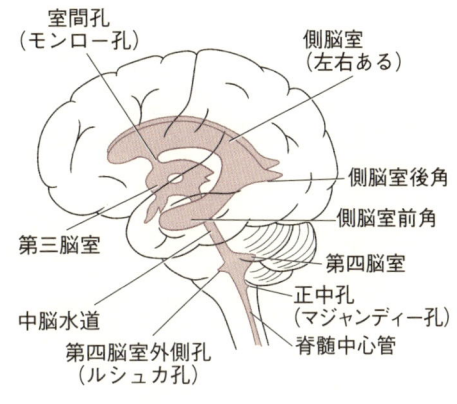

図9・19　脳　室

コラム7　脳脊髄液の成分

脳脊髄液の成分は血漿の成分と似ており，グルコースや電解質を含む．脳脊髄液は，脳室に面する神経組織に酸素と栄養分を供給する組織液として機能する．正常な脳脊髄液では血球成分は少なく，ごく少数の白血球・リンパ球が存在するのみである．血漿よりもタンパク質は少ない．

脳脊髄膜に細菌感染や炎症が起こると，脳脊髄液に白血球やリンパ球が出現する．

くも膜下腔を巡った脳脊髄液は頭蓋冠のほぼ正中にあるくも膜顆粒より上矢状静脈洞内の静脈血へ合流する．このように，脳脊髄液は血液から産生されて最終的に血液へ回収される形で循環している．

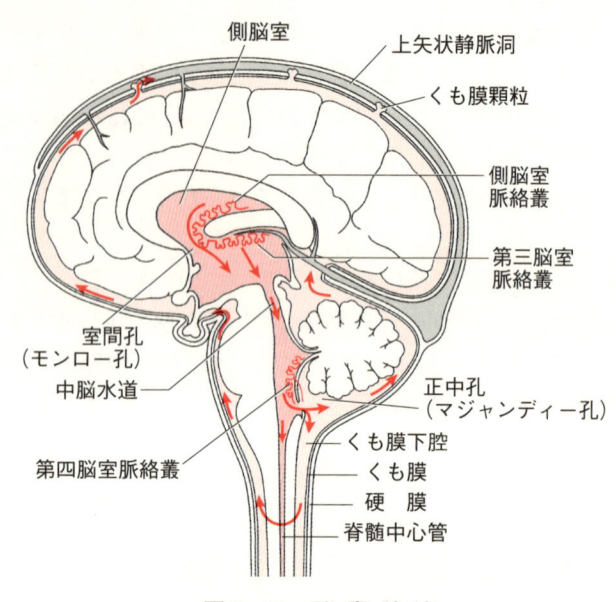

図9・20 脳脊髄液

脈絡叢で産生される脳脊髄液は1日当たり約500 mLである．脳室や脳・脊髄の周囲にあるくも膜下腔の総容量は150 mL程度なので，脈絡叢で産生されてくも膜顆粒で回収されるまで1日当たり3回ほど入れ替わっていることになる．

9・8 脳の血管系
9・8・1 脳に向かう動脈

動脈は，右側は腕頭動脈，左側は大動脈弓から分岐する．図9・21の(a)は脳に向かう動脈を前方から，(b)は左側面から見た模式図を示す．

a. 内頸動脈系　総頸動脈から分岐する左右の**内頸動脈**はおもに大脳へ供血する．内頸動脈は，頭蓋腔に入ると**前大脳動脈**と**中大脳動脈**に分岐する．

b. 椎骨動脈系　椎骨動脈は，左右それぞれの鎖骨下動脈から分岐して，おもに脳幹と小脳，大脳の一部（後頭葉付近）へ向かう．

椎骨動脈は，左右とも第6頸椎から第1頸椎の横突起にある横突孔を通って頭蓋腔へ向かって上行する．椎

9・8 脳の血管系　181

(a) 前方より

右内頸動脈
右外頸動脈
右総頸動脈
右鎖骨下動脈
腕頭動脈
左内頸動脈
左外頸動脈
左総頸動脈
左鎖骨下動脈
大動脈弓

(b) 左側面より

中大脳動脈
前大脳動脈
内頸動脈
外頸動脈
総頸動脈
後大脳動脈
小脳動脈
脳底動脈
椎骨動脈
左鎖骨下動脈
大動脈弓

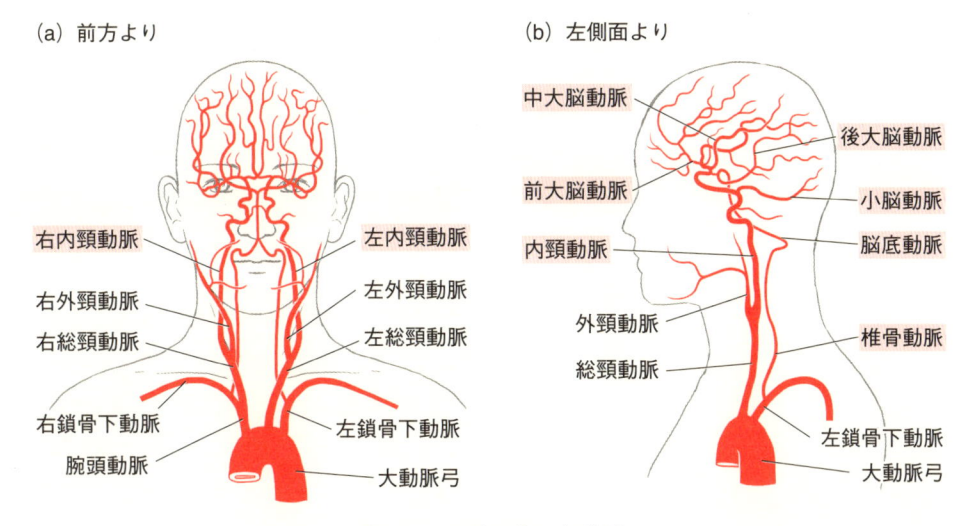

図9・21　脳に向かう動脈

骨に保護されながら脳へ向かう動脈である．左右の椎骨動脈は頭蓋腔内に入ると合流して**脳底動脈**となる．脳底動脈からは脳幹，小脳，さらに後大脳動脈として大脳の後頭葉領域へ供血する動脈が分岐する．

大脳の血液供給について，右大脳半球における供血領域を図9・22に示す．内頸動脈から分岐する前大脳動脈と中大脳動脈はおもに前頭葉，頭頂葉と側頭葉へ血液を供給し，椎骨動脈から分岐する後大脳動脈はおもに後

前大脳動脈の供血領域
中大脳動脈の供血領域
後大脳動脈の供血領域

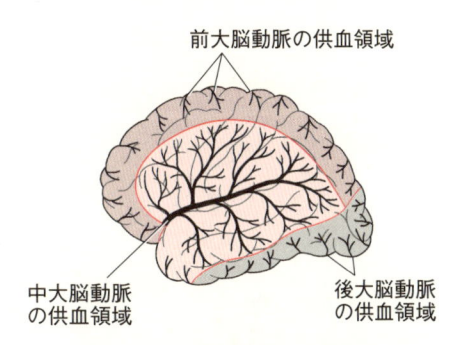

図9・22　大脳動脈の供血領域（右大脳半球）

嗅球
前交通動脈
前大脳動脈
内頸動脈
中大脳動脈
後交通動脈
後大脳動脈
脳底動脈
椎骨動脈
上小脳動脈
前下小脳動脈
後下小脳動脈

拡大

ウイリス動脈輪

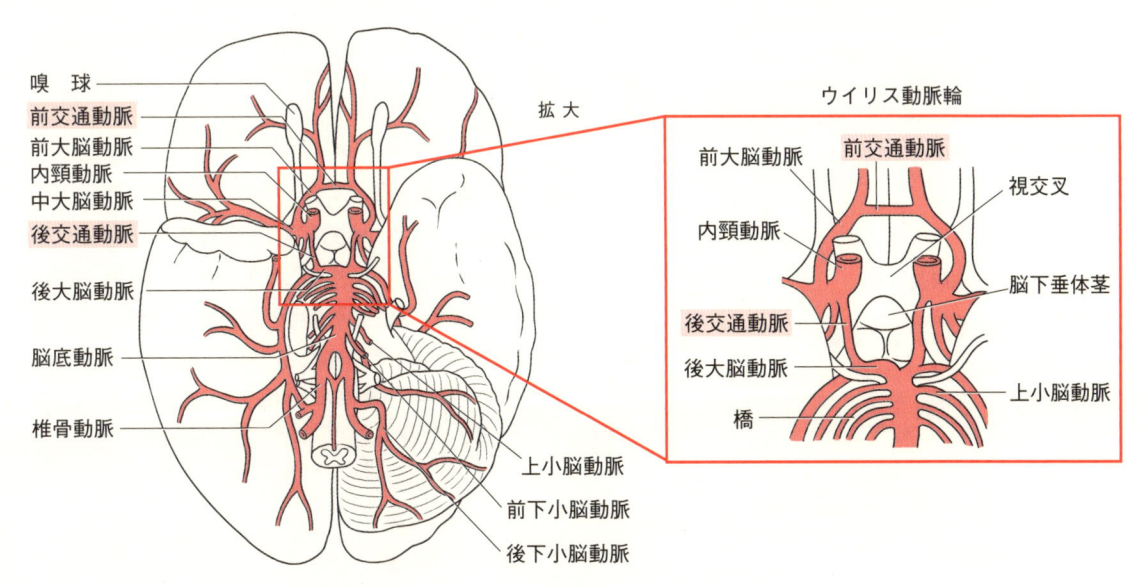

前大脳動脈
前交通動脈
内頸動脈
視交叉
脳下垂体茎
後交通動脈
後大脳動脈
上小脳動脈
橋

図9・23　ウイリス動脈輪（脳を下方より見たもの）

頭葉へ血液を供給する．

9・8・2 脳底動脈輪（ウイリス動脈輪）

　脳は神経系の要であり，しかも安定した動脈血の供給によって機能が全うできる器官である．したがって，脳全体へ安定して血液を供給できるように動脈の分布に工夫がなされている．

　脳の左右で血流の偏りが生じないよう，左右の内頸動脈から分岐する前大脳動脈の間を前交通動脈がつないでいる．また，内頸動脈と椎骨動脈との間でも血流の偏りが生じないよう，左右の内頸動脈から分岐する中大脳動脈と，脳底動脈から分岐した左右の後大脳動脈の間を後交通動脈がつないでいる．

　図9・23 に示すとおり，前交通動脈と後交通動脈によって，左右の内頸動脈と脳底動脈（左右の椎骨動脈が合流した動脈）をつなぐ動脈の "輪" が脳底に形成される．この構造を**脳底動脈輪（ウイリス動脈輪）**という．

図9・24　穿通枝

コラム8　脳動脈瘤
　高血圧による血管壁の損傷や動脈硬化で脳の動脈の血管壁がもろくなり，そこに血流による負荷がかかって血管内膜が破綻すると，内弾性板がないために血液は中膜を破綻させる．中膜と外膜の間の外弾性板はある程度丈夫ではあり，血管壁は外膜だけで血流を保ち，動脈が膨れた状態となる．血液により動脈の外膜が膨らんだ状態を**脳動脈瘤**といい，血管壁は破れやすい状態である．

9・8・3 穿　通　枝

　脳の内部にある大脳基底核に血液を供給する動脈を**穿通枝**という（図9・24）．穿通枝の代表例として大脳基底核のひとつであるレンズ核に供血するレンズ核線条体動脈がある．

　穿通枝は，太い本幹の動脈から急に細く分岐する動脈であり，血流（血圧）によってダメージを受けやすく，脳出血を起こしやすい血管でもある．

9・8・4 脳の動脈

　脳に分布する動脈は，他の臓器に分布する同程度の太さの動脈と比較すると動脈壁が薄い．通常の動脈と静脈には，内膜と中膜の間に内弾性板，中膜と外膜の間に外弾性板という結合組織が存在しており，血管壁を強くしているが，脳の血管は内弾性板を欠いている（⇨ コラム8）．

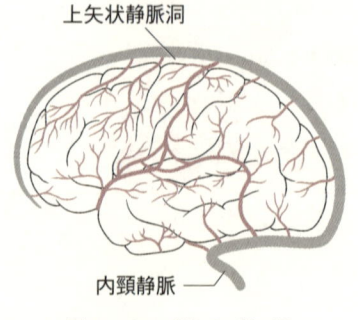

図9・25　脳の静脈

9・8・5 脳の静脈

　脳に分布する静脈は脳の表面へ集まってくる（図9・

25)．脳表面を通る静脈はくも膜下腔に集まり，硬膜の外板と内板の間にある**静脈洞**に合流する（図9・26，⇨コラム❾）．

硬膜は，大脳半球の間に入り込む**大脳鎌**，大脳と小脳の間に入り込む**小脳テント**で脳を固定している．

頭蓋腔内の静脈血は左右の内頸静脈に合流する．内頸静脈は上肢からの鎖骨下静脈と合流して腕頭静脈となり，さらに左右が合流して上大静脈となる．

一部（後頭部からの静脈血）は後頭静脈洞より椎骨静脈へ流れ，最終的に鎖骨下静脈に合流して右心房に注ぐ．

コラム❾　脳の静脈の特徴

脳の静脈は動脈と並行（伴行）して分布せず，静脈血が脳の外側へと流れていくように分布している．脳の静脈は，他の臓器の同程度の太さの静脈と比較すると血管壁が薄い．閉鎖された頭蓋腔内でなるべく血管の体積を減らし，神経組織を効率よく配置するためである．静脈壁が薄いために，頭部への強い衝撃などにより脳表面に分布する静脈は破綻する可能性が高くなる．脳表面に分布する静脈からの出血はくも膜下腔内に広がり，くも膜下出血となる．

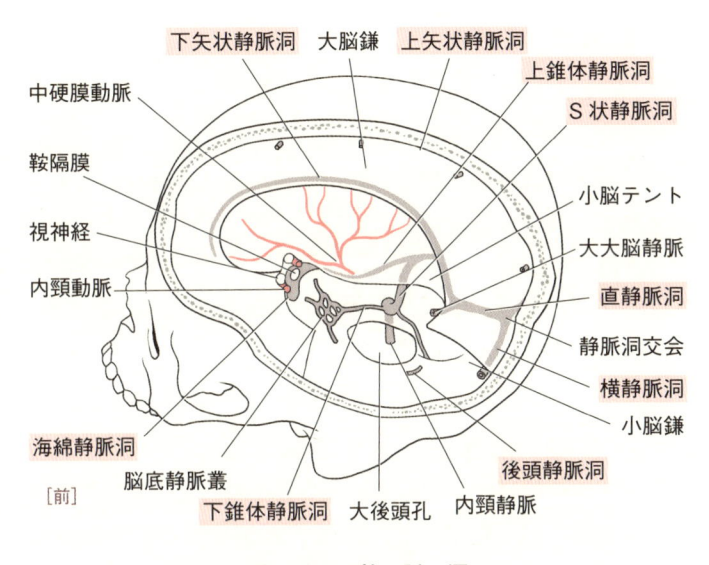

図9・26　静　脈　洞

9・9　脳に出入りする末梢神経

脳（脳幹）に出入りする末梢神経を**脳神経**という．前から順番に番号がふられており，12対ある．

9・9・1　嗅覚を伝達する脳神経

鼻腔の嗅上皮からの嗅覚情報を嗅球に伝達する脳神経は**嗅神経**（第Ⅰ脳神経）である．嗅神経は感覚神経線維で構成されている（図9・27）．

嗅上皮内の嗅覚を受容する嗅細胞が，においのもととなる化学物質によって刺激され，嗅神経により脳に伝達される．

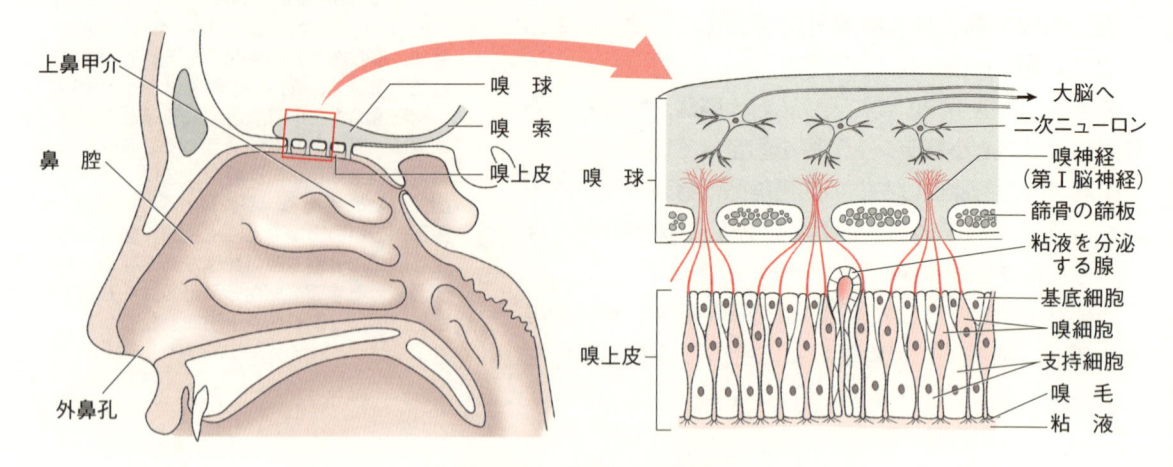

図9・27 嗅覚の受容

　嗅神経は篩板(頭蓋骨の一部)を貫いて嗅球に入力される．嗅球から嗅索を通って，一部は間脳の視床へ，一部は大脳辺縁系(扁桃体)へ伝達される．嗅覚情報は脳幹を経由せず，直接，視床や大脳辺縁系に入力される．嗅球と球索は大脳組織の一部である．

9・9・2　視覚を伝達する脳神経

　眼球の網膜で受容した視覚情報を脳に伝える脳神経は**視神経**(第Ⅱ脳神経)である．視神経は感覚神経線維で構成されている．視神経が脳に入る部分を**視交叉**といい，間脳の視床下部に神経線維が出ており，生体リズムの調節に関わる情報を送っている．

　脳に入ると**視索**となり，間脳の視床にある外側膝状体で視覚情報が中継され，後頭葉にある一次視覚野に伝達される．

[視覚情報の伝導路]

　視覚情報が伝達されていく経路を図9・28に示す．視野の左側にある物は左右の眼球とも網膜の右側に像を結び視神経や視索を伝達して大脳右半球側の視覚野に入力される．視野の右側にある物は左右の眼球とも網膜の左側に像を結び視神経や視索を通して大脳左半球側の視覚野に入力される．

　すなわち，視界の左側は大脳右半球で，視界の右側は大脳の左半球で処理される．

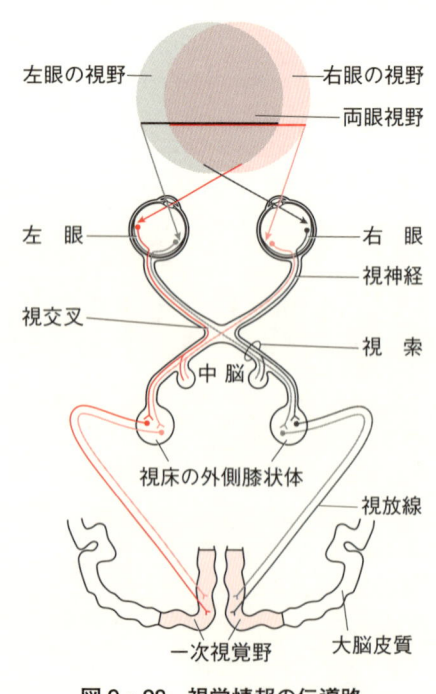

図9・28　視覚情報の伝導路

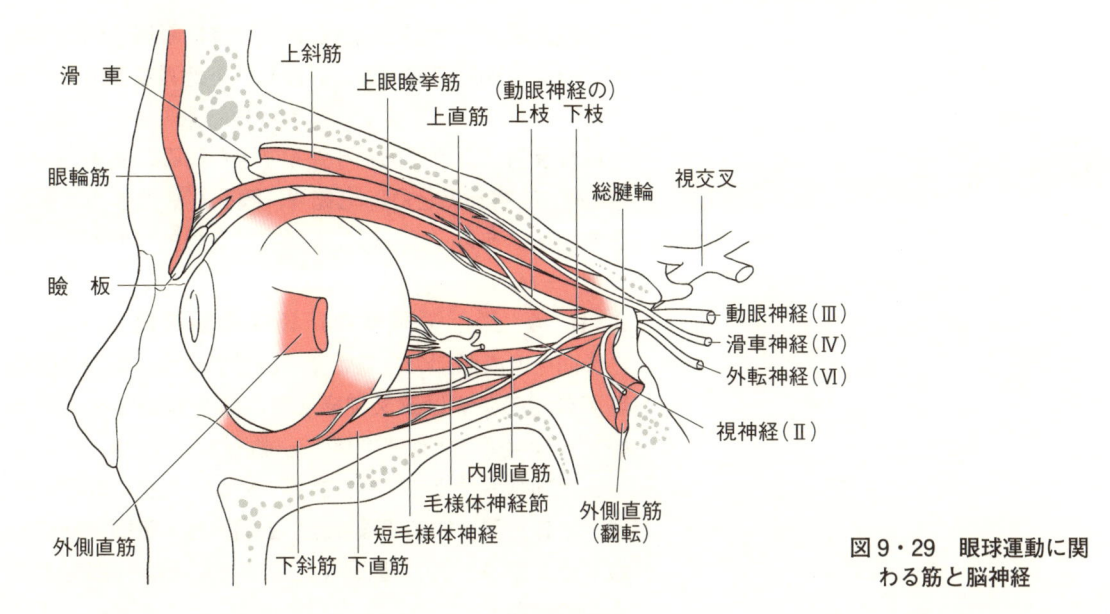

図9・29 眼球運動に関わる筋と脳神経

9・9・3 眼球運動や眼の調節に関わる脳神経

眼球の運動に関わる脳神経は，**動眼神経**（第Ⅲ脳神経）・**滑車神経**（第Ⅳ脳神経）・**外転神経**（第Ⅵ脳神経）の3種類である．眼球の動きは脳幹によって調節される．眼球運動や調節の中枢は中脳にある．

a. 眼球運動と脳神経　眼球運動に関わる筋群を図9・29に示す．

動眼神経は，上直筋，下直筋，内側直筋，下斜筋を支配し，眼球を内転・拳上させる（"より目"から"上目遣い"にする）．さらに，上眼瞼挙筋を支配し，まぶたを開ける．

動眼神経は，瞳孔の大きさを調節する虹彩の平滑筋や，水晶体の厚さを調節して網膜上に像を結ばせるための毛様体平滑筋を支配し，眼球に入る光の強さによる瞳孔の大きさの調節，水晶体の厚さを変えてピントの調節を行う働きも担っている．

滑車神経は上斜筋を支配し，眼球を下制させる（階段を降りるとき足元を見るような）．

外転神経は外側直筋に支配し，眼球を外転させる（"流し目"をする）．

b. 眼球のおもな反射　**対光反射**は光の刺激により，瞳孔括約筋が収縮して縮瞳する反射である．強い光が眼球内に入り，何も見えない状態（まぶしくて見えない状態）を避ける意義がある（⇨コラム10）．

> **コラム10　死亡確認と対光反射**
>
> 医師は死亡確認の際，心停止，呼吸停止，脳機能の不可逆的停止を確認している．これらを古典的"死の3徴候"という．これは心停止・呼吸停止により酸素化された血液を脳に送ることができない場合，脳機能が維持できず死亡するためである．
>
> 心停止や呼吸停止は心電図または聴診器で確認するが，脳機能の不可逆的停止は瞳孔散大と対光反射の消失で確認を行う．瞳孔散大と対光反射の消失を脳機能の確認に用いる理由は，瞳孔調節，対光反射の神経経路が脳幹部の中脳に存在しているためである．
>
> なお，現代では臓器移植などに関連し，古典的死の3徴候に含まれない"脳死"という考えが存在する．

前庭動眼反射は頭の動きとは逆方向に眼球を動かす反射である．網膜に結ぶ像の"ゆれ"を軽減する意義がある．

輻輳反射（ふくそうはんしゃ）は，近くの物を注視すると両眼の視軸が中央（鼻側）に寄るのと同時に縮瞳（瞳孔が狭くなる）が起こる反射である．近くの物を凝視する意義がある．

9・9・4 頭部の感覚を伝達する脳神経

顔面を含む頭部の皮膚感覚，口腔や鼻腔，角膜や眼球結膜などの感覚は**三叉神経**（第Ⅴ脳神経）に含まれる感覚神経線維によって中枢に伝達される．

三叉神経の神経核は橋にあり，橋から末梢に向けて形成される三叉神経節で**眼神経・上顎神経・下顎神経**に分岐する．図9・30に三叉神経の3枝による頭部感覚の支配領域を示す．

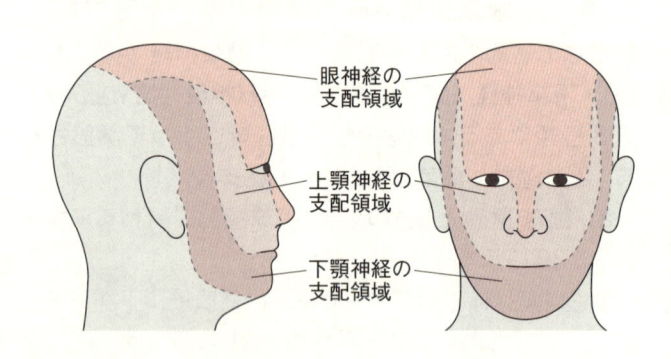

図9・30 三叉神経の支配領域

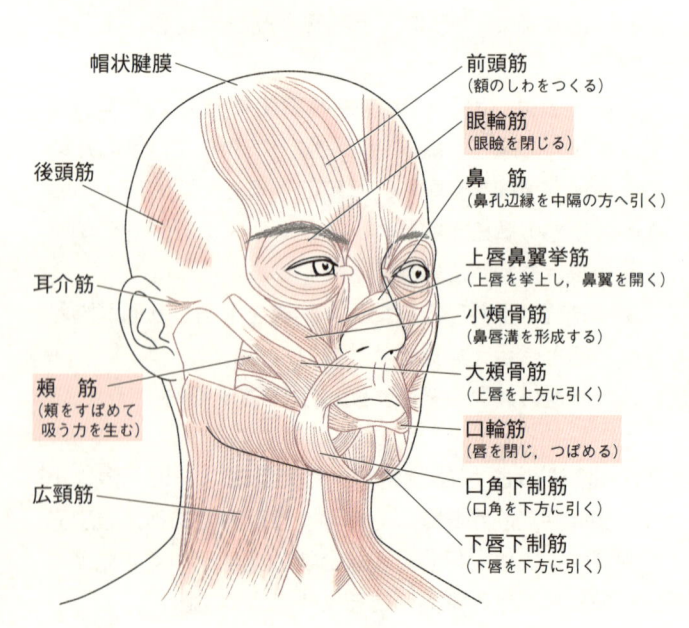

図9・31 顔面筋

図9・30に示す領域以外に，眼神経は眼球の角膜や結膜の感覚を，上顎神経は鼻腔と口腔上部の粘膜と上顎の歯の感覚を，下顎神経は口腔下部の粘膜と下顎の歯，舌の味覚以外の体性感覚を中枢に伝達する感覚神経線維を含む．

三叉神経の第3枝である下顎神経には，下顎骨を動かして食物を噛む（咀嚼する）ための咀嚼筋を支配する運動神経線維も含まれる．

9・9・5 顔面筋（表情筋）を支配する運動神経と脳神経

顔面筋（表情筋）は頭蓋骨と顔面の皮膚の間，もしくは顔面の皮膚の間をつなぐ骨格筋（皮筋）で，顔面神経（第Ⅶ脳神経）により支配される（図9・31）．

顔面筋のうち，**眼輪筋**は眼瞼（まぶた）を閉じる運動を行う筋で，瞬きを行う．瞬きは，角膜や眼球結膜に涙液をいき渡らせ，眼球表面の乾燥を防いで感染や損傷を防ぐために不可欠な運動である．

また，顔面神経は自律神経線維（副交感神経線維）を含んでおり，涙液を分泌する涙腺の働きを調節している．

9・9・6 内耳からの聴覚と平衡覚を伝達する脳神経

内耳には聴覚器（蝸牛管）と平衡感覚器（前庭器官と

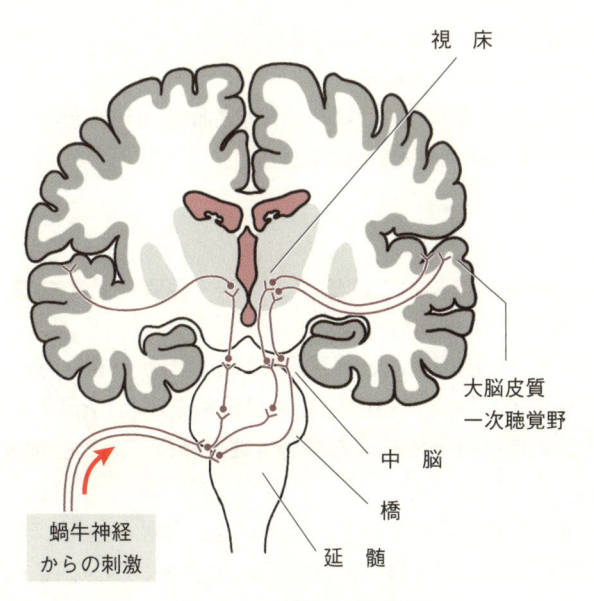

図9・32 聴覚の伝導路

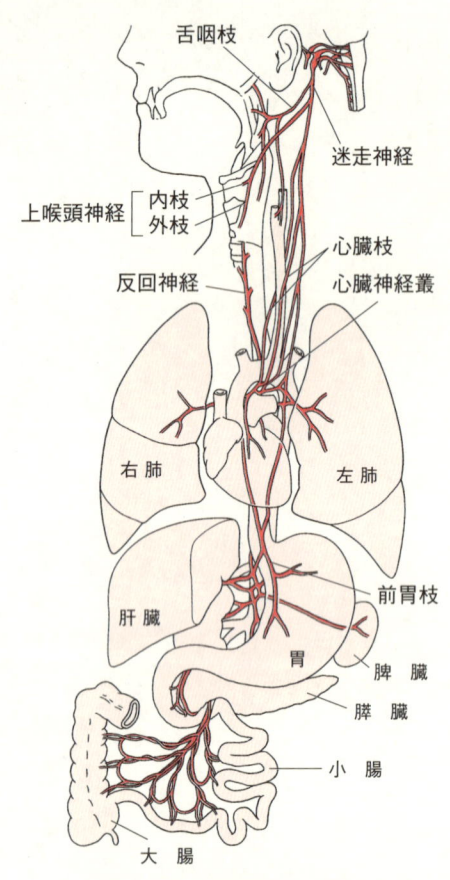

図9・33 迷走神経の分布

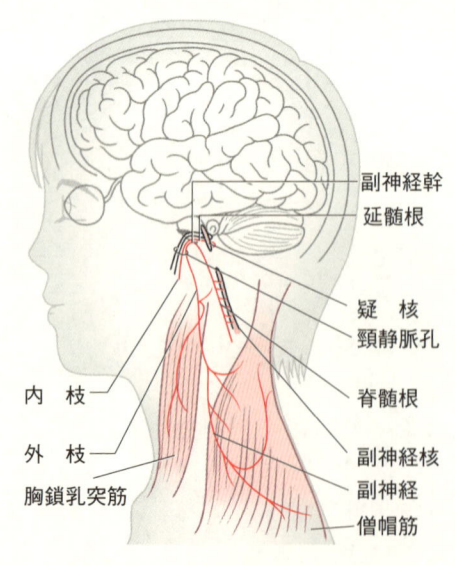

図9・34 胸鎖乳突筋と僧帽筋を支配する神経

半規管）が存在している．内耳で受容した聴覚や平衡覚は，**内耳神経**（第Ⅷ脳神経）により脳へ伝達される．内耳神経のうち，蝸牛管からの聴覚を伝達する神経は**蝸牛神経**，前庭および半規管からの平衡覚を伝達する神経は**前庭神経**である．

蝸牛神経より伝達される聴覚の情報伝達経路を図9・32に示す．まず，延髄（蝸牛神経核）に入力される．聴覚の情報は，延髄で左右交差して脳幹の中脳に伝達される．

平衡覚は前庭神経により，延髄から橋にかけて存在する前庭神経核に入力され，左右が交差して中脳に伝達される．

中脳では，伝達された聴覚や平衡覚に対応して音に対する反射や平衡覚に対する姿勢の反射を起こす．

聴覚は，間脳の視床にある内側膝状体を経由し，大脳皮質の側頭葉の一次聴覚野に伝達される．

9・9・7 咽頭・喉頭の粘膜の感覚と筋を支配する脳神経

咽頭・喉頭の粘膜の感覚と筋を支配するのは**舌咽神経**（第Ⅸ脳神経）である（図9・33）．

舌咽神経には，咽頭を構成する骨格筋を支配する運動神経線維と咽頭や舌の奥の粘膜からの感覚神経線維が含まれる．血圧や酸素分圧を受容する頸動脈洞にある頸動脈小体からの情報は，舌咽神経に含まれる求心性神経線維によって脳へ伝達される．

また，舌咽神経には耳下腺からの唾液分泌を支配する副交感神経線維も含まれている．

9・9・8 胸部および腹部の臓器・器官に分布する脳神経

胸部・腹部の臓器・器官の機能を調節する副交感神経の線維と，臓器からの求心性の情報を中枢に伝達する内臓知覚神経線維を含む神経は**迷走神経**（第Ⅹ脳神経）である（図9・33）．

迷走神経は延髄から出て，頸部を頸動脈と並走して走行している．大動脈弓の部位で，迷走神経から咽頭・喉頭の筋を支配する**反回神経**が分岐している．

9・9・9　胸鎖乳突筋と僧帽筋を支配する脳神経

頭部を支え，頸椎の運動に作用する**胸鎖乳突筋**，頭部を支持する作用をもち脊椎・肩甲骨より頭部に至る**僧帽筋**は**副神経**（第XI脳神経）により支配されている（図9・34）．

9・9・10　舌を支配する脳神経

舌は正中を境に左右対称な骨格筋で構成されており，**舌下神経**（第XII脳神経）に支配されている（図9・35，⇨コラム11）．

味覚をはじめとする舌（の粘膜）の感覚は舌下神経による支配ではない．

舌の前2/3の味覚は**鼓索神経**（顔面神経の枝），知覚は三叉神経の第3枝（下顎神経）の枝である**舌神経**，舌の後1/3の味覚と知覚（"熱い""冷たい""硬い""軟らかい"などの口腔の体性感覚）は**舌咽神経**により脳への情報伝達が行われる．

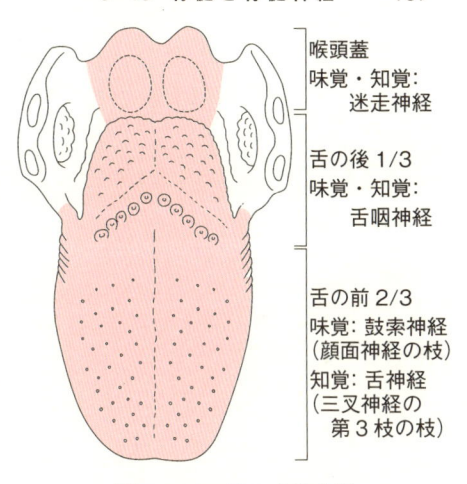

図9・35　舌の感覚支配

コラム11　下位脳神経
迷走神経から分岐する反回神経，咽頭や喉頭の筋を支配する舌咽神経，舌筋を支配する舌下神経を**下位脳神経**と総称する．これらの脳神経が支配する筋群は，咀嚼や嚥下にとって不可欠である．

9・10　脊髄と脊髄神経
9・10・1　脊髄の構造

脊髄は，椎骨の椎孔〔図8・19（p.142）参照〕が連

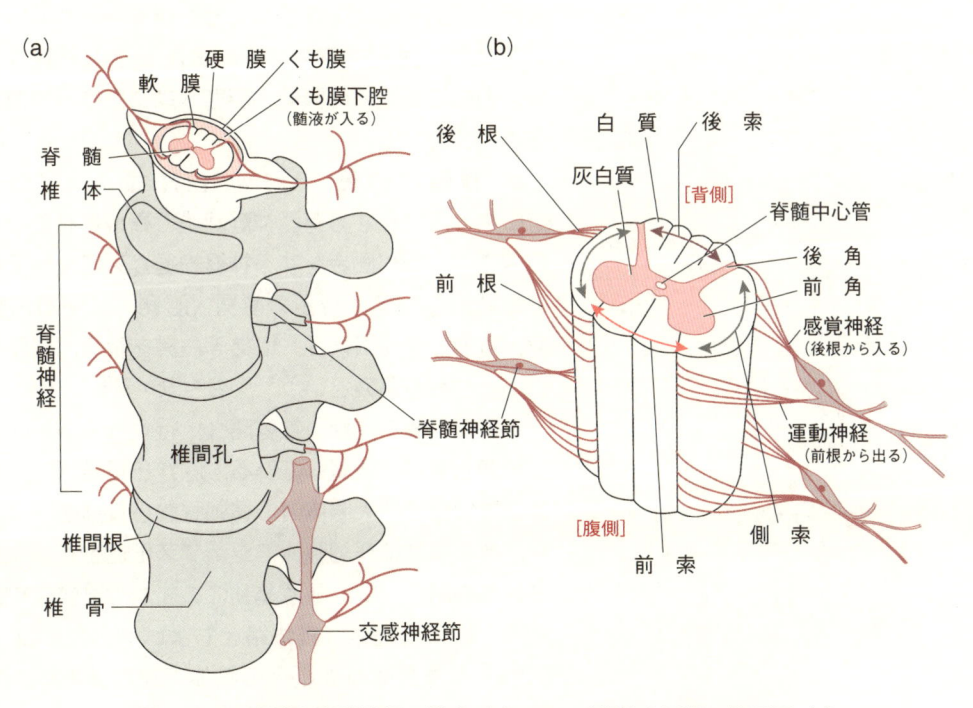

図9・36　脊髄と脊髄神経の構造（a）および脊髄水平断の俯瞰図（b）

なって形成される脊柱管の中に収められている（図9・36a）．上方は頭蓋骨（後頭骨）の大後頭孔で脳幹の延髄につながり，下方は成人では第1～2腰椎の高さで円錐状の脊髄円錐となって終わる．

脊髄の断面では，表面側（外側）が白質，内部が灰白質となっており，大脳や脳幹とは配置が逆になっている（図9・36b）．

a. 脊髄の灰白質　脊髄の断面において，脊髄の灰白質は脊髄のほぼ中心にある中心管を囲むようなH型となっている．

前側（腹側）へ突出する灰白質の部分を**前角（前柱）**という．前角にはおもに運動神経の神経細胞体（**前角細胞**）が存在している．

後側（背側）へ突出する灰白質は**後角（後柱）**という．体性感覚の情報は後角に細胞体がある介在神経へシナプスによって伝達される．介在神経の神経線維は一部前角にある運動神経細胞にシナプスを形成して脊髄神経反射を起こすほか，脳まで上行する長い線維を出して，上行性に体性感覚情報を脳へ伝達している．

脊髄の両側方へ突出する灰白質である**側角（側柱）**は胸髄と仙髄で発達している．胸髄の側角は交感神経系の節前神経の神経細胞体を含み，脊柱の両側にある交感神経幹や腹腔神経節に向かって節前線維を送っている．仙髄の側角には副交感神経系の節前線維の細胞体が存在し，おもに骨盤内の臓器・器官へ副交感神経節前線維を送っている．

b. 脊髄の白質　脊髄の白質は，おもに脳と末梢をつないで縦走する有髄神経線維で構成されている．白質内では，同じ働きをする神経線維が束になって神経路を形成している．脊髄の前側（腹側）にある白質を**前索**，脊髄の後側（背側）にある白質を**後索**，脊髄の両側にある白質を**側索**という（図9・36参照）．

脊髄から脳へ向かう神経路（上行性神経路）は，おもに前索と側索に位置している．脳から脊髄へ向かう下行性の神経路で，大脳皮質の運動野から脊髄を下行して前角にある運動神経細胞体にシナプス伝達をする神経路を**皮質脊髄路**といい，随意運動にあずかる重要な神経路である．この神経路は**錐体路**ともよばれ，大多数（70～90％）の神経線維が延髄の錐体で左右交差し，脊髄の側索にある神経線維束を下行している．

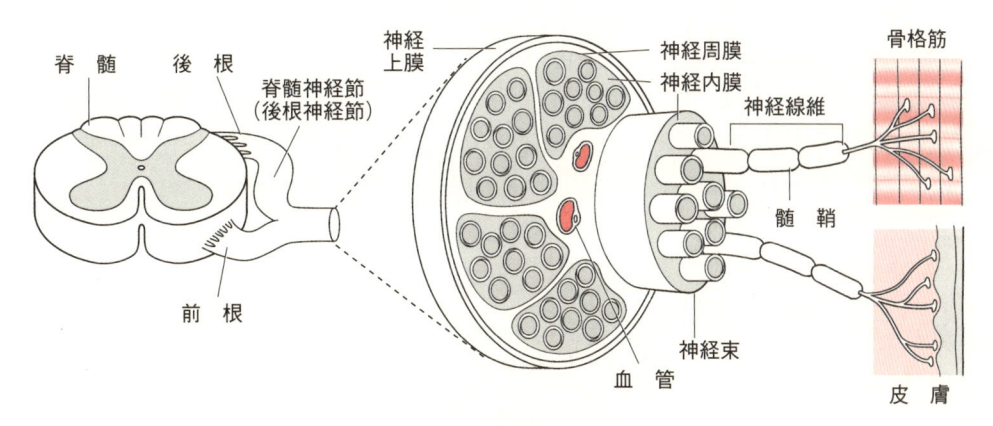

図9・37 脊髄神経の構成

9・10・2 脊髄の分節構造と脊髄神経

a. 前根と後根　運動神経の細胞体（前角細胞）は脊髄の前角にあり，前角細胞の細胞体から伸びる神経線維が束となり末梢へ伸びている．脊髄の前側から出ている運動神経線維の束を**前根**（腹根）という．左右対称に存在する．

体性感覚神経の神経線維の束は脊髄の背側から脊髄に入る．これを**後根**（背根）という．前根と同様，後根も左右対称に存在する（図9・37）．

体性感覚神経の細胞体は脊髄の灰白質には存在せず，脊髄本体の外にある**脊髄神経節**（後根神経節）にある．脊髄神経節は上下の椎骨間に形成される椎間孔の途中にある（図9・36参照）．

前根と後根は脊髄を出て脊柱管内で合わさり，脊髄神経として椎間孔を通って脊椎の外に出て，脊髄神経として末梢へ分布する．

脊髄神経として前根と後根が合わさったペアは，脊髄の全長に渡って左右対称に31対存在し，脊髄は分節構造をなしている．頭側から**頸髄・胸髄・腰髄・仙髄**（および**尾髄**）に区分される（表9・1）．ヒトでは尾髄は退化的である．

図9・1に示すとおり，脊髄の本体は第1腰椎の高さまでしか存在しない（⇨コラム12）．これは，脊椎（骨格系）の成長が脊髄（中枢神経系）の成長よりも大きいために起こる．このため，上位の腰髄は一部胸椎の脊柱管内に，仙髄は腰椎の脊柱管内に位置する状態となる．腰髄から出る腰神経は脊柱管内を腰椎の椎間孔まで下行

表9・1　脊椎神経の区分

	脊髄	脊髄神経	
頸部	頸髄	頸神経	8対
胸部	胸髄	胸神経	12対
腰部	腰髄	腰神経	5対
仙骨部	仙髄	仙骨神経	5対
(尾骨)	(尾髄)	尾骨神経	1対

コラム12　脊髄と脊椎の成長
　胎生3カ月目ごろまでは胎児の脊柱管の全長に渡って脊髄が位置しているが，胎生3カ月以降は脊椎の成長が脊髄の成長よりも大きくなるために脊柱管の全長よりも脊髄の全長のほうが短くなってしまう．生後3カ月ごろには成人と同じ第1～2腰椎の高さまでしか脊髄が達しない状態となる．

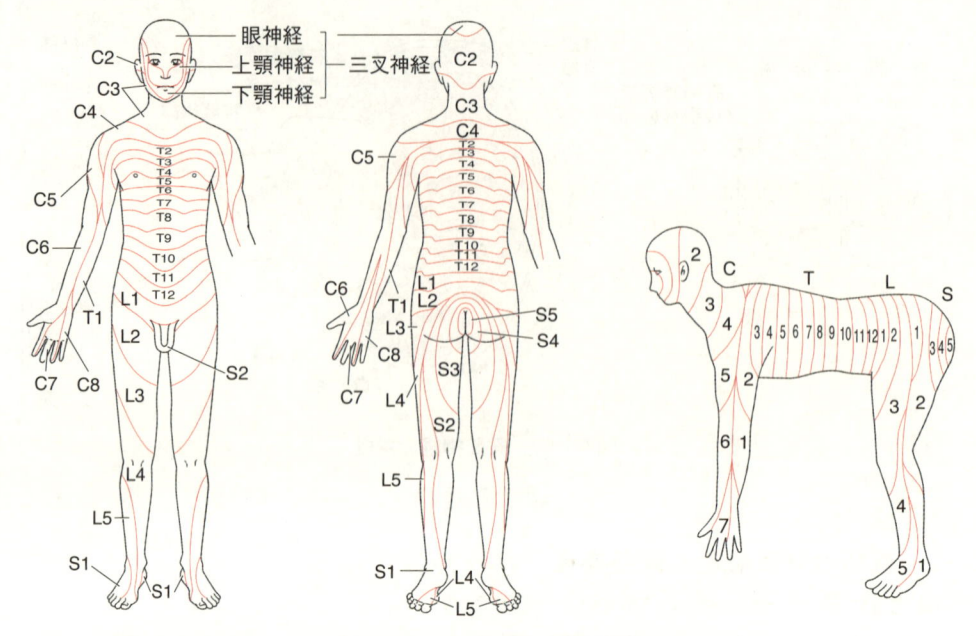

図9・38 皮膚知覚の分節支配

コラム13　髄液検査と腰椎穿刺
　脳脊髄液の性状などを検査したいとき，脳室や頭部のくも膜下腔から髄液を採取するとデリケートな神経線維を傷つけてしまう可能性がある．
　各脳室で産生された髄液は脊髄のくも膜下腔にも巡ってくることと，第2～3腰椎以下の脊柱管には脊髄の本体が存在しないことを利用して，第4,5腰椎間に針を刺入して髄液を採取する．

コラム14　帯状疱疹
　多くの人が小児期に帯状疱疹ウイルス（ヘルペスウイルスの一種）に感染する．このウイルス感染により，赤く痒みのある斑点が形成され，1週間ほどで回復する．しかしウイルスが消失したわけではなく，脊髄神経節にある感覚神経の細胞体に存在している．このウイルスが数十年後に再び活性化することがある．再活性化するのはひとつの脊髄神経節のウイルスのみであり発疹などの皮膚障害が生じるのは再活性化したウイルスが存在する脊髄神経節が支配する領域のみとなる．

コラム15　頸膨大
　上肢へ向かう末梢神経はおもに頸髄に細胞体がある．そのため，頸髄の部分は細胞体が多く存在し太くなっており，**頸膨大**という．

し，仙髄から出る仙骨神経は仙椎（仙骨）の椎間孔まで下行して末梢へ分布するので，第2～3腰椎以下の脊柱管内には腰神経と仙骨神経のみが存在しており，その様子が"馬のしっぽ"のようであることから**馬尾（神経）**とよばれている（⇨コラム13）．

　脊髄から伸びる31対の脊髄神経に対応して，皮膚表面の知覚は，図9・38のように分節状に区分できる．このような皮膚知覚にみられる分節状の区分を**デルマトーム（皮膚知覚帯）**といい，各区分をひとつの脊髄神経根に含まれる感覚神経線維が支配していることを表している（⇨コラム14）．

b. 脊髄神経の分布

[呼吸筋を支配する脊髄神経]
　横隔膜を支配する神経は**横隔神経**で，第3～5頸神経の神経線維で構成される．
　肋間筋を支配する神経は**肋間神経**で，各胸髄から出る胸神経（第1～12胸神経）で構成される．肋間神経は，各肋骨の下縁を通って肋間筋に分布する．

[上肢を支配する脊髄神経]
　上肢の筋や体性感覚を支配する神経は，第5頸神経から第1胸神経の神経線維で構成された**腕神経叢**から分布する（⇨コラム15）．

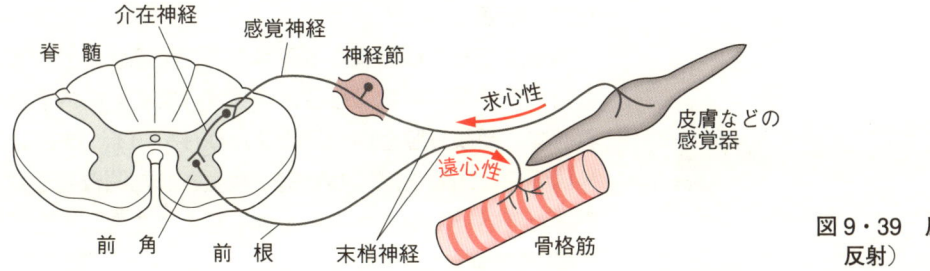

図9・39 反射(深部腱反射)

[下肢を支配する脊髄神経]
下肢の筋や体性感覚を支配する脊髄神経は，第12胸神経から第5仙骨神経で構成される**腰仙骨神経叢**から分布する（⇨コラム 16）．

9・10・3 脊髄反射

刺激に対して意識されることなく（不随意に）起こる反応を**反射**という．脊髄は，骨格筋組織の感覚受容器である筋紡錘や皮膚からの感覚情報によって骨格筋に対して反射を起こす脊髄反射の中枢である（図9・39）．

脊髄反射で代表的なものは伸張反射と屈曲反射である．

伸張反射は，骨格筋が引き伸ばされた際，その筋の筋紡錘も引き伸ばされたという刺激が脊髄に伝達され，その筋を支配する運動神経を介在神経が興奮させてその筋を収縮させる反射である．関節で屈筋の収縮によって屈曲が起こると，その関節の伸筋は引き伸ばされて伸張反射を起こし，伸筋を収縮させるように働く．このため，関節の屈曲は制御されることになり，関節の過度の急激な屈曲を防ぎ，関節の伸展位の維持に役立っている〔§8・4・7（p.139）参照，⇨コラム 17〕．

屈曲反射は，たとえば四肢の皮膚に痛みなどの傷害刺激を与えた際に四肢の関節を屈曲させる筋を刺激して関節を屈曲させ，傷害刺激から身を遠ざけるような運動を起こす反射である（⇨コラム 18）．

9・10・4 脊髄を保護する構造

脊髄は脳と同様に軟らかくデリケートな神経組織で構成されるので，脊椎管の硬い骨により傷がつかないように，脳と同様に脳脊髄膜と脳脊髄液に包まれて存在する．脳を包んでいる硬膜，くも膜，軟膜がそのまま脊髄

コラム 16　腰膨大
下肢へ向かう末梢神経はおもに腰髄に細胞体がある．腰髄の部分でも細胞体が多く存在し太くなっており，**腰膨大**という．

コラム 17　膝蓋腱反射
大腿四頭筋の腱である膝蓋腱を叩いたときに，下腿が伸び上がる反射を**膝蓋腱反射**という．大腿四頭筋の筋組織が引っ張られたのと同じような刺激を与えることにより，伸張反射によって大腿四頭筋が収縮し，膝が上がる．

コラム 18　屈曲反射
皮膚や粘膜に不意に，痛み，熱，触覚を感じたときに起こる反射．関節炎や骨折の際には，屈曲反射により関節が屈曲する．腹腔内臓器の炎症などによって腹膜が刺激されると，前腹壁の腹筋群が収縮し，前屈みの姿勢となる．

を包む**髄膜**となっている．

　頭蓋腔における硬膜が頭蓋骨の内面に密着しているのに対して，脊柱管内の硬膜は脊柱管（椎孔）の内面と密着せず，**硬膜外腔**という隙間を形成している．また，脊髄周囲のくも膜下腔にも脳室で産生された脳脊髄液が満たされており，脳周囲のくも膜下腔よりも脊髄周囲のくも膜下腔のほうが広くなっている（⇨コラム 19）．

> **コラム 19　硬膜外麻酔**
> 　脊髄の硬膜外腔にカテーテルを刺入し鎮痛薬や麻酔薬を注入することにより，局所的，持続的に鎮痛・麻酔効果を得ることができる．

10 感覚器系

　視覚，聴覚，嗅覚，味覚，触覚を五感という．それぞれの感覚器に刺激が作用することにより感覚器を興奮させ，その刺激が固有の中枢に伝達され，感覚として認知される．

　この章では，視覚，聴覚について説明する．触覚については，§2・1・4（p.26），嗅覚については§5・1・2（p.70），味覚については§6・2・2（p.89）で説明している．

10・1 視覚器

　ヒトは哺乳類のなかでも視覚が発達した動物である（視覚動物）．ヒトの視覚は色彩を受容できるという特徴を備え，多様な視覚情報により，ヒトはさまざまな感情や知能を得ることができる．

　視覚は**眼球**に存在する視細胞が光を受容することにより感知される．光を受容することができるように眼の機能を補助し，眼球を保護する役割を担う構造を**副眼器**という．

10・1・1 副眼器（図10・1）

　a. 眼瞼　眼球の前面を覆う皮膚のヒダを**眼瞼**という．眼瞼の外表面は薄い皮膚，内表面は結膜（粘膜）で覆われている（⇨コラム❶）．上眼瞼と下眼瞼から構成され，両者は目がしら（内眼角）と目じり（外眼角）で結合する．上眼瞼にある**上眼瞼挙筋**は動眼神経の刺激により収縮すると拳上して開眼状態となる．

　b. 結膜　眼瞼の内側の表面を覆う粘膜を**結膜**という．眼瞼の縁から始まり，眼瞼の奥で折返し，いわゆる"白眼"の部分となる眼球表面を覆い，角膜の外側縁で終わる薄い膜である（⇨コラム❷）．

　結膜表面は常に**涙液**で潤されている．涙液は，眼球の動きを妨げないように潤滑にする役目と，眼球表面に付着した異物から眼球を守る役目をもつ．

　c. 睫毛　上下とも眼瞼の縁には**睫毛**（いわゆる"まつげ"）がある．睫毛に触れるなど刺激を受けると，

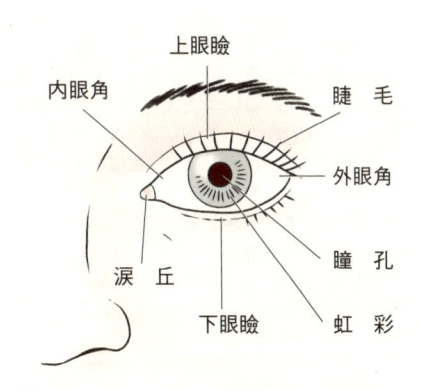

図10・1　眼の体表解剖（左眼）

コラム❶　眼瞼
　眼瞼の皮膚は人体で最も薄く，皮下組織もほとんどない．そのため，眼瞼の皮下組織に組織液（間質液）が貯留すると軽度であっても腫脹が目立つ．まぶたはむくみが出やすい．

コラム❷　結膜のアセスメント
　結膜には血管が多く分布し血流も多い．結膜の血管が拡張すると白眼の部分が赤くなり，いわゆる"目が充血"した状態になる．病原微生物が結膜に付着すると，炎症反応によって結膜の血管が拡張する．
　下眼瞼を翻して観察すると貧血の際には蒼白になっている．
　高ビリルビン血症による黄疸の際には，白眼の部分が黄色く見える．

図 10・2 涙器

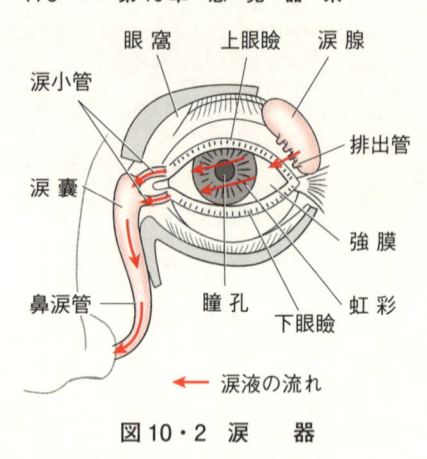

コラム❸ 涙液

花粉症などで鼻粘膜が炎症を起こして腫脹していると，鼻涙管の鼻腔側で通過障害となり，涙液が眼瞼縁からあふれそうな状態（目が潤んだ状態）になる．涙液が眼瞼縁を超えてあふれ出すことを"流涙"という．涙を流すと鼻涙管から鼻腔内に涙液が流れ出るために鼻汁が増加する．
睡眠中に副交感神経優位になると涙液の分泌量が増加する．

反射的にまばたきをする**睫毛反射**が起こる．睫毛反射の中枢は脳幹の橋にある．
　睫毛がある眼瞼の縁には皮脂腺の一種である**マイボーム腺（瞼板腺）**があり，脂性の分泌液を分泌する．涙液に脂性の成分が加わることにより，眼瞼内側や眼球表面を潤している涙液が蒸発しにくいようにしている．
　d．涙　器（図 10・2）　眼瞼を開いていると眼球表面に異物が付着してしまう．また，眼球の運動を保証するために眼球表面を潤滑にしておく必要がある．このため，眼球表面と眼瞼の内面は常に涙液で潤されている．
　涙液を分泌する腺を**涙腺**という．涙液は，結膜に覆われた眼球表面を潤しながら眼球の外側上部から内側の内眼角へ流れるようになっている．涙液を均一に行き渡らせるために反射的にまばたきを起こす．内眼角まで流れた涙液は内眼角にある**涙点**という孔から**涙小管**，**涙嚢**，**鼻涙管**を通って鼻腔の下鼻道へ流れ出る．
　涙液の分泌は，角膜や結膜の知覚刺激によって起こる（三叉神経の第1枝である眼神経が伝える知覚情報による）．顔面神経に含まれる副交感神経により涙液分泌が促進される．涙液分泌の中枢は延髄にある．大脳からの刺激にも強く支配され，怒りや悲しみなどの感情表現としても用いられる（⇨コラム❸）．
　e．眼　窩　眼球を収めるための頭蓋骨の腔所を**眼窩**という．眼球を保護・保持するために，眼球と眼窩の間には脂肪組織が詰まっている．

10・1・2　眼　球

　眼球は直径約 25 mm で，前後方向に，若干長い球形をしている．眼球は，球形の形を保つ丈夫な結合組織で構成される**外膜**（眼球線維膜）と，血管が豊富に分布する**中膜**（眼球血管膜），光の刺激を受容する膜である**内膜**（眼球神経膜）の3層の壁構造と，眼球内部の球形を保つためのゲル状の物質である**硝子体**（ガラス体）で満たされた構造からなる．眼球の水平断面を図 10・3 (a) に示す．
　a．外膜（眼球線維膜）：強膜，角膜
　[強　膜]
　強膜は，眼球の最も外側を覆う膜構造で，線維性結合組織で構成される．眼球のほとんどの部分を覆い，体表

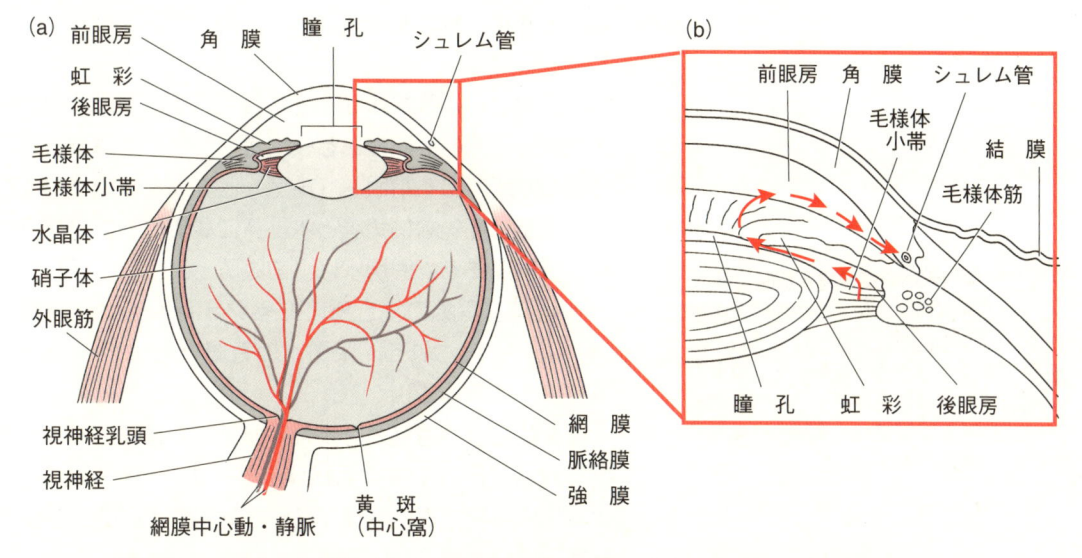

図 10・3 眼球の水平断 (a) と眼房水の産出と排出 (b)　眼房水は毛様体で産生され，後眼房を満たし，瞳孔から前眼房へ流れてシュレム管から回収される．

から見える，いわゆる"白眼"の部分でもある．

[角膜]

眼球内に光を取入れるために，眼球前方の強膜の中央部は無色透明の膜になっている．この部分を**角膜**といい，水晶体とともに，眼球に入る光を屈曲させて網膜上に像を結ぶことを助けている．

角膜は，透明度の高い上皮細胞で構成される角膜上皮と角膜内皮からなる．上皮細胞には血管が分布していないので，角膜への血液からの酸素や栄養分の供給は限られており，角膜上皮細胞が損傷されると再生できなくなってしまうことがある．

角膜には三叉神経の第1枝（眼神経）の感覚神経が分布している．角膜の感覚は痛覚のみで，角膜に異物が付着したり角膜表面の涙液が乾燥することなどにより角膜に刺激が加わると，反射的に瞬きをする**角膜反射**が起こる．反射の中枢は脳幹の橋にある．

b. 中膜（眼球血管膜）: 脈絡膜，毛様体，虹彩

[脈絡膜]

脈絡膜は強膜の内側を覆う血管が豊富に分布する膜で，強膜や網膜に酸素や栄養分を供給する．脈絡膜には褐色から黒の濃い色素を多く含む上皮細胞があり，眼球に"暗幕"を張るようにして余計な光が眼球内に入らないようにしている．

眼球の前方，光が眼球内に入ってくる部分の脈絡膜

は，**毛様体**と**虹彩**を形成する．

[毛様体]

毛様体からは**眼房水**が分泌されている．眼房水は水晶体と虹彩の間の腔所である後眼房（後房）と角膜と虹彩の間の腔所である前眼房（前房）とを満たす液体で，血管が分布していない角膜と水晶体に酸素や栄養分を供給する役割がある．眼房水は，前眼房と後眼房を満たしたのち強膜と角膜の接合部にある**シュレム管**（強膜静脈洞）より排出される．眼房水の循環を図10・3(b) に示す（⇨コラム❹）．

毛様体には平滑筋も含まれており，毛様体の縁より伸びる線維状組織である**毛様体小帯（チン小帯）**となり，水晶体に付着する．毛様体筋には輪状および放射状に走行する成分が含まれている．

毛様体筋の収縮，弛緩によって水晶体の厚みが変化し，ピントの調節，遠近調節をすることができる（図10・4）．

> **コラム❹ 眼房水の循環障害と眼圧上昇**
> シュレム管からの眼房水の排出が阻害されると，眼球内に眼房水が貯留して眼球内の圧力（眼圧）が上昇してしまう．眼圧の上昇により脈絡膜の血管が圧迫されて網膜への血液供給が阻害され，網膜の機能が障害されると**緑内障**となる．

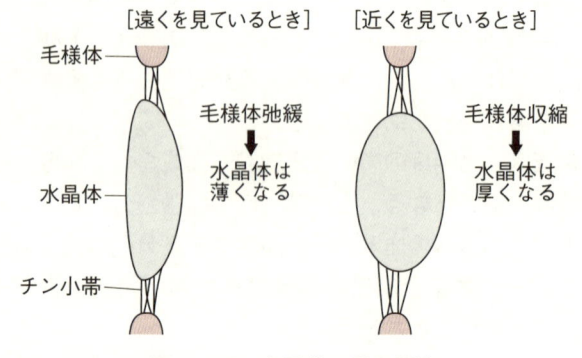

図10・4　水晶体の厚さ調節

[水晶体と遠近調節]

水晶体は，上皮細胞で形成された**前嚢**および**後嚢**からなるカプセル状の水晶体包の中に透明度の高いゲル状物質を封じた構造をしており，中央部が膨らんだ形態をしている（⇨コラム❺）．

水晶体は弾力があり，毛様体小帯によって毛様体に結合していないと球形になろうとする．遠くを見るときは毛様体筋が弛緩し，毛様体小帯を介して水晶体が引っ張られるので薄くなり，遠くに焦点が合う．近くを見るときは毛様体筋が収縮するので，毛様体小帯が水晶体を

> **コラム❺ 水晶体と白内障**
> 水晶体の透明度を高めるために水晶体には血管は分布していない．水晶体内を満たす物質の新陳代謝が低下すると，水晶体の透明度が低下して白濁するなどの変化（水晶体混濁）が生じ，視力障害を伴う**白内障**となる．

引っ張る力が弱くなり，水晶体は球形になろうと厚くなるので近くの物に焦点が合う（⇨コラム❻）．

眼球に入る光は，ドーム状の角膜で大きく屈折して眼球内に収束するように進入し，水晶体の厚さを調節することで網膜上に焦点を合わせて像が結ばれるようにしている（⇨コラム❼）．

遠近調節の中枢は中脳にある．視神経により中枢に入力された情報をもとに中脳で判断され，動眼神経によって毛様体筋を調節して水晶体の厚さを変化させる．同時に，虹彩の平滑筋も眼球に入る光の量を調節してはっきりと網膜上に像が結ばれるようにしている．遠近調節機能を表 10・1 に示す．

> **コラム❻ 老 眼**
> 40 歳前後から，水晶体の弾力が弱まってくる．近くを見るときも，水晶体の厚みが変わりにくくなるため焦点が合わせにくくなる．

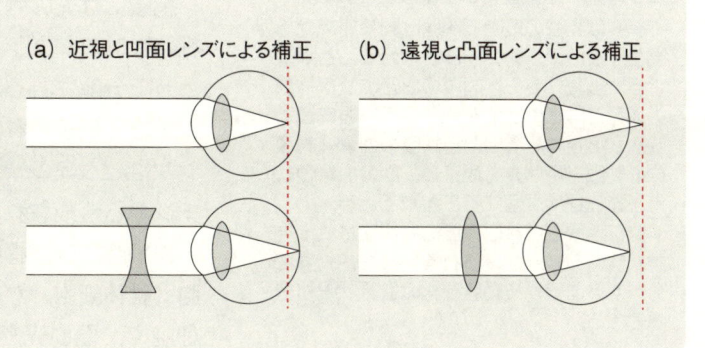

表10・1 遠近調節

	遠くを見るとき	近くを見るとき
毛様体筋	弛 緩	収 縮
毛様体小帯	緊 張 （水晶体を引っ張る）	弛 緩
水晶体の変化	薄くなる	弾力で厚くなる
瞳 孔	散 瞳 できるだけ多くの光を眼球内に取込むため	縮 瞳 光が入る量を減らしてはっきりと見えるようにするため

[虹 彩]

虹彩は毛様体の縁につながり，水晶体の表面にある膜で，ほぼ中央の開口部を瞳孔（どうこう）という．虹彩は平滑筋を含む収縮性のある膜で，眼球内に入る光の量を調節している．虹彩の表面を覆う上皮細胞に含まれるメラニン色素

> **コラム❼ 近視と遠視**
> 水晶体の形や柔軟性，角膜の厚さや形，眼球の形などによって，網膜上に像が正確に結ばれないことがある．焦点が網膜よりも前方にある状態を**近視**という（図 a）．凹面レンズによって補正することができる．
> 焦点が網膜よりも後方にある状態を**遠視**といい（図 b），凸面レンズによって補正できる．
>
> (a) 近視と凹面レンズによる補正　　(b) 遠視と凸面レンズによる補正

200　第10章 感覚器系

コラム❽　瞳孔の色
　瞳孔が黒く見えるのは，眼球内の脈絡膜によって真っ暗になっているためである．写真を撮ったときに瞳孔の部分が赤く光って見えるいわゆる"赤目"となるのは，瞳孔から入ったカメラのフラッシュの光が脈絡叢に反射するために起こる．赤目はカメラから少しだけ視線をそらし，フラッシュを直接見ないようにすると防ぐことができる．

コラム❾　瞳孔と対光反射
　強い光が入ると瞳孔を縮小させ，眼球に入る光の量を少なくする（**対光反射**）．対光反射は脳幹（中脳）を経由しており，死亡の際には消失し，瞳孔は散大する．古典的"死亡の3徴候"として呼吸停止，心停止，瞳孔散大があり，3徴候のすべてが当てはまる場合に死亡が確認される．
　有機リン系中毒（農薬，サリンなど）では，コリンエステラーゼ阻害薬である有機リンがアセチルコリン濃度を高める働きをし縮瞳が起こり，死亡確定が難しい場合がある．

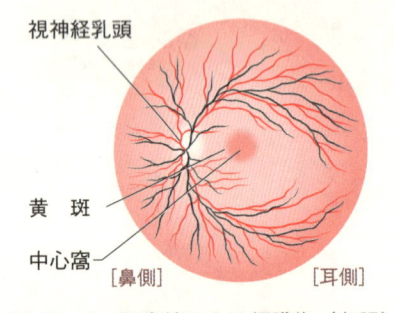

図10・6　眼底鏡による網膜像（左眼）
視神経乳頭／黄斑／中心窩／[鼻側]／[耳側]

コラム❿　眼底鏡による網膜表面の観察
　網膜は発生の段階で間脳と同じ組織から発生するので，脳の一部と考えることができる．したがって，網膜の血管の状態は脳の血管と同様の状態を示すので，眼底鏡で瞳孔から視神経乳頭から網膜の血管（網膜中心動脈・静脈）を観察し，脳の血管の状態をある程度評価することができる．
　脳に浮腫があれば網膜にも反映され，視神経乳頭の腫脹がみられる．また，網膜に分布する血管から動脈硬化の進行状況も把握できる．

の量で虹彩の色（いわゆる"瞳の色"）が決まる（⇨コラム❽）．
　虹彩の平滑筋による瞳孔の調節を図10・5に示す．虹彩は，平滑筋細胞が輪状に並んでいる**瞳孔括約筋**と，平滑筋細胞が放射状に並んでいる**瞳孔散大筋**で構成され，ともに動眼神経の支配を受けている．

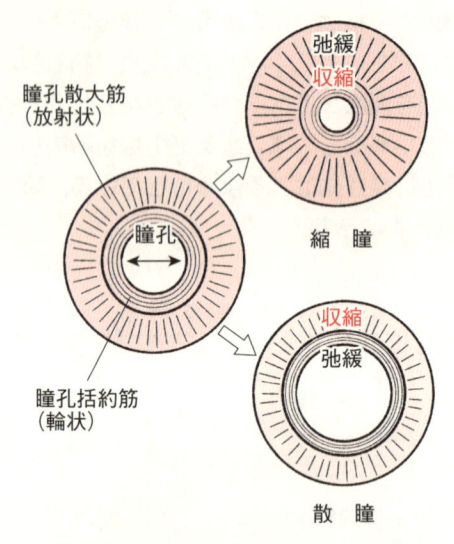

図10・5　虹彩の平滑筋と瞳孔の調節
瞳孔散大筋（放射状）／瞳孔／縮瞳／瞳孔括約筋（輪状）／散瞳／弛緩／収縮

　交感神経の刺激（ノルアドレナリン，アドレナリン）により瞳孔括約筋が弛緩して瞳孔散大筋が収縮するので瞳孔の径は拡大（**散瞳**）する．副交感神経の刺激（アセチルコリン）により瞳孔括約筋が収縮して瞳孔散大筋が弛緩するので瞳孔は縮小（**縮瞳**）する（⇨コラム❾）．

c．内膜（眼球神経膜）：網膜（図10・6）
　網膜は眼球の最も内側の層で，眼球の後側の2/3を占める．網膜は，脳の一部（間脳の部分）と同じ起源から発生する．したがって，発生学的には脳（間脳）の一部としてとらえることができる（⇨コラム❿）．
　網膜には光の刺激を受容する**視細胞**が並んでいる．視細胞には**ロドプシン**という物質があり，この物質が光によって分解されると視細胞は興奮する．視細胞の興奮は視神経に伝達され，脳で視覚として認識される．ロドプシンはビタミンAから合成される．ビタミンAはカロチンから合成される．
　視細胞には，**桿状体視細胞（桿体細胞）**と**錐状体視細胞（錐体細胞）**がある．桿状体視細胞は明暗を感知する細胞で，弱い光でも反応でき網膜周辺部に多く分布す

る．暗所で大まかな形を捉えるのには有用であるが，色や細かい形を認識することはできない．錐状体視細胞は，光の3原色（RGB：赤，緑，青）を感知する細胞で，強い光でないと反応せず，瞳孔から眼球内に入ってきた光が最もよく当たる網膜の中心部に密に分布している．明るい場所で色や形を認識することができる．ひとつの錐状体視細胞は赤，緑，青の3原色のいずれか1色（波長）にしか反応せず，この組合わせにより脳は色彩をもった視覚情報として認識している．眼球後部の網膜のうち，錐状体視細胞が最も密に分布する部位を**中心窩**といい，最も視力の鋭敏な部位であると考えられる．

　中心窩よりも3～5 mm正中側（内側）の部分に，網膜全領域にある視細胞からの神経線維が集まり，眼球の外へ導き出し，また，網膜に分布する血管（⇨**コラム11**）が眼球外から侵入する部位である視神経乳頭（視神経円板）がある．視神経乳頭部は**盲点**ともよばれ，視細胞は存在せず，視覚情報を受容することができない（⇨**コラム12**）．

　d．硝子体　眼球の水晶体より後部の広い腔は，**硝子体**という透明なゲル状の物質で満たされている．硝子体は，眼球内圧を適正に保ち，眼球の形や水晶体を保持する役目がある．また，硝子体による眼球内圧で網膜が脈絡膜に密着するので，網膜の細胞は確実に酸素と栄養分の供給を受けることができる．

> **コラム11　糖尿病性網膜症**
> 糖尿病が進行すると糖尿病性網膜症を発症する．糖尿病により網膜の動脈壁が障害を受け，もろい新生血管がつくられるが，その新生血管から繰返し出血を起こしてしまい，最悪の場合は失明に至る．日本における失明の原因として，緑内障に次いで2位である．

> **コラム12　盲点**
> 実際の視覚では，盲点の部分の視覚情報を左右それぞれの眼球で補い合い，さらに脳の視覚中枢などで補正されるので，視野の中で視覚情報が欠損している部分はない．

10・1・3　視覚に関する検査

おもな視覚検査は以下のとおりである．
- **視力検査**: ランドルト環を用いて測定される．視線を外さずに，眼の前の動く物体を追い続けられる視力を動態（動体）視力という．
- **色覚検査**: 赤，緑，青の見え方を判断する．健康診断では，石原式色覚検査が行われる．
- **視野検査**: 片眼で一点を注視したときに周囲の見える範囲を測定する．緑内障の早期発見のために重要な検査である．
- **眼圧検査**: 圧縮した空気を片方の眼球の角膜に吹き付け，その際の角膜の歪みから眼圧を測定する検査である．
- **眼底検査**: 前ページのコラム**10**参照．

10・2 聴覚器と平衡感覚器

聴覚と**平衡感覚**（体の運動方向や重力に対する体の傾きを察知する感覚）をつかさどる器官は，頭蓋骨の側頭骨の中にあり，**外耳**，**中耳**，**内耳**に区分される（図10・7）．錐体という隆起部の中に封じ込められるように存在する．

内耳には**リンパ液**が蓄えられており，外耳（いわゆる"耳"）で集められた音（空気の振動）が鼓膜と中耳にある耳小骨で増幅されて，内耳のリンパ液を振動させて聴覚として受容される．また，体の運動や傾きによる内耳のリンパ液の移動や，リンパ液にかかる重力の向きの変化により平衡感覚を受容している．

聴覚と平衡感覚は内耳のリンパ液に対する物理作用によって受容される感覚であり，内耳では聴覚と平衡感覚の異なる二つの感覚が受容されている．

10・2・1 聴覚器（外耳，中耳）

a. 外耳　外耳は，**耳介**と**外耳道**から構成され，空気の振動である音を中耳に伝える．

［耳 介］
耳介は弾性軟骨でできた耳介軟骨が皮膚で覆われたものである．音を集め外耳道に導き入れる構造になっている．顔面に付着する顔面筋（表情筋）の一つとして耳介筋があり，耳介を動かすことで耳介の集音効果を高める役割を果たすが，ヒトでは退化している（⇨コラム13）．

コラム13　耳介の意義

ヒトは直立姿勢をとることで頭部の動きが四足動物よりも自由になったので，動物のように耳介を動かすのではなく頸椎を使って音のする方向に頭部ごと向けるようになったと考えられる．

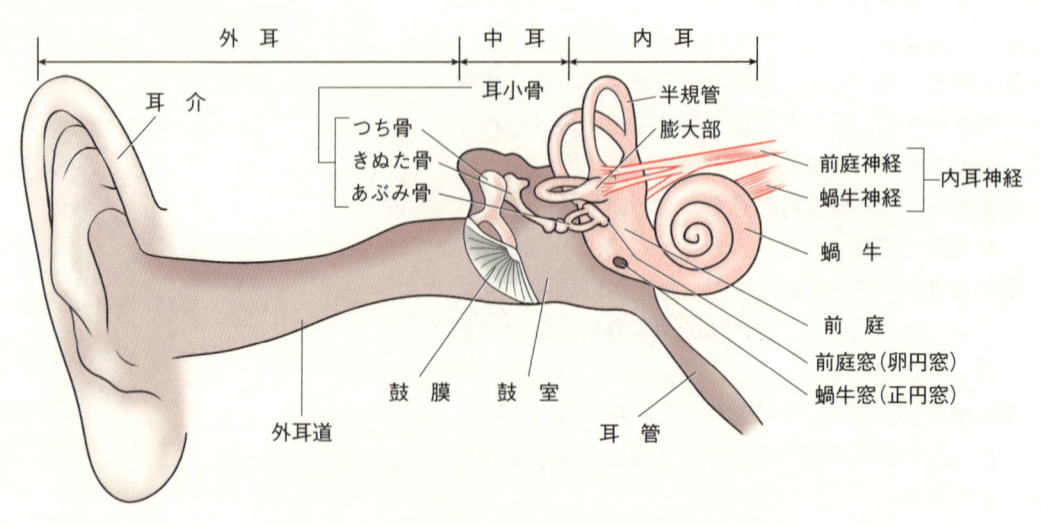

図10・7　耳の構造（右側の冠状断，前方から）

耳介内には細い血管が多く分布し，暑いときや体温上昇時に放熱する役割もある（⇨コラム14，15）．

[外耳道]

外耳道は，外耳孔（耳の穴の入り口）からやや前方に傾きながら緩くS字型を描く管で，鼓膜に達する（図10・7参照）．成人では長さ2～3 cmである（⇨コラム16）．

外耳道の耳介に近い外側1/3の部分は軟骨で囲まれており，中耳に近い内側2/3は硬い側頭骨内にできたトンネルで，表面は薄い皮膚に覆われている．耳介や外耳道の皮膚には皮脂腺やアポクリン汗腺が多く存在する．

b. 鼓 膜 鼓膜は外耳道と中耳の境界にある長径約1 cmの楕円形をした薄い膜状構造である（⇨コラム17）．

鼓膜の外側（外耳道側）は，外耳道を覆ってきた皮膚が表面を覆っている．鼓膜の内側（中耳側）は，中耳の鼓室を覆う粘膜が表面を覆っている．

鼓膜の中心よりもやや上部に，耳小骨の一つであるつち骨が付着している．外耳道を通して伝えられた音は，鼓膜を振動させ，鼓膜に付着するつち骨を振動させて耳小骨全体の振動となる．

c. 中 耳 中耳は，鼓膜よりも内側の部分で側頭骨の中にある．中耳の上部を**鼓室**といい，前下方の耳管により咽頭と連結している．中耳は，外耳と内耳をつなぐ位置にあり，外耳を通して伝えられた音（空気の振動）で内耳のリンパ液を振動させる働きがある．その役目を担うのが，人体で最も小さい骨格である三つの**耳小骨**で，鼓室に存在する．鼓室の内面は粘膜で覆われている．

[耳小骨]

外耳（鼓膜）側より，鼓膜に付着するつち（槌）骨，きぬた（砧）骨，内耳に付着するあぶみ（鐙）骨の三つの骨格（耳小骨）が関節で連結している．関節を形成することにより若干の可動性をもたせ，おのおのの耳小骨の振動を増幅させる意義がある．

また，耳小骨には鼓膜張筋やあぶみ骨筋という小さな骨格筋が付着しており，音の大きさによって耳小骨の緊張度合いを調節して，内耳に伝える振動を調節している．大きな音の刺激が中脳に伝わると，反射的に鼓膜張

コラム14 耳 垂
"耳たぶ"のことを耳垂という．脂肪細胞を含む結合組織を薄い皮膚が覆っている部分である．耳垂には感覚神経は少ないが細い血管が多く分布しており，血流が豊富である．血糖測定などでごく少量の血液を得る際に採血部位として用いられる．また，ショックや寒冷によりパルスオキシメータで手指や足指の経皮的動脈血酸素飽和度（SpO_2）を測定できない場合には，耳垂で測定することも可能である．

コラム15 耳 垢
脂性の分泌物とはがれた皮膚の角質が耳垢（耳あか）となる．また，耳介の周辺も脂性の分泌物が多いので垢やほこりが付着しやすい部分である．

コラム16 外耳道とイヤホン・聴診器
カナル型イヤホン（外耳に入れるタイプのイヤホン）のイヤーピースが斜めになっているのは，外耳道の向きに合うようにするためである．また，下図のように聴診器のイヤーピースは外耳道の向きに合わせて装着する．

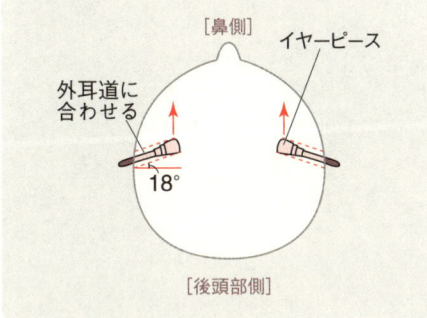

コラム17 気圧の変化と鼓膜
高所では外耳道の気圧が下降するので，鼓膜は中耳側から外耳道側に膨張する．高所から低いところに降りてくると外耳道の気圧が上昇するので，鼓膜は外耳道側から中耳側に膨張する．
どちらの場合も，鼓膜に張力が加わるために音により振動できず，耳が聞こえにくい状態になる．

> **コラム 18　中耳炎**
>
> 　咽頭鼻部の粘膜における炎症が，耳管の粘膜を伝わって鼓室の粘膜に波及した状態を**中耳炎**という．鼓室の粘膜における炎症で生じた浸出液が鼓室内を満たしてしまうと，鼓膜や耳小骨の振動の妨げとなり聴力は著しく低下する．
> 　下図に示すとおり，小児の耳管は成人の耳管と比較して水平になっているので，咽頭鼻部の粘膜の炎症やその浸出液が耳管と鼓室へ伝わりやすい．
>
> 小児と成人の耳管の位置

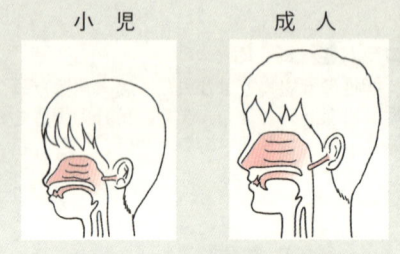

筋（三叉神経支配）やあぶみ骨筋（顔面神経支配）を収縮させて鼓膜の張力を大きくし，鼓膜の振動を抑える作用がある．

[耳管]

　耳管は，鼓室の下部（耳管鼓室口）から鼻腔の最後方，咽頭鼻部に開口する．成人で長さ約 3 cm の管である．耳管の内面は粘膜で覆われ，鼓室の粘膜と咽頭鼻部の粘膜と連続している（⇨ **コラム 18**）．
　耳管の鼓室に近い側の 1/3 は骨性で，咽頭鼻部側 2/3 は軟骨性である．嚥下動作を行う際に軟口蓋を構成する骨格筋が収縮すると，耳管の軟骨部が動かされて咽頭鼻部の開口部が開くようになる．鼓室と咽頭鼻部が開通することで鼓室の気圧と咽頭の気圧を平衡化し，鼓膜の張力を正常化して音を聞き取りやすくする（いわゆる"耳抜き"）．

10・2・2　聴覚器・平衡感覚器（内耳）

　内耳は側頭骨の錐体とよばれる部分に存在する．骨組織の腔所である**骨迷路**と，その内側の膜で囲まれた**膜迷路**からなる（図 10・8）．

[骨迷路]

　骨迷路は側頭骨錐体の内部にくりぬかれた骨の空洞で，中央部に**前庭**という楕円形の腔所，前方へ 3 本の管が縦方向（前半規管）・横方向（後半規管）・奥行き方向（外半規管）の三次元的に配置された**半規管**，後方にカタツムリの殻のような 2 回転半のらせんを形成した**蝸牛管**で構成される．
　前庭に卵円窓という小孔があり，中耳のあぶみ骨が卵円孔と接合することで耳小骨の振動が内耳に伝導される．

[膜迷路]

　骨迷路の中に膜で構成された管状構造が収められており，これを膜迷路という．骨迷路と膜迷路の間の空間は，組織液（間質液）と同様の組成をもった外リンパ液，膜迷路の中の管状の空間は内リンパ液で満たされている．

[前庭]

　前庭は，重力によるリンパ液の動きによって体の傾きを察知する平衡感覚を受容する部分である（図 10・8 参照）．

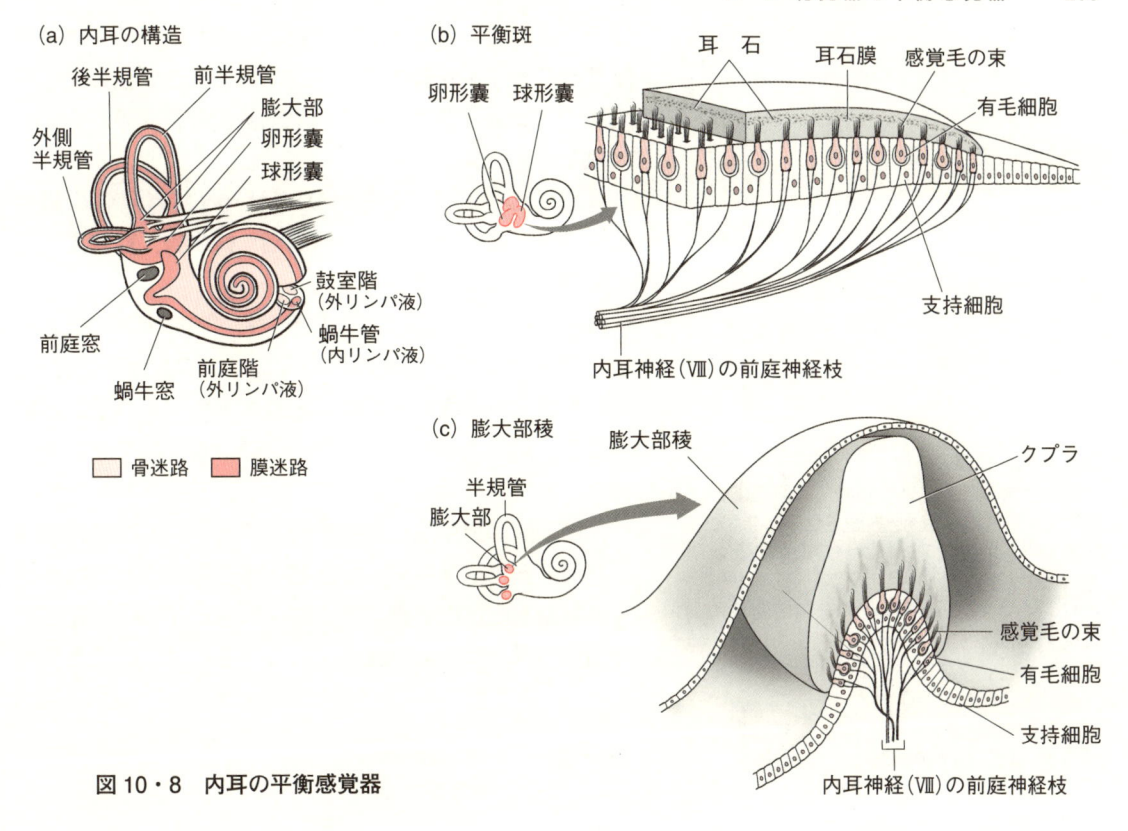

図 10・8　内耳の平衡感覚器

　骨迷路の前庭内には，**卵形嚢**と**球形嚢**の二つの球形の膜迷路がある．卵形嚢は水平面に，球形嚢は矢状面に位置して直角につながっており，卵形嚢は半規管に，球形嚢は蝸牛管につながっている．

　卵形嚢と球形嚢の中は内リンパ液が満たされている．卵形嚢と球形嚢の内壁の一部に有毛細胞で構成された**平衡斑**がある．有毛細胞は頂部に**感覚毛**という毛状の構造をもち，内リンパ液に向かって配置されている．有毛細胞の感覚毛はゼラチン様の物質内に炭酸カルシウムの結晶（**耳石**）が含まれている**耳石膜**で覆われている．重力や頭部の運動によって耳石膜と感覚毛の位置がずれて感覚毛が曲げられることで有毛細胞は興奮する．

［半規管］
　前庭の卵形嚢につながる**半規管**は三次元的に縦・横・奥行きの方向に配置されている．体の運動で生じる三つの半規管内のリンパ液の動きによって体の運動方向を察知する感覚を受容する部分である（図 10・8 参照）．

　半規管の前庭側ではない端部は**膨大部稜**になっており，中に有毛細胞が並んでいる．有毛細胞の感覚毛はク

プラとよばれるゼラチン様物質に包まれている．体が運動することで半規管内の内リンパ液に動きが生じ，有毛細胞の感覚毛が曲げられて有毛細胞が興奮する．

［蝸　牛］

前庭につながる2回転半のらせんを描く骨性の**蝸牛**の内部は，膜構造によって**前庭階**，**蝸牛管**，**鼓室階**の三つの部分に分かれている（図10・9a）．

耳小骨のあぶみ骨は内耳の卵円窓（前庭窓）にはまり込んでいる．卵円窓は蝸牛内の前庭階につながっており，耳小骨（あぶみ骨）の振動は前庭階の外リンパ液を振動させる．前庭階の外リンパ液の振動は蝸牛内を先端まで進み，先端で折返して鼓室階の外リンパ節へ伝わっていく．鼓室階は蝸牛窓で鼓室と面しており，鼓室階の外リンパ液の振動は蝸牛窓より鼓室内の空間へ逃がされる．

前庭階と鼓室階の間にある蝸牛管は蝸牛内の膜迷路をなしており，頂部に感覚毛をもつ有毛細胞で構成される

コラム⑲　鼓膜の外傷

　鼓膜が破れると，外耳道からの空気の振動が正円窓（蝸牛窓）を振動させてしまい，耳小骨から前庭階の外リンパ液の振動とかち合うので蝸牛管の内リンパ液へ振動が伝わりにくくなる．そのため，非常に聞こえにくくなる．

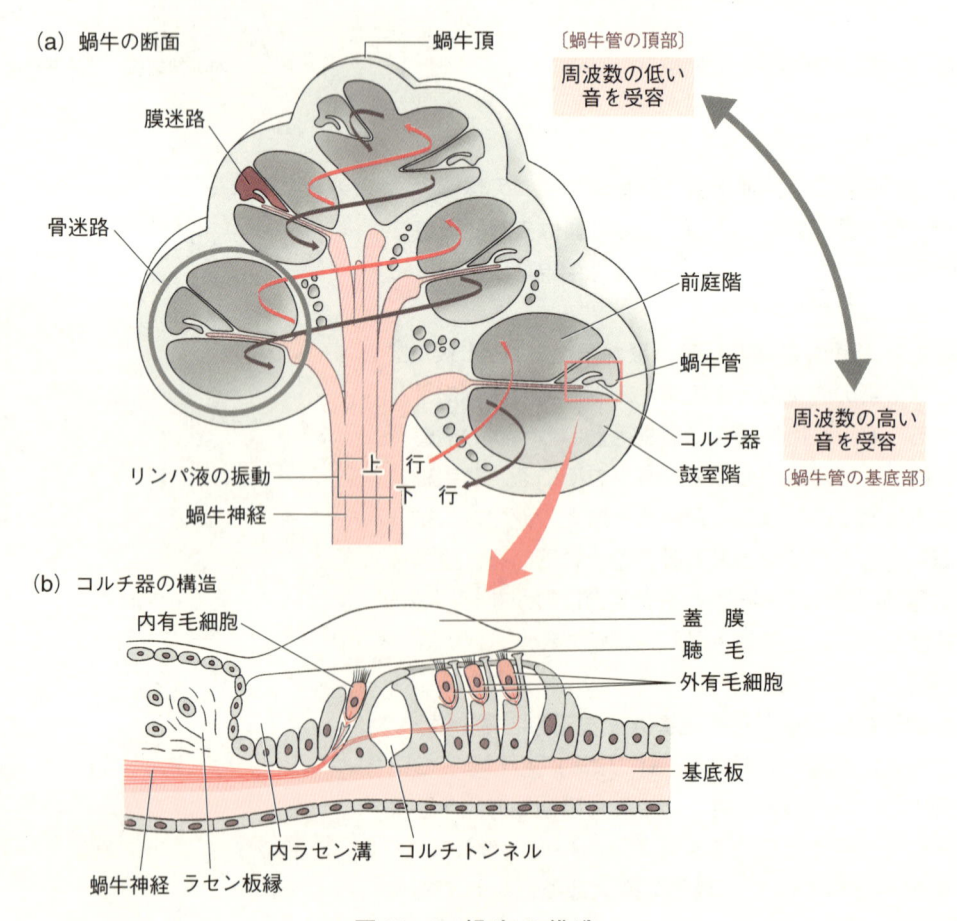

図10・9　蝸牛の構造

聴覚受容器（コルチ器）を形成する（図10・9b）．

鼓膜を振動させた音は耳小骨を振動させ，卵円窓で耳小骨から前庭階の外リンパ液の振動となって蝸牛内をラセンの先端まで進み，突き当たったところで折返して鼓室階の外リンパ液の振動となって蝸牛窓（かぎゅうそう）へ抜けていく．前庭階と鼓室階の間に挟まれた蝸牛管内の内リンパ液は，前庭階と鼓室階の両方の外リンパ液の振動と共鳴して振動する（⇨コラム 19）．内リンパ液の振動は蝸牛管内のコルチ器を構成する有毛細胞を興奮させる．前庭に近い蝸牛管のコルチ器は高い周波数の振動で興奮し，高い音を受容する．ラセンの先端へ細くなっていくにつれて低い周波数の振動で興奮し，低い音を受容する（図10・9参照，⇨コラム 20，21）．

[聴覚，平衡感覚の神経伝達]

前庭と半規管の有毛細胞の興奮すなわち平衡感覚の情報は前庭神経により，蝸牛管の有毛細胞の興奮すなわち聴覚の情報は蝸牛神経によって内耳から中枢神経系へ至る．前庭神経と蝸牛神経は内耳を出ると合わさって内耳神経（第Ⅷ脳神経）として中脳を経て大脳の聴覚中枢に興奮を伝達する．

10・2・3 聴力に関する検査

[純音聴力検査]

防音室で，ヘッドホンを装着してオージオメータを用いて測定する簡易聴力検査を**純音聴力検査**という．可聴周波数の125〜8000 Hzの七つの周波数（125, 250, 500, 1000, 2000, 4000, 8000 Hz）について，聞こえないレベルの音から徐々に強くしていき聞こえ始めた時点を合図し，その値（閾値）をオージオグラムとして記録する．"聞こえの程度が正常か否か"，"聞こえの悪さがどの部位の異常が原因か"を判断するために行われる（⇨コラム 22，23）．

表10・2　聴力の基準値

1000 Hz	30 db 未満
4000 Hz	40 db 未満

健康診断などでは1000 Hz（日常会話に必要な聴力）および4000 Hz（高音域の難聴の早期発見のため）の二つの周波数の測定が行われる場合が多い（表10・2）．

コラム 20　老人性難聴
加齢が原因の難聴を**老人性難聴**という．蝸牛において卵円窓に近い高音域の細胞から障害を受けやすいために，高音域から難聴になりやすい．このため，男性に比べ高音である女性の声が聴こえにくくなる．また，老人性難聴の原因として耳小骨間の関節可動性が低下することも考えられている．

コラム 21　外リンパ液と内リンパ液のバランスの崩れ
蝸牛でのリンパ液の振動に障害が生じると聴覚と平衡覚の異常が生じる．外リンパ液と内リンパ液のバランスが内耳の感染症やストレスによって崩れてしまうことがあり，**突発性難聴**となる．（原因は不明．自律神経系の失調による内耳血流障害によるという説と，ウイルス感染によるという説がある．）内耳のリンパ液は平衡感覚を察知するためにも必要であり，バランスの崩れが，平衡感覚の異常もきたし，めまいやふらつきといった症状が随伴して起こることが多い．

コラム 22　音の性質と聴覚
音は空気の振動で，音の高さは振動数で決まる．1分間の振動数を**周波数**といい，Hz（ヘルツ）で表される．周波数が低くなると低い音になり，周波数が高くなると高い音になる．ヒトの聴覚器で認識できる周波数の範囲は，20 Hz〜20 kHzまでである．
加齢とともに周波数の高い音に対する聴力が衰える．
ヒトの聴覚器で最も感度が高いのは1000〜3500 Hz付近である．赤ちゃんの泣き声や，さまざまな電子機器の警報音はこの付近の周波数である．

コラム 23　難聴
耳が聞こえなくなる（聞こえにくくなる）状態を**難聴**という．
伝音性難聴：音の伝わり方の問題．鼓膜・耳小骨の異常などによって起こる．
感音性難聴：音の感じ方の問題．有毛細胞の機能障害や，内耳神経の機能障害によって起こる．

［語音聴力検査］
　言葉がどの程度聞き取れているかを検査する．

10・2・4　平衡感覚に関連した検査
［眼振検査］
　・観察：指を上下左右に動かし眼球の動きに異常がないかを観察する．
　・電気的眼振記録法
［体平衡機能検査］
　足踏み検査，閉眼片足立ちテストなど．
［書字検査］
　机に手首や肘をつかないで目を閉じ，5～10文字を縦書きで書いてもらい，その文字列の偏りや文字の歪みの有無を評価する．
［カロリック検査］
　外耳道に冷水を注入する検査で，正常な場合は半規管が刺激されて眼振と"めまい"を生じる．半規管の機能障害ではこれらの反応が生じなくなる．

11 恒常性の維持

　ヒトの体外環境（気温や水分など）は常に変化している．ヒトの体内環境が体外環境に合わせて変化すると，代謝など体内の機能に影響を与え，正常な臓器や器官の機能が行えなくなる可能性がある．

　そこで，体外環境が変化しても体内環境の変化をある範囲内に収め，体内環境をなるべく一定に維持する生理作用が存在する．これを**恒常性**（ホメオスタシス）という（⇨コラム❶）．

　恒常性を維持する仕組みは，おもに**自律神経系**と**内分泌系**にある．自律神経系は，脳や脊髄を中枢とする末梢神経系のひとつである自律神経線維が体のさまざまな臓器・器官に分布して調節を行う．内分泌系は内分泌細胞（ホルモン産生細胞）で構成される臓器や組織から血液中に**ホルモン**と総称される物質を放出し，血液によって全身のさまざまな臓器（を構成する細胞）に運ばれたホルモンが臓器や器官の調節を行う．

　自律神経系による調節は，自律神経系を構成する神経細胞が興奮し，神経終末より神経伝達物質を放出して効果器に対して作用を起こすので，一般的に反応が早い．しかし，神経の興奮が止まると反応も終わってしまうので持続時間は短いという特徴がある．

　一方，内分泌系は，産生されたホルモンが血液中に放出されてから血液循環によって調節を受ける臓器や器官（効果器）に到達するまで多少時間がかかるので，反応は自律神経系よりも遅い．その代わり，血液中にホルモンが存在する間は臓器や器官に対して作用を起こし続けるので，反応の持続時間は自律神経系よりも長い．

11・1　自律神経系
11・1・1　自律神経系の特徴と作用

　自律神経系は**交感神経系**と**副交感神経系**から構成され，平滑筋や分泌細胞などの機能を調節する（図11・1）．自律神経系の中枢は，脳幹や視床下部，大脳辺縁系などの脳や脊髄に存在する．

　おもな臓器・組織に対する交感神経系と副交感神経系

> **コラム❶　恒常性維持の重要性**
> 　寒冷環境下に身をさらすと体温は低下し，体内の代謝機能が低下して臓器の機能の低下を招き，生命維持も危うくなる．体温という体内環境の恒常性が維持できない場合，生命の危機につながってしまう．
> 　また，生命の危機に瀕しているときは恒常性が維持できなくなっていることが多く，生命維持を困難にしてしまう．このため，心肺蘇生時に使われる薬剤の多くは自律神経機能や内分泌機能に関連した薬剤である．

第11章 恒常性の維持

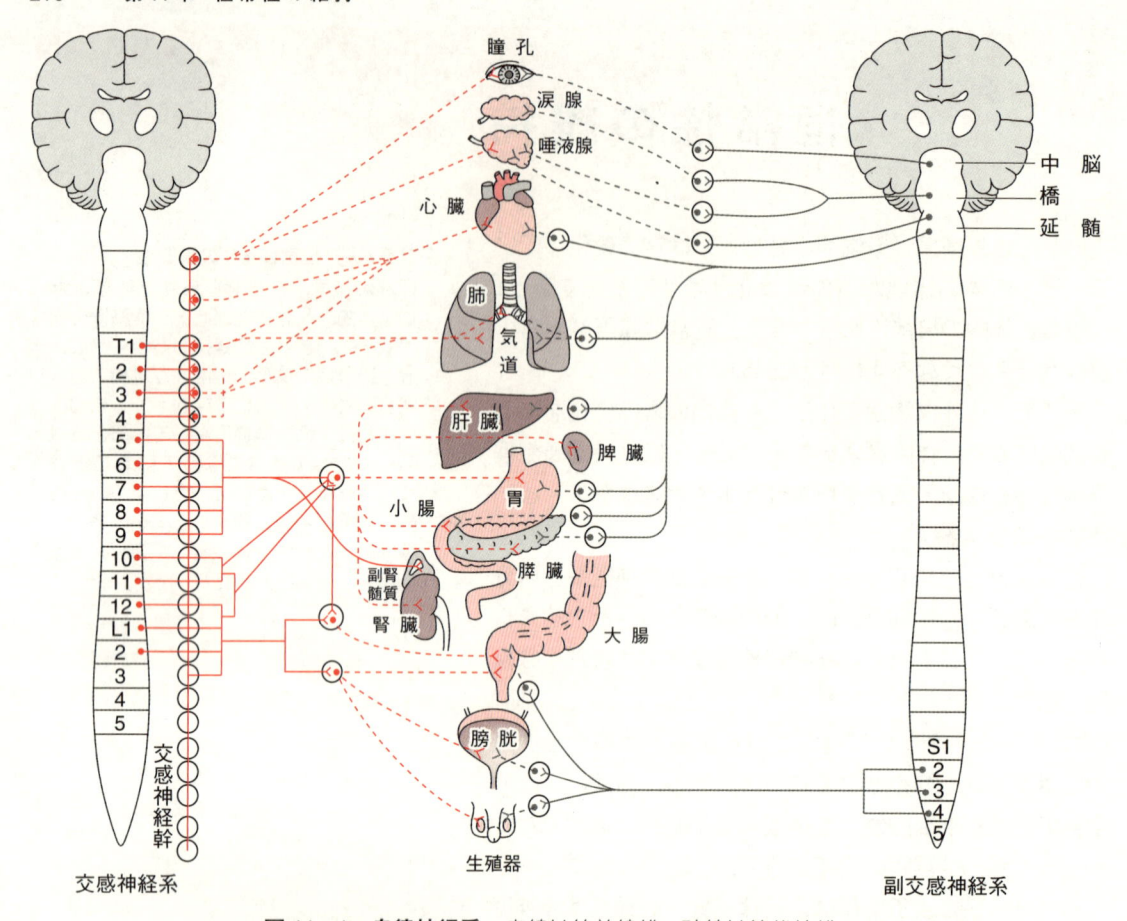

図 11・1 　自律神経系　実線は節前線維，破線は節後線維．

表 11・1　おもな自律神経系の作用

	交感神経系	副交感神経系
作用の特徴	身体を活動的にする．運動や精神活動が活発になるように作用する．	身体を休息的にする．睡眠時に働く．栄養素の消化・吸収を促進する．
心臓（心拍数・心拍出力）	増　加	減　少
呼吸（呼吸数）	増　加	減　少
気管・気管支	拡　張	縮　小
骨格筋や肝細胞の代謝	促　進	抑　制
血糖値	上　昇	低　下
消化管	活動抑制	活動促進
汗　腺	発汗促進	分布していない
立毛筋（ヒトでは退化的）	収　縮	分布していない
血管平滑筋	収縮して血管が縮小	分布していない
副腎髄質	アドレナリン分泌促進	分布していない
涙　腺	分布していない	涙液分泌促進

の作用を表11・1に示す.

多くの臓器・組織が交感神経系と副交感神経系の両方の支配を受けている（**二重支配**）が, 副腎髄質・立毛筋・血管平滑筋・汗腺には交感神経のみが分布し, 涙腺には副交感神経のみが分布している（⇨コラム❷）.

交感神経と副交感神経は, 効果器に対して逆の作用を及ぼす（**拮抗支配**）. また, ある程度の刺激を常時効果器に送り, 持続的に機能を調節している（**持続支配**）.

11・1・2 自律神経の分布

中枢を出た一つ目の自律神経の神経線維は, 一度, シナプスを形成して次の二つ目の神経に乗り換えて効果器へ分布している. 全身の自律神経系の分布を図11・2に示す.

中枢から出たひとつ目の神経線維がシナプスによって次の二つ目の神経に乗り換える部分には二つ目の神経細胞が集まっており, ちょうど"節"のように見えることから**神経節**とよばれる. 中枢から出て神経節までのひとつ目の神経を**節前神経**, 神経節から効果器までの二つ目の神経を**節後神経**という.

節前神経の神経終末は分岐しており, 1本の節前神経から複数の節後神経にシナプスを形成している. このため, 節後神経によって興奮を末梢の広い範囲に増幅して伝達することができる.

a. 交感神経系の分布　交感神経系の節前神経は, 胸髄と上部の腰髄（第3腰髄あたりまでといわれている）の両側から出ている（⇨次ページのコラム❸）. 節前神経は脊柱の両側で神経節を形成して節後神経となる. すなわち, 節前神経は短く, 節後神経は長い. 交感神経の神経節は上下で連絡し合って**交感神経幹**を形成する. 交感神経幹から出る節後神経は, 脊髄神経を構成する神経線維の束と一緒になり, 末梢へ向かう動脈や他の神経と伴行して全身へ分布している. 腹腔や骨盤腔内の臓器へは腹腔で脊柱の前側にある神経節（**腹腔神経節, 上腸間膜動脈神経節, 下腸間膜動脈神経節**）から節後神経が分布している.

b. 副交感神経系の分布　副交感神経系の節前神経は脳幹と仙髄の2箇所から出ている. 副交感神経の神経節は効果器の近くにあり, 節前神経は長く, 節後神経は短い. 脳幹から出る副交感神経は脳神経（**動眼神**

コラム❷　唾液腺の自律神経支配

通常, 交感神経系と副交感神経系は拮抗した作用をもち, 互いにバランスをとって恒常性を維持している.

唾液腺では交感神経と副交感神経の両方が唾液分泌を促進する作用をもっている. ただし, 交感神経によって分泌が促進された唾液は粘性が高く水分が少ない唾液であり, 副交感神経によって分泌が促進された唾液は消化酵素や水分を多く含んだ漿液性のサラサラとした唾液である.

緊張してストレス状態では交感神経が興奮して粘性の高い唾液分泌が促進されるので, 口の中が粘っこく乾いたように感じる. 食後は副交感神経が優位となり, 漿液性のサラサラとした唾液の分泌が促進され, 食後の口腔内の浄化に役立っていると考えられる.

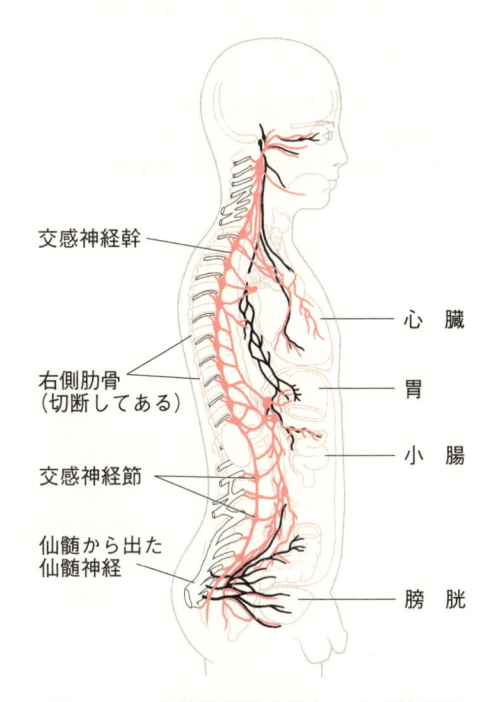

図11・2　自律神経系の分布　交感神経系は赤, 副交感神経系は黒で示す.

経, 顔面神経, 舌咽神経, 迷走神経）として頭頸部と胸腹部に分布している. 仙髄から出る副交感神経は骨盤内の臓器や器官に分布し, おもに排尿や排便, 生殖に関する機能を支配している.

c. 神経節における伝達　　神経節では, 節前線維の終末から**神経伝達物質**が放出され節後神経を興奮させて情報を伝達している. 交感神経系および副交感神経系における神経伝達物質を表11・2に示す. 交感神経系の神経節と副交感神経の神経節は解剖学的・組織学的に離れた位置にあるので, 同じ神経伝達物質（**アセチルコリン**）を用いても"混線"する可能性は少ない. しかし, 節後神経の終末は交感神経系と副交感神経系が同じ効果器でシナプスを形成するため, 互いに神経伝達物質を変えないと"混線"してしまう. このため, 節後線維終末で放出される神経伝達物質は交感神経系でノルアドレナリン, 副交感神経系でアセチルコリンに変えることで"混線"を防いでいる（⇨コラム❹）.

表11・2　自律神経系における神経伝達物質

	節前線維終末	節後線維終末
交感神経	アセチルコリン	ノルアドレナリン
副交感神経	アセチルコリン	アセチルコリン

11・2　内 分 泌 系
11・2・1　内分泌器官とホルモン

a. ホルモンの産生　　細胞の働きを調節するために血液中に分泌される物質を**ホルモン**という（⇨コラム❺）. 細胞から血液中にホルモンを分泌することを**内分泌**という.

ホルモンは特定の細胞（ホルモン産生細胞）で合成され, 細胞外へ分泌されて血液に入り, 血液によって運ばれる.

ホルモン産生細胞が集まり, 組織や器官を形成する. 図11・3におもなホルモンを産生する内分泌器官・組織を示す. ホルモンを血液中に分泌するために, 内分泌器官には複数の動脈と静脈が分布して血流が多い.

図11・3に示す内分泌器官・組織以外にもホルモンを分泌する機能をもつ臓器・器官がある.

消化管の粘膜層から分泌されるホルモンは, **消化管ホ**

コラム❸　交感神経系とショック状態

ヒトが血圧に関する恒常性を維持できずにショック状態に陥ると, 代償的に交感神経系が働き, 心拍数増加, 発汗（冷や汗）が起こる. さらにショック状態が続くと末梢血管の収縮が起こり, 末梢での脈拍触知が困難になる. このため, 最終的な脈拍の確認は, 体幹に近く脳へ血液を送る頸動脈で行わなければならない.

交感神経系は胸髄と上部腰髄から末梢に出ており, 頸髄に脊髄損傷が起こると交感神経系の機能が障害されてしまい, ショック状態になっても心拍数増加や発汗（冷や汗）などの代償機構が働かない. このようなショックを**神経原性ショック**といい, 診断が難しい.

コラム❹　汗腺の自律神経支配

通常の交感神経節後線維はノルアドレナリンを放出するが, 汗腺を支配する交感神経節後線維は例外的にアセチルコリンを放出する. 汗腺に分布する血管はノルアドレナリンを放出する交感神経節後線維で支配されるため, 発汗の調節をアセチルコリンで行うことによって, 発汗と血管の収縮を同時に起こさせないようにするための変化である.

11・2 内分泌系

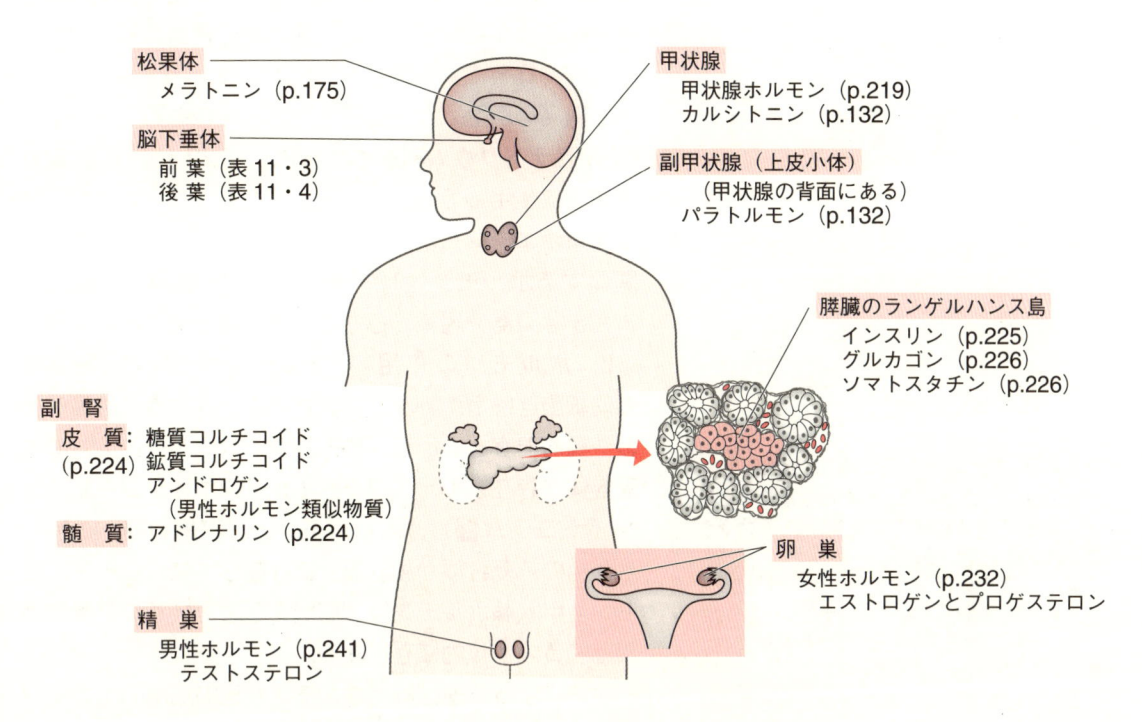

松果体
　メラトニン（p.175）

脳下垂体
　前葉（表11・3）
　後葉（表11・4）

甲状腺
　甲状腺ホルモン（p.219）
　カルシトニン（p.132）

副甲状腺（上皮小体）
　（甲状腺の背面にある）
　パラトルモン（p.132）

膵臓のランゲルハンス島
　インスリン（p.225）
　グルカゴン（p.226）
　ソマトスタチン（p.226）

副腎
　皮質：糖質コルチコイド
　(p.224)　鉱質コルチコイド
　　　　アンドロゲン
　　　　（男性ホルモン類似物質）
　髄質：アドレナリン（p.224）

卵巣
　女性ホルモン（p.232）
　エストロゲンとプロゲステロン

精巣
　男性ホルモン（p.241）
　テストステロン

図11・3　おもなホルモンを産生する内分泌器官

コラム 5　ステロイドホルモンとペプチドホルモン

● **ステロイド（系）ホルモン**

　コレステロールを原料に産生されるホルモンを総称して**ステロイド（系）ホルモン**という．コレステロールは肝臓で脂肪酸から合成される物質で，ステロイドホルモンの原料は脂質である．

　ステロイドホルモンは**ステロイド環**という共通の化学構造をもつ．ステロイドホルモンの例として種々の性ホルモンの構造図を左下に示す．共通した構造をもっている．

　細胞膜の脂質二重膜と親和性があり，細胞膜を透過して細胞内に取込まれやすい．ステロイドホルモンを産生する細胞の細胞質には滑面小胞体が発達し，細胞質や滑面小胞体内に存在する酵素によってコレステロールから合成される．

　ステロイドホルモンは水分子となじみにくい（非水溶性）性質のため，血液中では，血漿タンパク質（アルブミンやグロブリンなど）と結合した状態で運ばれるものが多い．

　テストステロン　　エストロゲン　　プロゲステロン
　ステロイドホルモンの構造

● **ペプチド（系）ホルモン**

　アミノ酸がペプチド結合して構成されるホルモンを**ペプチド（系）ホルモン**という．タンパク質に比べアミノ酸の数が少ないが，化学的性質はタンパク質に近い．ペプチドホルモンを産生する細胞の細胞質には粗面小胞体やゴルジ体が発達している．

　ペプチド（タンパク質）は水溶性で，ペプチドホルモンは血漿に溶解した状態で運ばれるものが多い．

ルモンと総称され，おもに消化管や消化器系臓器の働きを調節する作用をもつ．消化管は消化管ホルモン以外にも自律神経系による調節を受けている．

心臓（心房壁）から血圧を下げる作用をもつホルモン（**心房性ナトリウム利尿ペプチド**，p.122 参照），腎臓から骨髄に作用して赤血球の産生を促進するホルモン（**エリスロポエチン**，p.33 参照），脂肪組織から摂食行動に関係するホルモン（**レプチン**，p.175 参照）など，さまざまな臓器や組織からもホルモンが分泌されている．

b．ホルモンの作用 ホルモンが作用する細胞を**標的細胞**という．細胞が特定されていない場合は**標的組織**や**標的器官**ともいう．標的細胞にはホルモンに対する**受容体**が存在する．ペプチドホルモンやカテコールアミン（⇨コラム6）は，ホルモン分子が細胞膜を透過できないので受容体が細胞膜上に存在し，ステロイドホルモンや甲状腺ホルモンは細胞膜を透過できるので受容体が細胞質内や核内に存在する．

血液によって運ばれたホルモンが標的細胞のホルモン受容体に結合すると，標的細胞は反応を示す（図11・4）．

コラム6　カテコールアミン

チロシンというアミノ酸から合成されるアミンとアミノ酸誘導体を総称して**カテコールアミン**という．

酵素の働きによりチロシンからドパミン，ドパミンからノルアドレナリン，ノルアドレナリンからアドレナリンが合成される．

薬剤としてドパミンを血液中に投与すると，体内でノルアドレナリンやアドレナリンとなる．

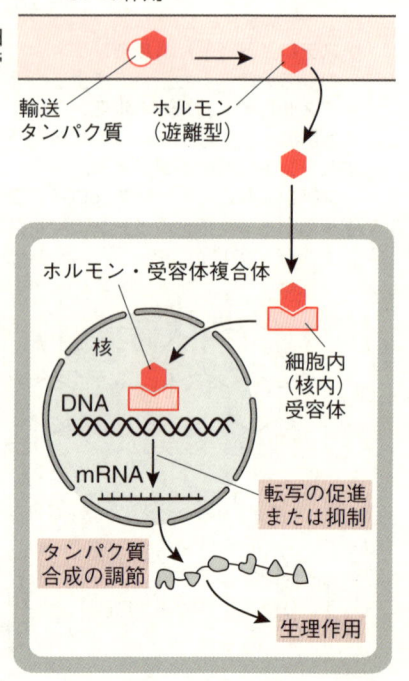

図11・4　ホルモンの作用と受容体の仕組み

(a) ペプチドホルモン，カテコールアミンの作用

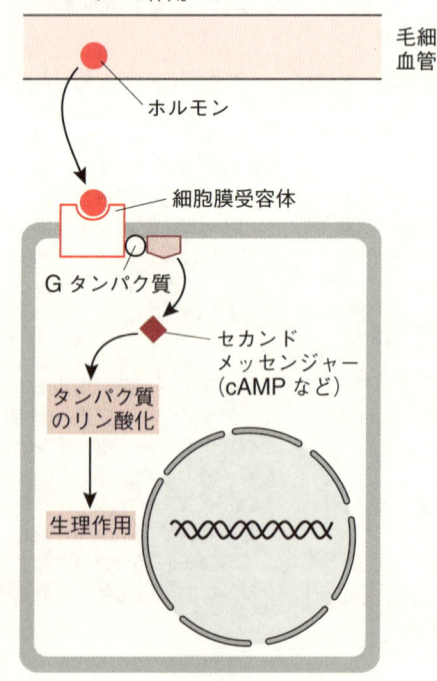

毛細血管 — ホルモン — 細胞膜受容体 — Gタンパク質 — セカンドメッセンジャー（cAMP など）— タンパク質のリン酸化 — 生理作用

(b) ステロイドホルモン，甲状腺ホルモンの作用

毛細血管 — 輸送タンパク質 — ホルモン（遊離型）— 細胞内（核内）受容体 — ホルモン・受容体複合体 — 核 — DNA — mRNA — 転写の促進または抑制 — タンパク質合成の調節 — 生理作用

c. ホルモン分泌の調節　ホルモンは臓器や器官を構成する細胞に作用し合い，臓器や器官の機能を調節する．ホルモンが多すぎれば標的細胞に対する作用が強すぎてしまうし，ホルモンが少なすぎれば作用は弱すぎてしまい，臓器や器官はうまく機能できなってしまう．臓器や器官が正常に機能するためには，血液中に存在するホルモン濃度が常に適切な濃度に維持されている必要がある．

血液中に分泌されたホルモン（結果）が，そのホルモンを産生する器官（原因）に作用してホルモン分泌を調節する仕組みが備わっており，この仕組みをホルモン分泌における**フィードバック調節**という（図11・5）．

［負のフィードバック調節］

血液中のホルモン濃度を一定に保つために，分泌された血液中のホルモンによってホルモン産生細胞の産生・分泌を抑制する仕組みを**負の（ネガティブ）フィードバック調節**という．

血液中のホルモン濃度が上昇すると負のフィードバック調節により，ホルモン産生細胞の機能が抑制されてホルモンの産生・分泌が抑えられ，その結果，血液中のホルモン濃度は低下する．

しかし，この状態がしばらく続くと，やがて血液中のホルモン濃度は低下しすぎてしまう．すると，ホルモン産生細胞は再びホルモンを産生・分泌するようになり，ホルモンの血液中の濃度は増加する．

血液中のホルモン濃度が増加すると低下するように調節し，血液中のホルモン濃度が低下すると増加するように調節することを繰返し，血液中の濃度がほぼ一定に保たれる．

体温や血糖値，血液中の水分量や電解質濃度などの体内環境が常に一定の状態に保たれることにより，さまざまな臓器・組織が安定して機能することができる．体内環境を調節するホルモンの血中濃度を一定に保つことにより，体内環境を一定に保つように調整される．

［正のフィードバック調節］

臓器機能を一時的ではあるがより高めたいときは，血液中のホルモン濃度を上げるためにホルモン産生細胞の機能を促進してさらにホルモン分泌を促進させるフィードバック調節が行わる．このようなフィードバック調節を**正の（ポジティブ）フィードバック調節**という．

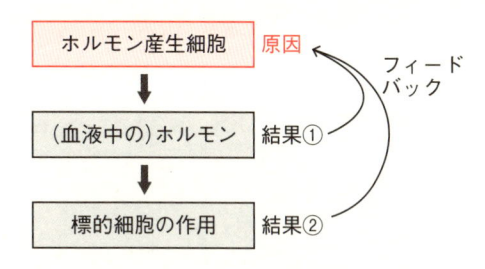

図11・5　ホルモン分泌におけるフィードバック調節

例として，子宮内で十分に発育した胎児を娩出するとき，すなわち胎児が子宮から産道を通って体外に出てくる間は，胎児は酸素や栄養分が摂取できない状態（いわば息を止めた状態）に陥るので，できるだけ早く母体外に娩出するほうが母児ともに有利である．子宮壁は平滑筋で構成されており，オキシトシンによって収縮し，それが娩出時の原動力となる．オキシトシンは視床下部で産生されるが，胎児が子宮外に出ようとする物理的刺激が視床下部にフィードバックし，オキシトシンの産生と分泌をさらに促進させて血液中のオキシトシン濃度をさらに増加させる．この結果，子宮平滑筋がより強く収縮できるので，速やかに出産できる．

11・2・2 視床下部 - 脳下垂体系

a. 視床下部が内分泌器官を調節する意義 ヒトにはさまざまな内分泌器官があり，さらに，内分泌器官以外の臓器や組織からも多くのホルモンが分泌されている．内分泌器官やホルモン産生組織が互いにばらばらに機能していると，身体を統一的に調節することが難しくなる．たとえば，あるホルモンの作用で骨格筋の代謝が促進されるときには呼吸や循環も促進され，血糖値も増加しないと骨格筋への酸素や栄養分の供給が不足する．

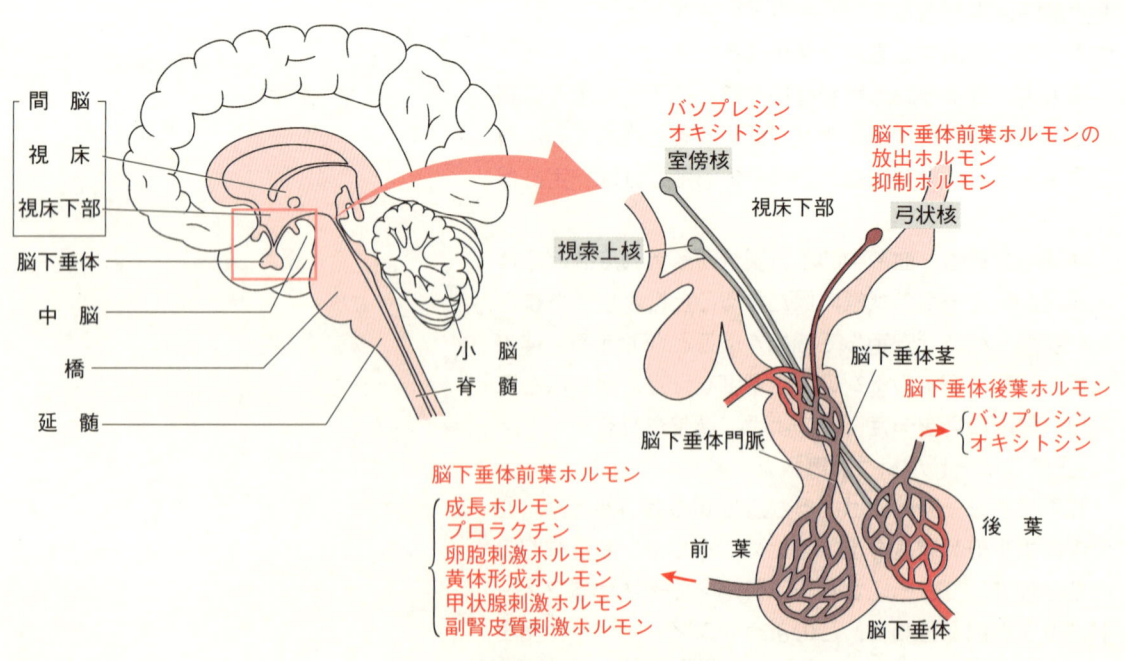

図 11・6 視床下部 - 脳下垂体系

そこで，骨格筋の代謝を促進するホルモンと，呼吸や循環を促進するホルモンや自律神経，血糖値を増加させるホルモンが調和して分泌されることが身体にとって都合がよい．

さまざまな臓器や組織，内分泌器官を調節するホルモンを産生する内分泌器官として**脳下垂体**が存在し，脳下垂体の作用を調節する内分泌器官として**視床下部**がある．視床下部は脳（間脳）の一部であり，全身からの感覚や大脳からの感情などさまざまな情報が入力されており，体温や血糖，自律神経系の調節の中枢としても機能している．したがって，視床下部は全身の状態を把握してホルモン分泌の調節を行ううえで，有利で合理的な中枢である（⇨コラム❼）．

視床下部と脳下垂体の位置関係を図11・6に示す．脳下垂体前葉のホルモン産生細胞は視床下部の弓状核の神経細胞から分泌されるホルモン（向下垂体ホルモン）により調節される．脳下垂体後葉から分泌されるホルモンは，視床下部の室傍核や視索上核の神経細胞で産生され，軸索で脳下垂体後葉まで輸送されたものである．

b. 脳下垂体　脳下垂体は**前葉**と**後葉**に区分される．前葉はさまざまな種類のホルモン産生細胞で構成され，全身の内分泌器官や臓器の働きを調節するホルモンを分泌する．後葉には視床下部の神経細胞から伸びる軸索の終末が分布している．前葉も後葉も内部に毛細血管が分布しており，前葉ではホルモン産生細胞から，後葉では神経終末部から血液中にホルモンが分泌される．

脳下垂体前葉から分泌されるホルモンと標的器官・作用を表11・3に，脳下垂体後葉から分泌されるおもなホルモンと標的器官・作用を表11・4に示す．

c. 成長ホルモン　脳下垂体前葉から分泌される**成長ホルモン**は，おもに骨や骨格筋に作用して身体の成長を促進するホルモンであり，以下のような特徴がある．

[成長促進作用]

成長ホルモンは，肝臓に作用して **IGF-Ⅰ（ソマトメジン）** の産生・分泌を促進する（図11・7）．IGF-Ⅰは，骨端板の骨端軟骨細胞に作用して増殖を促進する．その結果，長骨の長軸方向への成長が促進される〔§8・2・2（p.133）参照〕．また，骨格筋の筋組織を構成するタンパク質の合成を促進する．

> **コラム❼　視床下部−脳下垂体系の調節を受けない内分泌系**
>
> すべてのホルモン分泌や体内環境の恒常性維持が視床下部−脳下垂体系で調節されているわけではない．
> 　血漿中のカルシウム濃度を調節するホルモンである甲状腺から分泌されるカルシトニンと副甲状腺（上皮小体）から分泌されるパラトルモンの分泌調節や，消化管運動や消化液の分泌調節を行う消化管ホルモンの分泌調節は，視床下部−脳下垂体系のホルモン分泌調節機構とは独立している．
> 　血糖値の調節も，血糖が直接，膵臓ランゲルハンス島のホルモン産生細胞を刺激することにより行われる．

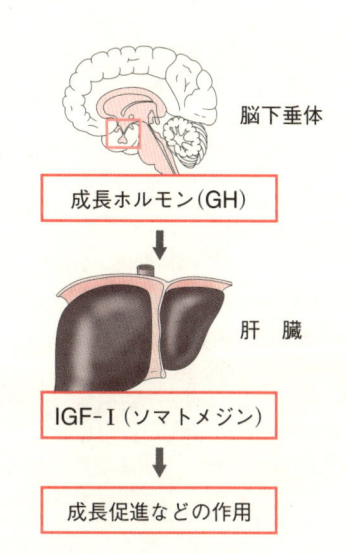

図11・7　成長ホルモンと IGF-Ⅰ

表11・3 脳下垂体前葉から分泌されるホルモン

ホルモンの名称		標的臓器・器官	おもな作用
甲状腺刺激ホルモン（TSH）		甲状腺	甲状腺ホルモンの産生・分泌促進
副腎皮質刺激ホルモン（ACTH）		副腎皮質	副腎皮質ホルモンの産生・分泌促進
性腺刺激ホルモン（作用の詳細は第12章参照）	卵胞刺激ホルモン（TSH）	卵巣	卵胞の発育促進，排卵
		精巣	精子形成の促進
	黄体形成ホルモン（LH）	卵巣	卵巣の性ホルモンの産生・分泌促進
		精巣	精巣の性ホルモンの産生・分泌促進
成長ホルモン（GH）		肝臓（骨・骨格筋）	肝臓に作用してソマトメジンの分泌を促進 骨端軟骨増殖を促進して骨成長を促進 骨格筋における筋タンパク質合成の促進 血糖を維持させるような代謝を促進
プロラクチン（PRL）		乳腺	乳腺の乳汁産生細胞に作用して乳汁産生を促進

表11・4 脳下垂体後葉から分泌されるホルモン

ホルモンの名称	標的臓器・器官	おもな作用
バソプレシン	腎臓	原尿から水分の再吸収を促進する
オキシトシン	子宮，乳腺	子宮壁を構成する平滑筋を収縮させる．乳腺にある筋上皮を収縮させて射乳させる．

[代謝に対する作用]

成長ホルモンには，インスリンの作用を抑制して血糖を維持させる（血糖を低下させない）働きがある．血糖が維持されると，アミノ酸からグルコースを合成する糖新生作用が抑えられ，骨組織や筋組織を構成するタンパク質の合成に利用することができる．

成長ホルモンには脂肪を分解する作用もあり，分解された脂肪はエネルギー源として利用される．脂肪がエネルギー源として利用されれば，アミノ酸は身体の成長に必要なタンパク質合成に使うことができる．

[成長ホルモンの分泌調節]

成長ホルモンの分泌には日内変動がみられる．昼間と夜間で比較すると夜間のほうが多く，特に睡眠後2〜3時間で最高値に達し，覚醒前には減少する．

成長ホルモンは年齢によっても分泌量が変化する．思春期が最高に分泌される時期で，加齢とともに減少する．しかし，骨組織や骨格筋でのタンパク質の合成を促進して骨や骨格筋を維持する作用があるため，成人でも

成長ホルモンの分泌はなくならない．

d. 乳腺に対するホルモン　乳腺は授乳期に乳汁を産生する器官であり，卵巣から分泌されるエストロゲンとプロゲステロン，脳下垂体前葉から分泌されるプロラクチンによって，乳腺の働きが調節を受けている．乳腺の仕組みとホルモンによる調節は §12・5・2（p.251）で詳述する．

11・2・3　甲状腺と甲状腺ホルモンの産生

a. 甲状腺の特徴（図11・8）　甲状腺は甲状軟骨の喉頭隆起（喉仏）よりも下の気管の前面を覆う位置にある．甲状腺は，**濾胞上皮細胞**が袋状に取囲む**濾胞**が集まった組織構造で，濾胞の内部には粘液性の**コロイド**が蓄えられている．

［濾胞上皮細胞］

濾胞を形成する濾胞上皮細胞は，小腸で食物から吸収されて血液によって運ばれている**ヨウ素**を取込み，コロイド内に蓄えさせる作用がある（⇨コラム8）．また，アミノ酸のチロシンをもとに，甲状腺ホルモンの"部品"である**チログロブリン**を合成し，コロイド内に分泌する働きがある．

［コロイド］

コロイド内ではヨウ素とチログロブリンが結合し，甲

> **コラム8　放射性ヨウ素を用いた甲状腺の機能検査**
>
> 体内のヨウ素は，食物を通して摂取されて消化管から吸収され，甲状腺に特異的に集まる．甲状腺の機能を評価するために，放射性のヨウ素（放射性医薬品）を投与し，甲状腺への摂取率（取込まれる割合）を測定する核医学診断が行われる（甲状腺シンチグラフィー）．

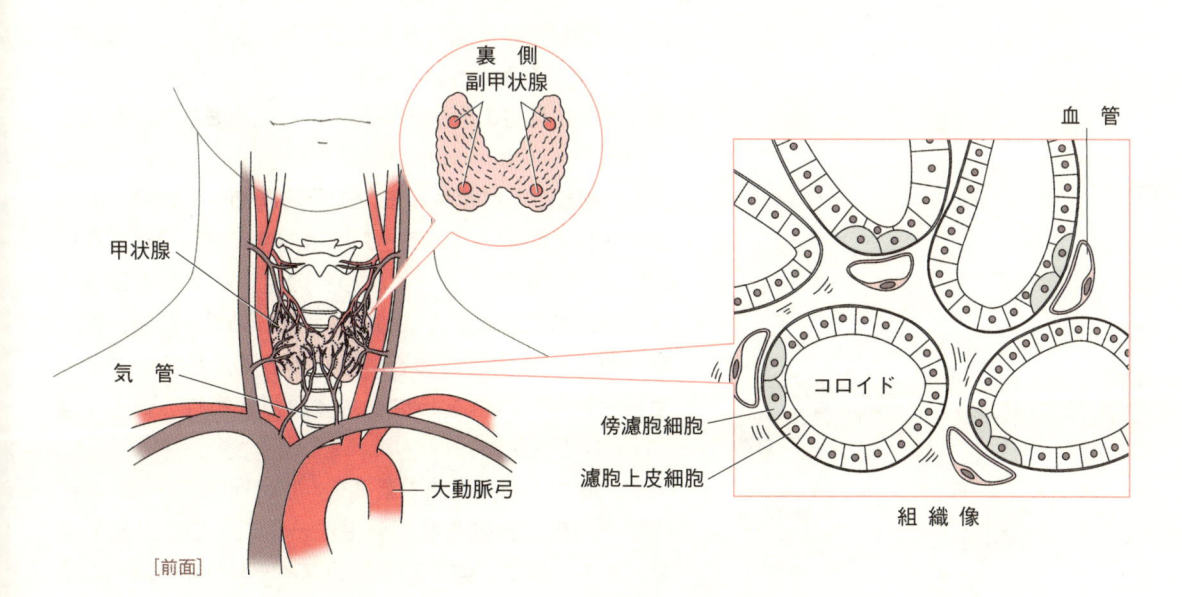

図11・8　甲状腺の構造

状腺ホルモンの"完成直前の状態"である前駆体となる．必要に応じて，濾胞上皮細胞はコロイド内の前駆体を取込んで甲状腺ホルモンとして完成させ血液中に分泌する．

［傍濾胞細胞］
カルシウム代謝に関わるホルモンの**カルシトニン**を産生・分泌する（p.132 参照）．

b. 甲状腺ホルモンの分泌（図 11・9）
甲状腺ホルモンはヨウ素原子を四つもった**チロキシン**（T_4）という状態で血液中に分泌される．T_4 は受容体に結合できず，作用を示すことができない状態である．

おもに肝臓や腎臓の細胞で T_4 のヨウ素原子がひとつ外れて（代謝されて）ヨウ素原子が三つになると，全身の細胞にある受容体に結合して，作用を示すようになる．T_4 からヨウ素原子がひとつ外されて強い生理作用をもつようになったものを**トリヨードチロニン**（T_3）という．

c. 甲状腺ホルモンの作用 甲状腺ホルモンは全身のさまざまな細胞に対して作用し，好気呼吸など代謝を促進させる作用をもつ．代謝が促進されることで，それぞれの細胞が活発に働くことができる（⇨コラム 9）．甲状腺ホルモンの作用で全身の臓器や組織の働きが活性化されるので，正常状態では，血液中に最も多く含まれているホルモンである（約 8 μg/dL）．

特に，骨格筋や肝臓の代謝が促進されると，代謝によって生じる熱で血液が温められる．温まった血液は全身を循環して体温として利用される．このため，甲状腺ホルモンは体温の産生と維持のために重要な機能を担っている．

d. 体温と甲状腺ホルモンの分泌調節 温度の違う二つの物体が接していると，熱は温度の高いほうから低いほうへと移動する．われわれの生活している環境では，体の周囲は体温よりも温度が低いので，体温は常に奪われている状態にある．したがって，常に体温を産生し続けなければならない．体温が奪われる要因を図 11・10 に示す．

甲状腺ホルモンの血中濃度を一定に保つことで，常に代謝が一定に促進されて体温を一定に保つことができる．そのために，典型的な負のフィードバック調節により甲状腺ホルモンの血中濃度はほぼ一定に保たれている

図 11・9 甲状腺ホルモン

コラム 9 甲状腺ホルモンと代謝
甲状腺ホルモンの分泌が低下すると，全身のさまざまな細胞の働きは低下する．甲状腺ホルモンが過剰に分泌されると，全身のさまざまな細胞の働きは活発になりすぎてしまう．

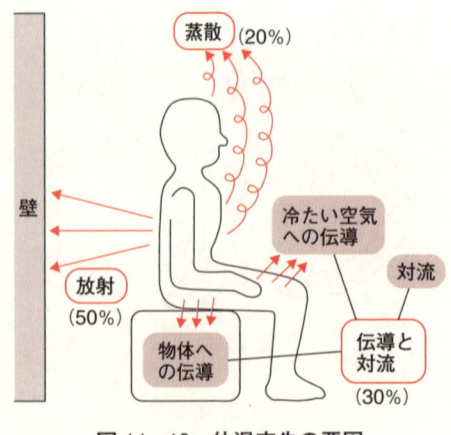

図 11・10 体温喪失の要因

(図11・11).

e. 体 温

［体温の意義］

細胞内で代謝を行うとき，細胞内にある**酵素**の働きが不可欠である．酵素には，最もよく働く温度，すなわち，**最適温度**がある．体温を産生させることで，細胞にある酵素の最適温度付近（ヒトでは多くが37～40℃）に保ち，細胞内の代謝を一定に保つ．

体温は細胞がエネルギー代謝（内呼吸）を行った際に生じる熱で，おもに骨格筋と肝臓（肝細胞）の代謝により生じた熱が源になっている（表11・5, ⇨コラム 10）．

表11・5 臓器・器官別の熱産生量の割合

骨格筋	58 %
呼吸（呼吸筋による）	9 %
肝 臓	22 %
心 臓	4 %
腎 臓	5 %
その他	2 %

［体温の特徴］

体温は一定ではなく，図11・12に示すとおり静かに臥床していても1日（24時間）のなかで変動する．日内変動の幅は1℃以内で，午前と午後を比較すると，午

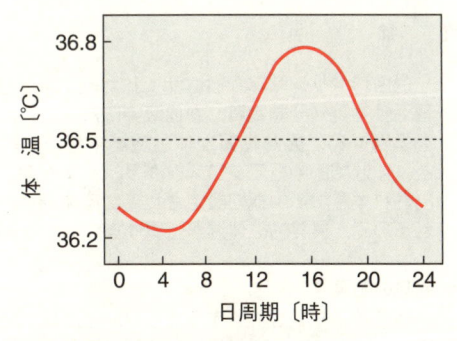

図11・12 体温の日内変動

前のほうが体温は低い．1日で最も低い体温を**基礎体温**という．通常は，早朝の起き抜けに測定した体温である（⇨**コラム 11**）．

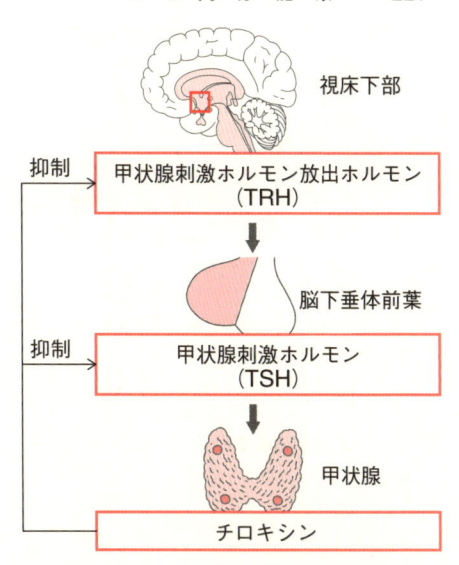

図11・11 チロキシンの分泌調節

コラム 10 新生児・小児の体温

新生児・乳児は体重（体温を産生する骨格筋や臓器の重さ）に比べて表面積が広いために，大人よりも体温が奪われやすい．このため，新生児や乳児では盛んに代謝を行い，奪われる分の体温を産生しなければならない．

コラム 11 排卵と基礎体温

排卵後の卵胞から黄体が形成される．黄体から分泌されるホルモンの**プロゲステロン**には代謝を促進する作用がある．このため，排卵後は基礎体温が0.5℃程度上昇する．妊娠しなければ約14日で黄体は退化するのでプロゲステロンの分泌も減少し，基礎体温はもとに戻る．

環境温 20°C　環境温 35°C

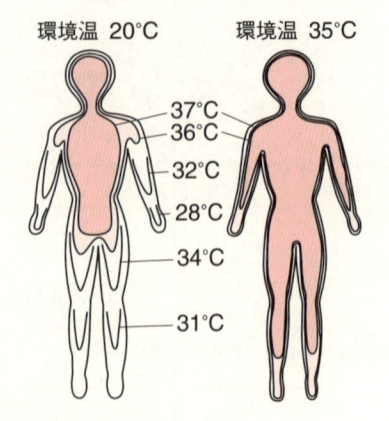

37°C
36°C
32°C
28°C
34°C
31°C

図 11・13　体内温度の分布　J.Aschoff, R. Wever, *Nat.Wiss.*, **45**, 477(1985) より.

体温の分布は図 11・13 に示すように全身で均一ではなく，身体の中心部（体幹）に近いほうが体温は高く，実際の体内の体温に近い．身体の中心部における体温を**核心温**といい，皮膚近くの体温は**皮膚温**という．

環境温が低いと，おもに皮膚に分布する血管が収縮して体温が奪われないようにするため，皮膚温は低くなる．皮膚温が低くなると核心温も奪われて低くなる．

環境温が高いと皮膚温は低下しにくくなる．皮膚温が高くなると核心温も奪われにくくなり，体温が体内にこもり体温が上昇する．

[体温調節の仕組み]

体温は奪われてしまうことが多いので，体温を一定に保つため体内の代謝を調節する仕組みが必要になる．

体温調節の中枢は，間脳の視床下部にある．体温調節中枢の神経細胞には，あらかじめ（そのときの身体の状況において）最適な体温が設定されている．末梢温度受容器や中枢温度受容器からの温度情報と，設定された体温とを比較して調節を行う．体温の設定温度と実際の温度情報が異なっていたら，設定温度に近づけるために体温調節の効果器に働きかける（⇨コラム 12）．

・実際の体温が設定温度よりも低い場合

代謝を促進して，体温産生を促進する．

交感神経の働きやアドレナリンの分泌を促進することで，骨格筋の代謝を促進して熱産生を増加させる．この

コラム 12　発　熱

発熱は，おもに，体内に感染症をひき起こす細菌やウイルス（病原微生物）が侵入したときや身体に大きなけが（手術を含む）を負ったときなどに起こり，免疫系が活性化されたときに発熱することが多い．精神的な要因でも発熱することがある．

● 発熱の原因

・外因性発熱物質によるもの

体内に侵入した病原体（多くは病原微生物）そのもの，あるいは病原微生物が放出した物質が血流で視床下部に至り，体温調節中枢を刺激することで体温設定温度が上昇する．

・内因性発熱物質によるもの

侵入した病原体や損傷された自己組織などの異物を処理するために白血球やリンパ球が働く．

白血球やリンパ球からはサイトカイン類などの生理活性物質（発熱物質）が血液中に放出され，全身を循環する．発熱物質が体温調節中枢に作用すると，体温調節中枢でプロスタグランジンが産生・放出され体温調節中枢に設定されている体温を上昇させるので，最終的に体温が上昇する．

● 発熱の効果

体温が 2〜3 ℃上昇することで，白血球や免疫系を担うマクロファージやリンパ球が平熱のときよりも活性化すると考えられている．

感染症の原因となる病原微生物（菌類や細菌類）のなかには，温度が高くなると増殖能力が低下するものもあり，発熱によって病原微生物の増殖を抑えるという意義もあると考えられている．

際に，骨格筋がぶるぶる震える現象が起こり，"ふるえ"（戦慄・シバリング）とよばれる（⇨コラム13）．

肝臓における代謝も促進され，熱産生が増加する．また，産生した体温を奪われないように大脳で"寒い"と感じるとさらに服を着込む，暖をとるなど，体温の保持をするような行動をとるようになる．

・実際の体温が設定温度よりも高い場合

皮膚に分布する自律神経の働きで発汗を促進する．汗が皮膚表面から大気中に蒸発する際に気化熱を皮膚表面から奪う作用によって皮膚温度を低下させ，体温の放散を促進するような行動をとる．

また，大脳で"暑い"と感じると，着衣を脱ぐ・風を受ける（うちわ・扇風機）・冷房をつける・水浴びをする・冷たい飲食物を摂るなど体熱を放散させる行動をとるようになる．

> **コラム13　低体温**
> 寒冷にさらされることによって極度に体温が低下（深部体温で35℃以下）し，生命の危機に瀕している状態である．体温が35℃程度まで低下すると，交感神経の興奮やカテコールアミンの分泌が強く促進され，末梢血管が収縮して体温喪失を防ぎ，ふるえや骨格筋の硬直を起こして体温産生を促進して体温を上昇させようとする．
> しかし，体温喪失が体温産生を上回り体温がさらに低下すると各臓器の代謝が低下して機能が低下してしまう．特に体温が30℃以下になると，意識が消失し，心臓は心室性の不整脈や心室細動を起こしやすくなり，致命的となることが多い．

11・2・4　副　腎（図11・14）

副腎は腎臓の上部，腎臓周囲を覆っている脂肪組織（腎傍脂肪）の中に埋もれているように存在する左右1対の内分泌器官である．副腎は**皮質**と**髄質**に区分される．

a. 副腎皮質　副腎皮質ではステロイドホルモンを産生・分泌している．皮質は細胞の並び方や組織構造により，表層から**球状層・束状層・網状層**の3層に区分される．

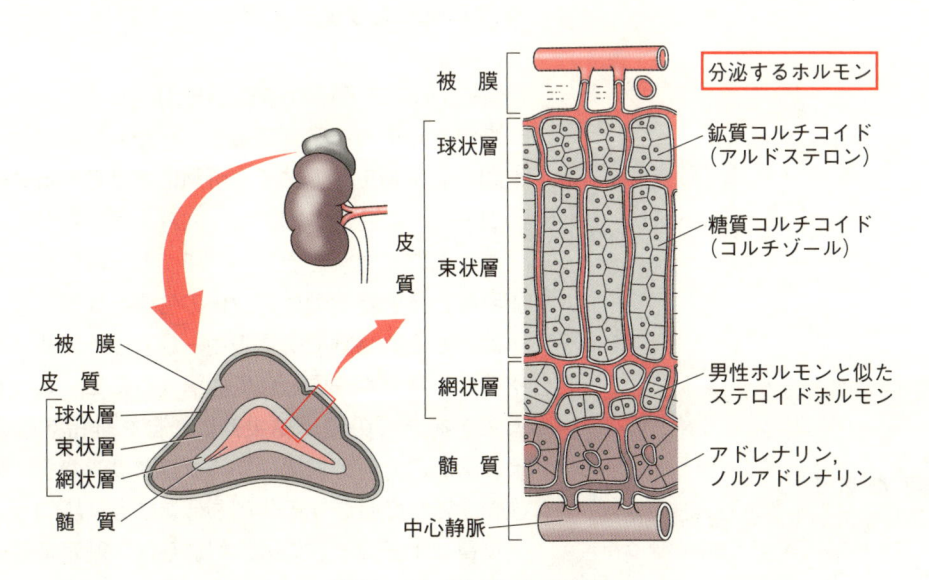

図11・14　副腎の構造

- **球状層**：皮質の約15％を占め，**鉱質コルチコイド（アルドステロン）**を産生・分泌している．
- **束状層**：皮質の約75％を占め，**糖質コルチコイド（コルチゾール）**を産生・分泌している．
- **網状層**：皮質の約10％を占め，男性ホルモンとして作用する**副腎性アンドロゲン**を産生・分泌している．

b. **副腎髄質**　副腎髄質は皮質とはまったく異なる性質の内分泌組織である．副腎髄質を構成するホルモン産生細胞には交感神経の節前線維が分布しており，交感神経系の興奮で刺激されて**アドレナリン**を産生・分泌する（⇨コラム 14）．アドレナリンはノルアドレナリンと類似の物質で，作用も同じである．

c. **副腎皮質ホルモンの特徴**

[鉱質コルチコイドの特徴と作用]

鉱質コルチコイド（アルドステロン）は腎臓に作用して血液中の電解質濃度を調節し，血液浸透圧を調節するホルモンである（⇨コラム 15）．

腎臓の遠位尿細管に作用し，原尿から血液へのナトリウムの再吸収を促進し，代わりに血液から原尿へのカリウムの分泌を促進する．ナトリウムが血液へ再吸収された結果，血液の浸透圧は上昇する．

血液浸透圧が上昇するために，腎臓はおもに遠位尿細管で原尿から血液へ水分の再吸収を促進して血液の浸透圧の上昇を抑制するように働く．血液中の水分が増加するので循環血液量が増加し，その結果，血圧が上昇する．

[糖質コルチコイドの特徴と作用]

糖質コルチコイド（コルチゾール）は糖代謝や糖新生に関わるホルモンである．肝臓におけるアミノ酸からグルコースへの合成を促進し，血糖を増加させる．

また脂肪の分解を促進し，脂肪の分解によって生じる脂肪酸から肝臓でのケトン体の合成を促進する．ケトン体はおもに骨格筋でエネルギー源として消費される．骨格筋がエネルギー源として血糖（グルコース）を消費することを防ぐので，結果的に血糖を維持することになる．脂肪の分解の結果生じるグリセリンから，肝臓での血糖を新たに合成する作用も促進する（⇨コラム 16）．

糖質コルチコイドには，好塩基球（肥満細胞）からの炎症を起こす物質（炎症仲介物質）の放出を抑制する抗

コラム 14　副腎髄質とアドレナリン
副腎髄質のホルモン産生細胞の発生の起源は，交感神経節後神経細胞であり，**クロム親和性細胞**とよばれる．副腎髄質から分泌されるアドレナリンの半減期（血液中の濃度が半分になる時間）は約2分である．

コラム 15　鉱質コルチコイド分泌を促進する作用
腎臓から分泌されるレニンによって血液中のアンギオテンシンⅡが，副腎皮質に作用し，鉱質コルチコイド（アルドステロン）の分泌を促進する．アルドステロン分泌により循環血液量は増加し，血圧が上昇する．

コラム 16　糖新生
おもに肝臓においてアミノ酸や脂肪酸から新たに血糖（グルコース）を合成する作用を**糖新生**という．

炎症作用がある．薬物としてコルチゾールを用いる場合は，この作用を目的とすることが多い．

また，アドレナリンや交感神経（ノルアドレナリン）の作用を起こりやすくする．

d. 副腎皮質ホルモンの分泌調節　副腎皮質から最も多く分泌される糖質コルチコイド（コルチゾール）は代謝に関わるホルモンで，常に調節されている必要がある．図 11・15 に示すように視床下部と脳下垂体前葉への負のフィードバック調節が成り立っている．

ストレス状態になると，糖質コルチコイドの分泌が促進されるといわれている．アドレナリンや交感神経（ノルアドレナリン）を作用しやすくすることで，ストレス状態に対応できる身体にする．

また，図 11・16 に示すように ACTH とコルチゾールの分泌には日内変動がみられ，睡眠中の夜半から分泌が増加して午前中には最高となり，その後分泌は低下して就寝前には最低となる．

11・2・5　膵臓の内分泌組織と血糖調節

膵臓で，ホルモン産生細胞が集まっている組織を**ランゲルハンス島**といい，膵臓に約 100 万あり，膵尾部に多く分布している．おもに血糖値の調節に関わるホルモンを産生している．

a. 膵臓から分泌されるホルモン　ランゲルハンス島に存在するホルモン産生細胞は 3 種類ある．
・A 細胞（α 細胞）: **グルカゴン**を産生・分泌
・B 細胞（β 細胞）: **インスリン**を産生・分泌
・D 細胞（δ 細胞）: **ソマトスタチン**を産生・分泌

［インスリン］

食後などで血糖値が増加した血液が直接ランゲルハンス島の B 細胞を刺激してインスリンの分泌を促進する．また，自律神経の副交感神経の刺激でも分泌は促進される．

インスリンの標的細胞（器官）は，おもに肝臓（肝細胞）・骨格筋（細胞）・脂肪組織（細胞）である．

インスリンの標的細胞の細胞膜には**インスリン受容体**が存在し，インスリンがインスリン受容体に結合すると，同じく細胞膜上に存在するグルコース輸送体に作用して細胞外（組織液）から細胞質内に血糖を取込ませる（⇨コラム 17）．

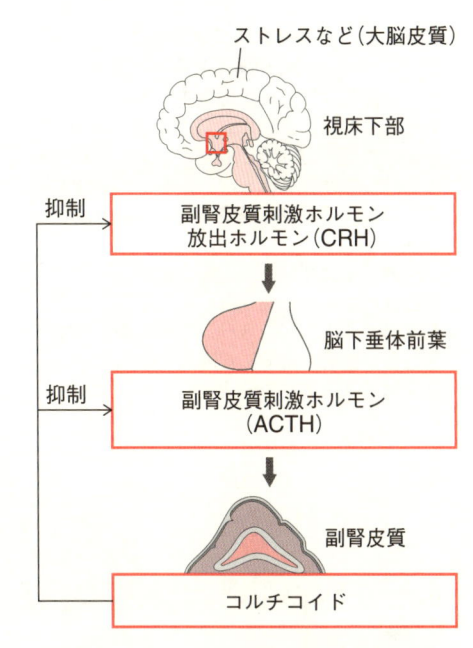

図 11・15　コルチゾールの分泌調節

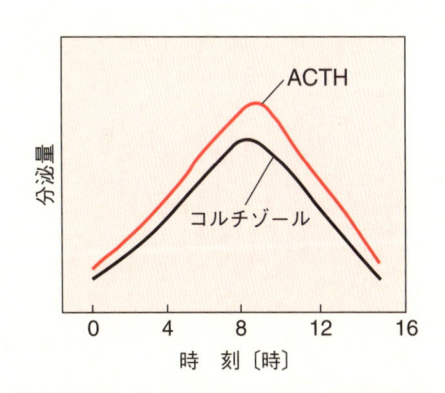

図 11・16　ACTH とコルチゾール分泌の日内変動

コラム 17　グルコース・インスリン療法
高カリウム血症が重症化すると不整脈などを誘発して死に至る可能性が高い．高カリウム血症に対する治療としてグルコースとインスリンを用いた**グルコース・インスリン（GI）療法**がある．これは，インスリンが作用して細胞内に血糖（グルコース）を取込む際に細胞外（血漿中）のカリウムも同時に取込む性質を用いて，血清カリウム値を低下させる療法である．

インスリンは，血液中・組織液中の血糖をグルコース輸送体によって細胞内に取込ませる作用がある．その結果，血糖値は低下する（⇨コラム18）．

細胞に取込まれた血糖は，エネルギー産生のために消費されるか栄養素として細胞内に蓄えられる．血糖は，正常では 80～110 mg/dL に調節されている．肝細胞や骨格筋細胞に取込まれた血糖は，細胞の代謝に用いられるほかに，過剰な分はグリコーゲンとして蓄えられる．脂肪細胞は取込んだグルコースを脂肪（中性脂肪）として蓄える．

［グルカゴン］

血糖が減少すると，直接ランゲルハンス島の A 細胞が刺激されてグルカゴン分泌が促進される．交感神経の刺激によっても分泌が促進される．

グルカゴンは肝細胞に作用し，蓄えているグリコーゲンをグルコースに分解して血糖を増加させる．また，脂肪細胞に作用し，蓄えている脂肪を分解して脂肪酸とし，肝臓へ送る．

肝臓では β 酸化作用により脂肪酸をケトン体とする代謝を促進する．ケトン体は血糖の代わりとして，おもに筋細胞や心筋細胞で用いられる．血糖を骨格筋や心筋細胞に使われないようにして血糖を維持しようとする．

肝細胞に作用したグルカゴンは，アミノ酸から血糖を生み出す糖新生作用も促進する．

［ソマトスタチン］

D 細胞から分泌されるソマトスタチンは，A 細胞と B 細胞に対してホルモンの産生と分泌を抑制する作用をもつ．急激なインスリンやグルカゴンの分泌を防ぎ，急激な血糖値の変化を起こさないようにする意義がある．

b. 血糖調節の特徴　グルコースのみを呼吸基質とする神経細胞には血糖が不可欠であり，血糖を一定レベルに維持する必要がある．血糖が減少すると，脳の働きが低下する．したがって，血糖が減少しすぎて脳などの生命維持に不可欠な神経系の働きが低下することがないように，血糖を増加させるホルモンや自律神経系の作用は複数存在する．

血糖が減少すると，グルカゴンやアドレナリンが肝臓に蓄えられているグリコーゲンを分解して血糖とする．アドレナリンは骨格筋に蓄えたグリコーゲンをグルコースに分解する作用を促進するが，このときに生じたグル

コラム18　基礎インスリン分泌と追加インスリン分泌

インスリンは血糖を細胞内に取込む作用をもっており，血糖値が高くないときでも分泌されて細胞が常に血糖を取込める状態を維持しなければならない．常に分泌されているインスリンを**基礎インスリン分泌**という．

一方で，食後などで血糖が過剰に存在するときには，肝細胞などが血糖を取込み貯蔵するように，インスリンの分泌量を増加させる．血糖が上昇した際のインスリン分泌を**追加インスリン分泌**という．

コースは骨格筋細胞内で消費され，血糖にはならない．

　グルコースの調達は，蓄えられているグリコーゲンの分解だけでなく，タンパク質の分解で生じたアミノ酸や脂肪の分解で生じたグリセリンより合成することによっても行われる．また，骨格筋が解糖により生成した乳酸も，肝臓でグルコースに合成される．このように，アミノ酸や脂肪酸から新たにグルコースを新生する働きを**糖新生**という．

　脂肪が分解されて生じた脂肪酸は，肝細胞に備わっている代謝作用である β 酸化によりケトン体となり，クエン酸回路に入る物質となって消費される．骨格筋や心筋はケトン体を用いてエネルギー産生を行うことができ，血糖の消費を回避する．

　血糖が減少した際には自律神経系や複数のホルモンが血糖増加や血糖維持に作用するのに対して，血糖増加時に血糖を減少させるホルモンはインスリンのみである．

11・3　体液の恒常性
11・3・1　体液の区分

　ヒトは成人では体重の約 60 %が水分である．乳幼児の水分は成人よりも多く，約 75 %である．加齢とともに体内の水分量は減少する傾向にある．これは，加齢とともに骨格筋組織など人体を構成する細胞数が減少するためである．また，脂肪細胞には水分が少ないために，脂肪組織の多い人は，同じ年齢・身長のやせた人と比較すると水分量が少ない．

　体液は，人体に含まれる電解質を溶解した液体の総称である．**細胞内液**と**細胞外液**に大別される．

　a. 細胞内液　　細胞内（細胞質内）の液体のことで，最も多く含まれている陽イオンはカリウムイオン（K^+）であり，主要な陰イオンはリン酸イオン（PO_4^{3-}）である．

　細胞膜に存在する Na^+-K^+ ポンプによって常に細胞外液より K^+ を取込み，細胞内のカリウム濃度は維持されている．細胞内液の K^+ は，細胞の静止電位の維持や細胞内の浸透圧を維持して細胞の形態を保つ役割がある．

　b. 細胞外液　　細胞の外にある液体で，おもに，血漿・組織液（間質液）・リンパ液がある．最も多く含まれている陽イオンはナトリウムイオン（Na^+）で，主要な陰イオンは塩化物イオン（Cl^-）や重炭酸イオ

ン（炭酸水素イオン; HCO_3^-）である（⇨ コラム 19, 20）．

11・3・2 人体に取込まれる水分と排出される水分のバランス（水分出納）

ヒトは体内で生じた老廃物を尿中に溶解した形で排泄する．また，呼吸の際に空気が通る気道粘膜や皮膚の表面には水分があり，外界に晒されることで蒸発する水分が必ず存在する．ヒトは必ず水分を奪われる運命にあり，その分は必ず取込まなければならない．

体内に取込む水分量と体内から失う水分量が等しくなると水分のバランスがとれている状態である．身体から過剰に水分が奪われる状況では体液中の水分は減少してしまい，細胞の機能に影響が生じることがある．また，過剰に水分を体内に取込んだ場合も，体液が体内に貯留してしまい，正常に循環しなくなることがある．

a. 水分の摂取 水分を摂取する量は個人ごとに変動があるが，成人では1日に平均して 2500 mL の水分を体内に取込んでいる．そのうち最も多いのは飲水（飲み物を飲む）で，約 60 % ほどである．摂取量全体の約 30 % は食事中に含まれる水分として摂取され，残りの約 10 % は人体を構成する細胞が好気呼吸の代謝系で生じた水分（代謝水）によるものである．

体内の水分量は血液中の水分量に反映する．血液中の水分や電解質濃度を受容する部位は間脳の視床下部で，視床下部を流れてくる血液中の水分や電解質の濃度を察知している．

血液中の水分量が少なくなる，もしくは血液中の電解質濃度が高くなると，視床下部で察知され，"喉が渇いた"と感じさせる（口渇感）．口渇感により飲水行動をとるように大脳皮質に働きかけ，水分摂取を促進する．

b. 水分の喪失 体内で生じた老廃物は，気体ならば肺より呼気中へ排泄され，気体ではない物質は血液中に溶解した，もしくは血液中のタンパク質と結合した状態で腎臓へ運ばれ，尿として排泄される．老廃物は必ず生成されるので，尿として 1 日当たり約 1500 mL 体外に排出される．

また，排尿や発汗と異なり，体表を覆っている皮膚の表面や，呼吸で吸気が気道で加湿されてそのまま呼気として水蒸気を含んだ状態で体外に出ていくように，意識

コラム 19　細胞外液と Na^+

細胞外液には Na^+ と Cl^- が多く含まれており，塩化ナトリウム（NaCl）が水分に溶解している食塩水のような液体である．ヒトの場合，血液中の塩化ナトリウム濃度は質量パーセント濃度で 0.9 % である．この濃度の塩化ナトリウム水溶液を**生理食塩水**という．

コラム 20　経細胞液

細胞から分泌された液体（汗・消化液・粘液）を，生理学的には**経細胞液**という．経細胞液には，病原微生物やウイルスなどが含まれている場合があるので，取扱いに際しては，血液や組織液（浸出液）と同様の感染防御策をとる必要がある．

されずに奪われる水分（**不感蒸泄**）が1日当たり約700 mLある．糞便として排泄される水分が1日当たり約200 mLである（⇨コラム21）．

最も変動が大きいのが発汗による水分喪失量である．汗をかいたと自覚しない状態で1日当たり約100 mLで，運動時や暑いときにかく汗のように積極的な発汗が起こると喪失する水分量はさらに多くなる．

水分排泄を調節する臓器はおもに腎臓である．血液中の水分量は視床下部で感知されるが，血液中の水分が減少すると視床下部の神経細胞が刺激され，バソプレシン（**抗利尿ホルモン**）の産生が促進される（⇨コラム22）．バソプレシンは脳下垂体後葉から血液中に分泌され，腎臓の集合管におもに作用して原尿中より水分の再吸収を促進する（⇨コラム23, 24）．

11・3・3 体液の酸塩基平衡

a. pHと水素イオン（H^+）　水溶液の酸性，中性，アルカリ性は，水溶液中の水素イオン（H^+）濃度によって決まる．

血液にも，濃度は低いがH^+が含まれており，pHの値を規定している．血液（動脈血）のpHは7.35〜7.45（7.4 ± 0.05）の範囲で保たれており，弱アルカリ性である．

細胞内に存在する重要な代謝反応は酵素により行われている．酵素が働くために最適なpHがある．血液のpHを一定に保つことは，血液や組織液によって取巻かれている細胞にとって代謝を行う環境を一定に保つことになり，重要である．

b. H^+の産生　血液中のH^+はさまざまな代謝の結果生じる物質が血液（血漿中の水分）に溶解することで発生する．

多くの細胞が行う好気呼吸において，最終的に発生する二酸化炭素は血液に溶解して血液中の水分子と反応し，H^+が発生する．また，おもに骨格筋が行う解糖とよばれる嫌気呼吸では，グルコースが分解されて乳酸が生成され，これを肝臓へ運ぶために血液に溶解するとH^+を生じる．また，血糖の代わりとして脂肪酸から産生されるケトン体も，血漿中の水分に溶解するとH^+を生じる．

血中のH^+が増加し（ようとして），pHが低下し（よ

コラム21　脱　水
水分摂取の不足，あるいは水分喪失の過剰によって体液中の水分が減少して水分バランスが不均衡になった状態を**脱水**という．

コラム22　バソプレシン
バソプレシンの分泌促進によって，腎臓の集合管における原尿からの水分再吸収が促進される．その結果，原尿中の水分は減少し，排泄される尿量も減ってしまう．バソプレシンには，"利尿作用に抗う"作用を表す名称がつき，抗利尿ホルモンともよばれる．

コラム23　浮腫・胸水・腹水
体内の水分が組織内に貯留してしまっている状態を**浮腫**という．毛細血管において血漿中の水分が透過しやすい状態（血管透過性の亢進）になったときや，血液の浸透圧が低下して組織液が毛細血管に回収されなくなった際に生じる．

漿膜（胸膜・心膜・腹膜）から産生された漿液は漿膜に分布する毛細血管やリンパ管に回収されるが，回収しきれないと体腔内に漿液が貯留してしまう．胸郭や肺胞内に貯留したものを**胸水**，腹腔内に貯留したものを**腹水**という．

コラム24　体内の水分が存在する部位
体内の水分が分布する場所として，
・血管やリンパ管をファーストスペース（First space）
・組織を構成する細胞の間隙（間質）をセカンドスペース（Second space）
・胸腔や腹腔など，血液やリンパ液への回収が困難な場所をサードスペース（Third space）

という．浮腫はセカンドスペースに貯留した体液で，胸水や腹水はサードスペースに貯留した体液である．サードスペースに貯留してしまった体液は容易に回収されないので，水分出納が難しくなってしまう．

> **コラム25　アシドーシス**
> ● **呼吸性アシドーシス**
> 　呼吸不全では動脈血中のCO_2排出が不十分となり，血漿中のH^+が増加する．このようなアシドーシスを**呼吸性アシドーシス**という．
> ● **代謝性アシドーシス**
> 　血液中に乳酸やケトン体などH^+を発生する酸性物質が多くなると，血漿中のH^+は増加する．また，腎臓の尿を生成する機能が低下すると血漿中の過剰なH^+を尿中に排泄できないので血漿中のH^+が増加する．
> 　激しい下痢を起こすと，消化管で吸収されるはずのHCO_3^-が吸収されずに排泄される．特に感染性の胃腸炎でHCO_3^-を含む腸液の分泌が亢進した状態で下痢を起こすと，H^+の働きを打ち消す血漿中のHCO_3^-が減少してしまい，相対的にH^+が増加していることになってしまう．
> 　このような原因で生じるアシドーシスを**代謝性アシドーシス**という．

うとし）ている状態を**アシドーシス**（⇨コラム25）という．血液のpHが7.35よりも低くなった状態を**アシデミア**という．

　血液中のH^+が増加すると，血液のpHは低下して，酸性側に傾いてしまう．

　血漿中の主要な陰イオンである炭酸水素イオンには，H^+により酸性側に傾こうとする働きを打ち消す緩衝作用がある．

　また，肺（肺胞）において，H^+とHCO_3^-から生成したH_2CO_3は水（H_2O）とCO_2に分解して呼気中のCO_2として排出される．呼吸により呼気中のCO_2として排出することで血液中のH^+を減少させる作用がある．

　腎臓の尿細管では，血液中の過剰なH^+を原尿へ分泌し，最終的に尿としてH^+を排泄する．

　このほかにも，血漿中に含まれるタンパク質による緩衝作用などがあり，血漿中のH^+の濃度は急激に増加しない仕組みになっている．

　c. 血漿中のH^+の減少　胃液には塩酸（HCl）が含まれており，胃腺の壁細胞が血液からのH^+とCl^-の供給を受けて産生する．胃内に分泌されたHClは，小腸・大腸でH^+とCl^-として吸収される．しかし，繰返す嘔吐で胃液が下部消化管を経ずに体外に出てしまえば，H^+やCl^-は吸収できず，その結果，血漿中のH^+は減少してしまう．

　また，過呼吸のような激しい呼吸を行うと，血液中のCO_2が排出されすぎてしまい，血漿中のH^+が減少してしまう．

　このように，血漿中のH^+が減少し（ようとして），血液のpHが上昇し（ようとし）ている状態を**アルカローシス**（⇨コラム26）という．血液のpHが上昇して7.45よりも高くなった状態を**アルカレミア**という．血漿中の緩衝作用を示すタンパク質からH^+が供与され，腎臓の尿細管ではH^+の排泄を抑制して，血漿中のH^+が増加するような調節を行う．

> **コラム26　アルカローシス**
> ● **呼吸性アルカローシス**
> 　過呼吸により起こるアルカローシスを**呼吸性アルカローシス**という．この際，腎臓におけるH^+の排出減少と再吸収増加によって血漿中のH^+を維持しようとする．
> ● **代謝性アルカローシス**
> 　呼吸によるアルカローシス以外，たとえば激しい（持続した）嘔吐によるアルカローシスを**代謝性アルカローシス**という．

12 生殖器系

12・1 女性生殖器（図12・1）

女性生殖器は，卵子の発育と排卵，女性ホルモンの産生を行う**卵巣**，受精の場を提供して排卵された卵子を子宮へ送る**卵管**，受精卵から胎児へと成長させ，母体外に娩出する**子宮**，交接器である**膣**で構成され，いずれも骨盤内に位置する（⇨コラム**1**）．

骨盤の前方にある恥骨結合側から，膀胱，膣（子宮），直腸の順に並ぶ．子宮と直腸の間にできる"くぼみ"を**直腸子宮窩（ダグラス窩）**という．

12・1・1 卵　巣

a. 卵巣の特徴　卵巣は骨盤内の左右両側に存在する．成人女性では母指程度の大きさの器官である．骨盤腔内の，腸骨の前壁，総腸骨動・静脈が外腸骨動・静脈と内腸骨動・静脈に分岐する位置にある．

卵巣は**固有卵巣索**と**卵巣堤索**というヒモ状の結合組織で子宮と骨盤に固定されている．固有卵巣索は子宮底に，卵巣堤索は骨盤壁につなぎとめられている．卵巣堤索内を，卵巣に分布する卵巣動・静脈や神経が通っている．

卵巣の表面は，動脈・静脈や神経が卵巣内に入る部分以外は結合組織の白膜で覆われている．

卵巣の内部組織は，境界は明瞭ではないが表層の皮質と深層の髄質で構成される．皮質には減数分裂により卵

> **コラム1** 女性の骨盤内臓器
>
> 直腸子宮窩（ダグラス窩）は仰臥位では骨盤腔で最も低い位置になるので，腹腔内の液状の異物（腹水など）が貯留しやすい．
>
> 子宮の悪性腫瘍（子宮頸がん・子宮体がん）の治療で，子宮（および卵管・卵巣）を摘出することがある．子宮や膀胱，直腸などの骨盤内臓器を支配する神経は骨盤後方の仙骨から分布する．手術で子宮を摘出する際には，子宮の前方に位置する膀胱に分布する神経を切断せざるをえない．このため子宮摘出後は膀胱を支配する神経がなくなってしまう．その結果，排尿時，膀胱壁の平滑筋が収縮しないので腹筋を使って腹圧を高めないと排尿しきれない状態になる．

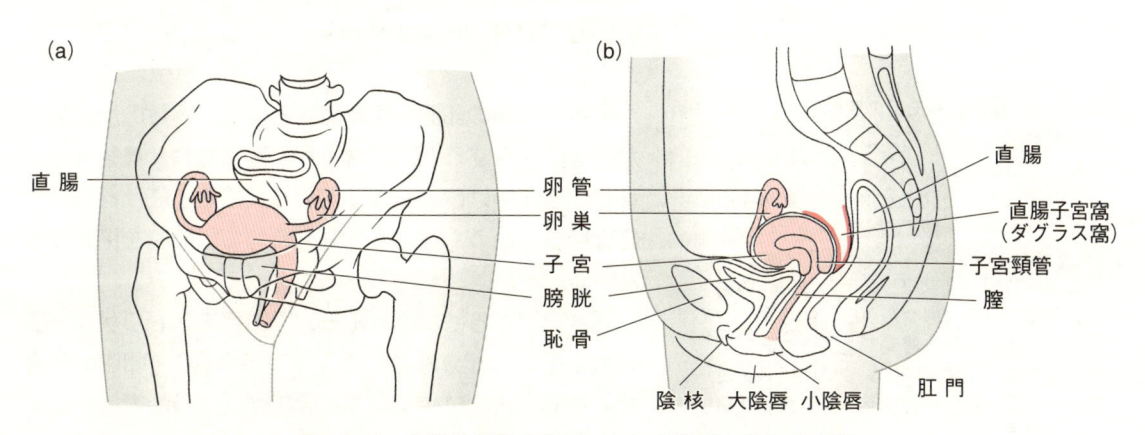

図12・1　**女性生殖器の位置**　(a) 俯瞰図，(b) 矢状断

母細胞の段階から排卵まで卵子を発達させる**卵胞**という組織が多数存在し，排卵後の卵胞が変化して形成される**黄体**も存在する．

b．卵巣の働き

[女性ホルモンの産生と分泌]

卵胞は女性ホルモンの一種である**エストロゲン（卵胞ホルモン）**を産生し分泌している．排卵後の卵胞が変化した黄体は，**エストロゲン**と**プロゲステロン（黄体ホルモン）**を産生し分泌する．プロゲステロンは子宮内膜に着床した受精卵が形成する**胎盤**を妊娠期間中維持するうえで，不可欠な女性ホルモンである．

[卵子の発育と排卵]

卵子は卵胞という組織で成長する．卵胞の発育には，視床下部から分泌される**性腺刺激ホルモン放出ホルモン（GnRH）**と脳下垂体前葉から分泌される**性腺刺激ホルモン（GTH）**が関わっている．性腺刺激ホルモンには，**卵胞（濾胞）刺激ホルモン（FSH）**と**黄体形成ホルモン（LH）**の二つのホルモンがある．

成熟した卵胞は，卵子を卵巣の外へ排出する．この現象を**排卵**といい，脳下垂体前葉から分泌される GnRH のうち，LH がかかわっている．

c．卵巣の周期的変化（卵巣周期）

卵巣では，脳下垂体前葉から分泌される GnRH が作用して，卵胞の成長から排卵，そして黄体の形成という周期的な変化が起こる（図 12・2）．卵巣の周期的変化に合わせて，卵巣から分泌されるホルモンも周期的に変化する．卵巣の周期的変化を**卵巣周期**といい，**卵胞期・排卵期・黄体期**に区分される（⇨コラム 2）．

[卵胞期]

卵胞の発育は脳下垂体前葉から分泌される FSH で促進される．

発育する前の卵胞を**原始卵胞**という．複数の原始卵胞が同時に発育するが，発育過程で淘汰され，最後まで発育できる卵胞はひとつだけになる．成熟を続ける卵胞を**発育卵胞**という．途中で発育を断念した卵胞を**閉鎖卵胞**という．

発育卵胞からは女性ホルモンであるエストロゲン（卵胞ホルモン）が分泌される（⇨コラム 3）．卵胞の発育が未熟でエストロゲンの血中濃度が低い段階では，エストロゲンは視床下部や脳下垂体前葉に対して負のフィー

コラム 2　閉　経

卵巣機能が低下し，卵巣周期が永久に止まってしまう状態を**閉経**という．卵胞や黄体が形成されないので，排卵や女性ホルモン分泌はなくなってしまう．

卵巣からのホルモン分泌が減少するので子宮内膜の周期的変化も消失し，月経が起こらなくなる．

副腎皮質で合成されるアンドロゲンと似た物質（アンドロステンジオン）は脂肪細胞にあるアロマターゼによってエストロゲンと類似するエストロンとなる．エストロンはエストロゲンと比べると活性は弱いが，エストロゲンとしての作用をもっている．したがって，閉経後も若干ではあるが体内にエストロゲン様のホルモンは残存する．

コラム 3　女性ホルモンの定量

卵巣から分泌されるホルモン（エストロゲンとプロゲステロン）は化学的性質からステロイドホルモンに分類され，血液中に含まれる脂質の一種であるコレステロールから合成される．

エストロゲン，プロゲステロンは，体循環の過程で肝臓（のグルクロン酸抱合）により不活性化され，腎臓で濾過され尿中に排泄される．エストロゲンやプロゲステロンの分泌量は尿を検査することで推測することができる．

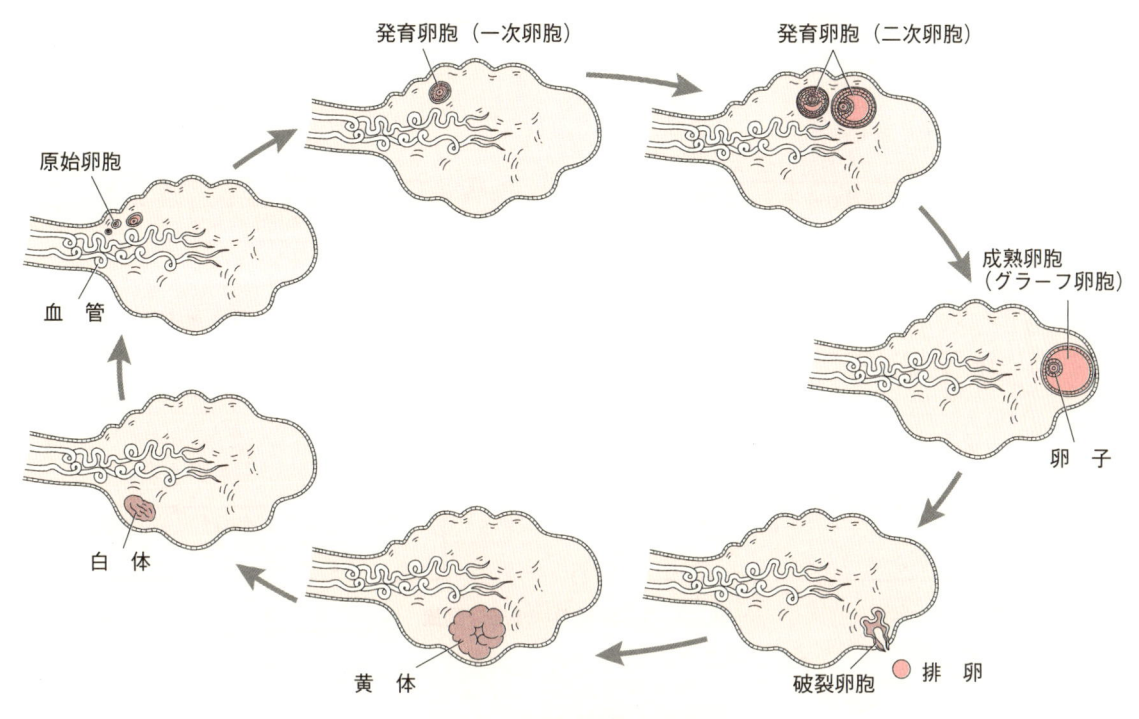

図12・2 卵巣周期の模式図

ドバック調節を行う．卵胞が発育し，分泌されるエストロゲンが増加してエストロゲンの血中濃度が一定濃度以上高くなると，視床下部や脳下垂体前葉に対して正のフィードバック調節を行うようになる．そのため，血液中のGnRHの濃度は徐々に上昇し，選ばれた発育卵胞の発達をさらに促進する．

[排卵期]

　成熟した卵胞を**成熟卵胞（グラーフ卵胞）**という．成熟した卵胞から分泌されるエストロゲンは，GnRHを分泌する視床下部とLH，FSHを分泌する脳下垂体前葉に対して正のフィードバック調節を行うのでLHとFSHの分泌量はさらに増加する（図12・3）．

　LHの分泌量が最高に達して（卵巣周期内で）最も血中濃度が高くなると（"LHサージ"という），成熟卵胞を構成している細胞層が破れ，卵（卵子）が卵巣外に放出される排卵が起こる．

[黄体期]

　排卵後の卵胞は黄体に変化し，プロゲステロン（黄体ホルモン）を分泌する．さらに，黄体は成熟すると卵胞が分泌していたエストロゲン（卵胞ホルモン）も分泌す

(a) 卵胞が発育している段階　　　(b) 卵胞が成熟した段階

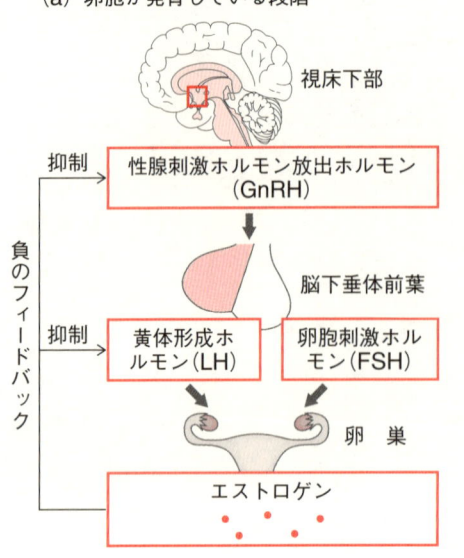

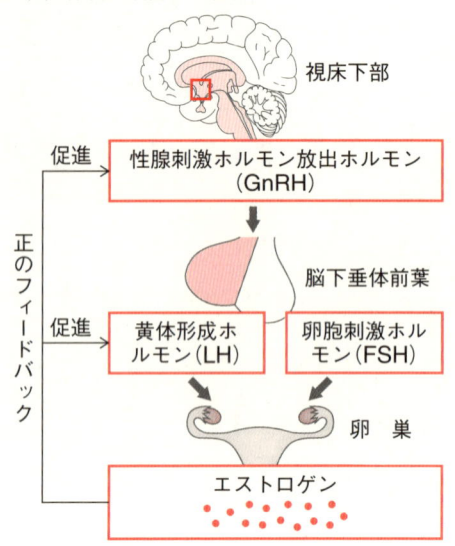

図 12・3　卵巣のホルモン調節

るようになる．
　受精卵が子宮内膜に着床して胎盤が形成された（妊娠が成立した）場合と，受精卵が形成されないか，受精卵が子宮内膜に着床せずに胎盤が形成されなかった（妊娠が成立しなった）場合とで異なる過程を経る．

・胎盤が形成された場合
　子宮内膜に着床した受精卵から形成された胎盤から，ヒト絨毛性ゴナドトロピン（hCG）が分泌される．ヒト絨毛性ゴナドトロピンによって安定化した黄体（**妊娠黄体**）となり，黄体からのプロゲステロンとエストロゲンの分泌が維持されて胎盤を含む子宮内膜は維持される．

・胎盤が形成されなかった場合
　胎盤が形成されなかった場合には（妊娠が成立しない），ヒト絨毛性ゴナドトロピンは血液中に存在しない．そのため，黄体は安定化せず（妊娠黄体にならず），通常は約 2 週間ほどで退化してしまい，プロゲステロンやエストロゲンの分泌は減少・消失し，子宮内膜は剥離する．

12・1・2　卵　管

a. 卵管の特徴　卵管は左右両側の卵巣から子宮底につながる長さ約 7～15 cm の管状部分である．卵巣に近い約 2/3 の部分を**卵管膨大部**といい，卵巣側へ

向かうほど広がり，卵巣と接する端では平滑筋がイソギンチャクの触手のように放射状に広がった**卵管采**となっている．子宮に近い約1/3の部分を**卵管峡部**という（図12・4）．

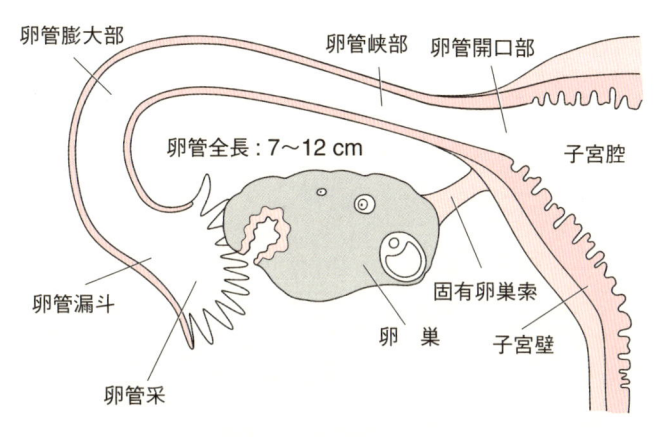

図12・4 卵巣と卵管

卵管壁は外側から漿膜，筋層，粘膜層の3層構造となっている．平滑筋層は卵管峡部のほうが厚くなっている．卵管粘膜には線毛細胞が存在し，卵管膨大部のほうが厚くなっている．

b. 卵管の働き 排卵によって卵巣表面から腹腔内に放出された卵子は，卵管采によって捉えられて卵管内に入る．卵管膨大部の粘膜にある線毛細胞の線毛運動によって，排卵された卵子もしくは受精卵が子宮側へと輸送される．卵管峡部では卵管壁の平滑筋が発達しており，蠕動運動によって卵子もしくは受精卵を子宮へ輸送している．排卵後4～6日で子宮に到達する．

12・1・3 子　宮

a. 子宮の特徴 子宮は非妊娠時では握りこぶしよりも若干小さいナスの形をした袋状の器官である（図12・5）．子宮の前方に位置する膀胱にのしかかるように全体として前側に傾いている（前傾前屈）．

　腟から子宮に入る入り口を**外子宮口**という．外子宮口の周囲の部分を**子宮腟部**という．**子宮頸管**という狭い管状の部分を超えると**子宮腔**になる．外子宮口から子宮頸管の部分は，頸のようにくびれており**子宮頸部**という（⇨コラム**4**）．子宮頸部を過ぎ，子宮腔がある部分を**子宮体部**という．外子宮口側から見て子宮腔の最も奥の

コラム 4 子宮内膜に発生する悪性腫瘍

子宮頸部の粘膜上皮に発生する悪性腫瘍を子宮頸（部）がん，子宮体部の粘膜上皮にできる悪性腫瘍を子宮体（部）がんという．同じ子宮に発生する悪性腫瘍であるが，発生の機序や症状，治療法，予後などが異なるので両者は区別されている．

図12・5　子宮の形態

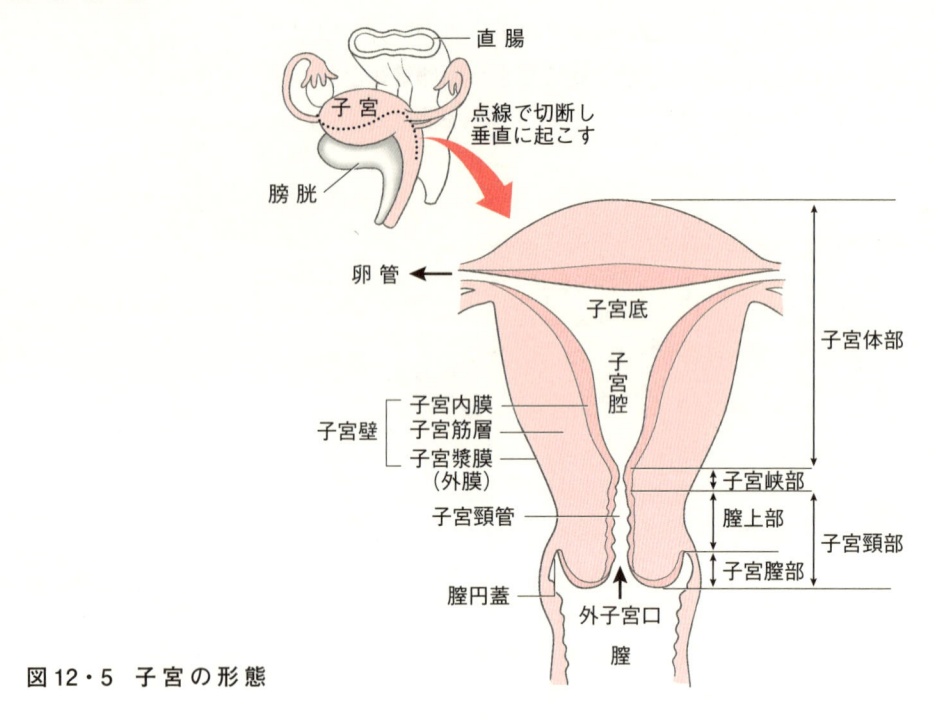

図12・6　子宮の位置
(a) 非妊娠時　(b) 妊娠第20週　(c) 妊娠第30週

行き詰まった部分を**子宮底**という．

　子宮は，内部に胎児を宿すと羊膜に包まれた発育中の胚や胎児を保護し，子宮粘膜内に入り込んだ胎盤を介して酸素や栄養素など必要な物質を供給する．そのため，非妊娠時と妊娠時では大きさや位置が著しく変化する（図12・6）．

　子宮壁は，外側から漿膜で包まれた**子宮外膜**，平滑筋で構成された**子宮筋層**，子宮の内腔を覆う粘膜層である

子宮内膜の3層で構成される.

b. 子宮外膜　子宮の最も外側を覆う漿膜は子宮広間膜を形成して骨盤に子宮を繋ぎ止めており,子宮を骨盤内に前傾前屈の状態で固定する役割がある.

c. 子宮筋層　子宮壁の大部分は平滑筋で構成されている.妊娠の過程で,子宮壁の平滑筋は弛緩し,さらに個々の平滑筋細胞が伸長することで子宮そのものが胎児の発育に合わせて大きく膨らむことができる.

出生時には,脳下垂体後葉から分泌される**オキシトシン**(ホルモン)によって子宮筋層の平滑筋が収縮し,胎児を娩出する原動力となる.

d. 子宮内膜　子宮の最内層の内腔を覆っている子宮内膜は粘膜層であり,受精卵が着床した部分で受精卵から形成される胎盤をつなぎとめて,子宮内膜に送られた血液から胎盤へ胎児に必要な物質を供給する重要な部分である.

[子宮内膜の構造]

子宮内膜には内腔側に面した表層の**機能層**と,子宮筋層に近い基底部の**基底層**がある(図12・7).

機能層を構成する上皮細胞や粘液を分泌する子宮腺の腺細胞は,卵巣から分泌されるエストロゲンやプロゲステ

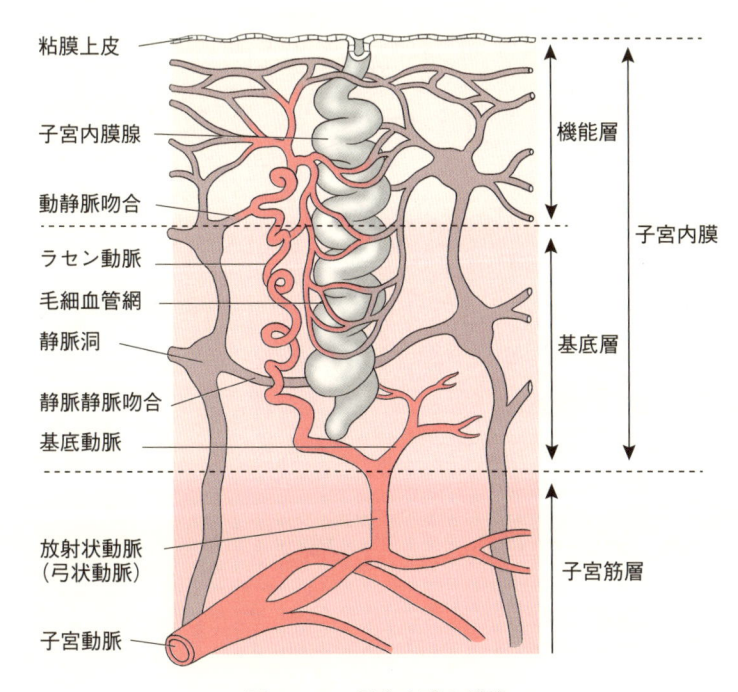

図12・7　子宮内膜の構造

コラム5　月経周期

月経開始初日から次回の月経開始日の前日までの期間を月経周期という．月経周期には個人差があり，同一個人でもストレスなどで周期が変動する．月経周期の差は卵胞期の長さの違いによる．（正常な排卵を経た黄体期の長さはほぼ一定である．）月経周期は28～30日が最も多い．

予定月経の3～10日前（黄体期）より現れる，抑うつ，情緒不安定，攻撃性，のぼせ，下腹部膨満感，下腹部痛などの精神的・身体的症状を**月経前症候群（PMS）**という．月経の発来とともにPMSは消失する．

ロンの作用で細胞の増殖や粘液の分泌が調節されている．

卵胞から分泌されるエストロゲンは子宮内膜上皮細胞の増殖を促す．黄体から分泌されるプロゲステロンは子宮内膜の粘液分泌を促進し，上皮組織を維持させる．

子宮内膜に血液を供給する動脈は，子宮内膜組織内をらせん状に伸びており，**ラセン動脈**という．エストロゲンによる子宮内膜の肥厚化に伴い，子宮内膜への分布も広がり，血液の供給量も増加する．

［子宮内膜の周期的変化］

卵巣の周期的変化により，卵巣から分泌されるホルモンも周期的に変化する（図12・8）．子宮内膜の増殖や分泌能は卵巣からのホルモンによる調節を受けるため，子宮内膜も卵巣周期と同調して周期的変化を起こす．これを**月経周期**という（28～35日，⇨コラム5）．

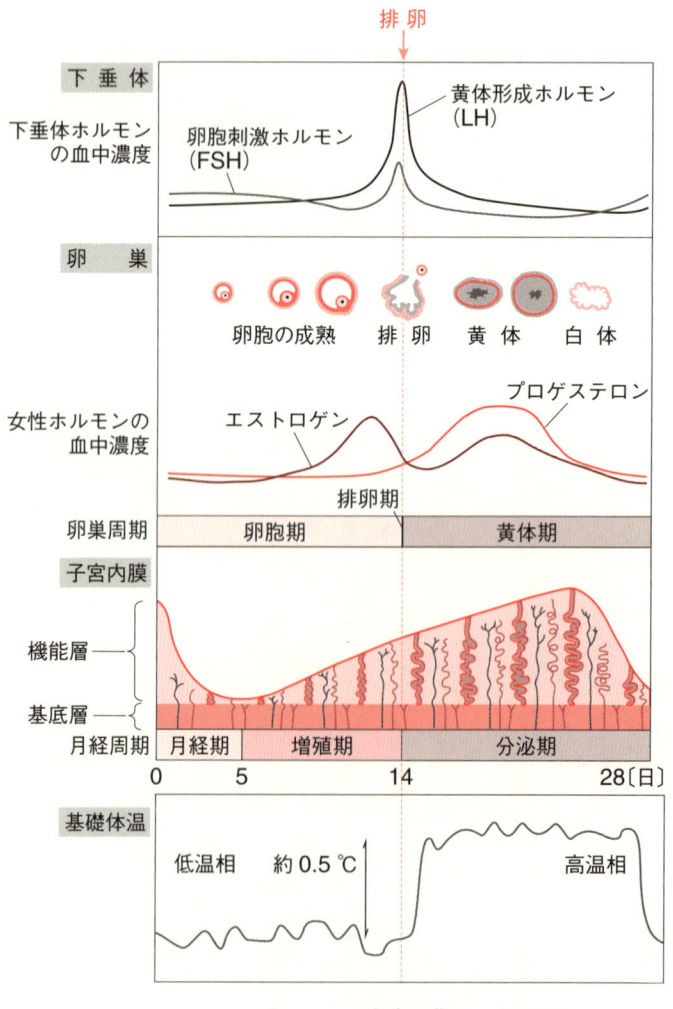

図12・8　卵巣周期と月経周期

・卵巣の卵胞期における子宮内膜

卵胞期は発達する卵胞からエストロゲンが盛んに分泌される時期である．エストロゲンの作用によって子宮内膜機能層にある上皮細胞が盛んに増殖し，子宮内膜は肥厚してくる．卵胞期にあたる月経周期を**増殖期**という．

・卵巣の黄体期における子宮内膜

排卵後，黄体が形成されるとプロゲステロンの分泌が増加する．プロゲステロンによって子宮内膜の粘液分泌が促進され，粘膜組織内の粘液分泌のための組織構造が発達して肥厚する．黄体期にあたる月経周期を**分泌期**という．

・卵巣の黄体が退化したときの子宮内膜

前述（p.234）のとおり，受精卵が子宮内膜に着床しなければ胎盤組織は生じないので，胎盤から分泌されるヒト絨毛性ゴナドトロピンは存在しないために，黄体は維持できずに退化・消失する．

黄体から分泌されるプロゲステロンとエストロゲンによって子宮内膜が維持される．黄体が退化してプロゲステロンやエストロゲンが減少するとラセン動脈が収縮して子宮内膜の機能層への供血が減少し，子宮内膜機能層の細胞が維持できずに，ラセン動脈や毛細血管内に取残された血液とともに剝離する．これが**経血**であり，このように子宮内膜がホルモン分泌の変化によって剝離する現象を**月経**という．

また，剝離して脱落する子宮内膜の細胞から放出される生理活性物質プロスタグランジンによって子宮壁の平滑筋が収縮し，経血の排出を促す（⇨**コラム❻**）．

コラム❻　卵巣周期と月経周期の長さ

排卵後に形成される黄体がヒト絨毛性ゴナドトロピンが存在しない状態で維持できる期間は約2週間であることから，排卵のおよそ2週間後に月経となることが多い．卵巣周期では，卵胞期の長さには個人差があるが，黄体期の長さの個人差は小さい．したがって，月経周期の長さの違いは卵巣周期の卵胞期の長さによる．

12・1・4　膣

膣内面を覆う上皮組織は粘液で覆われた粘膜で，扁平な上皮細胞が何層も重なって構成される重層扁平上皮である．皮膚の表皮も重層扁平上皮であり，物理的に丈夫な上皮組織である．

卵巣周期の変化に合わせて，膣粘膜からの粘液などの分泌も変化する．

膣粘膜を構成する上皮組織は卵巣（卵胞）から分泌されるエストロゲンによって増殖し，肥厚する．排卵後の卵胞が変化した黄体から分泌されるプロゲステロンの作用によって膣上皮細胞内にグリコーゲンが産生・貯蔵される．グリコーゲンを含んだ膣上皮細胞が脱落すると，

膣粘膜内に常在するデーデルライン桿菌（乳酸菌の一種）が乳酸を産生する．このため，膣内環境は酸性となり，膣内の細菌増殖が抑制される（膣の自浄作用）．

12・2 男性生殖器

男性生殖器は，精子形成と男性ホルモン産生を行う**精巣**，精子の成熟に関わる**精巣上体**，成熟した精子を体外へ向けて送り出す**精管**，精子の活性化に必要な物質を分泌する**精嚢**や**前立腺**，交接器である**陰茎**で構成される（図 12・9）．

精巣と精巣上体は，平滑筋と皮膚組織で覆われた袋状の陰嚢に包まれて骨盤外に存在する．精管と精嚢，前立腺は骨盤内に存在しているが，男性生殖器の主要な部分の大部分は骨盤外に存在している（⇨ コラム 7）．

> **コラム 7 男性のダグラス窩**
> ダグラス窩（直腸子宮窩）は p.231 で述べたように，女性骨盤において直腸と子宮の間のくぼみ（隙間）を指すが，男性骨盤においては子宮がないため厳密には直腸子宮窩は存在しない．しかし，男性骨盤において直腸と膀胱の間の窪み（隙間）が女性骨盤における直腸子宮窩と相似な位置にあることから，男性骨盤における直腸と膀胱の間のくぼみ（隙間）をダグラス窩とすることがある．

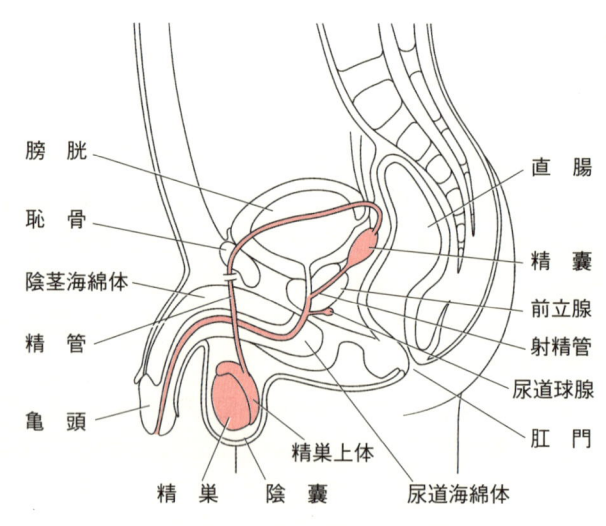

図 12・9　男性生殖器の矢状断

12・2・1 精　巣

a. 精巣の特徴　精巣は長い部分で約 3 cm，短い部分で約 2 cm，厚さ約 2 cm の繭状の楕円形の器官である（図 12・10）．精巣の外側の表面は，**精巣鞘膜**という腹膜から続く薄い漿膜で包まれている．精巣鞘膜の下は厚くて丈夫な結合組織性の薄膜で包まれている．

精巣の内部には，**曲精細管**という細い管状の構造がコイル状に巻きついた状態で収まっている．精子は曲精細管内で形成される．曲精細管は集まって合流し**精巣輸出管**となり，精巣から出る（⇨ コラム 8）．

> **コラム 8 血液精巣関門**
> 精細管に分布する毛細血管と精細管組織の間には血液精巣関門というバリア機構があり，血液中の物質は血液精巣関門を構成する細胞によってチェックされて精細管内の各細胞に渡される．常に減数分裂を続けている精母細胞を保護する仕組みである．

b. 精巣の働き

[男性ホルモンの分泌]

精巣内でまとめられた曲精細管の間隙は血管が豊富に分布する結合組織で満たされており，男性ホルモン（アンドロゲン）を産生する間質細胞（**ライディッヒ細胞**）が存在する．最も多く産生される男性ホルモンは**テストステロン**である．

間質細胞における男性ホルモンの産生と分泌は，脳下垂体前葉から分泌される性腺刺激ホルモンのひとつである黄体形成ホルモンによって促進される．

[精子の発生]

曲精細管の壁の外側には，**精祖細胞**（2n）が並んでいる．精祖細胞は常に細胞分裂を繰返して増殖している．精祖細胞が分化して**精母細胞**となって減数分裂に入り，精子生成過程が始まる（⇨コラム 9）．

精細管内には精母細胞の減数分裂や精子形成を支える支持細胞（**セルトリ細胞**）があり，精管内を満たす液体（男性ホルモン・カリウム・アミノ酸を多く含む液体）を維持し，産生された精子を保護している．

[精子形成]

精母細胞は，2 回の減数分裂（一次精母細胞，二次精

> **コラム 9 減数分裂**
>
> ヒトの体細胞は，母系由来と父系由来の染色体（女性は 44 + XX・男性は 44 + XY）を 1 セットもつ 2 倍体細胞（2n 細胞）である．2 倍体細胞から卵子や精子を形成する際に，染色体数を分裂前の細胞の半分（n: ヒトでは 23）にする**減数分裂**が行われる．これに対して，体細胞の増殖のために行われる細胞分裂を**体細胞分裂**といい，分裂に伴う染色体の数の変化はない．

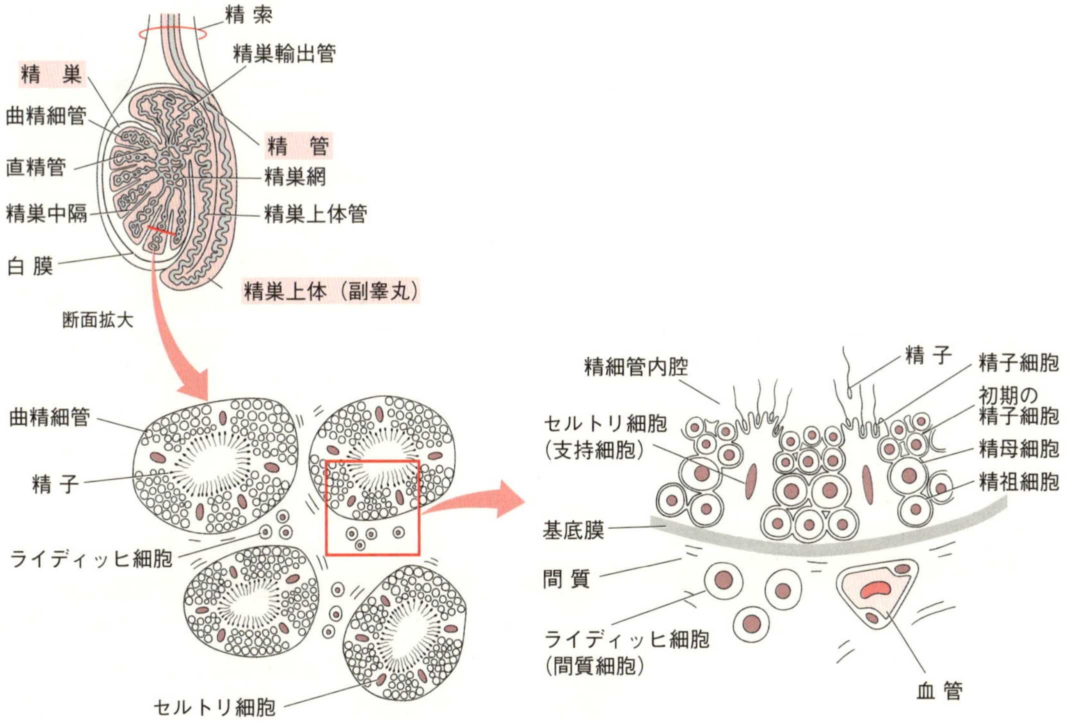

図 12・10 精巣と精細管

コラム⑩ 生殖細胞の放射線感受性

放射線は，照射した瞬間にDNAなどの細胞構造物に物理的な変化（電離作用，励起作用）を与え，その結果，細胞の医学・生物学的な変化をもたらす．生殖細胞に対する放射線のおもな影響は，① 生殖細胞の細胞死・細胞不全による不妊（一時的な不妊と永久不妊）と，② 生殖細胞の突然変異による遺伝性疾患の発症（遺伝的影響とよんでいるが，疫学調査の結果では，ヒトでは放射線による遺伝的影響の発生は確認されていない）である．放射線に対する生殖細胞の感受性（放射線感受性）の程度は，生殖細胞の成熟段階（精原細胞から精子まであるいは卵原細胞から卵子まで）によって異なる．

細胞死，細胞変性に対する放射線感受性は，精原細胞および第二次卵母細胞が最も高い．これに対して，精粗細胞および第一次卵母細胞（卵巣内で思春期までこの状態でとどまっている）の放射線感受性は比較的低い．生殖腺に精原細胞あるいは第二次卵母細胞の細胞死，細胞変性を起こす線量の被曝をした場合には，"一時的不妊"が発症し，精粗細胞あるいは第一次卵母細胞の細胞死，細胞変性を起こす線量の被曝をした場合には，"永久不妊"となる．

放射線による突然変異の発生に対する放射線感受性は，ショウジョウバエを用いた実験結果では，精子細胞および卵割を開始した受精卵が最も高いことが明らかにされている．

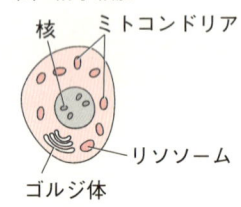

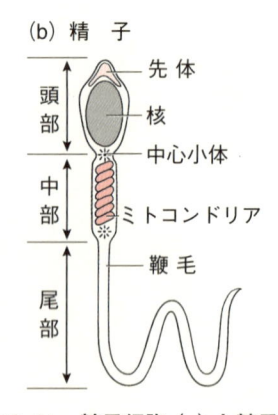

図12・11 精子細胞（a）と精子（b）

(a) 精子細胞: 核，ミトコンドリア，リソソーム，ゴルジ体

(b) 精子:
- 頭部: 先体，核
- 中部: 中心小体，ミトコンドリア
- 尾部: 鞭毛

コラム⑪ 精子のミトコンドリア

ミトコンドリアでは，精液に含まれる糖分（フルクトース）を呼吸基質として，ATPを産生している．

母細胞（n）を経て4個の球形の**精子細胞**（n）が形成される．精子細胞から核以外の細胞質部分を捨て，ほとんど核のみと1本の鞭毛が発達した特徴的な形態をもつ**精子**が形成される（図12・11）．精母細胞から精子までの大きな形態変化を**精子形成**という（⇒コラム⑩）．

精子細胞のゴルジ体は細胞の先端部（頭部）に移動して**先体**（帽）となる．先体の中には，受精の際に卵子周囲の細胞や膜を溶かす酵素が含まれている．精子細胞内のミトコンドリアは1本につながり，精子細胞の中心体から形成される鞭毛の基部を取巻くようになる．鞭毛の基部を取巻いたミトコンドリアから，精子の鞭毛を動かすエネルギーが供給される（⇒コラム⑪）．

精祖細胞から精子の完成まで約70～90日かかる．

c. 精巣のホルモン調節　精巣の働きも，卵巣と同様に視床下部から分泌される性腺刺激ホルモン放出ホルモン（GnRH）と脳下垂体前葉から分泌される性腺刺激ホルモン（GTH）によって調節されている（図12・12）．女性と同様，男性の性腺刺激ホルモンは卵胞（濾胞）刺激ホルモン（FSH）と黄体形成ホルモン（LH）の2種類がある．

黄体形成ホルモンは，間質細胞（ライディッヒ細胞）に作用し男性ホルモン（テストステロン）の分泌を促進する．テストステロンは曲精細管内の支持細胞（セルトリ細胞）に作用して精子の発生と形成を促進する．

卵胞刺激ホルモンも支持細胞（セルトリ細胞）に作用し精子の発生と形成を促進する．ただし，精子形成は精巣が発達して間質細胞（ライディッヒ細胞）が男性ホルモン（テストステロン）を分泌し，男性ホルモンが支持

細胞に作用して精子の発生と形成を促進しなければ開始されない．間質細胞からのテストステロン分泌は精巣が成熟しないと起こらないので，精巣が未熟な状態である思春期前は精子の発生と形成は起こらない．

間質細胞からのテストステロン分泌は，テストステロンの視床下部や脳下垂体前葉に対する負のフィードバック調節によって制御される．男性ホルモンの分泌や精子形成は思春期以降生涯にわたって継続的に行われる（⇨ コラム 12, 13）．

12・2・2 精巣以外の男性生殖器

a. 精巣上体 **精巣上体**は精巣輸出管から連続する精巣上体管がコイル状に折りたたまれている器官で，精巣に近い部位から頭部，体部，尾部に区分される．

精巣の曲精細管で完成した精子は，鞭毛がまだ運動性をもっていないので，曲精細管内を押し流されて移動する．精巣上体管内でも精子はまだ運動性をもっておらず，押し流されて移動する．精巣上体管の上皮細胞は精子生成過程でうまく分裂できなかった細胞を貪食している．

精子が精巣上体を通過するのに 2 週間程度かかるといわれている．完成した精子は精巣上体の尾部に貯蔵される．この段階でも精子の鞭毛は運動性をもっていない．

b. 精管 精巣上体から太さ 2〜3 mm の**精管**が出ている．精管壁は平滑筋で構成されており，精子は自力で泳がずに精管の蠕動運動により受動的に輸送される．

精管は，上行していったん骨盤腔内に入り，膀胱の後方から前立腺へ向かう．精管の長さは 50〜60 cm である．前立腺に入る部分から長さ 3〜7 cm の部位の精管は太くなっている（**精管膨大部**）．

陰嚢内の精巣・精巣上体から伸びる精管が骨盤腔内に戻っていく経路をもつのは，胎児期における精巣の分化・発生と関係している．精巣は，卵巣と同じように胎児期に腎臓の近くの腹腔内で分化・発生する．胎生 7 カ月ごろに，腹腔内にあった精巣は鼠径部を通り抜け，陰嚢に収まる．この現象を**精巣下降**という．精巣内で正常に精子が形成されるには体温よりも低い温度環境（約 32℃）が必要であるため，精巣は深部体温である腹腔（骨盤腔）よりも低い温度となる骨盤腔外の陰嚢に収められる（⇨ コラム 14）．

精巣が鼠径部を通り抜けた跡を**鼠径管**という．精巣上

視床下部

抑制 → 性腺刺激ホルモン放出ホルモン（GnRH）

脳下垂体前葉

抑制 → 黄体形成ホルモン（LH）／卵胞刺激ホルモン（FSH）

負のフィードバック

精巣

テストステロン　精子産生

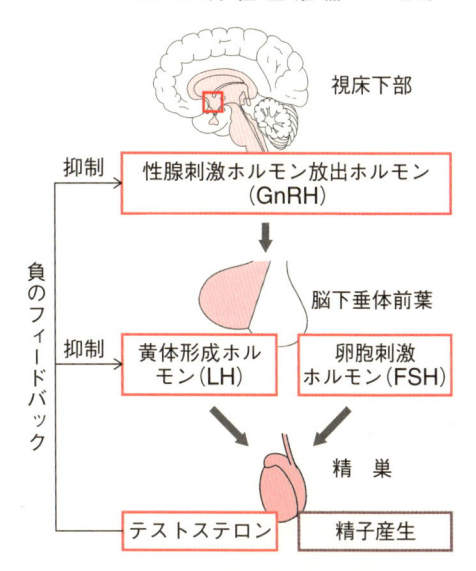

図 12・12　精巣のホルモン調節

コラム 12　精子形成の異常（奇形精子）

正常精液のなかにも，異常形態を示す精子（奇形精子）が 10〜20 ％ 含まれている．奇形精子の割合が 20〜40 ％ になると妊娠の可能性が減少し，40 ％ を超えると**奇形精子症**とされ，不妊の場合が多い．

コラム 13　精子欠乏症

精子（形態的に成熟した精子）濃度が 2000 万/mL 未満を**精子欠乏症**という（WHOによる）．総精子数（精子濃度×精液量）は，4000 万以上が正常値であるといわれている．

採取した精液を遠心分離にかけた沈渣の中に精子が認められない場合を**無精子症**という．

コラム 14　停留精巣

精巣が鼠径部を通りきらず（精巣下降が不十分な状態），骨盤内もしくは鼠径管内に留まってしまい陰嚢内に触知しない状態を**停留精巣**という．精細管内の精粗細胞の活動が活発になる幼児期までに鼠径管を通過して陰嚢内に精巣が収まらないと，精細管内の精粗細胞が体温によってダメージを受け，精子を形成する能力を失ったり，腫瘍化する可能性が高くなってしまう．

> **コラム 15　精巣挙筋反射**
> 小さい子どもの大腿内側部を刺激すると，刺激した側の精巣挙筋が収縮する反射が起こる．精巣挙筋反射は上位腰髄に中枢があるが，腰髄よりも上位が障害されると消失する．錐体路が障害されても消失する．

体から伸びる精管や精巣に分布する血管と神経は**精索**とよばれる膜構造に包まれ，精索は腹筋の一部（内腹斜筋）から続く**精巣挙筋**という薄い筋に包まれている．体温や外界温度に反応して精巣挙筋は収縮・弛緩し，精巣の位置を調節する（⇨コラム 15）．

c. 精嚢　精管は前立腺に入る部分（精管膨大部）で分泌腺が集合した細長い袋状の精嚢とつながっている．精嚢では精液の液体成分である**精漿**を分泌する．精嚢で産生，分泌された液体成分が精子に作用して運動能を獲得する．

d. 前立腺　膀胱の直下にあり，骨盤底を覆う尿生殖隔膜という結合組織の直上，恥骨結合と直腸の間に位置する生殖腺である．平滑筋を多く含む硬い器官である．前立腺のほぼ中央を膀胱から続く尿道が貫き，左右の精管（精管膨大部）が細くなった射精管が前立腺内を貫いて尿道に接続している．

前立腺には尿道に開口する外分泌腺もあり，精嚢とともに精漿を産生する．男性ホルモン（テストステロン）によって働きが調節されている．

精漿は粘性のあるタンパク質を含む液体で，精漿の粘性のために精子の鞭毛運動が邪魔されて十分に運動できなくなっているが，射精後，同じく前立腺から分泌される酵素により精漿の粘性タンパク質が分解され，粘性が低下して精子の運動性が増加する仕組みになっている．また，精漿には，精子にエネルギーを与えるフルクトースなどの糖分が多く含まれている．

精通がないとき（射精されていないとき）は，精管は前立腺の平滑筋によって圧迫されており，精管内の精子が前立腺さらには尿道内に入らないようになっている．射精時は交感神経の刺激（ノルアドレナリンやアドレナリンの作用）により収縮し，射精時の射出力となる．

膀胱からの尿道が前立腺のほぼ中央を貫いているため，前立腺を構成する平滑筋を調節することで排尿の調節も行っている．

前立腺の平滑筋は自律神経により支配されている．蓄尿時は交感神経の働きで平滑筋を収縮させ尿道を圧迫し尿が流れ出ないようにしている．排尿時は交感神経の刺激が抑制され副交感神経の働きが強くなるので前立腺の平滑筋は弛緩し，尿道を圧迫する力が解けて排尿となる．

e. 尿道球腺　前立腺の下，尿生殖隔膜の結合組

織内にあるソラマメほどの大きさの1対の生殖腺である．性的興奮時に射精に先立って尿道内に尿を洗い流して粘膜を浄化するための液体を分泌する．

f. 陰茎 陰茎は精子を膣や子宮内に射出して受精の確実性を高める交接器である．陰茎の内部には，白膜という強靭な結合組織で包まれた**海綿体**という細かく枝分かれした静脈の内腔が広がった特殊な血管組織がある．海綿体には陰茎の背側に左右1対をなす**陰茎海綿体**と，中央を重層扁平上皮に囲まれた尿道が貫くひとつの**尿道海綿体**の2種類三つがある．

海綿体に血液を供給する陰茎動脈が副交感神経の作用で拡張すると海綿体が血液で拡張する．拡張した海綿体は陰茎背静脈を圧迫するためうっ血し，さらに海綿体が拡張することで勃起となる．

12・3 受精と妊娠
12・3・1 卵管と受精

卵巣の表面から排卵された卵子は，卵管采によって卵管内に取込まれ，卵管の蠕動運動や粘膜上皮細胞の線毛によって卵管膨大部へと送られていく（図12・13）．

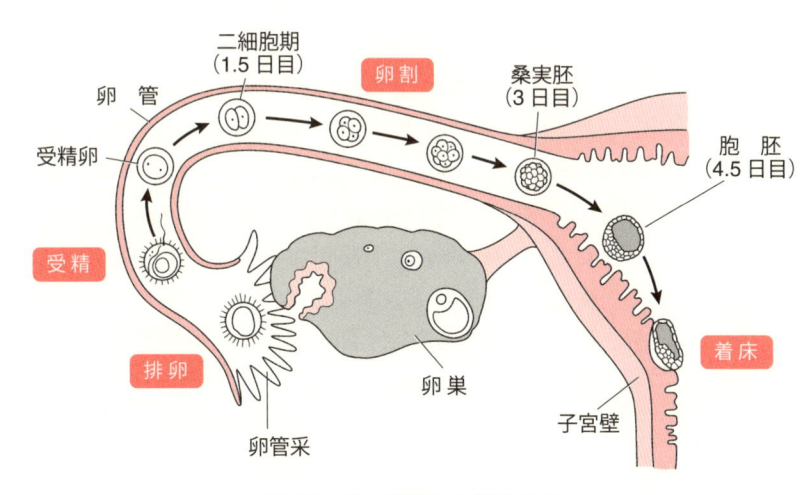

図12・13 排卵から着床まで

膣内に射出された精子は，子宮，さらに卵管膨大部まで到達し，そこで排卵された卵子と出会う．**受精**は子宮ではなく卵管（卵管膨大部）で起こる．

精子の先端にある先体（もともとは精子細胞のゴルジ体）には，卵子の周囲を覆う**放射冠**や**透明帯**を変化させる酵素が含まれている．膣内に射出された精子は，卵管

膨大部に到達するまでに子宮や卵管の粘液に含まれている成分で先体周囲の細胞膜の変化を受けなければ卵子に接合し受精することができない．これを**受精能獲得**といい，5〜7時間程度の時間を要する．

精子の先体と卵子の透明帯が触れると，透明体は変化して最初に触れた精子以外は卵子に付着できなくなる．これを**透明帯反応**という．この反応で，最初に透明体反応を起こした精子の核のみが卵子内に侵入することができ，複数の精子が同時に卵子と受精すること（**多精**）を防いでいる．ただし，精子のミトコンドリアは卵子の中には入らない．

排卵時の卵子は減数分裂第二分裂中期で分裂が静止した状態である．この状態の卵子の細胞質内に精子の核が侵入すると，卵子の減数分裂が再開され，減数分裂が完了したときに卵子の核と精子の核が癒合して受精完了となる．

通常の過程では，卵子は排卵されてから約12時間以内に受精する．培養した卵子を用いた研究の結果によると，排卵後24時間を過ぎると受精できなくなるとされている．また，女性生殖器内に射出された精子は48時間以上生息できないとされている（⇨ コラム 16）．

12・3・2 卵管による受精卵の輸送

受精卵は，卵管の蠕動運動や粘膜上皮細胞の線毛運動により受精後4〜6日（1週間弱）で子宮に到達する．受精しなかった卵も1週間弱で子宮に達する．

受精後，卵管内を約1週間かけて子宮へ移動する間に，受精卵は細胞分裂を繰返す．受精卵の細胞分裂を**卵割**という．通常の細胞分裂よりも分裂のスピードが速く，また，分裂した細胞（娘細胞）は大きくならないので，分裂を繰返すごとに細胞の大きさはどんどん小さくなる．卵割によってできる娘細胞を**割球**という．

受精卵は卵割を繰返し，胞胚期になったころに子宮に到達し，子宮内膜の上皮組織内に入り込む．この現象を**着床**という．

12・3・3 着床と胎盤形成

卵管で受精した受精卵は子宮内膜に付着する．この現象を着床といい，着床した部分に胚の細胞から胎盤が形成される．受精卵の細胞のうち，子宮内膜に潜り込

コラム 16　不 妊

避妊をしていないのに12カ月以上にわたって妊娠に至れない状態を**不妊**という（WHO，日本産科婦人科学会）．WHOの報告によると，不妊の原因が，男性にある場合が24％，女性にある場合が，41％，男女両方にある場合が24％，原因不明が11％であるとされている．

女性に原因がある場合には，内分泌・排卵，卵管，子宮因子が考えられる．男性に原因がある場合の90％以上が精子に何らかの異常があるといわれている．

妊娠はするが，習慣性流産になってしまう場合は**不育症**という．

んだ細胞は後に胎盤の細胞になる．後に胎盤になる細胞（栄養膜合胞体層）から，ヒト絨毛性ゴナドトロピン（hCG）というペプチドホルモンが分泌される．このホルモンは，卵巣の黄体に作用し黄体を維持させる作用をもつ（⇨コラム 17）．

　胎盤が形成されて hCG の分泌が始まると，卵巣に作用して黄体を維持させる．黄体からのプロゲステロンとエストロゲンの分泌が継続することにより子宮内膜は維持され，胎盤も維持される．

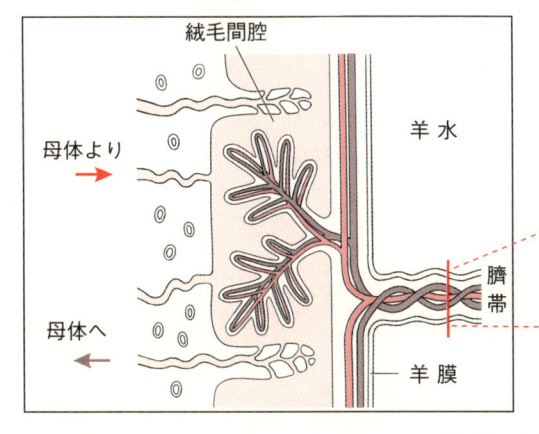

> **コラム 17　hCG と妊娠検査**
> 　胎盤から分泌される hCG は腎臓で濾過されて尿中に出現する．尿を用いた妊娠検査薬は尿中の hCG を検出するものである．

12・4　胎児の発育
12・4・1　胎　盤
　ヒトは胎生であり，母親の子宮内である程度成長してから出生する．胎児の生命維持に必要な酸素と栄養分は，母体の血液（母体の子宮に供給される動脈血）から**胎盤**（図 12・14）を介して胎児の血液へ供給される．胎児の体内で生じた二酸化炭素や老廃物は，胎児の血液

図 12・14　胎盤と臍帯

から胎盤を介して子宮粘膜内の母体の血液へ渡される．
　子宮内膜に着床した胚の細胞の一部が子宮内膜内に入り込み，ブドウの房のように細かく分岐して**絨毛**を形成する．絨毛内には胎児の血管が張り巡らされている．
　子宮内膜は，絨毛を取囲むように絨毛間腔という腔所を形成する．胎盤は，胎児側の絨毛と母体側の子宮内膜組織が組み合わさって構成された器官である．
　子宮内膜に流れてきた母体側の血液（動脈血）は絨毛間腔を満たし，胎児側の絨毛へ必要な物質を供給し，絨毛内の胎児側の血液から不要な物質を受け取って物質交換を行っている．
　胎盤を通過できる代表的な物質として，抗体（クラスはIgG）・薬剤（抗生物質など）・アルコール・ウイルスなどがある．母体の血液は胎児の血管内に入らない．分娩時の出血は，子宮（母体）からの出血がほとんどである．
　胎児は**羊膜**によって包まれている．**羊水**は羊膜内を満たす液体で，羊膜の上皮細胞で産生・分泌される．羊水は胎児の生成する尿や気道内分泌物も含むようになる．常に新たな羊水が産生され，絨毛膜を介して母体へ回収される（⇨コラム 18）．

12・4・2　臍　　帯

　胎児内の血液を胎盤という胎児の体外にある組織へ導き出すための血管を包む構造を**臍帯**（図12・14参照）という．妊娠末期では長さは50 cm 前後，太さは1～2 cm である（⇨コラム 19）．
　臍帯内には，胎児から胎盤へ向かう血管として胎児の両側の内腸骨動脈から分岐した2本の**臍動脈**と，胎盤から胎児へ向かう血管として1本の**臍静脈**が通っている．臍静脈内を流れる血液が，酸素を最も多く含む動脈血である．臍動脈は胎児の心臓の拍動に合わせて脈を打つが，流れている血液は静脈血である（⇨コラム 20）．
　1本の臍静脈に2本の臍動脈が絡み付いており，臍動脈の脈拍を臍静脈に伝達して血流を促している．臍動脈と臍静脈でできた血管の三つ編みをコラーゲン線維を豊富に含むワルトン膠質が包み，臍帯がねじれて内部の血管が閉塞することを防いでいる．

12・4・3　血液循環の変化

　胎児から新生児の間で，生理機能は大きく変化する．

コラム 18　臨界期
　胎児発育の途中で外界からの影響を最も受けやすい時期を**臨界期**という．臓器により臨界期は異なるが，妊娠2週から12週ころまでである．この時期は各臓器が形成される時期で器官形成期ともよばれ，奇形を生じさせる作用（催奇形作用）を受けやすい．催奇形性に関するものとしては，感染症や薬剤，放射線などがある．

コラム 19　臍帯の長さ
　臍帯の長さが25 cm 以下は**過短臍帯**，70 cm 以上は**過長臍帯**といい，分娩時に障害となってしまうことがある．過長臍帯では，臍帯が絡まって途中で結び目ができてしまう臍帯真結節，長い臍帯が胎児の体の一部に絡まってしまう臍帯巻絡を生じやすくなる．

コラム 20　臍　帯　血
　胎児の血液中には，骨髄に定着しないで血流によって循環している造血幹細胞が多く含まれている．臍帯内の血管から採取される血液は胎児の血液であるため，臍帯内の血液（臍帯血）から造血幹細胞を取出し，造血性疾患の治療に用いられる．

たとえば，胎児は胎盤を介して母体との間で必要な物質と不要な物質を交換しているが，出生と同時に自力で呼吸をして酸素を大気中から取込む．このために心臓を中心とする循環系が大きく変化する．本節ではおもに循環器系の変化について記述する．

a. 胎児における血液循環（図12・15a）

前述のように，臍帯が胎児とつながっていた部分が臍であり，臍帯内の血管は臍から胎児内に出入りしている．

胎児にとっての動脈血が流れている臍静脈は，胎児の臍から体中に入り，胎児の肝臓へ向かう静脈管（アランチウス管）となり，下大静脈に合流する（⇨コラム 21）．

胎児の肝臓への血液の供給はほとんどない．胎児期の肝臓の機能は未熟であり，成人の肝臓のように盛んに解毒作用などは行っていない．ただし，妊娠月数2～3カ月ごろから胎児の肝臓で造血が行われており，肝臓は胎児における主要な造血器官として機能している（⇨コラム 22）．

胎児の下大静脈を流れる血液が胎児にとっては動脈血である．下大静脈は右心房につながっている．成人では，右心房から右心室へ，さらに肺動脈へ送り出される右心系の循環があるが，胎児では肺でガス交換を行って

コラム 21　胎児期の動脈血

胎盤で酸素を受け取った動脈血は静脈管により下大静脈に合流するので，胎児の下半身から来る静脈血と混ざってしまう．そのため，胎児の動脈血は新生児の動脈血と比べて酸素濃度が低い．胎児期の血液は成人よりも赤血球を多く含み，ヘモグロビンも酸素と結合しやすいので，十分な酸素を供給することができる．

コラム 22　胎児期の造血

骨髄における造血は妊娠月数で3～4カ月目ごろから開始する．以降徐々に造血能は増加し，出生直前ではほぼすべての血球が骨髄で産生されるようになる．

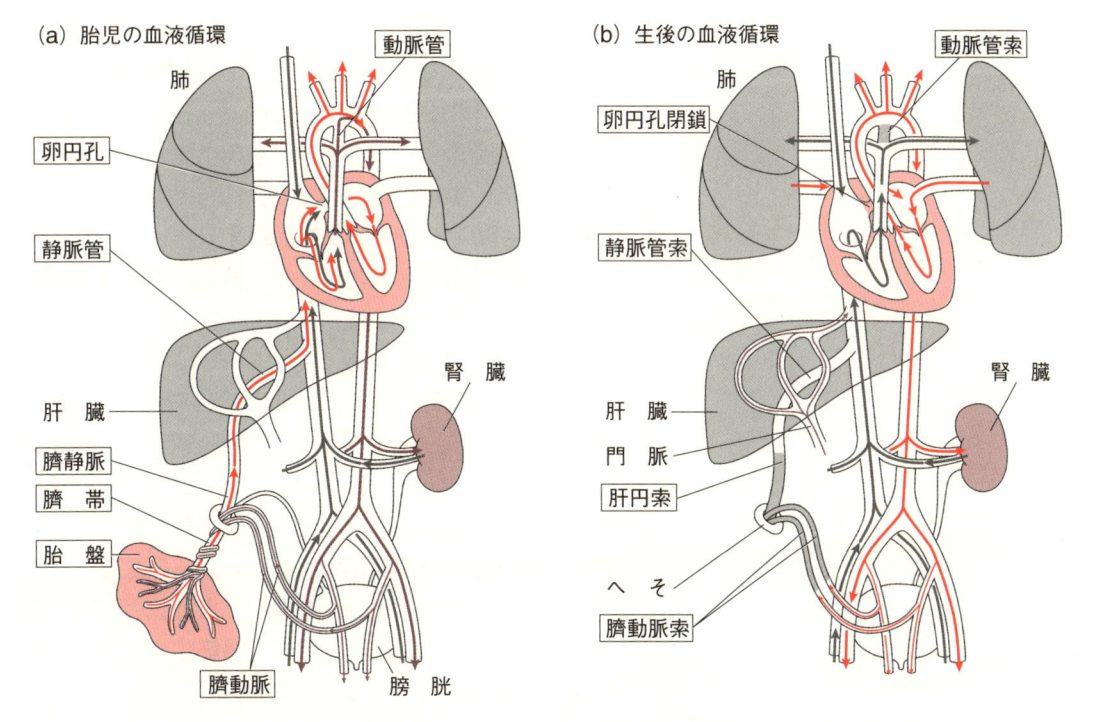

図12・15　胎児と新生児の血液循環

いないので右心室から肺動脈を通って肺へ血液を送る意味がない．そこで，右心房と左心房の間の心房中隔に，左心室側へ開く弁の構造をした**卵円孔**があり，右心房の血液は卵円孔を通して直接，左心房へ流れるようになっている．下大静脈から右心房に入った血液は卵円孔に向かって流れ，卵円孔を通過して左心房に入りやすくなっている．上大静脈から右心房に入った血液は右心室へ送られやすい．胎児の心臓では上大静脈の血液と下大静脈の血液が混ざりにくくなっている．

また，胎児期の肺はつぶれた状態で，肺胞周囲毛細血管も膨らんでいないので血液が流れにくくなっており，肺動脈から肺へ血液が流れにくいので，それが右心房から左心室へ血液が流れることを促している．

また，肺動脈が左右の肺へ向かって分岐している部分で，大動脈弓が左から右へカーブをして交差している．この交差部に，肺動脈と大動脈弓をつなぐ**動脈管（ボタロー管）**という短い動脈があり，肺動脈の血液は大動脈弓へと流れるようになっている（⇨コラム 23）．

このように，胎児期の心臓では，右心房の血液を卵円孔で左心房へ送り，肺動脈へ流れた血液は動脈管を介して大動脈弓へ送ることで肺循環を短絡させて，右心房に入ってきた動脈血をいち早く体循環にのせるようになっている．

酸素が少なくなった胎児にとっての静脈血は，腹大動脈から骨盤内に分布する内腸骨動脈へ流れる．左右それぞれの内腸骨動脈から臍帯内を胎盤へ向かう臍動脈が分岐している．臍動脈は2本ある．

b. 出生後（新生児）の血液循環（図12・15b）

出生時，胎盤は子宮内膜から剝離し，臍動脈や静脈管（アランチウス管）が速やかに収縮し，胎盤と胎児の間の血液循環は遮断される．

また，出生時に産道を通過することで肺胞や気道内の羊水が排出され，出生すると早速呼吸運動による吸気で肺（肺胞）内に空気が取込まれてガス交換が開始される．

肺胞の拡大によって肺胞周囲毛細血管が拡張し，肺動脈から肺へ流れる血液量が急増する．このため，肺動脈から動脈管（ボタロー管）を通って大動脈弓へ流れる血液が減少し，さらに動脈管壁の平滑筋が収縮し，動脈管の血流は遮断される（⇨コラム 24）．

肺への血流量が増加することで，肺静脈から左心房に

コラム 23　胎児期の血液分布

動脈血はまず頭部へ送られる．また，胎盤へ向かう臍動脈は内腸骨動脈から分岐するため，下肢へ向かう外腸骨動脈の血液は少なくなってしまう．このため，胎児では頭部などの上半身の発育よりも下肢などの下半身の発育が遅れてしまうので，出生時には足よりも頭や手のほうが大きく，発達した状態である．

コラム 24　動脈管の閉鎖

出生時の肺におけるガス交換開始による新生児の動脈血酸素分圧上昇が動脈管壁の平滑筋収縮を起こすと考えられている．

入る血液量が急増する．このため，左心房内の血液による圧は右心房内の血液による圧よりも高くなる．卵円孔は左心房側に開く弁の構造をしており，左心房内の圧のほうが高くなることで閉鎖し，右心房の血液は左心房へ入れなくなる．

このように**動脈管の閉鎖**によって肺動脈から大動脈弓への血流が遮断され，**卵円孔の閉鎖**によって右心房から左心房への血流が遮断されることで，心臓は右心系（肺循環のポンプ機能）と左心系（体循環のポンプ機能）の二つの機能をひとつの心臓で担うことができるようになる．

動脈管は，生後1日以内には血流が遮断され，生後数日で結合組織に置き換わって完全に閉塞し，その後は**動脈管索**という遺残物となる．

卵円孔は生後数分のうちに機能的には閉鎖し，生後数週間で結合組織による弁膜の癒着で完全に閉鎖し，その後は**卵円窩**という遺残物となる．

12・5 乳腺と乳房
12・5・1 乳腺と乳房の概要

乳腺は，前胸部の大胸筋の表面に位置し（図12・16），哺乳類動物の特徴である**乳汁**を産生・分泌する器官である．乳汁を産生・分泌する**腺房分泌上皮細胞**（腺細胞）と，産生された乳汁を導く管である乳管を構成する上皮細胞がある．乳汁を分泌する腺細胞は，皮膚の分泌腺である汗腺（アポクリン汗腺）が特殊に分化したもので乳管が枝分かれした先にブドウの房のように**乳腺小葉**を構成する．

乳腺組織は皮下脂肪組織に包まれるように存在し，**クーパー靱帯**という結合組織で皮膚の真皮につなぎとめられている（⇨コラム25）．

12・5・2 ホルモンによる乳腺の調節

乳腺の発達や機能は，卵巣と脳下垂体前葉から分泌されるホルモンによって調節されている．

卵巣の卵胞と黄体から分泌される**エストロゲン**は乳管の上皮細胞に作用し，乳管を伸長・分岐させて発達させる．発達し分岐した乳管の先端には，乳汁を分泌する腺房分泌上皮細胞が発達し，乳腺小葉が発達する（⇨コラム26）．

黄体から分泌される**プロゲステロン**は，乳腺を構成す

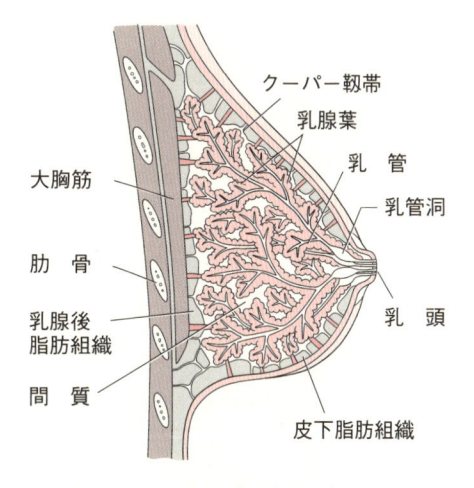

図12・16 妊娠時の乳腺（矢状断）

コラム25 乳がんと乳腺組織
乳がんなどの腫瘍組織が乳腺にできると腫瘍組織がクーパー靱帯に浸潤して皮膚とつながるため，乳房の皮膚をつまむと"えくぼ"のように陥没することが多い．これを"えくぼ徴候"といい，乳がんを発見する有効な方法の一つである．

コラム26 エストロゲンと乳腺の発達
第二次性徴のひとつ"乳房の発達"は，思春期を過ぎると卵巣機能が活発になることでエストロゲン分泌が増加するために現れる．

る腺房分泌上皮細胞に作用して増殖を促進し，さらにエストロゲンとの協同作用によって乳汁分泌の準備を促進する．

卵巣から分泌される女性ホルモンのエストロゲンとプロゲステロンの協同作用により乳腺は発達し，腺房分泌上皮細胞は乳汁をつくれる状態になる（⇨コラム27）．

エストロゲンとプロゲステロンによって乳汁分泌の準備が整った乳腺（腺房分泌上皮細胞）に，脳下垂体前葉から分泌される**プロラクチン**が作用すると，乳汁の産生が開始される．

a．妊娠期の乳腺 子宮内膜に着床した受精卵より胎盤が形成されて妊娠が成立すると，脳下垂体前葉からのプロラクチン分泌が促進され，妊娠中はプロラクチン分泌が増加した状態になる（⇨コラム28）．

さらに，妊娠中は胎盤から分泌されるヒト絨毛性ゴナドトロピンの作用で黄体が維持され，黄体からのエストロゲンとプロゲステロンの分泌も促進されるので，これらの血中濃度は高く維持されている（⇨コラム29）．

エストロゲンとプロゲステロンには，プロラクチンの乳腺に対する作用を抑制する働きがある．すなわち，妊娠中はプロラクチンの血中濃度が高い状態であっても，エストロゲンとプロゲステロンの血中濃度も高いので乳腺に対するプロラクチンの作用は抑制されている．このため，妊娠中はプロラクチン分泌が上昇しても乳汁の産生は抑制されている．

b．分娩後，授乳期の乳腺 分娩後，胎盤の消失によりヒト絨毛性ゴナドトロピンは消失するので黄体は退化し，エストロゲンやプロゲステロンの分泌は急激に減少する．しかし，プロラクチン分泌は胎盤の消失後も促進され続ける．乳腺は，エストロゲンとプロゲステロンの乳腺に対するプロラクチン作用の抑制が解かれた状態となり，プロラクチンの作用で乳汁分泌が開始し促進される．

授乳時の新生児・乳児による吸引刺激は，感覚神経を通じて視床下部にフィードバックし，脳下垂体前葉のプロラクチン分泌と脳下垂体後葉の**オキシトシン**分泌を促進する．オキシトシンは，乳腺小葉周囲を包む筋上皮細胞を収縮させ**射乳**を促進する．乳腺刺激がプロラクチンとオキシトシンの分泌を促進するのは正のフィードバックによる調節である（⇨コラム30）．

コラム27 男性の乳房と女性化乳房

男性の乳房にも乳管細胞や腺房細胞は存在する．男性のライフサイクルのなかでは，エストロゲンやプロゲステロンが体内に乳腺を発達させるほど高濃度に存在しないので乳腺は発達しない．

男女とも，不要なステロイド系ホルモンを不活性化するのは肝臓である．男性の体内で生じてしまったエストロゲン様物質（男性ホルモンとして作用する物質のなかには，脂肪細胞に存在するアロマターゼによって分解されるとエストロゲンと同様な物質になるものがある）は肝臓によって不活性化される．したがって，男性体内で生じてしまったエストロゲン様物質は大きな影響を及ぼさずにすんでいる．男性において，肝臓の疾患で肝機能が低下すると不必要なステロイドホルモンやエストロゲン様物質の不活性化が十分にできなくなり，それまで発達しなかった乳腺を発達させるだけの作用を呈することがある．これを"女性化乳房"といい，肝疾患における代表的な症状である．

コラム28 プロラクチンの乳腺以外への作用

プロラクチンは乳腺に対する作用だけでなく，視床下部など中枢神経系にも作用し，卵胞の発育や排卵を起こすホルモンの分泌を抑制する．また，大脳にも作用して性欲を減退させる．

コラム29 胎盤から分泌されるホルモン

胎盤からはヒト絨毛性ゴナドトロピンのほかにヒト胎盤性ラクトゲンも分泌される．ヒト胎盤性ラクトゲンは母体の糖代謝と脂質代謝を調節するホルモンで，胎児へ血糖が安定して供給できるように母体における糖代謝と脂質代謝を直接する．

コラム30 オキシトシン

脳下垂体後葉から分泌されるオキシトシンは，子宮平滑筋も刺激して収縮させ，分娩後の子宮復古を促すためにも必要なホルモンである．

索　　引

あ

IgE 36, 42
IgA 41
IGF-I 217
IgM 41, 46
IgG 41
IgD 41
I 帯 136
アウエルバッハ神経叢 87
亜　鉛 90
アキレス腱 157
悪性腫瘍 8
アクチン 7, 16, 136, 137
アシデミア 230
アシドーシス 230
アストロサイト 22
アセチルコリン 16, 17, 19,
　 25, 67, 75, 87, 93, 100,
　　　 123, 137, 177, 212
アセチルコリンエステラーゼ
　　　　　　　　　　 137
圧　覚 28
圧受容器 67
アデノシン三リン酸 140
アドレナリン
　　 17, 68, 75, 224, 225
アナフィラキシーショック
　　　　　　　　　　　42
あぶみ骨 202, 203
アポクリン汗腺 25
アミノ酸代謝 112
アミノペプチダーゼ 102
アランチウス管 250
RR 間隔 54
Rh 因子 46
Rh 式血液型 46
アルカレミア 230
アルカローシス 230
アルコールデヒドロゲナーゼ
　　　　　　　　　　 113
アルドステロン 224
α 細胞 225
アルブミン 31
アレルギー 42
アレルゲン 42
アンギオテンシノーゲン 121
アンギオテンシンI 121
アンギオテンシンII 121
暗　帯 136
アンチトロンビン 39

い

胃 85, 96
胃　液 97
移行上皮 9
胃　酸 97
胃　腺 96, 97
胃・大腸反射 105
I 型アレルギー 42
I 型肺胞細胞 75, 76
一次運動野 168, 169
一次感覚野 168, 169
一次嗅覚野
　　（いちじきゅうかくや） 169
一次視覚野 168, 169
一次止血 38
一次聴覚野 168, 169
一次味覚野 168, 169
1 秒率 83
1 秒量 83
1 回換気量 81
一酸化炭素中毒 77
胃底腺 97
胃底部 97
陰　茎 240, 245
陰茎海綿体 245
インスリン 112, 225
インスリン受容体 225
咽頭（いんとう）
　　 69, 71, 72, 85, 93, 94
咽頭食道相 95
咽頭扁桃 71, 72, 94
陰部神経 125

う

ウイリス動脈輪
　　　　 60, 181, 182
ウエルニッケ中枢 173
右外頸静脈 61
右下葉（うかよう） 73
右脚（うきゃく） 53, 54
右結腸曲 105
烏口腕筋（うこうわんきん）
　　　　　　　　　 150
右鎖骨下静脈 61
右鎖骨下動脈 58, 60
右静脈角 61

右上葉（うじょうよう） 73
右心系 49
右心室 49
右腎静脈 61
右心房 49
右精巣静脈 61
右総頸動脈 58
右大腿静脈 61
右中葉（うちゅうよう） 73
右椎骨（うついこつ）動脈 58
右内頸静脈 61
右葉（うよう） 109
右リンパ本幹 65
ウロビリノーゲン 128
運動感覚 139
運動神経終末 137
運動性言語野 173
運動前野 169
運動単位 138
運搬角 153

え

永久歯 91
衛星細胞 137
ANP 122
腋窩（えきか） 1
腋窩神経 150
腋窩動脈 59, 60
腋窩リンパ節 65
液性免疫 40, 41
エクスナーの書字中枢 173
エクリン汗腺 25
A 抗原 44
A 細胞 225
ACTH 218, 225
S 状結腸 85, 105
ST 部分 55
エストロゲン
　　 219, 232, 234, 251
A 帯 136
hCG 247
Ht 35
Hb 35
HbA1c 35
ATP 140
エナメル質 91
NK 細胞 38, 43
ABO 式血液型 44
FSH 232, 234, 242
エブナー腺 89
MCH 35

MCHC 35
MCV 35
MP 関節 155
エラスチン 25, 75
エラスチン線維 12
エリスロポエチン
　　　　 33, 119, 214
LH 218, 232, 234, 242
エルプ領域 53
遠　位 3
遠位尿細管
　　 116, 117, 119, 120
円回内筋 150
遠近調節 199
嚥下（えんげ） 94
嚥下反射 95
塩　酸 97
遠　視 199
炎症反応 42
延　髄 67, 165, 176, 216
延髄根 188

お

横隔（おうかく）神経 78, 192
横隔膜 4, 69, 78
横隔膜部狭窄 95
横行結腸 85, 105
黄色骨髄（おうしょくこつずい）
　　　　　　　　　　　33
黄体（おうたい） 232
黄体期 232, 233
黄体形成ホルモン
　　 216, 218, 232, 234, 242
黄体ホルモン 232
黄　斑 197, 200
オキシトシン
　　 174, 216, 218, 252
オキシヘモグロビン 77
オステオン 14
オッディ括約筋 101, 103
OPLL 144
オプソニン効果 42
オリゴデンドロサイト 22
オルニチン回路 113
温　覚 28
温受容器 28
温線維 28
温　点 28
温度受容器 26
温熱性発汗 26

か

外果（がいか） 157, 161
回外位 154
回外運動 154
外眼角 195
外眼筋 197
外頸静脈 61
外頸動脈 59
外頸動脈系 181
外肛門括約筋 106
介在層板 14
介在板 17
外枝 188
外耳（がいじ） 202
外子宮口 235
概日リズム 175
外耳道 202
外旋 159
回旋枝 55
咳嗽（がいそう） 83
外側（がいそく） 2
外側溝 168
外側孔 179
外側広筋 157
外側側副靱帯 153, 160
外側直筋 185
外側半規管 205
外側翼突筋 92
外側領域 7
外弾性板 57
回腸 85, 102, 104
外腸骨動脈 58, 59, 60, 61
外転 159
外転神経 185
解糖系 140
外套（がいとう）細胞 17
回内位 154
回内運動 154
外尿道括約筋 124
下位脳神経 189
海馬 174
灰白質（かいはくしつ） 166
外半規管 204
外鼻孔（がいびこう） 69, 71
外腹斜筋 148, 149
外分泌 104
外閉鎖筋 159
解剖学的正位 1
外膜 56, 196
蓋膜（がいまく） 206
海綿骨（かいめんこつ） 132
海綿体 245
回盲弁 104, 105
外有毛細胞 206
外肋間筋 78, 145
下横隔動脈 58
下顎骨（かがくこつ） 131
下顎神経 186
踵（かかと） 1
下眼瞼（かがんけん） 196

下気道（かきどう） 69
蝸牛（かぎゅう） 202, 206
蝸牛管 204, 205, 206
蝸牛神経 188, 202, 206
蝸牛窓 205, 207
角化 10, 24
顎関節（がくかんせつ） 92
角質層 24
核心温 223
拡張期血圧 58, 67
角膜 196, 197
下行脚 119
下行結腸 85, 105
下肢（かし） 1
下肢帯 1, 156
下膝（かしつ）動脈 60
下斜筋 185
下唇下制筋 186
下伸筋支帯 157
ガス交換 69, 75
ガストリン 98, 102
下前腸骨棘 149
下双子筋 159
下腿（かたい） 1, 161
下腿三頭筋 157, 162
下大静脈 62, 110, 111
下腸間膜静脈 58, 111
下腸間膜動脈神経節 211
下直筋 185
滑液 135
顎下腺（がっかせん） 85, 92
割球 246
滑車 185
滑車神経 185
褐色脂肪組織 12
活動電位 18
滑膜（かつまく） 134, 158
カテコールアミン 19, 214
下殿神経 157
下殿動脈 60
下鼻甲介（かびこうかい） 71
下鼻道 71
カフェイン 119
下腹神経 125
カプサイシン 28
下方 2
下葉（かよう） 74
ガラス体 196
ガラス軟骨 15
カルシウム 39, 137
カルシウム代謝 132
カルシトニン 132, 217
カルチノーマ 8
仮肋 145
カロリック検査 208
がん 8
眼圧検査 201
眼圧上昇 198
肝円索 110
感音性難聴 207
眼窩（がんか） 196
感覚系 195
感覚受容器 26, 27
感覚神経線維 169
感覚性言語野 173

感覚毛 205
肝鎌状間膜 109
眼球 195, 196
眼球血管膜 197
眼球神経膜 200
眼球線維膜 196
眼瞼（がんけん） 195
還元ヘモグロビン 77
寛骨 131, 146, 157
寛骨臼 158
間質液 63
癌腫 8
桿状体視細胞 200
冠状動脈 55
冠静脈 55
肝静脈 61, 110
冠状面 3
肝小葉 109, 110
眼神経 186
眼振検査 208
関節 134
関節円板 135
関節窩 134
関節可動域 135
関節下包 160
関節腔 134
関節唇 135
関節頭 134
関節軟骨 135, 153
関節半月 160
間接ビリルビン 113
関節包 134
関節面 134
汗腺 25
肝臓 85, 101, 109
桿体（かんたい）細胞 200
環椎（かんつい） 143
貫通枝 60
眼底検査 201
冠動脈 55
眼動脈 59
肝内胆管 101
間脳 166, 174
甘皮（かんぴ） 24
眼房水 198
γ-アミノ酪酸 19
間膜ヒモ 104
γグロブリン 31, 41
顔面筋 186
顔面神経 90, 169, 212
肝門 109
肝門脈 111
肝門脈系 110
眼輪筋 185, 186, 187

き

期外収縮 54
機械受容器 26
疑核 188
器官 6
気管 69, 73

器官系 7
気管支 69, 73
気管支腺 70
気管支動脈 58
気管軟骨 73, 74
気管分岐部 69, 73
気胸 81
奇形精子症 243
起始 135
奇静脈 62, 111
基節骨 154, 155, 162
キーゼルバッハ部位 70
基礎インスリン分泌 226
基礎体温 223
拮抗筋 141
拮抗支配 211
基底層 237
基底膜 7, 30
基底面 8
気道 69
気道粘膜 69, 70
希突起膠（きとっきこう）細胞 20, 22
きぬた骨 202, 203
機能層 237
機能的残気量 82
機能的終動脈 61
脚ブロック 53
逆流性食道炎 96
ギャップ結合 7, 8
GABA 19
QRS群 54
QRS波 55
嗅覚（きゅうかく）神経 184
嗅球 184
球形嚢 205
嗅細胞 70, 184
臼歯（きゅうし） 91
弓状核 216
球状層 223
嗅上皮 70, 184
嗅神経 169, 183
急性膵炎 104
旧皮質 174
嗅毛 184
QT時間 54
橋（きょう） 165, 171, 176, 216
仰臥位（ぎょうがい） 3
胸郭（きょうかく） 80, 145
胸管 66
頬筋（きょうきん） 186
胸腔 4, 5, 48
凝血塊 28, 31
胸骨 48, 131, 144
胸骨圧迫法 48
胸骨角 74, 145
胸骨体 145
胸骨柄 145
胸鎖関節 151
胸鎖乳突筋 79, 188, 189
胸式呼吸 81
強縮 139
胸神経 165
胸髄 165, 191

索引

胸水　229
胸腺　38
胸大動脈　58, 59
胸椎（きょうつい）
　　　　48, 142, 144
共同筋　141
胸部弯曲　143
胸膜　5, 69, 80
強膜　196
胸膜腔　81
強膜静脈洞　198
曲精細管　240
棘突起（きょくとっき）　142
胸部狭窄（きょうぶきょうさく）
　　　　95
距骨（きょこつ）　161
距腿関節　161
キラーT細胞　43
偽肋（ぎろく）　145
近位　3
近位尿細管　116, 117, 119
筋系　131
筋原線維　136, 137
筋細胞　16, 136
近視　199
筋弛緩　137, 138
筋周膜　136, 137
筋小胞体　136
筋上膜　137
筋性動脈　57
筋節　136
筋線維　16, 136
筋束　136, 137
筋組織　6, 16
筋内膜　136
筋肉注射　152
筋皮神経　150
筋腹　135
筋紡錘（きんぼうすい）　139
筋ポンプ作用　63
筋膜　13, 135, 137

く

区域気管支　73, 74
空腸　85, 102
クエン酸回路　140
屈曲　159
屈曲反射　193
屈筋支帯　156
クッパー細胞　109, 110
クーパー靱帯　251
クプラ　205
くも膜　178
くも膜下腔　179
クラウゼ小体　26, 27
グラーフ卵胞　233
グリア細胞　18, 22, 165
グリコーゲン　112
グリコヘモグロビン　35
グルカゴン　112, 225, 226
グルココルチコイド　→
　　　　糖質コルチコイド

グルコース　31, 112, 140
グルコース・インスリン療法
　　　　225
グルタミン酸　28
くる病　133
クレアチニン　141
クレアチニンクリアランス
　　　　119, 120
クレアチン　140
クレアチンリン酸　140
グロブリン　31, 41
クロム親和性細胞　224

け

脛骨（けいこつ）
　　　　131, 156, 157, 161
脛骨神経　157
経細胞液　228
形質細胞　41
頸（けい）静脈孔　188
頸神経　165
頸髄　165, 191
頸椎（けいつい）　142
頸動脈小体　84
頸部　1
頸部狭窄　95
頸部リンパ節　65
頸部弯曲　143
頸膨大　192
血圧　66
血圧測定　67
血圧調節　67, 121
血液　31
血液型　44
血液型不適合妊娠　46
血液凝固因子　39
血液循環　47, 249
血液精巣関門　240
血液脳関門　22
血球　12, 32, 33
血球の分化　32
月経　239
月経周期　238
月経前症候群　238
結合組織　11, 12
血漿（けっしょう）　31
血漿膠質浸透圧　64
月状骨　154
血漿タンパク質　112
血小板　32, 33, 38
血清（けっせい）　31
血栓　39
結腸　85, 104, 105
結腸ヒモ　104, 105
結腸隆起　105
血糖　31
血糖調節　225
血餅（けっぺい）　31
結膜　195
血友病　39

解毒作用　113
ケトン体　128, 140
ケラチノサイト　23
ケラチン細胞　23
腱　12, 13, 135
腱画（けんかく）　148, 149
肩（けん）関節　151
肩甲骨（けんこうこつ）
　　　　131, 151
肩甲部　1
言語中枢　172
言語野　173
肩鎖（けんさ）関節　151
腱索（けんさく）　50
犬歯（けんし）　91
剣状突起　145
原始卵胞　232
減数分裂　241
原尿　118
瞼板腺（けんばんせん）　196
肩峰（けんぽう）　151
健忘　174
腱紡錘（けんぼうすい）　139

こ

コイル状管状腺　11
抗A抗体　45
好塩基球　32, 36
口蓋垂（こうがいすい）　89
口蓋扁桃　72, 88, 89, 94
岬角（こうかく）　146, 149
後角　190
口角下制筋　186
交感神経幹　211
交感神経系　209, 210
後眼房（こうがんぼう）
　　　　197, 198
抗凝固剤　31, 39
咬筋（こうきん）　91
口腔（こうくう）　85, 88
口腔咽頭相　94
口腔粘膜　88
広頸筋　186
後脛骨動脈　60
抗血清投与　44
抗原　40
抗原抗体反応　41, 45
抗原抗体複合体　41
膠原（こうげん）線維　12
抗原提示　40
硬口蓋（こうこうがい）
　　　　88, 89
後交通動脈　181
硬骨　131
後根（こうこん）　191
後根神経節　191
虹彩（こうさい）
　　　　197, 198, 199
毛細胆管　110
後索（こうさく）　190
好酸球　32, 36

鉱質コルチコイド　223, 224
高次脳機能　172
後十字靱帯　160
後縦靱帯　144
後縦靱帯骨化症　144
抗重力筋　162
恒常性　209
恒常性維持　209
甲状腺　219
甲状腺刺激ホルモン
　　　　216, 218, 221
甲状腺刺激ホルモン
　　　　放出ホルモン　221
甲状腺シンチグラフィー　219
甲状腺ホルモン　214, 220
甲状軟骨　72
後上腕回旋動脈　60
口唇（こうしん）　89
抗生剤　87
後爪郭（こうそうかく）　24
後側（こうそく）　2
抗体　41
抗体価　44
後大脳動脈　181
後柱　190
好中球　32, 36
喉頭（こうとう）　69, 72, 94
喉頭蓋　72, 94
後頭筋　186
後頭葉（こうとうよう）　168
喉頭隆起　72
後嚢（こうのう）　198
広背筋　149, 150
後半規管　204, 205
抗B抗体　45
肥厚性幽門狭窄症　97
後負荷（こうふか）　53
後腹壁　4
後腹膜（こうふくまく）器官
　　　　88
後腹膜臓器　6, 88
興奮性シナプス　20
後房（こうぼう）　198
硬膜　178
硬膜外腔　194
硬膜外麻酔　194
肛門　85, 106
肛門挙筋　106
肛門柱　106, 108
肛門洞　106
後葉（こうよう）　216, 217
口輪筋　186
誤嚥（ごえん）　94
誤嚥性肺炎　74
語音聴力検査　208
五感　195
股関節　158
呼吸運動　78
呼吸器　69
呼吸器系　69
呼吸基質　140
呼吸曲線　82
呼吸筋　78
呼吸筋障害　80
呼吸性アルカローシス　230

256　索引

呼吸の調節　83
黒質　177, 178
鼓索（こさく）神経　189
鼓室（こしつ）　202, 203
鼓室階　205, 206
骨格筋　137, 135
骨格筋線維　136
骨格筋組織　16
骨格系　131
骨芽細胞（こつがさいぼう）　14
骨基質　13
骨吸収　15
骨形成　14
骨原細胞　14
骨細胞　15
骨質　13
骨髄腔（こつずいくう）　132
骨髄穿刺（こつずいせんし）　33
骨前駆細胞　14
骨層板　14
骨組織　11, 13, 14, 132
骨単位　14
骨端板　133
骨軟化症　133
骨盤　146, 156
骨盤腔　4, 5
骨盤上口　147
骨盤神経　125
骨盤底筋群　106, 108, 148
骨膜　13
骨迷路　204, 206
鼓膜（こまく）　202, 203
固有感覚　139
固有肝動脈　109, 111
固有心筋　17
固有卵巣索　231, 235
コラーゲン　13, 15, 25, 131
コラーゲン線維　12, 39
コリン作動性ニューロン　176
コルチ器　206, 207
コルチゾール　224, 225
コルチトンネル　206
コレシストキニン　101, 103, 104
コレステロール　112
コロイド　219
コンドロイチン硫酸　15

さ

細気管支　69, 75
最高血圧　67
臍帯（さいたい）　248
臍帯血　248
最低血圧　67
細動　54
細動脈　57
臍動脈（さいどうみゃく）　250
サイトカイン　37
再取込み　20

最内肋間筋　78, 145, 146
再分極　18, 137
細胞外液　227
細胞外基質　11
細胞外マトリックス　11
細胞傷害性T細胞　43
細胞性免疫　40, 43
細胞体　19, 165
細胞内液　227
左外頸静脈　61
杯（さかずき）細胞　70, 105
サーカディアンリズム　175
左下葉（さかよう）　73
左脚（さきゃく）　53, 54
左結腸曲　105
鎖骨　131, 151
座骨　146
鎖骨下動脈　59, 60, 61
座骨神経　157
座骨動脈　60
左鎖骨下静脈　61
左鎖骨下動脈　58, 59
左静脈角　61
左上葉（さじょうよう）　73
左心系　49
左心室　49
左腎静脈　61
左心房　49
左精巣静脈　61
左総頸動脈　58, 59
左大腿静脈　61
左内腸骨動脈　60
左椎骨（さついこつ）動脈　58
左内頸静脈　61
サーファクタント　75, 76
サブスタンスP　28
左葉（さよう）　109
サルコーマ　8
サルコメア　136
三角筋　150, 152
三角骨　154
酸化ヘモグロビン　77
残気量　81
三叉（さんさ）神経　186, 197
三尖弁（さんせんべん）　50
酸素化ヘモグロビン　77
酸素飽和度　77
散瞳（さんどう）　199, 200

し

CRT　24
JCS　176
GH　218
GnRH　232, 234, 242
GABA　19
GFR　118
CM関節　155
耳介（じかい）　202
耳介筋　186
視　覚　184
視覚器　195

耳下腺（じかせん）　85, 92
歯　冠　90
耳管（じかん）　71, 94, 202, 204
耳管扁桃　72
閾値（しきいち）　138
色覚検査　201
色素細胞　24
子　宮　231, 235
子宮外膜　236
子宮筋層　236, 237
子宮腔　235
子宮頸管　231, 235
子宮頸部　235
糸球体　116, 119
子宮体部　235
糸球体壁　118
子宮腟部　235
糸球体濾過膜　118
糸球体濾過量　118
子宮底　236
子宮動脈　237
子宮内膜　237
子宮内膜線　237
子宮壁　235, 236
死　腔　83
軸索（じくさく）　19, 143, 165
歯　頸　90
刺激伝導系　53
止血作用　38
耳垢（じこう）　203
視交叉（しこうさ）　184, 185
視交叉上核　175
指　骨　131, 154, 155, 156, 157, 161
篩骨洞　71
歯　根　90
G細胞　102
視細胞　200
視索（しさく）　184
視索上核　216
支持組織　6, 11
脂質代謝　112
視床（ししょう）　174, 216
視床下部　174, 216, 217
視床下部-脳下垂体系　216
耳小骨（じしょうこつ）　202, 203
茸状乳頭（じじょうにゅうとう）　89, 90
糸状乳頭　89, 90
矢状面（しじょうめん）　3
視神経　169, 184, 197
視神経円板　201
視神経乳頭　197, 200, 201
耳　石　205
耳石膜　205
持続支配　211
耳垂（じだ）　203
膝窩（しつか）　1
膝蓋骨（しつがいこつ）　131, 156, 157
膝蓋上包　160
膝蓋靱帯　157, 160

膝蓋腱反射　193
膝窩動脈　59
室間孔　179
膝関節　160
室傍核　216
GTH　232, 242
自動性　17, 53
自動能　53
シナプス　16, 19, 211
シナプス後ニューロン　20
シナプス小胞　20
シナプス前ニューロン　20
シバリング　223
死亡確認　185
脂肪細胞　12
脂肪酸　103
脂肪組織　12
尺側（しゃくそく）　3
尺側手根屈筋　150, 155
尺側皮静脈　62
視野検査　201
斜走筋　97
尺骨（しゃっこつ）　131, 152
尺骨鈎状突起　153
尺骨神経　150
尺骨神経麻痺　156
尺骨肘頭　153
尺骨動脈　59
射　乳　252
ジャパン・コーマ・スケール　176
縦隔（じゅうかく）　48
集合管　117, 119, 120
十字靱帯　161
収縮期血圧　57, 67
舟状骨　154
自由神経終末　27
縦走筋　97
縦走筋層　87
重層上皮　9
重層扁平上皮　9, 23
終動脈　60
十二指腸　85, 100, 101
周波数　207
自由ヒモ　104
自由表面　7
終末細気管支　69
絨毛（じゅうもう）　248
手関節（しゅかんせつ）　154
主気管支　74
縮瞳（しゅくどう）　199, 200
手根（しゅこん）　1
手根管　156
手根管症候群　156
手根骨　131, 154
手掌（しゅしょう）　1
樹状細胞　37, 40
樹状突起　19
主膵管　101
受　精　245
受精能獲得　246
受動免疫　44
手背（しゅはい）　1
手背側　3
受容体　214

索引

シュレム管　197, 198
シュワン細胞　20, 22
純音聴力検査　207
循環器系（じゅんかんきけい）　47
漿液（しょうえき）　8, 70
小円筋　150
上横隔動脈　58
消化管　85
消化管運動　87
消化管ホルモン　213
消化器系　85
上顎（じょうがく）神経　186
上顎洞　71
松果体（しょうかたい）　174
上眼瞼（じょうがんけん）　196
上眼瞼挙筋　185, 195
上気道　69
小胸筋　79
小頬骨筋　186
上行脚　119
上行結腸　85, 105
小膠（しょうこう）細胞　22
上行大動脈　58
踵骨（しょうこつ）　161
踵骨腱　157, 162
常在細菌叢　87
上肢（じょうし）　1, 150
小指球　155
小指球筋　155
上肢帯　1, 150
硝子体（しょうしたい）　196, 201
上膝（じょうしつ）動脈　60
硝子軟骨　15
上斜筋　185
上尺側側副動脈　60
小十二指腸乳頭　101
上伸筋支帯　157
小腎杯　117
上唇鼻翼挙筋　186
上前腸骨棘　149
小泉門　134
上双子筋　159
掌側（しょうそく）　3
上大静脈　62, 111
小唾液腺（しょうだえきせん）　92
小　腸　85, 99
上腸間膜静脈　111
上腸間膜動脈　58
上腸間膜動脈神経節　211
上直筋　185
小殿筋　147, 159
上橈尺関節　153
小　脳　165, 166, 175, 216
小脳髄質　167
小脳テント　182
小脳動脈　181
小脳皮質　167
上鼻甲介（じょうびこうかい）　71
上皮組織　6, 7
上鼻道　71
小伏在静脈　62

上　方　2
漿膜（しょうまく）　8, 50, 86
漿膜性心膜　50
漿膜性心膜臓側板　50
漿膜性心膜壁側板　50
静　脈　56, 61
静脈圧　66
静脈角　61
静脈管　250
静脈血　48, 77
静脈洞　182
静脈弁　62
睫毛（しょうもう）　195
睫毛反射　196
上葉（じょうよう）　74
小葉間胆管　109
小葉間動脈　109, 110
小葉間門脈　109, 110
小腰筋（しょうようきん）　147, 149
小菱形骨
　（しょうりょうけいこつ）　154
上　腕　1
上腕筋　150, 153
上腕骨　131, 152
上腕骨滑車　153
上腕三頭筋　150, 153
上腕動脈　59
上腕二頭筋　150
食作用　36
食　道　85, 95
食道がん　96
食道動脈　58
食道の生理的狭窄部　95
書字検査　208
女性生殖器　231
女性ホルモン　232
触　覚　28
徐　脈　58
徐脈性不整脈　54
自律神経　166
自律神経系　209, 210
視力検査　201
シルビウス溝　168
腎盂（じんう）　116, 117
心　音　51
心音聴診部　53
侵害受容器　26, 28
心外膜　50
心基底部　48
心　筋　49
心筋梗塞　39
伸筋支帯　156
心筋組織　16
腎筋膜　115
神経核　167
神経筋接合部　16, 137
神経系　165
神経原性ショック　212
神経膠（しんけいこう）細胞　18, 22, 165
神経細胞　18, 165
神経細胞体　19
神経細胞ネットワーク　20
神経終末部　19

神経節　211
神経線維　20
神経組織　6, 18
神経伝達物質　212
心　室　49
深膝蓋下包
　（しんしつがいかほう）　160
腎実質　117
心室性不整脈　54
心周期　52
腎小体　116, 117, 119
深掌（しんしょう）動脈弓　60
腎静脈　61, 117
腎髄質　116, 117
腎錐体（じんすいたい）　117
新生児の血液循環　249
心尖（しんせん）　48
深　層　2
心　臓　48
腎　臓　115, 121
心臓のポンプ機能　52
心臓のポンプ作用　47
心臓壁　49
靱帯（じんたい）　12, 13, 135
腎　柱　117
伸張反射　139, 193
心　底　48
伸　展　159
心電図　54
腎　洞　117
腎動脈　58, 115, 117
心内膜　49
腎乳頭　117
心嚢（しんのう）　49, 50
心嚢液　50
腎　杯　117
心拍出量　67
心拍数　58
腎　盤　116, 117
真　皮　25
深腓骨（しんひこつ）神経　157
腎皮質　116, 117
腎被膜　117
深部腱反射　193
深部静脈　62
心　房　49
腎傍脂肪　115
心房性ナトリウム利尿ペプチド　122, 214
心房性不整脈　54
心　膜　5, 50
心膜腔　50
腎　門　116, 117
腎　葉　117
真肋（しんろく）　145

す

随意運動　175
膵液（すいえき）　100, 104
髄液　179

膵液アミラーゼ　102
髄液検査　192
髄核　144
膵　管　104
髄腔　132
髄質　2, 65, 223
髄鞘（ずいしょう）　20, 166
水晶体（すいしょうたい）　197, 198, 199
錐状体視細胞　200
膵臓（すいぞう）　85, 101, 104, 225
錐体（すいたい）　171
錐体交叉　171
錐体細胞　200
膵体部　104
錐体路　171, 190
膵頭部　104
膵尾部　104
水分出納　228
水平面　3
髄　膜　5, 178, 194
水様便　108
スカルパ筋膜　149
スクラーゼ　102
ステロイドホルモン　213, 214

せ

精　管　240, 241, 243
精管膨大部　243
精索（せいさく）　241, 244
精　子　242
精子形成　242
精子欠乏症　243
精子細胞　242
静止電位　18
成熟卵胞　233
精　漿　244
星状膠（せいじょうこう）細胞　22
生殖器系　231
生殖細胞の放射線感受性　242
精神性発汗　26
性腺刺激ホルモン　218, 232, 242
性腺刺激ホルモン放出ホルモン　232, 234, 242
精巣（せいそう）　240
精巣下降　243
精巣挙筋　244
精巣挙筋反射　244
精巣上体　240, 243
精巣上体管　241
精巣静脈　61
精巣中隔　241
精巣動脈　58
精巣輸出管　240, 241
精祖細胞　241
声　帯　72, 73
声帯ヒダ　73

258　索引

正中 2
正中乳 179
正中神経 150
正中神経麻痺 156
正中面 3
成長ホルモン　133, 216, 217, 218
精嚢 240, 244
正のフィードバック調節 215
青斑核 167, 177
精母細胞 241
整脈 54
声門 73
生理食塩水 228
生理的タンパク尿 118
咳 83
赤色骨髄（せきしょくこつずい）　32, 33
脊髄（せきずい） 165, 189
脊髄根 188
脊髄神経 165, 166, 189
脊髄神経節 191
脊髄反射 193
脊柱（せきちゅう） 142
脊柱管 4, 5, 142
脊柱起立筋 149
脊柱起立筋群 162
脊柱の生理的弯曲 143
脊椎（せきつい） 142
セクレチン 101, 104
舌（ぜつ） 89, 189
舌咽（ぜついん）神経　90, 169, 189, 212
舌下神経 89, 189
舌下腺 85, 92
舌筋 89
赤筋 140
赤血球 32, 33
赤血球の分化 33
節後神経 211
舌根 89
切歯（せっし） 91
摂食促進ニューロン 174
摂食抑制ニューロン 174
舌神経 90, 189
舌尖（ぜっせん） 89
節前神経 211
舌体 89
舌苔（ぜつたい） 90
接着帯 7
接着複合体 7
Z線 136
舌乳頭 89, 90
舌扁桃 72
セルトリ細胞 241
セロトニン 19, 38, 177
セロトニン作動性ニューロン　177
線維芽細胞 12
線維性心膜 50
線維軟骨 16
線維膜 134
線維輪 51, 144
前角 190
前角細胞 171, 190

前額面 3
前下行枝（ぜんかこうし） 55
全か無かの法則 139
前眼房 197, 198
前鋸筋（ぜんきょきん） 79
前脛骨筋 157, 162
前脛骨動脈 60
前脛側反回動脈 60
前交通動脈 181
仙骨 131, 146
仙骨神経 165
前根 191
前索 190
前十字靱帯 160
前縦靱帯 144
線状管状腺 11
浅掌（せんしょう）動脈弓 60
前上腕回旋動脈 60
仙髄 165, 191
浅層 2
前側（ぜんそく） 2
腺組織 11
先体 242
前大脳動脈 181
前柱 190
仙椎（せんつい） 143, 192
穿通枝 182
前庭 202, 204
前庭階（ぜんていかい）　205, 206
前庭神経 188, 202, 207
前庭窓 205, 206
前庭動眼反射 186
蠕動（ぜんどう）運動 87
前頭筋 186
前頭洞 71
前頭面 3
前頭葉 168
前頭連合野 172
前嚢 198
前半規管 204, 205
浅腓骨（せんひこつ）神経　157
仙尾弯曲 143
前負荷 53
前腹壁 4
腺房 11
前房 198
腺房分泌上皮細胞 251
線毛 7
線毛上皮細胞 70
泉門 134
線溶 39
前葉（ぜんよう） 216, 217
戦慄 223
前立腺 240, 244
前腕 1

そ

総肝管 101, 103, 109
臓器 7

総頸動脈 58, 59
総頸動脈系 181
造血幹細胞 33
造血能 33
総腱輪 185
爪根（そうこん） 24
総指伸筋 150
創傷治癒（そうしょうちゆ）　29
増殖期 239
臓側胸膜（ぞうそくきょうまく）　81
臓側腹膜（ぞうそくふくまく）　5, 88
爪体（そうたい） 24
総胆管 101, 103, 109
総腸骨動脈 58, 59
総腸骨静脈 61
総腓骨（そうひこつ）神経　157
僧帽筋 150, 188, 189
僧帽弁 50
側角 190
速筋 140
足根（そくこん） 1
足根骨 131, 156, 157, 161
足根中足関節 162
足根部 161
束状層 223
側爪郭（そくそうかく） 24
側柱 190
大腿四頭筋 161, 162
足底（そくてい） 1
足底弓 162
足底筋 157
足底動脈弓 60
側頭筋 91
側頭葉 168
側頭連合野 172
側脳室脈絡叢 180
足背（そくはい） 1
足背静脈弓 62
足背側 3
足背動脈 60
鼡径管（そけいかん） 243
鼡径靱帯 148, 149
鼡径部 1
鼡径リンパ節 65
組織液 63
咀嚼（そしゃく） 91
咀嚼筋 91
上皮細胞 7
疎性結合組織 13
ソマトスタチン 225, 226
ソマトメジン 217

た

第1心音 51
体液 227
体液性免疫 40, 41
体液の酸塩基平衡 229
大円筋 150

体温 220
体温喪失 221
体温の日内変動 221
大胸筋 150
大頬骨筋（だいきょうこつきん）　186
体腔（たいくう） 4
対光反射 185, 200
体細胞分裂 241
第三脳室 180
第三脳室脈絡叢 180
胎児の血液循環 249
代謝性アシドーシス 230
代謝性アルカローシス 230
大十二指腸乳頭 101, 103
体循環 47
帯状疱疹 192
大食細胞 37
大腎杯 117
体性運動野 169
体性感覚 169
体性感覚野 169
体性神経 166
大泉門 134
大腿（だいたい） 1
大腿筋膜張筋 157
大腿 131, 149, 156
大腿骨頸 157
大腿骨頸部 158
大腿骨頭 157, 158
大腿骨頭靭帯 158
大腿四頭筋 161, 162
大腿静脈 61
大腿神経 157
大腿深動脈 60
大腿直筋 157
大腿動脈 58, 59
大腿二頭筋 157
大腿方形筋 159
大唾液腺（だいだえきせん）　92
大腸 85, 104
大腸粘膜 105
大殿筋 147, 157, 159, 162
大転子 157
大動脈弓 58
大動脈洞 55
大動脈弁 51
大動脈裂孔 59
体内温度の分布 223
大内転筋 157, 159
第2心音 51
大脳 165, 166, 167
大脳鎌 182
大脳基底核 167
大脳髄質 167
大脳半球 168
大脳皮質 167, 168
大脳皮質の機能局在 168
大脳辺縁系 168, 173
胎盤 232, 246
胎盤形成 246
体表面積の9の法則 23
体表面積の5の法則 23
大伏在静脈 62

索引

体平衡機能検査 208
体毛 24
大網（たいもう） 88
大網ヒモ 104
大腰筋（だいようきん）
　　　　　　　147, 149
第四脳室 180
第四脳室脈絡叢 180
対立運動 155
大菱形骨（だいりょうけいこつ）
　　　　　　　154
唾液（だえき）アミラーゼ
　　　　　　　93, 102
唾液腺 85, 92, 211
ダグラス窩 88, 231, 240
多精 246
立ちくらみ 34
脱核 34
脱酸素化ヘモグロビン 77
脱水 229
脱分極 18, 137
多尿 127
多能性幹細胞 33
田原結節 54
多列上皮 8
単球 32, 37
炭酸カルシウム 13, 131
炭酸デヒドラターゼ 77
胆汁（たんじゅう） 100, 103
胆汁酸 103
単収縮 138
男性生殖器 240
弾性線維 12
弾性動脈 57
弾性軟骨 16
男性ホルモン 241
単層円柱上皮 8
単層上皮 8
単層扁平上皮 8
単層立方上皮 8
断続的ラ音 75
胆道 103
短内転筋 159
胆嚢（たんのう）
　　　　85, 101, 103
胆嚢管 101, 103
胆嚢壁 103
タンパク質 103
短腓骨筋 162
短毛 24
短毛様体神経 185

ち

チアノーゼ 77
置換骨 133
遅筋 140
蓄尿 125
恥骨（ちこつ） 146
恥骨筋 157, 159
恥骨結合 146
腟 231
緻密骨（ちみつこつ） 132

着床（ちゃくしょう）
　　　　237, 245, 246
チャネル 18
肘窩（ちゅうか） 1
肘角 153
中間径フィラメント 7
中間広筋 157
肘関節 153
中耳（ちゅうじ） 202, 203
中耳炎 204
中手骨 131, 154, 155
中心窩 197, 200, 201
中心溝 168
中心静脈 62
虫垂 85, 104, 105
虫垂炎 38, 105
中枢神経系 166
中性脂肪 12
肘正中皮静脈 62
中節骨 154, 155, 162
中殿筋 157
中足骨（ちゅうそくこつ）
　　　　131, 156, 157, 162
中大脳動脈 181
中殿筋 147, 152, 159
肘頭 153
中脳 165, 176, 216
中脳水道 179
中鼻甲介（ちゅうびこうかい）
　　　　　　　71
中鼻道 71
中膜 56, 196, 197
中葉（ちゅうよう） 74
中和 41
腸陰窩 100
腸液 100
聴覚 187, 202
聴覚器 202
長管骨 132
腸間膜 86, 88
蝶形骨洞 71
長骨 132
腸骨 146
腸骨筋 147, 149
腸骨稜 146
長指伸筋 157, 162
腸絨毛（ちょうじゅうもう）
　　　　　　　100
長掌筋（ちょうしょうきん）
　　　　　　　150
頂上領域 7
腸腺 100
腸内細菌 87
長内転筋 157, 159
長腓骨筋 157, 162
長母指伸筋 157, 162
長毛 24
聴毛 206
跳躍伝導 20
腸腰筋（ちょうようきん）
　　　　147, 149, 157, 159
聴力検査 207
腸リンパ本幹 65
直腸 241
直接ビリルビン 114

直腸 85, 104, 106
直腸子宮窩 231, 240
直腸縦走筋 106
直腸輪走筋 106
チロキシン 220, 221
チログロブリン 219
チン小帯 198

つ

追加インスリン分泌 226
椎間円板（ついかんえんばん）
　　　　　142, 144
椎間板 142, 144
椎間板ヘルニア 144
椎弓 142
椎孔 142
椎骨（ついこつ） 131, 142
椎骨動脈 58, 59, 181
椎体 142
痛覚 28
痛点 28
つち骨 202, 203
爪 24

て

DIP 関節 155
TRH 221
TSH 218, 221
T 管 136
底屈 162
T 細胞 38
D 細胞 225
停止 135
TCA 回路 140
底側（ていそく） 3
低体温 223
T 波 55
停留精巣 243
テストステロン 241
デスモソーム 7
テタニー 137
鉄イオン 113
鉄欠乏性貧血 35
δ 細胞 225
デルマトーム 192
転移 8
伝音性難聴 207
電解質浸透圧 64
電子伝達系 140
伝達 20
伝導 20

と

頭蓋冠（とうがいかん） 133
頭蓋腔 4, 5
頭蓋骨 131, 133

糖化ヘモグロビン 35
動眼神経 185, 199, 211
洞結節 53
瞳孔（どうこう） 199
瞳孔括約筋 200
瞳孔散大筋 200
橈骨（とうこつ） 131, 152
橈骨手根関節 154
橈骨神経 150
橈骨神経麻痺 156
橈骨動脈 59
橈骨輪状靱帯 153
糖質コルチコイド 223, 224
等尺性収縮 141
豆状骨（とうじょうこつ） 154
糖新生 224, 227
透析 88
頭側（とうそく） 2
橈側（とうそく） 3
橈側手根屈筋 155
橈側手根伸筋 150
橈側反回動脈 60
橈側皮静脈 62
糖代謝 112
等張性収縮 141
頭頂葉 168
頭頂連合野 172
糖尿病性網膜症 201
頭部 1
頭部感覚 186
洞房結節 53
洞房ブロック 53
動脈 56
動脈圧 66
動脈管 250
動脈管索 251
動脈管閉鎖 251
動脈血 48, 77
動脈弁 51
透明帯 245
透明帯反応 246
糖類 103
トキソイド 44
特殊感覚 169
特殊心筋 17
突発性難聴 207
ドパミン 19
ドパミン作動性ニューロン
　　　　177, 178
トライツ靱帯 102
トランスフェリン 113
トリグリセリド 12
トリプシン 102
努力肺活量 83
トリヨードチロニン 220
トロンボキサン 38
トロンボポエチン 38
貪食細胞 37

な

内因子 98
内果（ないか） 157, 161

内眼角 195
内頸静脈 61
内頸動脈 59, 180
内頸動脈系 181
内肛門括約筋 106
内枝 188
内耳（ないじ） 202
内耳神経 169, 188, 202, 205, 207
内旋 159
内臓脂肪 12
内側（ないそく） 2
内側広筋 157
内側側副靱帯 153, 160
内側中隔核 177
内側直筋 185
内側翼突筋 92
内弾性板 57
内腸骨動脈 58, 59, 60, 61
内転 159
内尿道括約筋 124
内尿道口 124
内腹斜筋 148, 149
内分泌 104
内分泌器官 213
内分泌系 209, 212
内閉鎖筋 159
内包 170
内膜 56, 196, 200
内有毛細胞 206
内ラセン溝 206
内肋間筋 78, 145, 146
ナチュラルキラー細胞 38, 43
Na$^+$-K$^+$ ATP アーゼ 18
ナトリウムポンプ 18
生ワクチン 44
軟口蓋（なんこうがい） 71, 88, 89, 94
軟骨基質 15
軟骨細胞 15
軟骨性骨化 133
軟骨組織 15
難聴 207
軟膜 178

に

II 型肺胞細胞 75, 76
肉腫 8
二次血栓 39
二次止血 38, 39
二重支配 211
日本昏睡尺度（にほんこんすいしゃくど） 176
乳化 103
乳がん 251
乳酸 140
乳酸菌 87
乳歯 91
乳汁 251
乳腺 219, 251

乳腺小葉 251
乳び槽 66
乳房 251
ニューロン 18
尿 115, 116
尿意 126
尿ウロビリノーゲン 128
尿管 116, 122
尿細管 116, 117, 119
尿生成 116, 120
尿潜血反応 128
尿素 113
尿素サイクル 113
尿タンパク 128
尿中ケトン体 128
尿沈渣検査 129
尿道 122, 124
尿糖 128
尿道海綿体 245
尿道球腺 244
尿の成分 120
尿の定性検査 128
尿の臨床検査 128
尿 pH 128
尿比重 129
尿崩症（にょうほうしょう） 120
尿量 127
尿路 115, 122, 123
尿路系 116
妊娠 245
妊娠黄体 234

ね

ネガティブフィードバック調節 215
ネフロン 116, 119
粘液 29, 70
粘液細胞 97
粘膜 23, 29, 86
粘膜下神経叢 86
粘膜下層 30
粘膜下組織 13, 30, 86
粘膜筋板 30, 86
粘膜固有層 30
粘膜組織 29

の

脳 165
脳回 168
脳下垂体（のうかすいたい） 174, 216, 217
脳下垂体茎 216
脳下垂体後葉ホルモン 218
脳下垂体前葉ホルモン 216, 218
脳下垂体門脈 216
脳幹 165, 166, 176
脳溝 168

脳梗塞 39
脳室 179
脳神経 165, 166, 183
脳脊髄液（のうせきずいえき） 178, 179
脳底動脈 181
脳底動脈輪 60, 182
脳動脈瘤 182
脳の血管系 180
脳の静脈 182
脳の動脈 182
脳梁（のうりょう） 168
ノルアドレナリン 19, 67, 75, 87, 93, 123, 177, 212, 225
ノルアドレナリン作動性ニューロン 177

は

歯 90
肺活量 82
肺気量 81
背筋群 149
背屈（はいくつ） 162
背根 191
排出管 196
肺循環 47
肺尖（はいせん） 74
背側（はいそく） 2
胚中心 65
肺底（はいてい） 74
肺動脈弁 51
排尿 125, 127
排便 108
排便反射 107
排便反射中枢 108
肺胞 69, 74, 75
肺胞細胞 75
肺胞嚢 74
肺胞マクロファージ 75, 76
排卵 232, 245
排卵期 232, 233
パーキンソン病 178
白筋 140
薄筋 157, 159
白質 166
白色脂肪組織 12
白線 149
白体 233
白内障 198
白膜 241
破骨細胞 15
％肺活量 83
バソプレシン 120, 174, 216, 218, 229
パチニ小体 27
発育卵胞 232
白血球 33, 36
白血球百分率 36
発熱 223
ハバース管 14
ハバース系 14

馬尾 165
馬尾神経 192
ハムストリング筋 161, 162
パラトルモン 132, 217
バルサルバ洞 55
破裂卵胞 233
反回神経 188
半規管 202, 204, 205
半奇静脈 62
半月板 135, 160
半月弁 51
半腱様筋 157
伴行（ばんこう）静脈 62
半座位 112
反射 193
半膜様筋 157

ひ

PIP 関節 155
PRL 218
ヒアルロン酸 15
PMS 238
皮下脂肪 12
皮下組織 12, 13
PQ 間隔 55
PQ 時間 55
鼻筋 186
鼻腔（びくう） 69, 70
鼻甲介（びこうかい） 70
B 抗原 44
腓骨（ひこつ） 131, 156, 157, 161
尾骨 131, 146
尾骨神経 165
脛骨粗面 157
B 細胞 38, 225
非自己 40
皮脂腺 26
皮質 2, 65, 223
皮質脊髄路 190
微絨毛（びじゅうもう） 7, 100
微小管 7
微小循環系 64
皮静脈 63
尾状葉（びじょうよう） 109
尾髄 165, 191
ヒス束 54
鼻前庭（びぜんてい） 70
尾側（びそく） 2
ビタミン K 39, 113
ビタミン D 133
ビタミン B$_{12}$ 34
左（ひだり）→ 左（さ）を見よ
鼻中隔（びちゅうかく） 71
尾椎（びつい） 143
ヒス束 53
PTH 132
泌尿器系 115
鼻粘膜（びねんまく） 70
P 波 55
皮膚 23
ビフィズス菌 87

索引

皮膚温 223
腓腹筋（ひふくきん） 157, 162
腓腹部 162
皮膚知覚 192
皮膚知覚帯 192
表情筋 187
標的器官 214
標的細胞 214
標的組織 214
表皮 23
ヒラメ筋 157, 162
ビリルビン 103, 113
鼻涙管（びるいかん） 196
ピルビン酸 140
貧血 34, 35
頻脈 58
頻脈性不整脈 54

ふ

ファーター乳頭 101, 103
ファーラー位 112
不育症 246
フィードバック調節 215
フィブリノーゲン 31, 39
フィブリン 31, 39
フォルクマン管 14
付加骨 133
不活化ワクチン 44
不感蒸泄 228
腹横筋 148, 149
腹臥位（ふくがい） 3
副眼器 195
腹腔（ふくくう） 4, 5
腹腔神経節 211
腹腔動脈 58
腹腔内臓器 88
副睾丸（ふくこうがん） 241
副交感神経系 209, 210
副甲状腺 219
副甲状腺ホルモン 132
複合腺 11
腹根 191
伏在神経 157
副細胞 97
腹式呼吸 81
副腎 223
副神経 188, 189
副神経核 188
副神経幹 188
副腎髄質 224
副腎性アンドロゲン 224
副腎皮質 223
副腎皮質刺激ホルモン 216, 218
副腎皮質ホルモン 224
腹水 113, 229
副膵管 101
輻輳（ふくそう）反射 186
腹側（ふくそく） 2
腹側被蓋野 177, 178

腹大動脈 58, 59
腹直筋 148, 149
副半奇静脈 61
副鼻腔（ふくびくう） 71
副鼻腔炎 71
腹部消化管 99
腹膜 5, 88
腹膜垂 104
腹膜透析 88
浮腫 229
不整脈 54
プチアリン 93, 102
腹筋群 148, 162
不妊 246
負のフィードバック調節 215
浮遊肋（ふゆうろく） 145
プラズマ細胞 41
プラスミン 39
フランク・スターリングの
　　心臓法則 53, 68
振り子運動 87
震え 223
プルキンエ細胞 175
プルキンエ線維 53, 54
ブローカ中枢 173
プロゲステロン 219, 223, 232, 251
ブロック 53
プロトロンビン 31, 39
プロラクチン 216, 218, 219, 252
分泌期 239
吻合（ふんごう） 60
分節運動 87
分泌型抗体 41
分泌細胞 10
糞便（ふんべん） 108
糞便形成 106
噴門（ふんもん） 96
分葉核 36

へ

平滑筋層 86
平滑筋組織 17
平均赤血球ヘモグロビン濃度 35
平均赤血球ヘモグロビン量 35
平均赤血球容積 35
閉経 232
平衡覚（へいこうかく） 187
平衡感覚 202
平衡斑 205
閉鎖卵胞 232
壁（へき）細胞 97
壁側胸膜（へきそくきょうまく） 81
壁側腹膜（へきそくふくまく） 5, 88
β細胞 225
β酸化 112

ペプシノーゲン 97
ペプシン 97, 98, 102
ペプチドホルモン 213, 214
ヘマトクリット値 35
ヘミデスモソーム 7, 8
ヘモグロビン 34, 35, 77, 113
ヘモグロビン量 35
ヘリコバクター・ピロリ 97
ヘルパーT細胞 40, 43
便意 108
弁疾患 51
扁桃 38, 72
扁桃腺 93
扁桃体 174
ペンフィールドの図 170
扁平骨 132
ヘンレ係蹄（けいてい） 116, 117, 119, 120
ヘンレループ 116, 117, 119, 120

ほ

方形葉 109
膀胱（ぼうこう） 122, 123
縫合 134
縫工筋 157
膀胱頚部 124
膀胱三角部 124
膀胱内圧 126
房室結節 53
房室ブロック 53
房室弁 50
放射冠 245
放射線感受性 242
帽状腱膜 186
縫線核群（ほうせんかくぐん） 177
膨大部 202
膨大部稜 205
乏尿（ぼうにょう） 118, 127
傍皮質領域 65
傍濾胞（ぼうろほう）細胞 219, 220
歩行 163
ポジティブフィードバック調節 215
補助呼吸筋 79
ボタロー管 250
骨 131
ボーマン嚢 116, 119
ホメオスタシス 209
ホルモン 209, 212

ま

マイスナー神経叢 86
マイスネル小体 26, 27

マイネルト中継核 177
マイボーム腺 196
膜消化 103
膜性骨化 133
膜迷路 204, 206
マクロファージ 37, 40
マジャンディー孔 179
マックバーニー点 105
末梢血管抵抗 67
末梢神経系 165
末節骨 154, 155, 162
マルターゼ 102

み

ミエリン 20
ミエリン鞘 20
ミオグロビン 140
ミオシン 7, 16, 136, 137
味覚障害 90
右（みぎ）→ 右（う）を見よ
ミクログリア 22
味孔 89, 90
密性結合組織 13
ミトコンドリア 34
ミネラルコルチコイド→鉱質コルチコイド
脈診 58
脈拍 58
脈絡叢（みゃくらくそう） 179
脈絡膜 197
味蕾（みらい） 89, 90

む

無気肺 74
無酸素運動 140
無髄神経線維 21
無精子症 243
ムチン 93
無尿 127

め

迷走神経 188, 212
明帯 136
メモリーT細胞 43
メモリーB細胞 43
メラトニン 174
メラニン細胞 24
メラノサイト 24
メルケル触覚盤 26, 27
免疫 40
免疫応答 43
免疫グロブリン 41
免疫グロブリンE 36

免疫系　31
免疫の獲得　43
免疫の記憶　43
免疫複合体　41
メントール　28

も

毛幹　25
毛根　25
毛細血管　56, 63
毛細血管再充填時間　24
網状赤血球　34
網状層（もうじょうそう）　223
盲腸　85, 105
盲点　201
毛乳頭細胞　24
網嚢（もうのう）　88
毛包　24
網膜（もうまく）　197, 200
毛様体　197, 198
毛様体筋　199
毛様体小帯　197, 198, 199
毛様体神経節　185
門脈　109
モンロー孔　179

や〜よ

ヤコビー線　142
優位半球　170
有郭乳頭（ゆうかくにゅうとう）　89, 90
有鉤骨（ゆうこうこつ）　154
有酸素運動　140
有髄神経線維　21
遊走　36
有頭骨　154
有毛細胞　205
幽門（ゆうもん）　97
幽門狭窄症（ゆうもんきょうさくしょう）　97
幽門腺　97
輸出細動脈　119
輸出リンパ管　65, 66
輸入細動脈　119

輸入リンパ管　65, 66
葉間静脈　117, 119
葉間動脈　117, 119
葉気管支（ようきかんし）　73, 74
溶血　36, 45
溶血性貧血　35
葉酸　34
葉状乳頭　89, 90
腰（よう）神経　165
腰髄　165, 191
羊水　248
腰仙骨神経叢　193
ヨウ素　219
腰椎（ようつい）　142
腰椎穿刺　142, 192
腰部弯曲　143
腰方形筋　149
腰膨大　193
羊膜　248
抑制性シナプス　20
予測肺活量　82
予備吸気量　81
予備呼気量　81

ら

ライディッヒ細胞　241
ラ音　75
ラクターゼ　102
ラセン動脈　237, 238
ラセン板縁　206
ラッセル音　75
卵円窩　251
卵円孔　250
卵円孔閉鎖　251
卵円窓　206
卵管　231, 234, 245
卵管峡部　235
卵管采　235
卵管開口部　235
卵管膨大部　234, 235
卵管漏斗（らんかんろうと）　235
卵形嚢　205
ランゲルハンス島　225
卵巣　231, 232
卵巣周期　232, 238
卵巣静脈　61

卵巣堤索　231
卵巣動脈　58
ランツ点　105
ランビエ絞輪　20
卵胞　232
卵胞期　232
卵胞刺激ホルモン　216, 218, 232, 234, 242
卵胞ホルモン　232

り

梨状筋（りじょうきん）　159
リスフラン関節　162
リソソーム　37
リゾチーム　93
利尿作用　119
リパーゼ　102
リーベルキューン腺　100
リポフスチン顆粒　19
隆椎（りゅうつい）　143
良肢位　1
緑内障　198
臨界期　248
リン酸カルシウム　13, 131
輪状軟骨　72
輪走筋　97
輪走筋層　86
リンパ咽頭輪　72
リンパ液　47, 65, 202
リンパ管　64, 65
リンパ球　32, 37
リンパ系細胞　12
リンパ循環　47, 64
リンパ小節　38, 100
リンパ節　38, 65, 66
リンパ節転移　38
リンパ組織　38
リンパ濾胞　65

る

涙液（るいえき）　195
涙器　196
涙小管　196
涙腺　196
涙点　196
類洞　109, 110

涙嚢（るいのう）　196
ルシュカ孔　179
ルフィニ小体　26, 27

れ

冷覚　28
冷受容器　28
冷線維　28
冷点　28
レニン　119, 121
レニン-アンギオテンシン系　121
レプチン　175, 214
連合野　172
レンズ核　167
レンズ核線条体動脈　182
連続ラ音　75

ろ

老眼　199
老人性難聴　207
肋軟骨（ろくなんこつ）　144
肋軟骨間筋　145
肋間筋（ろっかんきん）　69, 78, 145
肋間神経　192
肋間動脈　58
肋骨（ろっこつ）　69, 131, 144
肋骨弓　145
ロドプシン　200
濾胞（ろほう）　219
濾胞刺激ホルモン　232, 242
濾胞上皮細胞　219

わ

ワクチン　44
ワルダイエル扁桃輪　72
腕尺関節　153
腕神経叢　192
腕橈関節　153
腕橈骨筋　150
腕頭動脈　58, 59

【監修・執筆】
草間 朋子（くさま ともこ）
1941年 長野県に生まれる
1965年 東京大学医学部衛生看護学科 卒
東京大学医学部 助教授, 大分県立看護
　　科学大学 学長を経て
現 東京医療保健大学 副学長
専門　健康科学, 放射線影響学
医学博士

【監　修】
脊山 洋右（せやま ようすけ）
1941年 東京に生まれる
1973年 東京大学大学院医学系研究科博士課程 修了
現　東京医療保健大学 客員教授
　　医学中央雑誌刊行会 理事長
東京大学名誉教授, お茶の水女子大学名誉教授
専門　生化学
医学博士

【執　筆】
髙野 海哉（たかの かいや）
1973年 千葉県に生まれる
1998年 埼玉大学大学院
　　　　理工学研究科博士前期課程 修了
2006年 千葉県立衛生短期大学第一看護学科 卒
2015年 東京医療保健大学大学院
　　　　医療保健学研究科博士課程 修了
現　東京医療保健大学医療保健学部看護学科 講師
専門　看護教育（解剖生理学）, 感染制御学
博士（感染制御学）

【執　筆】
川岸 久太郎（かわぎし きゅうたろう）
1971年 京都府に生まれる
1999年 信州大学医学部 卒
現　国際医療福祉大学医学部 准教授
専門　解剖学, 神経科学
博士（医学）

第1版 第1刷 2016年6月13日 発行
　　　第2刷 2017年4月3日 発行

基本を学ぶ 看護シリーズ2
からだの仕組みと働きを知る

Ⓒ 2016

監　修　　草 間 朋 子
　　　　　脊 山 洋 右

発行者　　小 澤 美 奈 子

発　行　　株式会社 東京化学同人
東京都文京区千石3丁目36-7（〒112-0011）
電話（03）3946-5311・FAX（03）3946-5317
URL: http://www.tkd-pbl.com/

印刷・製本　新日本印刷株式会社

ISBN 978-4-8079-1801-0
Printed in Japan
無断転載および複製物（コピー, 電子
データなど）の配布, 配信を禁じます.

基本を学ぶ 看護シリーズ

草間朋子・脊山洋右・松本純夫 監修

B5判 2色刷 各巻200ページ内外

看護を実践する人が最低限身につけておくべき基礎知識を学ぶための教科書．
1回の講義で1～2章教えることを想定した構成．国試対策も考慮．

1. 自然科学の基礎知識を知る 本体2400円

今井秀樹・草間朋子 編
今井秀樹・高木晴良・松本和史・草間朋子 著

2. からだの仕組みと働きを知る 本体2700円

髙野海哉・川岸久太郎・草間朋子 著

3. 病気の成り立ちを知る

草間朋子・松本純夫 編
穴沢小百合・竹内朋子・松本和史
松山友子・草間朋子・松本純夫 著

4. くすりと検査の基礎を知る

草間朋子・松本純夫 ほか 編

5. 健康を維持する仕組みを知る

草間朋子・脊山洋右 編
石田千絵・佐藤潤 著

看護師のための 英会話ハンドブック

上鶴重美・Eric M. Skier 著

新書判 2色刷 192ページ 本体1800円　CD付

外来・病棟・検査室・手術室といった多様な看護場面を取上げ，各場面でよく使う表現と英語のコツを学べるように，実際の場面に沿った会話例を豊富に掲載．ネイティブスピーカーによりすべての場面を録音した付録CDは，聞き取りや発声練習に役立つ．

定価は本体価格+税